中医治法学

侯树平 著

U0307256

中国中医药出版社
·北 京·

图书在版编目（CIP）数据

中医治法学/侯树平著. —北京：中国中医药出版社，2015.4
ISBN 978 - 7 - 5132 - 2350 - 8

Ⅰ. ①中… Ⅱ. ①侯… Ⅲ. ①中医治法 Ⅳ. ①R242

中国版本图书馆 CIP 数据核字（2015）第 019481 号

中 国 中 医 药 出 版 社 出 版
北京市朝阳区北三环东路 28 号易亨大厦 16 层
邮政编码 100013
传真 010 64405750
三河鑫金马印刷有限公司印刷
各地新华书店经销
*
开本 787 × 1092 1/16 印张 28 字数 641 千字
2015 年 4 月第 1 版 2015 年 4 月第 1 次印刷
书 号 ISBN 978 - 7 - 5132 - 2350 - 8
*
定价 65.00 元
网址 www.cptcm.com

内容提要

　　本书全面系统地梳理了历代中医治法学理论，对汗法、和法、下法、利法、化湿法、清法、温法、活血法、补法、吐法、固涩法、驱虫法、祛痰法、理气法、消导法等15个大法溯本求源，阐发提高，并对其源流、概念、外延、内容、应用等进行系统整理与回顾，力求全面系统地介绍历代治法的配伍、应用技巧与规律；展示了治法的综合运用思路、技巧及临床应用情况，并通过对针对病因、病机、症状而治的方法的整理，展示了各种治法在临床的具体治疗方法，冀以开阔治疗思路，更好地指导临床实践，进一步提高辨证论治水平和遣法组方技艺；同时本书遵循中医理论，系统总结中医治疗规律，不但示人以法、示人以方药、由方见法，而且示人以规矩、予人以技巧。本书始终贯穿以法为纲、由方见法的编写思路。

　　本书内容丰富，体例新颖，思路清晰，内容翔实，重点突出，深入浅出，切合临床实际，立足实用，可供高等中医药院校师生、中医学研究生，以及从事中医医疗、科研工作的专业技术人员参考。

前　言

中医学的诊疗体系有着极其丰富的内容，包括辨病论治、辨证论治、对症论治等，治法是中医基础理论与临床实践相结合的桥梁，是融理、证、药于一体的中医应用体系，亦是提高临床医生辨证论治水平的有效手段和措施之一，对中医学的继承、发扬与创新均具有承前启后的作用。

治法是中医独特思维方法与临床经验密切结合的产物，在辨证论治中起到承前启后的作用，在理、法、方、药中有法上贯理、下统方药的作用，高度概括了中医治疗学的基本规律与原则。治法是中医辨证论治理论与经验总结的产物，对方剂的发展产生了深远的影响，治法指导着方剂的分类，指导着中医临证选方、化裁成方及遣药组方，是制方的理论；同时治法又是从一定数量有关联的方剂中总结提炼出来的共性规律，因此，治法又不断接纳着来自临床实践的辨治经验。

近70年来，中医治法与中医学其他学科一样，得到了前所未有的迅速发展，因此，有必要对中医治法的源流、配伍技巧及现代研究情况进行系统的回顾、总结、释义，为现代中医临床实践提供启示、经验，为中医药现代化提供思路。在继承、发扬、创新的思想指导下，笔者多年来在临床、教学、科研工作之余编写了《中医治法学》一书，一是系统梳理历代中医治法学理论，作了溯本求源、阐发提高，并对其源流、概念、外延、内容、应用等进行系统整理与回顾，力求全面系统地介绍历代治法的配伍、应用技巧与规律；二是展示治法的综合运用思路、技巧及临床应用情况，并通过对针对病因、病机、症状而治方法的整理，力求探索出各种治法在临床的具体治疗方法及措施，冀以开阔治疗思路，更好地指导临床实践，进一步提高辨证论治水平和遣法组方技艺；三是遵循中医理论，系统总结中医治疗规律，不但示人以法、示人以方药、由方见法，而且示人以规矩、予人以技巧，让初学者学会一种思辨方法及不断获取知识的能力；四是反映中医治法的现代研究发展现状，力求介绍现代治法的研究方法及思路。

《中医治法学》一书主要包括十五种内治大法的临床运用、针对病因而治的方法临床具体运用、针对病机而治的方法临床具体运用、针对主症治疗的方法临床具体运用、针对病而治的方法临床具体运用。本书对中医治法发展的过去、现在和将来做一个全面的疏理。过去是基础，从临床实用角度出发溯本求源，对历代文献进行系统梳理、总结、升华，理清有关治法的源流、历代医家的发挥，总结历代遣法组方规律、技巧；现在是重点，全面反映中医治法在临床各领域的发展水平，对中医治法相关领域研究发展现状进行全面阐述，重点介绍现代临床应用情况及配伍思路与技巧，并提出研究中存在的问题；将来是难点，展望中医治法在相关领域的未来发展状况、优势，以及存在的问题，可能的解决方法与途径。并将古今医家在理论、临床及实验研究中疑惑不清，难以解决、有争论分歧的问题分项列出，介绍最新研究动态及人们关注的研究热点，以启发科研思维，活跃创新意识，促进读者思考，激发研究者选题研究的灵感。

本书内容丰富，深入浅出，切合临床实际，立足实用，适用于从事中医医疗、科研、教学的专业技术人员参考，期望通过对临证治法的探讨进一步提高中医辨证论治、临床立法、遣药组方技艺与水平。

2008 年 1 月在编写全国高等中医药院校研究生规划教材《中医儿科临床研究》"儿科治法及现代研究"一章时萌生此想法，后得到卫生部教材办编辑的支持，得到前辈汪受传教授、朱锦善教授、俞景茂教授、翟文生教授、丛丽教授、李燕宁教授等的鼓励，亦得到了中国中医药出版社编辑的大力支持与帮助，才得以顺利完成，在此一并表示感谢。同时也感谢诸多有关治法、方药方面学者们为本书的编写所奠定的良好基础。

中医药学是一个伟大的宝库，中医临床治法学是这个宝库中的一颗璀璨的明珠，其历史悠久，源远流长，博大精深，限于作者学识水平有限，虽历经六载，六易其稿，但本书的体例结构、学术内容等方面有待完善、充实，疏漏、不足、错误在所难免，尚需广大读者、同道和各位专家提出宝贵意见，以便再版时加以修正、提高。同时希望本书能成为促进中医治法学发展的一种探索，起到抛砖引玉的作用，期望为同道的深入研究提供借鉴，让我们共同努力，在深入挖掘、整理中医治法学的基础上，加以提高，为临床治疗学服务。

侯树平

2014 年 12 月于冰城哈尔滨

目　　录

附 录

第一章　中医治法学概论

　　理、法、方、药之中，法是中间环节，法上贯理、下统方药，高度概括总结了中医治疗学的基本规律，是中医药学独特理论的重要组成部分。治法是中医辨证论治理论与经验的总结，是中医独特思维方法与临床经验密切结合的产物，是中医理论与临床实践相结合的桥梁，对提高临床疗效具有重要的意义。

　　《黄帝内经》虽未明确提出"治法"这一术语，但在《素问·至真要大论》中提到"方制"，张景岳解释为"处方之制"，高士宗解释为"制方之道"，实际上就是指立方之法，即治法。

第一节　中医治法的源流与沿革

　　治法理论是中医学理论的主要组成部分之一，因而其形成和发展与整个中医理论的形成和发展是同步的，伴随临床实践所形成的治法理论，极大地促进了中医学理论与临床实践的发展。前人在运用药物、方剂的实践中发现，有时药物、方剂不同却表现出相似的功效。随着实践经验的不断积累，从方剂中总结出规律性的认识，治法理论随之而产生，并随着历代医家遣方用药的临床心得而不断得以充实和发展。

一、中医治法理论的初步形成时期

　　战国秦汉时期奠定了中医治法理论基础，是治法理论的初步形成时期。《黄帝内经》详细、具体地论述了各种治法，为治法的发展奠定了理论基础。并提出了"治病必求于本""调整阴阳""三因制宜"等中医治疗学的基本准则，详述了"因势利导""同病异治""异病同治"等指导思想与治疗特点。如：《黄帝内经》中提到的"热者寒之""寒者热之"，是指清法、温法而言。《素问·阴阳应象大论》云："因其轻而扬之，因其重而减之，因其衰而彰之，形不足者温之以气，精不足者补之以味。其高者因而越之，其下者引而竭之，中满者泻之于内。其有邪者渍形以为汗，其在皮者汗而发之，其慓悍者按而收之，其实者散而泻之。审其阴阳，以别柔刚，阳病治阴，阴病治阳，定其血气，各守其乡。血实宜决之，气虚宜掣引之。"《素问·至真要大论》云："坚者削之，客者除之，劳者温之，结者散之，留者攻之，燥者濡之，急者缓之，散者收之，损者温之，逸者行之，惊者平之。"其他如：《难经·六十九难》有"虚者补其母，实者泻其子"，《难经·七十五难》有"泻南方，补北方"等虚实补泻治则与五脏治则的重要论述。《神农本草经》开医药结合治法之先河，并载有"疗热以寒药，疗寒以热药"。

由此可见，《黄帝内经》提出了诸多治疗原则、治疗大法，而且开创了治法的先河，后经历代医家的不断深化、探索、创新，才发展成为诸多具体的治法，成为治疗的准则。

汉代张仲景的《伤寒杂病论》建立了六经、脏腑病证治疗体系，将治法与辨证统一起来，指导临证遣药处方，在治法的具体应用、内涵、用药时机等方面进行了论述，围绕病证阐述了综合运用、灵活应用各种治疗方法的思路与技巧，并结合病情进行具体病证的辨证论治，创研了多种治法的代表方剂，创造性地使抽象治法与具体方证融为一体，给后世以启示，至此治法已初具规模。如张睿在《医学阶梯》中评价说："汉·张仲景立方定法，又开今古之医门。""仲景用方惟在用法，乃法在方之先，方又在法之后，而方法相合，如鼓之应桴也。"

二、中医治法理论的充实、发展时期

魏晋隋唐时期中医治法理论得到充实与发展，如：《备急千金要方》在《伤寒论》的基础上，将伤寒治则、治法条理化，同时汲取前人论治杂病的有关治则、治法，并加以汇集，还融入个人的临床心得；王冰在注释《黄帝内经》时提出了"治病求本，本于阴阳""益火之源、以消阴翳，壮水之主、以制阳光""引火归原"等著名论点，为治疗阴虚证、阳虚证拟定了具体的治疗方法与措施。因此，这一时期经众医家的实践，使治法理论得到进一步的充实、完善和丰富。

宋代以前，对经验方的积累始终是中医学的一个热点问题，之后才从经验用方转向理论组方，从理法方药相脱节转向理法方药相结合，突出了治法在方剂、临床治疗中的地位与价值。

宋金元时期中医治则治法理论渐趋完善，中医方剂上出现了主要在金元四大家理论指导下的新方、新法创制高潮，标志着临床方剂由经验用方到理论指导组方、立法的转变，正因为治法理论与实践的逐渐结合使用方的精确度与准确度较前有了大幅的提高。如宋代《太平惠民和剂局方》立"芳香化浊""避秽除瘟""开窍醒脑"等法，成无己对"和法"进行了释义、辨析，使和法内涵、外延明确，对和法的形成起到了决定性的作用。金元时期学术气氛活跃，创立了不同的治法流派，对治法多有建树。金元时期的新法创制高潮表现为刘河间主火对清法别有发挥，提出用寒凉法组方、解表清里法配伍用方；张从正提出了攻邪已病的治则理论，并提出了汗、吐、下攻邪三法，积累了汗、吐、下三法丰富的经验；李东垣创立了益气升阳法、甘温除热法，创研了补中益气汤、生脉散诸方；朱丹溪力倡"阴常不足、阳常有余"，确立了滋阴降火法，注重滋阴法，并立治气、血、痰、郁的特色法，注重理气法，研制了越鞠丸理气以化痰；王好古善于应用温法等。众多的治疗方法与措施使中医临床对复杂的证候有了更多的应对措施及方案。并且根据特定症状、特定病因病机、特定目的效用立法、组方，突出治法在疾病治疗中的作用与意义。尤其是宋金元时期，中医学上的百家学术争鸣，使中医治法学有了突破性的进展，在治法的学术史上，起到了承前启后、承上启下的作用。

三、中医治法理论的成熟时期

明清时期中医治则治法理论得以迅速发展，李中梓首先明确提出了"治则"一词，专设治则一节，并在阴阳、虚实之真假证候的治疗及对正治、反治的辨析方面作出了卓越的贡献，系统总结了多种疾病的治疗法则；明代薛恺、薛己、赵献可、张景岳重视肾，善于应用温养先天之法；吴又可、叶天士、吴鞠通等人在继承历代医家学术思想的基础上，结合临证实践经验，创立了温病卫气营血和三焦理论指导下的辨治原则和方法，成为后世临证治疗温病的准绳。清代随着温病学派的发展与成熟，系统总结了清营凉血、镇肝息风、祛暑等法，并形成针对众多病机的治法理论，而且发展了清法、下法，为治法的创新与发展奠定了基础。

明代张景岳提出"补、和、攻、散、寒、热、固、因"八略以立法、列"八阵"以制方，开创了以法统方的先河；清代程钟龄在《医学心悟》"首卷"中明确提出"汗、吐、下、和、消、清、温、补"医门八法。治法无论在理论、临床应用，还是概念的内涵、外延等方面都逐渐趋于成熟、完善。

明清时期，唐容川、王清任等医家在继承前人瘀血理论基础上，使活血化瘀的理论及其治法得到了提升。王清任确立了活血化瘀的治疗原则，为后世医家所推崇；唐容川提出了止血、宁血、消瘀、补血的治血四法；王泰林总结出治肝三十法，丰富了中医肝病的治疗手段；张山雷提出了中风治疗八法；特别是以叶天士、雷少逸为代表提出了一方体现一法的研究思路。

清代医家亦在历代医学理论的基础上，发展了理气、消食、祛痰、固涩、祛虫、止血、安神诸法。

四、中医治法理论的现代化起步时期

随着新中国的成立及中医事业的振兴，中医治法理论的研究也得到了新的发展，尤其是国家成立中医药高等教育机构，运用现代科学的方法与手段对中医防治学理论和治法进行了研究，取得了可喜的成果，使中医治法学增添了新的内容，从而使中医治法理论研究进入到理性化高层次的发展及现代化研究阶段。通过充分运用现代科学方法与理论阐明治法的实质，对促进中医药学现代化、提高临床疗效、丰富世界医学都具有重要的意义。

虽然治则、治法研究取得了一定的成绩，但研究的思路与方法尚有不足，现阶段中医治法的研究主要有四个方面：

一是传统治法的理论研究，对历代治法理论与临证经验进行全面整理、总结、归纳，即文献的整理研究，不仅从临床角度加以整理研究，而且注重从理论上对治法进行探讨，对中医治法的含义、具体内容和范畴，与病因病机、方药的关系等问题展开深入探讨与研究，理清治法学科发展的层次脉络，探求治法历史沿革的内在规律，对于准确把握治法的立法、组方原则与配伍技巧，深入认识治法的科学内涵和作用机制，均具有重要的作用与现实意义。并已系统总结出了辛凉透邪、逐秽通里、清热解毒、开窍豁痰、镇肝息风、通阳利湿、生津益肾、清燥养阴之治暑温八法等。

二是临床研究，历代临床医家运用自己十分丰富的临床实践，对相关治法理论予以研究，这是中医治法理论临床研究的主流，更应当是今后研究的主要方向及方法。

通过临床的多中心、大样本的设计与观察，研究代表治法的复方制剂的临床疗效，对其安全性、有效性等进行进一步探讨。

三是随着中医药事业的不断发展，许多有价值的新治法不断产生，对中医新治法的理论、临床实践、实验等方面正在进行深入、客观的研究。

四是实验室研究，较深入地开展了对经典与新的治法作用机制，不同治法比较及治法临床疗效研究，初步探讨了治法的科学内涵、治疗原理。治法的综合性、多层次作用机制有待进一步深入探讨，这是今后应重点研究的问题之一。

今后应对治法进行规范化、标准化研究，建立治则、治法数据库，从中医药学传承与发展的角度，系统总结立足于中医药学自身的学术内涵和临床优势的治法理论与实践。任何舍理论方、弃法论药、离方择药、去法存药的做法，都会淡化、扭曲中医治法的学术内涵及其辨证应用法则。只有对中医治法等理论与实践信息的全面分析和综合处理，才能更深刻地认识中医治法的本质特征，把握其临床应用规律，发现其临床新价值。

由此可见，中医治法理论及临床应用有着深厚的实践基础、源远流长、内容丰富，对中医学的发展有着深远的影响。

近年来，通过文献整理、反复临床验证，建立"证"的实验动物模型，以及应用现代先进的研究方法，对治法的科学内涵、作用机制及实验研究等方面均取得了较大的进展，其临床应用范围也得以不断扩大，随着科学技术的发展，新的治法理论与方法会不断涌现，充分显示出其具有广阔的应用前景，显示中医治法学进入了现代化起步的崭新时期，为发明新理论、新疗法奠定了良好的基础。相信通过多学科的协作攻关，将在整体调控意义上阐明治法的多层次、多环节、多靶点的作用原理及治疗机制。

第二节　治法与治则、辨证、病因病机、处方的关系

辨证论治是中医临证医学体系的核心，是中医方法论的精髓、支柱，是中医治病的基本原则和方法之一。治法在辨证论治中占有重要的地位，治法在理、法、方、药中有上贯理、下统方药的作用，高度概括了中医治疗学的基本大法。

一、中医治法与治则的关系

治则是治疗疾病时必须遵循的基本治疗原则，它是长期临床实践中，在认识、掌握疾病发生发展普遍规律的基础上逐步总结出来的治疗规律，是在整体观念、辨证论治、动态治疗、综合治疗的精神指导下制定的治疗疾病的准绳，对临床的具体立法、处方、用药具有普遍的指导意义。《素问·移精变气论》称治则为"治之大则"。

治则可分为两类。一类是概括治疗疾病的总则或为治疗一类病的总则，包括急则治标、缓则治本、标本兼治、因时制宜、因地制宜、因人制宜、扶正祛邪、扶正固本、祛邪扶正、攻补兼施、正治法、反治法、调理阴阳等。一类为各种疾病的治疗原则，包括病因学治疗原则、病机学治疗原则、对症治疗及辨病治疗等原则与方法、措施。

治法是中医辨证论治理论与经验的结晶，是中医独特思维方法与临床经验密切相结合的产物，是中医根据病、证、症设立的治疗方法与措施，是临床治疗经验的理论化。在中医辨证论治中，治法作为病证和方药的中介起到承前启后的作用，在理、法、方、药体系中可上贯理论、下统方药。其形成和发展与方药、病因病机理论及中医理论的发展密切相关，即据证立法、方随法出、由方见法。治法是从一定数量有关联的方剂中总结提炼出来的共性规律，对方剂的发展产生深远的影响，指导着方剂的分类，指导着临证治疗，是制方的基础。治法一方面蕴含着病证、病因、病机和制方配伍规律等内容，一方面包含着方－证、方－病相关的内在逻辑性，因此，治法对病、证、方、药具有提纲挈领和逻辑分类的重要作用。

治法是从属于一定治则的具体治疗大法、措施与手段，其针对性及可操作性较强，较为具体而灵活，对临证运用方剂、遣药组方具有重要价值。治法是中医根据病证设立的治疗方法，是临床治疗经验基础上的理论升华，其形成和发展与方药和病因病机理论有密切关系。

中医治法有明显的整体观，是对机体多因素、多层次的综合概括，并随疾病的发展变化而变化。治法内容非常丰富，根据其抽象程度及其在临床中的地位、作用，治法在临床上具体可分为三类：

一类是一般治疗大法，属于"八法"范畴，如汗、和、下、消、吐、清、温、补等法，其具有一定的概括性，基本涵盖了临床所有治法，为临床治疗疾病的基本法则。

一类是针对病证的病因、病机、主症进行治疗的具体治法，如针对虫证之杀虫法、安虫法，祛邪之祛风、祛湿、祛寒、祛暑、清热、祛燥、解毒诸法，病机治疗之疏利肝胆、开肺、疏通经络、疏通气机、解表、透疹、助膀胱气化，以及对症治疗之解热、止咳、化痰、平喘、止血、止泻、止呕、止带、止汗、止遗、固脱、安神、回阳救逆等，其亦涉及各种治疗大法的综合应用，既能提供整体性原则，又能提供具体的治疗方法。

一类是针对具体证而定的制方配伍法，即各种治疗大法、治疗措施的综合运用，或以一法为主而他法辅佐，或多种治法并进，其具有标本兼顾、综合考虑、治防兼顾的特点，如针对气陷证、气道挛急证、气虚不固证、风热郁肺证、痰热壅肺证等制定的具体治疗方法，既是治则的具体化，又可直接落实到方剂应用、药物配伍上。在临床中只有准确地把握具体治法，才能保证具体病证在治疗中有较强的针对性、可靠性。

二、中医治法与辨证的关系

辨证论治是中医的精华，证是病因、病机、病位、病性、病势以及人体各方面因素的集中体现，是对疾病现象与本质的高度概括，是立法、处方、用药的基础与依据。

立法与处方的目的是为了治病，而治病就必须辨证，辨得越精细准确，治法、处方、用药就越有把握。《临证指南医案》凡例中华岫云云："医道在乎识证、立法、用方，此为三大关键。""然三者之中，识证尤为紧要。"吴鞠通在《温病条辨》凡例中亦有"俾学者知先识证，而后有治病之法，先知有治病之法，而后择用何方"之论。

一般来说，宏观上先辨病后辨证，单因性疾病主要辨邪正消长盛衰；多因性疾病先辨病因,后辨邪正消长盛衰。辨证的目的在于探求、识别疾病的病因、病位、病机、病性及当前所处阶段,论治针对辨证的结果采取相应的治疗原则、措施、方法,针对病因采取病因学治疗方法,针对病机采取病机学治疗方法,针对突出主症采取对症治疗方法。可见要想使组方用药持之有据、配伍严密、疗效可靠,必须辨证准确精密,立法严谨精当。

临证立法时亦有针对病因、病机治疗的法则,突出治法在病机、辨证论治中的重要作用及意义,治法与辨证是密不可分的。

三、中医治法与方剂的关系

方是历代医家针对不同疾病而创制的,具有个性特点;法是在长期方药运用的基础上逐步总结而成的,是从一定数量有关联的方剂中总结、提炼出来的共性规律,是在方的基础上发展出来的,是临证遣药组方和运用成方的指导原则;方又是以证为核心的。

方剂与治法是相互依存的,治法是制方的理论依据,方剂是治法的具体体现,治法指导着方剂的配伍规律与思路。方是以治法为指导的,法是以证为依据的,治法是应用成方和遣药组方的指南,是制方的理论,而方是治法的具体体现,即"辨证求因,审因论治,依法选方,据方议药""方从法出,法随证立"。方剂组成以后,其功用、主治必须而且一定与治法相一致。只有在治法的指导下选药组方,才能组成配伍严谨、疗效确切的良方。方剂与治法之间的关系即历代医家所强调的"以法组方""以法用方""以法统方""以法类方""以法释方",以及"由方见法""方即是法"等。

理论来源于实践,实践检验理论,故辨证立法又反过来受方剂的检验,辨证是基础,是临床治疗的依据,治则以其原则性、规范性表述的是治疗疾病决策中的战略,治法以其艺术性、灵活性表述的是治疗疾病决策中的战术与具体步骤。辨证、治则、治法、方剂的综合应用正是辨证论治的具体步骤,体现了原则性与灵活性的结合、理论与实践的结合。

治法是中医学独特的理论,是中医根据病、证设立的治疗方法与治疗措施,是临床治疗经验的理论化、思维化、概括化,其形成和发展与方药、病因病机理论的发展密切相关,治法作为辨证论治体系中病证和方药的中介,使中医辨证论治所包含的脉、因、证、法与理、法、方、药诸环节与内容构成联系的整体,具有提纲挈领和逻辑分类的重要作用,治法与方剂的关系不仅可以据证立法、方随法用,而且还可以由方见法。

四、中医治法与病因病机、方药的关系

辨证论治的原则集中体现在临证过程中理、法、方、药的有机统一,处方用药是以治法为指导的,治法是以辨证为依据的,辨证的目的则在于辨别病因病机及当前所处的病理环节。治法是应用成方和临证遣药组方的指南,是制方的依据,而方剂是辨证论治成败的关键之一,是治法的具体体现。因此,理、法、方、药统一的实质就是病因病机、辨证、治法、处方用药的前后相贯。

症、证、病是中医临床诊断学最基本的概念,"症"是诊病和辨证的主要依据,

"证"和"病"是对疾病本质的认识，"证"主要揭示病变当前的主要矛盾，"病"体现疾病全过程的根本矛盾。临床上既要辨证，又要辨病，更应重视症，这样才能使诊断更全面、更正确，治疗更有针对性。

（一）针对病证立法、组方

每一种病证都有各自的病因、病机、规律、治法和预后，因此，中医学历来就重视病名的诊断，而且在长期的医疗实践中也积累了针对某些病证的具有一定专属性的有效治法与方药。如少阳病用柴胡汤类，阳明经病用白虎汤类方，阳明腑实病用承气汤类方，百合病用百合类方，郁病用逍遥散，脏躁用甘麦大枣汤，蛔厥用乌梅丸，消瘿用海藻、昆布，治疟疾用常山，治痢疾用黄连、白头翁、鸦胆子等。

（二）针对病因拟定治法、组方

首先，在辨证上要辨别病因的性质、病情的轻重及邪犯部位，是否有内生之邪，以及外邪致发后自身性质转变的可能性，然后审因立法，拟定针对性的治疗原则、方法及措施，最后依法遣药组方。治法中病因学治疗的目的在于消除病因，清除病灶，以达到不伤或少伤正气之目的，有利于疾病康复，同时强调"因势引导""顺其生机""顺应脏腑之势"，注重病因学治疗的方法与措施的合理运用。

针对病因组方用药，隋唐时期已有明示，如治疟疾针对病因用常山，治痢疾用黄连、白头翁、马齿苋等。

如引起痄腮的邪气为外感时行邪毒，其性为热兼风，故病因学治疗当选用清热解毒法及疏风法，又因外邪壅滞少阳经络，故又当选用清胆经之热法，祛邪途径除直接清除外，尚有从肌表祛邪外出、从二便祛邪而出等途径。

又如引起水痘的邪气为外感时行邪毒，其性为热兼湿、风，治热当采用清热解毒法，治湿当采用祛湿法（以清化为主，佐以分利），治风当采用疏风清热法，并根据邪毒性质轻重，以清热解毒（清）法为主，兼以清化、分利湿浊，佐以疏风（辛凉解表）法。如清法选用金银花、连翘、重楼，清化选用黄芩、黄连，分利选用滑石、车前子、竹叶，疏风法选用薄荷、蝉蜕、荆芥。

他如脾虚夹湿泻，其病因一系脾虚，一系内生湿邪，故病因学治疗当用健脾益气、利湿法，常选用四君子汤之类以治病因，又选茯苓、白扁豆、薏苡仁等淡渗分利之品，既可利湿从小便而出，又有一定程度的健脾作用。

（三）针对病机拟定治法、组方

《黄帝内经》提出并倡导的"审机定治"诊疗模式，概括了中医临证治疗思路的要领，有效地指导着临床实践，历代先贤在临床实践中不断探索，补充、完善该诊疗模式，针对发病机制及病理改变进行遣药组方，以体现中医治疗精髓。病机是一个综合性的病理概念，从横向看，它包括了病邪、病性、病势、病位等要素；从纵向看，它以正邪斗争为主线，反映了疾病从发生、发展到传变及结局整个病程的动态变化规律。唐代医家孙思邈提出:"夫欲理病,先察其源,候其病机。"现代名医岳美中先生在《岳美中医案集》中亦提出:"见症状要进一步追求疾病的本质,不可仅仅停留在寒热虚实的表面上……务期细密,才能丝丝入扣,恰合病机。"

临证首先要详细分析四诊材料,洞察该病的发病机制及病理改变,然后审机拟定治疗原则、治疗措施及方法,最后据法遣药组方。

如水湿泄泻的主要病机是脾虚失运,水湿浸肠导致功能障碍,故病机学治疗当渗透水湿,首选李中梓提出治泻九法之一——淡渗分利法,因淡渗分利法通过强化小肠泌别功能,使水液归于膀胱,即强化"水液由此而渗入前"的作用,使留于或渗于肠的水液减少;利法通过去其肠内之壅滞,通过分利下行,使脾升胃降正常,从而达到渗湿止泻之目的。对暴泻伤阴之证,虽利法夺气耗津,但调整泌别势在必行,宜微利,常用白芍。对于泄泻实证,其泌别紊乱,津液偏渗于肠内,或湿热胶结炽盛,不强化泌别则有津枯气衰、热势猖獗之患,故当主以分利,其一强化泌别功能,其二又达到止泻存阴护气、利湿退热之功。而脾虚引起的泄泻,其机制为脾虚运化失司,水谷不运,内留于肠,枢机不利,胃虚则不能腐熟,小肠虚则泌别失司、清浊不分,大肠虚则不聚,故辨证当首辨其虚位(脾、胃、肠),次辨虚性,再辨有无乘侮。其病机学治疗除健脾和胃助运外,主要针对水谷不化、精华之气不能输布拟定治法。

脾虚致厌食其机制为运弱所致,治疗除选用健脾益气等病因学治疗的方法、药物外,病机学治疗主要为助运、醒胃以恢复脾胃的正常生理功能,助运除用健脾益气外,尚可选运脾法(如苍术、白蔻仁等)减轻脾胃负担利于脾运,多选用淡渗分利、消食、下气诸法,常用茯苓、薏苡仁、白扁豆、白术、焦山楂、神曲、麦芽、陈皮、槟榔片、枳实,以及醒脾开胃法(如砂仁等)。

痄腮的病机系外感时行邪毒壅滞少阳经脉,郁而不散,与气血相搏,循胆经外发,蕴结耳下腮部。针对痄腮的主要病机拟定病机学治疗措施为清胆经邪热及疏通少阳经络,疏通少阳经络可采用疏肝解郁、理气散郁、活血散郁、通络散郁诸法来实现,如用柴胡、夏枯草、郁金等属疏肝解郁法,青皮、陈皮、厚朴等属理气散郁法,赤芍、莪术等属活血散郁法,干地龙、僵蚕等属通络散郁法,用龙胆草、青黛、夏枯草、黄芩等属清胆经邪热法。

又如外感急惊风心肝客热、气机逆升、气血湿浊上壅之证,隋唐时期已认识到清心泄肝、降泄气机等病机学治疗措施,如《备急千金要方》千金龙胆汤中用龙胆草、黄芩等清解在心肝之邪热,茯苓利水祛湿浊、大黄泄有升不降之气机,合茯苓使热邪、湿浊得以从二便而去,通过运用分利、通下诸具体治法以降泄气机,达到降浊降气、止痉开窍之目的。

肺气郁闭为肺炎喘嗽的主要病理机制,故肺炎喘嗽的病机学治疗措施主要是开肺(即开其肺闭),临证处方用药时须针对引起肺气郁闭的主要病理因素考虑开肺的形式(途径、方法),除选用病因学治疗方法外,亦应灵活选择宣肺、肃肺、分利、通下、下气、行气、化瘀、通络、化痰诸法,如常用桔梗、炙麻黄、杏仁等宣肺,前胡、制半夏、葶苈子等肃肺,桑白皮等泄肺,厚朴、陈皮等理气,大黄、芒硝等通下,车前子、茯苓、泽泻等分利，莪术、地龙、赤芍等化瘀通络，瓜蒌、胆南星、桑白皮等清化，以及制半夏、款冬花、橘红等温化治痰法以开其肺闭，达到病机学治疗目的。

（四）针对邪正消长情况立法、组方

邪正斗争不仅关系到疾病是否发生，而且贯穿外感病证的始终，损害与抗损害、破坏与修复、失调与协调、邪气对正气的伤害与正气的能动性是同时进行的。邪正消长的一般规律是先为邪盛阶段，而后进入正复阶段，或有后遗阶段。

邪盛阶段分初期和极期，初期邪气初盛，正气少耗，可分卫表证、表里兼证、里证；极期分中期和邪盛正衰期，中期邪（外感、内生）可客脏腑，可客气、营、血，邪胜正衰期邪气鸱张，可在同一部位、同一阶段，又可在不同部位、不同阶段，可有不同性质、种类的衰败。正复阶段邪气逐渐减弱至消退，正气由耗虚逐渐恢复正常，分邪减正虚、邪去正虚、正虚邪恋三期。后遗阶段有邪气留伏，或正气伤损不复。

邪盛阶段初期、极期正伤不著，以祛邪法为主，必要时适当结合扶正之法；正复阶段多以扶正为主，并视病邪的多少而佐以祛邪，改变邪正双方的力量对比，以利于疾病向痊愈方向发展。

总之，祛邪时不能忽略正气的状态，必要时可佐以扶正、补益之法；在扶正时不能忽视邪气的存在，有邪可佐以祛邪之法。在遣药组方时，必须时刻注意邪正消长盛衰情况，并针对其具体变化不断调整治疗方案，处处以维护正气、扶助正气、兼顾正气为根本。

另外，邪正消长盛衰所处阶段不同，祛邪方法亦不同，如风寒之邪初客肺卫肌表，当采用疏风散寒（辛温解表）法，羌活、荆芥、防风、豆豉等药为常选；邪盛极期风寒客表、肺寒内盛，当采用温肺散寒等病因学治疗方法，常选干姜、细辛等药物。

（五）针对突出症状拟定治法、组方

症状不仅是辨证与诊病的主要依据，也是患者最痛苦的主诉，有的还成为病变中诊疗的关键，而且疾病发展过程中还会出现某些兼症及并发症。症状是疾病本质的外现，也是临证认识疾病的突破口。因此，临证在制定治法及组方时在对因、对机治疗优先的前提下，在总的治法及处方中针对患者的突出症状，用一些以减轻患者痛苦为目的的治疗方法及药物是非常必要的。

针对突出症状处方用药亦具有应急性，对于喘促、高热、尿闭、神昏、抽搐等危急重症时，当急者为先，佐以或主以治标的方法以解决紧急情况，其不同于"头痛医头、脚痛医脚"的治疗思路，而且针对突出症状组方亦有一定的灵活性、针对性和实用性。这要求医者理清治法、药物、方剂中涉及对症治疗方面的经验与方法，分门别类地进行归纳、整理、研究，使其系统化。

中医临床上已发现了许多丰富的针对症状的有效方法和药物，如《备急千金要方》对外感发热，不仅从病机方面用辛凉清热法（汗、清），而用淋浴、灌肠等方法，不仅从体表降热、挥发散热，又可从二便降热（利、下法）。《神农本草经》有"柴胡退热"

"半夏止呕""青蒿退热"。他如止泻、止腹痛用诃子，止腹痛用莨菪子，止咳化痰用麻黄、五味子，夜啼用龙骨、珍珠等，内容繁多。

如咳喘患儿的突出症状是咳嗽，临证组方时可灵活选用宣肺止咳、下气止咳、化痰止咳、通络止咳（赤芍、莪术）、息风止咳（干地龙、钩藤、蝉蜕、僵蚕）、镇咳（郁金、龙骨）等治疗方法与措施。

如痄腮的突出症状系耳下腮部漫肿，临证处方用药时须根据病情佐以散结消肿之法，除选用疏肝解郁、理气散郁、活血散郁、通络散郁诸病机学治疗方法外，尚有软坚散结、化痰散结、理气散结等具体治疗方法与措施，如临床用昆布、海藻、牡蛎等软坚散结及浙贝母、炙百部等化痰散结之品，以达缓解症状的治疗目的。他如脾虚泻的突出症状仍是泄泻，故在针对病因病机拟定治法、方药的基础上，对症治疗主要是止泻，止泻法除选用收涩止泻法（如芡实、乌梅、赤石脂、禹余粮、石榴皮等）外，还可通过利小便实大便的方法（通过分利以强化小肠的泌别功能，使留于或渗于肠中水液减少），如使用茯苓、白扁豆、薏苡仁等。

五、中医治法与临证选方或变化成方的关系

成方是前人的处方用药经过实践证明有效后遗留下来的宝贵财富，是前人从实践中总结出来的，又经历代医家验证的有效治疗方剂，其在立法、配伍及运用等方面的严谨法度和技巧堪值效仿。

从临证思维的角度来看，临证选用成方实际上是医者根据对当前病证的认识，在治法的指导下，选择与其相近功用的方剂的过程，而且为使所拟方药与当前病证具有很好的契合性，需要对所选成方进行适当化裁。法是制方的理论基础，方是法的具体体现，方是法的实体，法是方的精髓，抽象的治法只有通过方才能成为可实施的治病措施。方与法密不可分，临证选用成方的思路即是依法立方、依法用方。

临证选用成方是以深入了解成方所主病证的病机和对成方方药配伍关系的理解为前提的。临证选用或加减成方的思路主要有以下几方面。

（一）据法选方思路

现有的大多数方剂是以治法分类的，因此，当临床病证辨识清楚，其治法一经确立，就可以针对性选用成方。

如感冒风寒袭表证立辛温解表（疏风散寒解表）法后，首先应考虑从辛温解表类方剂中选方，邪微证轻者选用葱豉汤，邪重证重者选用荆防败毒散，当立法辛温解表、宣肺化痰时，则从三拗汤、杏苏散、宣消散等具有辛温宣肺作用的方剂中选出。

风寒袭表、肺气不宣之咳嗽，初起邪客卫表，肺气不宣选用金沸草散，中期里证兼蕴痰饮者选用小青龙汤、冷嗽干姜汤、寒咳散、杏子汤（兼寒痰肺弱），后期外邪将尽，肺气不利者，选用止嗽散等方剂进行治疗。又如外邪引起肺热证，应考虑从桑菊饮、清气化毒饮、化痰清肺散、清金化痰汤、千金苇茎汤等方中选用，而内伤引起的肺热证，应从清宁散、泻白散、加味泻白散、桑白皮汤等方中选用。

又如黄疸、胎黄等病证，若湿热郁于里而兼表证者，可选麻黄连翘赤小豆汤解表退黄；湿热熏蒸于阳明、肝胆者，可选茵陈蒿汤、茵陈五苓散、黄连解毒汤；若湿热内盛而兼里实者，可选栀子大黄汤、大黄硝石汤等通下退黄；寒湿阻滞者，可选茵陈附子干姜汤；湿热阻于少阳者，可选小柴胡汤和解退黄；瘀血阻滞者，可选抵当汤、血府逐瘀汤逐瘀退黄；虚黄者，可选小建中汤补虚退黄。这样把治疗黄疸的方剂归纳在汗、下、利、清、温、消、补等法之内，就可以把握治方全貌，有利于根据不同证候进行选方。

因此，辨证立法是应用成方的依据，而据法选方是以立法明确和掌握一定数量的成方以及对成方配伍、主治、功用的深刻把握为前提的，并根据具体病证的特点进行适应性化裁。

（二）据方证病机选方思路

成方主治病证的病机（方证病机）与所治病证当前病机之间的吻合、相近是直接选用该方或进行适当加减的条件。疾病是不断变化的，需要结合方证特点，按疾病发生、发展规律将有关成方依序联系，串成一条线，以满足疾病不同阶段治疗的需要。

如以肺脏为中心，按由表及里、邪实正虚的病机演变，将银翘散（风热犯表）、桑菊饮（风热初犯肺卫）、麻杏甘石汤（风热犯肺）、清气化毒饮（风热客肺，肺热炽盛）、清金化痰汤（肺热壅盛、痰热炽盛）、千金苇茎汤（外邪渐去，痰热未尽）、六君子汤（气虚痰阻）、沙参麦冬汤（肺阴虚）等依序排列，可呈现不同阶段的治法变化规律，便于临证直接选用适合病情需要的成方。

如春温邪在气分，根据邪热所盛部位不同选择不同成方。邪热郁于胆腑，胆火上扰，可选黄芩汤加豆豉玄参方。热郁胸膈，里热未炽，津液未伤，可选用栀子豉汤。邪热炽盛于胸膈，腑气不通，可选用凉膈散。如黑龙江中医药大学附属医院儿科协定处方加减升降散之主治病机为热盛于里、热结阳明、夹痰夹惊，故对于外感热病胃肠热结，阳明腑实，里热炽盛之热厥、抽搐等证均可选用；百咳散主治病机为外感湿热之邪客犯肺卫、膀胱、小肠，因此，对于浊壅肺气、湿热淋、湿热泻均可选用，对于痰热咳嗽亦可化裁选用。

（三）按常见病证代表方选方思路

通过方剂学及临床专业课程的学习，临证时在辨证清楚的情况下，可按"对号入座"方式选择，并根据病情做适当加减。

如瘅病类疾病中肺瘅的代表方为麻杏甘石汤，肝瘅代表方为茵陈蒿汤，胆瘅代表方为大柴胡汤，肾瘅代表方为八正散等。又如泄泻之伤食泻的代表方为消乳散、保和散，风寒泻代表方为藿香正气散，湿热泻代表方为葛根芩连汤等。

六、临证治疗立法思路

历代先贤都致力研究立法、制方的方法与措施，力求掌握立法、遣药组方的客观规律，使治法、处方准确无误。对所治病证病因病机（病位、病性、病理、转机等）的辨识、对制方原则以及对成方或药物配伍规律的认识是临床立法、组方的基础。

（一）治法是辨证论治的核心

辨证论治是中医学体系的核心，是中医方法论的精髓、支柱，是中医诊断和治疗疾病的基本原则、方法，也是中医治疗的全过程，包含收集病情资料、辨病识证、确定治疗原则、据法遣药组方，是理、法、方、药的集中体现和具体实施过程。

辨证包括辨病是认识疾病的过程，论治是确定治疗方法的过程，为中医理论在临床实践中的具体运用和体现，是在辨证清楚的基础上，对该病确定恰当的治疗原则（病因学治疗、病机学治疗、对症治疗），并针对该病证的现阶段证候，确定具体的治法，在治法的指导下选用适宜的药物组成方剂。辨证以理论为指导，医疗实践为基础，又为医疗实践所检验。四诊是辨证的前提，辨证是治疗的依据，治法是处方的指南，而疗效是检验辨证正确与否的标准。辨证论治是根据患者所表现的各种病情资料，在中医学理论及正确思维方法的指导下，进行分析、综合，概括出病名和证名，从而拟出治疗方针与原则以及具体治疗的措施与手段，予以适当的药物治疗（内服、外用）、针灸治疗、推拿疗法，以解除患者痛苦。

总之，中医学对于疾病的认识有着独特的理论体系和辨证论治规律，几千年来有效地指导着临床实践。治法是在治则指导下制订的针对疾病与证候的具体治疗方法，是中医辨证论治理论与临床经验的总结，是中医独特思维方法与临床经验密切相结合的产物，治法是联系辨证理论和遣药组方的纽带，并有效地指导着中医临床实践。

（二）辨证论治模式与思路

完整的辨证论治模式包括搜集临床资料、辨病识证、确定合理的治疗方案、验证和随访等过程。

1. 搜集临床资料 临床资料是辨证和治疗的依据，必须全面、真实可靠，客观反映患者的实际情况。要达到这一要求，应以实事求是的态度，全面、完整、真实、客观地去搜集临床资料。临床资料包括病史、症状、体征及现代理化检查结果等。

2. 辨病识证 从收集病情资料，到作出病、证诊断，是一个完整的认识过程，是由感性认识到理性认识的飞跃，是医学理论知识和科学思维的综合运用。在辨病识证时，一定要独立思考，认真细致分析病情，自觉地应用辨证法，同时要调动、发挥多种思维方式（顺向思维、排除法思维）进行思考。总之，辨病识证是临证思维过程中的中心环节，也是临床医师的基本功。

在宏观上，首要辨病，次要辨证。单因性疾病主要辨邪正消长盛衰，多因性疾病先辨病因及其性质，再辨邪正消长盛衰。辨证的目的是探求、识别病因病机，确定病性、病位、病期。

3. 确定治法 病证已经辨识清楚，在辨病、辨证的基础上，按照中医理论拟定相应的治疗方法。治疗既有原则及对因、对机、对症等有效方法，又要有具体步骤、方法、措施。

4. 拟定治疗方案　得到及时正确的治疗是患者就诊的最终目的。如果病证已经辨识清楚，就可以按照中医理论确定相应的治法和方药，这时的基本思维方式应该是依理立法，依法选用适宜的药物组成方剂，即理、法、方、药贯通一致。

成方是前人的处方用药经过实践检验后遗留下来的宝贵财富，必须加以重视。临床用药组方时，必须掌握处方原则，根据病情对方剂进行灵活加减变化，还可师其组方大意，另外选药组方。

5. 验证和随访　疾病是多种多样的，病情是错综复杂的，兼之医师对疾病往往认识不足或经验不足，对每一种疾病的认识和处理未必能做到百分之百正确或万无一失，因此，在对患者进行初步处理之后，还有一个进一步验证和再认识的过程。同时，疾病是不断发展变化着的，特别是经过治疗后，机体对治疗也会产生不同的反应，因此，辨证治疗是一个动态的过程，需要随时修正和调整自己的认识和治疗方法。

（三）中医临证治疗思路

中医临证治疗思路是指临床医师对疾病进行分析、判断，进而提出合理治疗方案的思维过程，是中医临床治疗中总的思维轨迹。

中医学是一个非常广博的医学理论体系，是以整体即以活着的人体为实践与研究的对象，但是亦把人体看作是自然界整体中的一部分，把人体放在自然界的整体运动和动态平衡之中来进行探讨与研究，因此，要进行正确的临证治疗，除了要有渊博的中医学知识、掌握中医学临证思维方法和尽可能多的临床实践经验外，还要掌握和遵循一些基本原则。

1. 整体论治与局部施治相结合　临证治疗思路的整体观原则有两层含义：一是中医学理论体系非常重视人体自身的统一性、完整性及其与自然界的相互关系。以五脏为中心，配以六腑，通过经络系统"内属于脏腑，外络于肢体"的作用，形成了人体的整体统一性。因此，在进行临证思维时，必须从整体出发，全方位地观察、分析临床资料，从整体上探讨疾病的病因及其性质、发病机制、病理改变，重视局部病变所引起的整体病理反应，重视邪正相争所引起的整体反应性。二是指在立法遣药组方等思维时，既要注意局部，更须重视整体，通过整体调节以促进局部病变的恢复，并从天时、地理、体质等方面通盘考虑。总之，中医学主要从宏观的角度，用辩证的方法，从整体上对人体生命活动和疾病进行研究。中医学对于疾病治疗原则和方法的确立，亦遵循整体观原则，如历代医家的"从阳引阴""从阴引阳""上病下取""下病上取"等有关治法的观点，皆是中医整体观念在临床实践中的具体应用。

2. 抓住疾病的主要矛盾　中医学认为，人体本身就是一个有机的对立统一体，在"阴平阳秘，精神乃治"的相对动态平衡中维持正常的生命活动，一旦这种平衡遭到破坏，又不能自行调节时，疾病就会发生。中医治疗疾病，本着"治病必求于本"的原则，解决疾病过程中的主要矛盾，调整其机体内在的不平衡，使其在新的基础上恢复相对平衡状态，正所谓"澄其源而流自清，灌其根而枝乃茂，无非求本之道"（《类经·治病必求于本》）。中医治疗思路贯穿着丰富的唯物辩证法思想，体现"急则治标""缓则治本""标本兼治"的治疗思路与见解。

3. 以平为期 疾病的发生是由人体正常的平衡状态被破坏造成的，疾病的各种征象是人体内部环境或人体内外环境稳态失调的具体表现。从整体来看，所谓治病就是协调人体内在环境及其与外界环境的关系，以求新的平衡。因此，在治疗过程中，无论是病因学治疗、病机学治疗及对症治疗等方法，还是治疗措施、手段，都必须"以平为期"，充分发挥机体的内在调节功能，以恢复机体的生理平衡为治疗目的，即"以平为期而不可过"（《素问·六元正纪大论》）。

4. 动态调治原则 自然界的一切事物（包括人体在内）都是处于永恒的运动变化中，人体的生命现象也是在一刻不停地运动变化着，在内外环境的相互影响下，生理病理的斗争也在时刻进行变化，疾病不是孤立、静止不变的，而是始终处在不断的运动、发展变化之中。因此，在进行临证治疗时必须用发展的、动态的眼光去观察和分析病情，了解证候的演变转化，追踪观察药后反应，尤其注意邪正消长的动态变化，根据病情的发展变化，及时改变或调整治疗思路。因此，要以发展变化的动态观去认识疾病的过程，重视疾病发生、发展过程中的邪正消长盛衰变化，在把握疾病全貌的同时，注重分期、分阶段治疗。

5. 综合治疗思路 疾病的多样性、病情的复杂性和中医治疗的多维性等特点，决定了临床医师的治疗思维亦具有多元化、综合化的特点，包括治疗原则的综合运用（因人、因时、因地制宜的原则，以及对因、对机、对症治疗的统一）、多种治法的综合运用、多种治疗措施的联合应用。

总之，一位临床医师其思维方法是否正确、科学，对于临床治疗的效果有决定性的影响。要提高中医临床诊治水平，不仅要全面掌握中医理论、知识、技术，具有丰富的临床经验，还要掌握自然辩证法、医学辩证法等有关思维科学，更需注重思维能力、思维方法、思维形式的锻炼和培养。

（四）临证立法组方的基础及思路

立法遣药组方古称制方，历代先贤都致力于研究立法、制方的方法与思路，力求掌握立法、遣药组方的客观规律，使立法、处方准确无误。对所治病证病因病机（病位、病性、病理、转机等）的辨识，对立法思路、制方原则以及成方或药物配伍规律的认识是临床立法、组方的基础。临证立法、处方，必须以准确的辨证为依据，如华岫云在《临证指南医案》凡例中指出："盖先生立法之所在，即理之所在，不遵其法，则治不循理矣。"

1. 临证立法依据 中医临证治法的确立，依据辨证的结果。对疾病或证的病因、病机、邪正等情况辨别清楚、细致，以制订各种针对性治疗方法、措施、思路。

中医临证治疗的方法、措施、手段，必须以四诊为依据，运用辨证理论与思路，分析其致病原因、病变部位、病机变化、邪正消长等情况，明确当前的证候，从而制订相应的治疗原则，综合运用各种治法，选用相应的方药，以祛除病邪，调整功能，扶助正气，促进疾病向愈。

2. **临证立法思路**　要想准确立法、遣药组方，不仅要掌握组织方剂与运用治法的方法，而且要提高辨证论治水平，明确处方与辨证、辨证与治法、治法与处方的关系，故辨证立法、依法制方是临证立法、遣药、组方时必须遵循的原则。

（1）掌握临证辨证的方法、模式：明确辨病的目的在于识别该病的病因病机，辨证的目的在于辨别病因的性质、邪正消长情况及当前所处阶段的主要病理环节。

病名是中医学在长期临床实践中产生和发展起来的重要概念，病名是中医学学术体系中的重要内容，临证辨病的目的除确定所患疾病的病名外，更重要的是认识该病的病因病机及变化规律，从而针对该病的病因病机确定针对性的审因论治、审机定治的方法与措施。

辨证的过程就是应用中医理论，辨证思维、技巧和方法，分析、认识疾病现阶段的病理本质，从而针对证而采取针对性的治疗方法与措施。

（2）据辨证、辨病的结果确定合理的治疗方法及措施：根据辨病结果确定合理的病因学、病机学治疗方法，根据辨证的结果确定合理的针对现阶段发病机制及病理改变的对证与对症治疗方法。

（3）明确各种常用治疗大法在临证中的具体应用原则、方法与途径：对临证治疗的具体治疗大法从多方面进行探索与研究，明确各种治法的作用、临床综合运用方法及在方剂中的配伍方法与形式。

如利法是通过利小便的方法达到治疗目的一种疗法，主要作用于小肠、膀胱、肝胆、三焦、心、肺、脾、肾，利法具有祛除湿浊、调整泌别、调整气机、导热下行、利助脾健、助膀胱气化、疏利肝胆等治疗作用。利法在外感高热治疗中具有退热作用，系先导出小肠、心之大热，继而缓导其他脏腑之热下出，从而减轻或缓解热势，如银翘散之用竹叶，甘露消毒丹之用木通、滑石、茵陈，新加香薷饮之用白扁豆等；利法在咳喘治疗中具有降气化痰的作用，通过增加小便排出湿浊及滋生之痰浊而达到化痰之目的，又通过分利下行、调整肺之升降功能达到降气之目的，如百咳散中用四苓散，三仁汤中薏苡仁、滑石、通草、竹叶，王氏连朴饮、桑白皮汤之栀子，清金化痰汤之栀子、茯苓，清宁散之赤茯苓、车前子；利法在实证口疮、鹅口疮治疗中有祛除秽浊、清心泻热作用，如清热泻脾散之栀子、赤茯苓，凉膈散之竹叶、栀子，泻心导赤散之竹叶、木通；利法在泄泻治疗中不仅有病因学治疗作用，又有调整泌别、升清降浊、调整气机等病机治疗作用，既能导热下行，又能利前阴实后阴，对症治疗；利法在厌食、食滞治疗中有利助脾健作用，祛除水湿以减轻脾胃之运化负担，使脾无湿困之苦，故利法有助于脾之振奋和强健，如逍遥散之茯苓，调脾散之佩兰、苍术，保和丸之茯苓等；利法在淋证中既有祛因、助膀胱气化之功，又有止淋之用，如导赤散之木通、竹叶等。

（4）综合辨病、辨证、辨症的结果，提出具体的治疗措施：综合应用对因、对机、对证、对症治疗方法，确定具体的治疗手段。

得到及时正确的治疗是患者就诊的主要目的。在辨病与辨证清楚、准确的前提下，依理立法、依法选方或遣药组方，根据辨病的结果拟定病因学治疗、病机学治疗的方法、途径与措施，据辨证的结果拟定对证治疗、对症治疗的方法与措施。根据辨证的结果，确立主证、兼夹证，提出符合临床实际需要的针对具体证的病因学、病机学、对症治疗的方法与措施。

总之，根据辨病、辨证的结果确定治法时，既要有原则及对因、对机、对症等有效疗法，又要有具体步骤、方法与措施。

对于薄厥心肝客热、气机逆乱、气血痰浊皆随气而升之证，隋唐时期已认识到了降泄气机等病机学治疗的具体措施，如《备急千金要方》立"千金龙胆汤"用龙胆草、黄芩清泄肝心之火热，配合通下、分利诸法，以达降泄气机之治疗目的。

如肝热病患者，症见胁肋胀痛，身目发黄，身热不扬，小便短赤，胁下痞块坚硬，舌红，苔黄腻，脉弦数，据辨病可知该病系湿热疫毒之邪侵及肝胆、中焦，客阻或（和）伤损肝胆，疏泄失健或失司所致，据辨证可知该证属湿热郁阻夹气滞血瘀。根据辨病结果确定病因学治疗为祛除湿热之邪，病机学治疗为疏利肝胆、健脾益肝；据辨证结果确定对证治疗为清热化湿、疏利肝胆，对症治疗为退黄、散结。综合辨病、辨证论治的结果，确定祛除湿热、疏利肝胆、退黄散结等具体治法，然后再根据具体治法确定针对性的治疗措施及手段，祛除湿热选用清热解毒之清法、燥湿解毒之化湿法、利湿化湿之利法等具体治疗措施，疏利肝胆主要采用分利疏利、化浊疏利、疏肝疏利、行气疏利、活血疏利、消导疏利、通下疏利诸法，退黄主要选用分利法、通下法、汗法，散结主要选用疏肝散结、活血散结、理气散结、涤痰散结、消导散结、软坚散结诸法。

如尿床肾虚心实证系禀赋不足、调护不当、病损药伤，致肾脾肺虚弱，心窍痹阻，摄控失健。肾虚心实证除尿床外，多表现为困寐不醒，酣睡不醒，或虽醒仍神志模糊，或旋即入睡，不易唤醒，此缘痰湿、痰热蕴心，痹阻心神，入夜不能振奋所致。肾虚心实证在治疗时，除常规选用补肾止遗（方、药、法）以治因外，尚需灵活应用各种治疗方法与措施以达病机学治疗目的，常选菖蒲、麻黄、郁金等以开心窍，半夏、陈皮、胆南星等以化痰开窍醒神，黄连、莲子心、竹叶等以清泻心火。若尿床次数频繁者，加牡蛎、乌药、龙骨以固涩下焦；如尿次多而尿量少，加黄芪、升麻、柴胡以升举阳气，以达对症治疗之目的。

（5）明确治法是组方的依据：中医学的诊疗体系有极其丰富的内容，包括辨病论治、辨证论治、对症论治、审因论治、审机论治等。治则是指在治疗疾病时必须遵循的基本治疗原则，对临床的具体立法、处方、用药具有普遍的指导意义。治法是中医辨证论治理论与经验的总结，是从一定数量有关联的方剂中总结提炼出的共性规律，对指导中医临证遣药组方、提高临床疗效具有重要意义。处方用药与治法的关系十分密切，治法是组方用药的依据，处方用药是治法的具体体现；要针对辨病、辨证结果确定的具体治疗方法及措施进行遣药组方。

（6）把握制方原则、配伍特点与脏腑关系：即要把握制方原则、制宜反佐，明确君、臣、佐、使的含义及在组方中的作用，明确处方中药物配伍特点与脏腑或脏腑间的病理生理关系。临证在具体制方立法时，应重视脏腑之间的相互关系，根据脏腑的生理病理特点，确定相应的治疗措施与途径。

如从肝的病理和生理特性认识辛凉疏泄之桑叶、菊花在羚角钩藤汤中的配伍意义，从肝在脏腑气机升降（心肾相交）中的作用认识桑螵蛸散用人参的机制。又如四逆汤中加大附子用量而成通脉四逆汤；理中汤中减干姜用量增人参量，则引起原方中佐药与君药互易而变为健脾益气、温中扶阳之剂。

临证立法组方，强调制宜反佐，综合运用开、阖、升、降诸法，是中医临床立法、组方、用药的思维方法之一。广义的开是指发表、宣散、温通、调气、活血、化痰、分利等攻逐邪气为主要目的的治法，广义的阖是指收敛、固涩、补益等固护正气为主要目的的治法，升是指升散、升清、升陷等治法，降是指润下、下气、通腑、降逆、分利的治法。临证在审因、审机论治时应根据开阖相成、升降相因之理，在开法中少佐阖法或阖法中少佐开法，在升法中少佐降法或降法中少佐升法，以启动升降开阖之枢纽，制约药物之偏性，收相反相成、辅助向导之用。《王氏医存·古方用药之妙》云："古人立方之妙，多是以药制药，以药引药，非谓君臣佐使各效其能不相理也。"

（7）强调临证处方时必须主次分明：方中诸药既需各尽其职，又需互相配合、妥善配伍，共成其用。临证立法遣药组方必须以准确、详尽的辨证为依据，不仅要掌握立法与综合运用治法的方法与措施，而且还要掌握组织方剂与运用方剂的方法、提高辨证论治的水平。强调依据传统中医方剂组方理论，临床必须遵守君、臣、佐、使等配方理论与原则，按照立法处方原则与方法进行周密设计，妥善配伍。

（8）掌握常用药对配伍规律，理解配伍意义：大多数药对（具有某种特定功用的配伍单位）经多年临床验证配伍精当、可靠，历代医家均重视药对的配伍与应用，因此，临证组方、处方时应重视利用药对的配伍特色，这对于病证的治疗有着重要的理论意义与实践价值。如芍药与甘草、麻黄与石膏、麻黄与桂枝、石膏与知母、柴胡与黄芩、柴胡与枳实、附子与大黄、黄芪与防风等。

临证还应重视一药多用的配伍技巧与思路，重视方中药味间的交叉配伍关系。如麻黄在麻黄汤、麻杏甘石汤、麻黄连翘赤小豆汤等方剂中有不同的治疗作用与意义，即使在麻杏甘石汤方中亦兼有发汗解表、宣肺、平喘、利水等不同的治疗作用。又如桂枝有和营、通阳、利水、下气、化瘀、补中等不同作用，在麻黄汤中配麻黄以发汗解表，在桂枝汤中配芍药以调和营卫，在五苓散中配茯苓化气利水，在桂枝甘草汤中配甘草通阳补气，在桃仁承气汤中配大黄以活血化瘀，在小建中汤中配饴糖以温中补虚等。一药多用、一药多能在临床实际的配伍中既体现在药精效广，又体现在同一药物在不同治疗方剂中有不同的功效。

第三节　临证研究治法的意义与展望

治法是中医辨证论治理论与经验的总结，是中医独特思维方法与临床经验密切结合的产物，对指导中医临证遣药组方和运用成方，提高临床疗效具有重要的意义。

方剂是在中医理论指导下，在辨病识证基础上，依据相应治法和组方原则，确定适当的药物、剂量、用法，以防治疾病的一种用药形式。

对临证治法进行实用性、规范化研究，可更好地指导临床实践。充分运用现代科学方法阐明治法的实质，对促进中医药现代化、提高临床疗效、丰富世界医学有重要的理论与实践意义。阐明治法的调节形式、各种治法的相互关系，搞清治法发挥作用时的机体内在因素，对于认识"证"所代表的机体自稳失调性质，揭示生命活动潜在的丰富调节形式，都具有重要的现实意义。

一、中医治法对临床实践的指导意义

（一）治法的实用性研究意义

"法"是制方的准绳，药物的组合原则。方随法立，药合法意，以法为纲，方有所统，药有所依。治法是中医理论与临床实践相结合的桥梁，对指导中医临证遣药组方和运用成方、提高临床疗效，具有重要的意义。历代医家都致力于研究制方理论，力求掌握临证立法、遣药组方的客观规律，如古人有"方从法出，以法统方""师其法而不泥其方""由博返约，知常达变"等论述。

治法的实用性研究，对于临床应用及今后发展方向具有极其重要的作用与意义：

其一，系统梳理历代有关中医治法的理论与经验，对其源流、概念、应用等进行系统整理与回顾，理清治法发展的层次脉络，探求治法学术演变的自身规律，找寻治法的内在联系，可准确把握历代治法的配伍、应用技巧与规律等方面的经验，探索出各种治法在临床的具体治疗方法及措施，冀以开阔治疗思路，更好地指导临床实践，进一步提高辨证论治水平和遣药组方技艺。

其二，加强治法的基础研究，可明确各种治法的适应证、应用范围，以及与药物的药理作用、复方的关系。

其三，每一种新治法的提出都是为了提高临床疗效，解决临床各科的实际问题，如温病治疗中的"在卫汗之可也，到气方可清气，入营犹可透热转气，入血就恐耗血动血，直须凉血散血"，以及妇科病治疗中的调经、安胎、止带、固崩等，因此，应紧密联系临床各科的实际和具体病证去研究治法理论与应用。

其四，以病因、病机、脏腑、证候类型为纲，对所有治法加以分类归纳，可理出条目，便于临床应用。

其五，治法在临床上靠有关方药来体现，系统、周密地研究代表不同治法的经典方剂、疗效显著的代表方、有效药对，以治法为突破口，可深入研究方剂的核心问题、方剂的配伍规律等。

总之，治法的实用性研究，在当前显得非常重要，治法在指导治疗目标、明确治疗方向、开拓治疗途径、指导临证遣药组方等方面，具有极高的实用价值。

（二）治法的现代研究意义

中医治法连接着临床的辨证与施治，因而是中医学基础理论的重要内容。阐明中医治法的现代科学内涵，探索其治疗作用机制，不仅对中西医学体系在深层次的结合方面有重要的理论意义，而且通过这种结合的探索将会有许多新的科学发现，这对于提高医疗水平、发展世界医学事业，具有重要的现实意义。

同其他领域一样，中西医结合治法研究七十余年来，无论在广度还是在深度上都有了突破性的进展，为全世界所瞩目。治法的现代研究意义在于：①证的实质研究揭示了不同疾病的共同发病学环节、发病机制，治法研究则直接为异病同治提供科学依据，证与治法综合研究客观上证实了一方多用的规律性，扩大了治法与方剂的应用范围，可促进其在新领域的应用；②随着中药四气五味、归经、升降浮沉理论的现代内涵，以及证与治法的实质逐渐被认识，可在临床上优化药物、药对，精简处方，改造剂型，研制新方，更好地服务于临床实践；③通过治法与药物的结合研究，探讨、明确中药的有效成分及其相互联系，为综合利用药物、扩大药源、寻找代用品打下坚实的基础；④通过阐明治法的调节形式、各种治法的相互关系及治法发挥作用时的机体内在因素，对认识证的实质，揭示生命活动的潜在调节形式，有着重要而现实的意义。

深入开展治法基础理论与现代应用的研究，引入全新的思维和实验方法，将治法研究水平提高到一个更高、更新的层次，更好地为临床服务。

二、中医治法对方剂学的指导意义

中医治法的现代研究在于探索中医防治疾病的原理，阐明中医理论的科学本质，为方剂配伍和中药研究提供科学依据，指导临证用方技能，进而促进中医药学现代化。

复方是中医治病的主要手段，方剂和治法是密不可分的，历代医家在创制和运用复方上积累了丰富的经验，随之对治法的探讨亦更加深入、成熟。方剂与治法密切相关，研究治法的组织规律、配伍技巧，可推动方剂配伍理论及方剂结构的深入研究，能揭示方剂配伍理论的科学内涵，加速方剂学科的现代化进程。

三、临证治法的研究展望

治法在辨证论治中起到承前启后的作用，是中医学的特色与优势之一，在理、法、方、药之中法上贯理、下统方药，是中医治疗学基本规律的关键环节，深入研究治法是突出中医药特色、提高临床诊疗水平的有效措施之一。治法的现代研究主要包括以下八方面内容：

一是研究常用治疗大法，弄清治法之间的联系，系统、全面地整理研究历代中医治法理论与经验，并不断补充新的治疗方法与措施，丰富治法理论。

二是重视各种治法的综合运用，根据辨证论治理论而确定治疗疾病的具体方法与措施。

三是研究治法与遣药组方的关系，进一步总结治法与方剂、药物的关系，明确治法在组方、运用方剂中的意义与指导作用。明确据理立法、依法制方、依法用方、依法释方的理论与实际价值及意义。

四是在继承的基础上勇于创新。中医治法的现代研究涉及中医学、中药学、方剂学、药理学、药物化学等多学科，系统工程庞大，需要后学端正思想，在继承中医传统理论的基础上，勇于创新，创新思维模式，创新研究方法，创新研究思路。

五是多学科综合研究。根据目前中医治法现代研究的现状与发展趋势，在坚持中医特色与继承传统理论的基础上，以现代科学技术为依托，不断寻求新的研究方法与措施，加强中医理论与现代科学理论的结合、中医理法方药的结合、动物研究与临床研究的结合、中药化学成分分析与药理研究的结合，以现代科技为手段，以临床疗效为核心，各学科通力合作与广泛沟通，从多角度、多层次研究中医治法，逐步揭示与阐明中医治法及其方药发挥作用的科学内涵及现代表述，使中医药的优势与特色得以发扬。

六是在中药药理研究的基础上，继承、发扬传统中医治法的精华，系统阐明治法的调节形式、各种治法的相互关系、治法发挥作用的机体内在因素等有关问题，这对揭示生命活动潜在的调节形式有着重大的理论与现实意义。

七是重视"证"与"法"研究的相关性，研究"证"的实质在于揭示不同疾病的共同发病环节，揭示患病机体复杂的多级控制系统，研究"法"的本质则直接为异病同治提供科学依据。法随证立，法随证变，各种治疗方法综合运用，体现了多种调节形式。

八是随着治则治法的研究深入，治法学逐渐成为独具特色的专门学科，在高等中医药院校课程体系中设置《中医治则治法学》《临床治法学》等课程，势在必行。

治法学研究最初以临床疗效、传统中医理论为依据，对古方进行归纳，对立法组方配伍予以解释，其研究方式以文献整理归纳为主要方法，以释理为主要目的。随着时代发展，治法学研究逐渐转向以中医药学临床理论为基础，以临床观察方案设计和实验方法为重要研究手段，以揭示中医治法的配伍规律和科学内涵、探索中医治法的运用思路和技巧为主要目标。

对中医治法的现代研究，应结合中医药学自身的特点与规律，在"继承不泥古、发扬不离宗"的原则指导下，进行治法方药对比分析、动态观察，突破传统思维定式，建立科学的研究方法，进行理法方药的综合研究，不仅对古人的理论或观点进行解释、释义、证实，而且应从实际出发对错误进行修正。

第四节　临证研究治法的思路及方法

科学研究的成败与方法密切相关，如何以中医药理论为指导，运用现代科学方法来研究中医治法，学者们进行了多方面的探讨，积累了丰富的经验。

理、法、方、药之中，法是中心环节，法上贯理、下统方药，高度概括总结了中医治疗学的基本规律，是传统中医药学独特理论的重要组成部分。充分运用现代科学方法与手段阐明治法的实质与内涵，对于促进中医药学现代化、提高临床疗效、丰富世界医学都有重要的意义。随着新中国的成立及中医事业的振兴，中医治法理论的研究也在不断进展，特别是近年来，不仅从临床角度加以研究，而且注重从理论上对治法进行探讨。

现代治法的研究，是在传统中医临床观察和思辨方法的基础上，引入和吸取现代科学技术、方法逐渐发展起来的。中医治法的研究方法主要有以下三方面。

一、文献整理研究的方法

中医文献记录着历代医家实践过的全部史实和经验，中医治病的佳效是中医能够流传下来的重要原因，古代医家在疾病诊疗方面留下了精辟的论述和大量的良方、良法，为当今临床诊治提供了依据、启示、经验。

主要采取文献学、史学的研究方法来还原中医治法的产生、发展和演变过程，勾画出治法发展的历史脉络，对历代医家、著作有关治法内容作出客观公正的评价，总结出前人有关临床立法思路、方法，并开展全方位、多层次、跨地域、跨时段的研究，揭示治法自身的发展规律和内在动力，对现代治法理论、临床、实验研究，将会提供颇有价值的科学依据和有益的历史借鉴。

历代医家对治法及其临床应用倾注了大量的心血，既记录了防病治病的宝贵经验，也保存了充满真知灼见的理论阐述，把中医治法学术理论，以及历代医家的学术思想与医疗经验，进行系统、全面的整理研究，从临床实用角度进行开发研究，以历史的面貌完整地表现出来。

近年来，学者对中医治则治法文献进行整理、加工，著有多部专著，并体现在多个版本的高等中医药院校的教材中，1997 年还编写了中华人民共和国国家标准《中医临床诊疗术语·治法部分》。同时，从医史文献角度对方剂命名规律、治疗规律进行研究，不仅可以正确理解创方者的用意、认识方剂的作用特点、认识治法的作用特色，以及不同历史时期的文化特征与疾病观，而且反映了丰富的文化内涵，促进了中医治法的规范化。

除对中医文献进行加工、整理、释义外，亦应对中医治法的内涵、外延、命名、术语进行规范，加强对中医治法的标准化、科学化研究。治法术语有其特殊性，既要忠于中医药学理论，又要有异于方药术语。

二、临床试验研究的方法

治法的临床应用研究始于《黄帝内经》，此后历代医家都沿这一思路，并对前人所创的治则治法理论通过临床实践加以弘扬和拓展。

当前中医治法的临床研究主要有作用机制的研究、临床疗效的研究、不同治法的比较研究等诸多方面，不仅开展了重要治则治法的代表方剂效用的物质基础研究，赋予治则治法新的内涵，为中医治则治法临床疗效研究评价提供新方法与途径，而且对不同中医治疗方案、中西医不同方案、中西医结合治疗方案对照等优化临床治疗方案提供依据，对揭示中医治疗的本质、作用环节均具有重要的理论与现实意义。

随着现代临床诊断技术的进步与中医病证诊疗评价体系的建立、完善，近年来采用循证医学、流行病学研究方法，对中医治法进行多中心、大样本、随机、双盲、对照的中医药临床研究，已取得了可喜的成绩。

对中医治法的临床疗效研究，近年来随着既能反映中医药治疗学特色，又能得到学术界公认的中医疗效评价方法与体系的建立，利用循证医学方法，多领域、多学科、多层次研究中医治法的临床疗效，为中医治法临床疗效研究评价提供新的方法与途径，不仅能推动治法研究与临床合理运用，还丰富与完善了中医病证治疗疗效评价体系。

三、实验研究的方法

近年来，随着现代科技的进步，使中医学治法的现代研究侧重于实验研究，开展了中医治法对证的动物模型、病证结合的动物模型与疾病的动物模型的作用机制研究，无论从宏观症状与体征的变化，还是微观的病理形态、生物化学、分子生物学等多学科、多层次，甚至应用基因蛋白组学、干细胞分化等方面来研究与阐述中医治法的作用机制，取得了有一定价值的科研成果与结论，为今后研究治法奠定了一定的基础，有一定的启示。

治法靠有关方药来体现，系统地、周密地研究经典方剂、临床疗效显著的代表方剂、有效药对，成为今后研究治法的突破口。

特别对经典中医治法的印证性研究亦取得较大进展，揭示了有一定价值的理论，取得了一些成果；从临床疾病的局部症状与体征的变化规律，从细胞因子水平到基因水平等方面开展富有创意、较为科学的研究，并逐步建立和完善中医病证诊疗评价体系。

今后，要在正视中医药发展现状、继承中医药学术优势与特色的前提下，充分运用现代科学技术，加强中医药动物模型的研制与研究，建立和完善中药药理实验方法体系、科学评价体系，使中医治法学的发展跟上时代的步伐。

在实验研究中应注意建立符合中医药理论的实验方法与评价体系及中医药动物模型的造模方法、建模理论、设计原则、复制方法的研究与探索，除重视代表治法的代表方药的药理学、配伍思路、药动力学的研究外，更应重视中药单味、复方的毒理学研究，为科学、合理应用中医药奠定基础与思路。

提倡多学科渗透，吸取现代科学最新技术、方法，使研究手段向综合化、动态定量方面发展，特别是控制论、系统论在治法研究中的合理运用，必将大大加快治法的现代化、客观化研究的步伐，能更准确地用现代科学术语解释、说明，用现代科学方法继承发扬治法的精华。

在对中医基础理论、中药药理学、方剂学等学科现代研究的同时，多学科开展对中医治法的代表方剂效用的物质基础研究，以及治法的科学化、标准化的研究，均赋予中医治法新的内涵，具有重要的理论与实践意义。随着中医现代化研究工作全面而深入的开展，随着多学科的密切配合和交叉深透，中医治法研究的成果、意义与影响力将远远超出治法范畴，将会促进中医学理论与临床的发展和现代化研究的步伐。

第二章　常用内治法的源流、临床运用研究

中医药学对于疾病的认识有着独特的理论体系和辨证论治规律，几千年来有效地指导着中医临床实践。中医对内治法的研究源远流长、内容丰富，渊源于《黄帝内经》，经历代医家的不断积累、探索与深化，有着深厚的理论与实践基础。北宋·徐之才提出"十剂"、明代张景岳提出"八略、八阵"、清代程钟龄明确提出"医门八法"。中医治法的八法、八略对当今临床实践具有重要的作用与意义，正如《医学心悟·医门八法》云："论病之原，以内伤、外感四字括之，论病之情则以寒、热、虚、实、表、里、阴、阳八字统之，而论治病之方，则又以汗、和、下、消、吐、清、温、补八法尽之。"

然而目前，应用于指导临证治疗的基本大法已远远超出八法、八略的范畴，最为习用的治法有汗法、和法、下法、利法、化湿法、温法、清法、理血法、补法、吐法、固涩法、驱虫法、理气法、消导法等，而且每个基本治法又可详分为诸多具体的治法，即基本治法的具体细化，如汗法又有发汗、解表、解肌、透疹、祛邪、散邪、祛湿、散热、退热、消肿、止痒、止咳、止痛、通络、退黄、疗疡、宣窍、利喉、和营、宣肺等具体作用与内容，而且具体治法亦受辨证、辨病、治则的支配。

鉴于中医药学理论渊博、实践性强，临床病情的复杂性，因而在临床实际具体治疗疾病时，往往不是单一治法所能适用的，应根据复杂的病情变化，按照治则理论，根据具体疾病的临床特点，常一法独用，或两法、三法、数法结合运用，如攻补兼施、汗下并用、温清合用、补涩同投、汗清下同用等，正如《医学心悟·医门八法》云："一法之中，八法备焉。八法之中，百法备焉。"因此，临证要重视基本治法的综合运用，要把各种基本治法联系成为一个有机的整体，通盘考虑、辨证立法，这样才能在临床治疗中得心应手、左右逢源，收到满意效果。治法的综合运用思路、各种治法的优化组合配伍与技巧在临床实践中占有极高的价值，对继承和发扬中医药学学术优势与特色具有重大的理论与实用意义，而且对开展中医药标准化、规范化研究提供有价值的线索与思路。

理、法、方、药之中，法是中间环节，法上贯理、下统方、下议药，高度概括、总结了中医学治疗疾病的规律、思路，是中医学的重要组成部分。治法是中医治疗疾病的基本法则，是方剂配伍的原则，亦是中医药学的特色及其疗效优势的基础。

进入现代，综合运用各种科学技术、手段和方法，深入探讨各种内治大法，并对各种内治法的配伍规律、技巧进行系统整理与探索，深刻揭示其科学内涵，阐明治法的实

质，对促进中医药学现代化、指导临床治疗实践、提高临床治疗效果起到了积极作用。

第一节　汗法的源流、配伍技巧、临床应用研究

一、汗法的源流

汗法的起源可追溯到东周，已寓发汗解表之意，如《史记·扁鹊仓公列传》云："臣意即为之液汤火齐逐热，一饮汗尽，再饮热去。"

《黄帝内经》提出了汗法的应用原则和立论依据，如《素问·阴阳应象大论》说："其有邪者，渍形以为汗，其在皮者，汗而发之。"《素问·玉机真脏论》说："今风寒客于人，使人毫毛毕直，皮肤闭而为热，当是之时，可汗而发也。"《素问·生气通天论》说："体若燔炭，汗出而散。"提出了汗法具有祛除表邪及开郁泄热、退热等作用，并明确了汗法的适应证。《素问·热论》说："未满三日者可汗而已。"又提出了汗法的使用时机。《黄帝内经》把汗法升华到了理论，使其作为"邪在皮者"的基本治疗大法，又从"汗之则疮已"及"开鬼门"等角度把汗法推广应用于外科疮疡及内科水肿的治疗中。就发汗方法，除指正确选用药物外，《黄帝内经》中还有浸渍、热熨等其他发汗方法。

华佗创"伤寒六部传变"，用汗、吐、下三法治疗伤寒，并指出三日以前皆用汗法，解表取汗的方法有数种，既有摩膏、火灸并用，也可针刺与服解肌散等药物取汗内外兼治等。

汉代张仲景在继承《黄帝内经》"汗法"制方理论的基础上，加以弘扬与发挥，在其著的《伤寒论》全书中涉及汗法的条文几乎占半数以上。《伤寒论》遵循《黄帝内经》《难经》之"发表不远热、攻里不远寒"的宗旨，创研了峻汗开表散寒之麻黄汤、缓汗解肌之桂枝汤等辛温发表之剂，又根据太阳病并发症的不同，而又演化出二十余首辛温汗方，使助阳发汗、清里发汗、和解发汗、通里发汗等汗法变法问世，丰富了临床治疗。《金匮要略·水气病脉证并治》提出"诸有水者……腰以上肿，当发汗乃愈""病溢饮者，当发其汗"等，创研了治疗风水肿之越婢汤、溢饮之小青龙汤等著名方剂；汗法的治疗范围逐步扩大，除治疗表证外，亦可用于疮疡、水肿、溢饮、风湿。仲景以麻黄汤、桂枝汤作为解表法的代表方剂，此二方被后世称为解表剂之祖，而且对辛温发汗方剂的具体运用详述忌宜、法度森严，并明确了汗证以"遍身絷絷微似有汗"为限度，若汗出不透，邪不得解，若过汗、误汗更有伤阴耗阳之弊；详述忌汗诸证，如《伤寒论·辨太阳病脉证并治》"咽喉干燥者，不可发汗；淋家，不可发汗，发汗必便血；疮家，虽身疼痛，不可发汗，汗出则痉；衄家，不可发汗""亡血家，不可发汗，发汗则寒栗而振"等重要论述，亦注重服药方法及药后护理事项，如用药要小量多次频服、汗出应中病即止、不必尽剂，药后用温覆、啜热粥的方法以助药力。并对汗后、误表、失表、误汗之变证还提出了诸多补救方法与措施，并细论补救方药，如太阳病汗不得法，邪热迫肺用麻黄杏仁甘草石膏汤，损伤心阳用桂枝甘草汤，太阳过汗、少阳误汗

伤津化燥成腑实者用承气汤类。至此，使辛温解表法成为理法方药齐备的治法体系。仲景还在应用辛温解表中配寒凉之品，即治风寒表实兼里热之大青龙汤。

汉代以后，伤寒学派人才辈出，在实践的基础上，通过对证、法、方的研究阐发，汗法得到了进一步弘扬，汗法运用范围及方剂数量逐渐扩大、增多，使辛温发汗法理论更加完善。

唐代王焘《外台秘要》载汗方70余首，又用汗剂之续命汤治半身不遂，扩展了汗法的治疗及应用范围；孙思邈、王焘等医家不仅继承古代医家的宝贵经验，而且立滋阴解表、养血解表的法则，《千金翼方·卷第九·伤寒上》云："寻方之大意，不过三种：一则桂枝，二则麻黄，三则青龙，此之三方，凡疗伤寒不出之也。"葛洪《肘后备急方》载性味平和、疏风解表之葱豉汤，并将轻宣表邪方纳入汗法之剂，扩大了汗法的应用范围。

宋代除对《伤寒论》进一步研究与阐发，还对其配伍用药进行了补充、完善，使辛温发汗理论更加成熟。如钱乙纳益气于辛温发散之中而研制败毒散体现了益气解表辛温变法，《太平惠民和剂局方》立香苏散、香薷饮等方，体现了理气解表、化湿解表等辛温汗法变法。钱乙立辛凉透疹之升麻葛根汤，为后世治疗温热类疾病温病发斑奠定了基础。另外，一些医家对辛温解表法提出一些独特见解及体会，如北宋·韩祗和在其《伤寒微旨论·卷上》中有"邪气在表，阳气独有余，可投消阳助阴药以解表""伤寒之病本于内伏之阳为患""伤寒热病乃郁阳为患"之论，避开了病因上的"寒"字，从热病和郁阳为热着眼，为辛凉解表辅叙了理论依据，在汗法的发展上意义深远，并按不同季节分别研制了辛凉解表方药。其后，庞安时、朱肱等医家改进为于春夏之时，在仲景桂枝、麻黄、青龙等汤中加入寒凉药物，变辛温发汗之方为辛凉清解之剂；庞安时用石膏等寒凉清泄药（清法），佐以辛温发汗之汗法药物，研制了石膏竹叶汤、石膏地黄汤、石膏杏仁汤、石膏葱豉汤等寒凉清宣之剂，丰富了汗法方剂的种类、内容。

金元时期辛温解表变法已趋完备，又立辛凉解表法，使汗法更加系统，扩大了汗法的应用范围及适应证，使汗法逐渐成为疏泄腠理、达邪外出、解除表邪、解除表郁的一种治法。如张元素立九味羌活汤弥补了仲景辛温发汗在治疗风寒表湿证中的不足；李杲在《脾胃论》《内外伤辨惑论》中善用汗法之风药以祛风升阳除湿，创羌活胜湿汤、升阳除湿汤等方，丰富了祛湿剂的内容，在《脾胃论》中用汗法之风药以散火，创升阳散火汤散郁火；刘河间创造性地提出"玄府气液宣通说"，并在其《伤寒直格》中阐发《素问》之热病理论，倡导辛凉及表里双解之法，自制辛凉清解诸方，如防风通圣散、双解散等，以辛凉疏泄、开发郁热。张子和除了善用汗法祛邪，强调"风寒暑湿之气，入于皮肤之间而未深，欲速去之，莫如发汗"（《儒门事亲·卷二·凡在表者皆可汗式十五》）外，还明确提出辛凉解表法，如其在《儒门事亲·卷二·凡在表者皆可汗式十五》中谓："发汗亦有数种，世俗止知惟温热药者为汗药，岂知寒凉亦能汗也。""外热内寒宜辛温，外寒内热宜辛凉。"张子和认为汗法的治疗机制在于"开玄府而逐邪气"，并提出汗法在临床应用时应因地、因时、因人制宜的"三因"原则。

金元时期不仅丰富了汗法的证治内容，使解表法在配伍理论与临床应用上更趋完备，而且进一步扩大了表证的论治范畴、适应范围。但在清代以前，所谓辛凉，主要是在辛温发散药中佐加黄芩、栀子、连翘等寒凉清热之品。

经过宋、金、元时期伤寒派医家的不懈努力，通过对证、法、方的深入研究阐发，使辛温汗法理论更加完善、完备，以至取得了长期统治外感疾病早期治疗的合法地位。

明清时期随着辛凉解表方剂组方遣药规律与技巧的完善，是汗法趋于成熟的显著标志。如张景岳有"凡治伤寒，如时寒火衰，内无热邪而表不解者，宜以辛温热剂散之，时热火盛而表不解者，宜以辛甘凉剂散之，时气皆平而表不解者，宜以辛甘平剂散之"（《景岳全书·伤寒典·治法二十六》）的重要论述，并立归葛饮养血解表，创正柴胡饮等辛甘平剂；俞根初立七味葱白汤养血发汗，并在《备急千金要方》葳蕤汤的基础上立加减葳蕤汤以滋阴解表，突破了仲景之"亡血""津亏"忌汗之说。喻嘉言在继承刘河间学术理论的基础上立逆流挽舟法以治疗痢疾；叶天士治疗温病里证，立"透热转气"法；王履明确提出温病里热证可由里向外透发；陈实功把汗法治疮疡从理论上予以肯定等，均丰富了汗法的内涵及证治内容。

明清以来的温病学大家，特别是叶天士、吴鞠通等医家，对解表法在温病中的应用有新的阐发，实践中重视清轻宣透方药治疗卫分证，如吴鞠通宗《黄帝内经》治温热之古训，参河间凉解之长，宗喻嘉言芳香逐秽之说，纳轻宣、轻清于辛凉之中，研制出银翘散、桑菊饮等名方，且于辛温、辛凉之中解表。清代温病学家又创用芳香宣透之藿香、佩兰、大豆卷等治疗湿温初起、湿邪在表之证，对表湿证的治疗有了更明确、更深入的认识，使外感热病所用的解表法趋于完备。

随着明清温病学的成熟，对温病表证本质的深入认识，打破了传统解表法的应用范围，因而形成了治疗温病初起所用的解表泄热法，进一步充实和丰富了汗法的证治内容。随着理论的深化、临床实践的积累，临床学科将汗法作为外感病、温热病的基本治疗方法之一，使之无论在配伍方法，还是在临床应用方面都渐趋完善，而且确立了辛温、辛凉两大正法及诸多变法。温病用汗法宜用辛凉忌用辛温，如《温病条辨·上焦篇》"暑温"中吴鞠通云："温病亦喜汗解，最忌发汗，只许辛凉解肌，辛温又不可用。妙在导邪外出，俾营卫气血调和，自然得汗，不必强责其汗也。"温病运用汗法的目的不在发汗，而在解表、祛邪、透邪外出。

综上所述，汗法历经了从烤火发汗，到火灸、火针、针刺发汗，再到服药发汗的逐渐摸索、积累的过程。发汗药物也从热药发汗，到辛温发汗，再到辛凉发汗，不断进步演变。汗法的流源大致可分为三个阶段：《黄帝内经》立汗法之论；《神农本草经》载发汗药物；张仲景宗《黄帝内经》之旨及汉代竹简"伤寒发汗方"，立发汗诸方而开辛温解表一法，创外感表寒证立法遣药组方之先河，后经唐、宋医家对其配伍应用的不断补充与完善而趋于成熟。辛凉解表方药源于六朝时期，至金元时期确立了辛凉解表之法，成熟于明清时期，并随着明清以来对表证认识的不断深入与配伍规律的进展，丰富了汗法的内涵，且于辛温、辛凉之中解表，使汗法在配伍理论与临床应用上更趋完备。金元之后辛凉解表法的问世及辛温变法的出现，使汗法成为疏泄腠理、达邪外出、解除表邪的治疗大法，广为临床习用。辛温解表法源于《黄帝内经》，成熟于《伤寒论》；

表里双解法源于《伤寒论》，成熟于刘河间；辛凉解表法由《神农本草经》厘定了药物，起于金元时期刘河间，至清代趋于成熟。

二、汗法的内涵

汗法是运用具有辛散轻扬、宣透发散、疏泄腠理作用的方药，以开泄腠理、透邪泻热、调畅营卫、调和气血、宣发肺气、促进发汗，以达到发汗、解表、透疹、宣湿、退热、散火、消肿、透邪、散邪、疏利经脉、逐邪外出、调达气血等作用的一种治疗大法。通过发汗或得汗的方法，而促进疾病好转或痊愈。汗法从属于张景岳《景岳全书·新方八阵》之"散法"范畴，沈金鳌《要药分剂》将汗法列入"宣剂"范畴，陈修园《时方歌括》将汗法所组成的方剂归入"轻可去实"范畴，《医方集解》归入"发表之剂"。《素问·阴阳应象大论》之"其在皮者，汗而发之""因其轻而扬之"为汗法立论的依据。

汗法具体又可分为疏风清热解表法、疏风散寒解表法、透表祛暑化湿法、益气解表法、滋阴解表法、疏表祛湿法、疏表润燥法、透疹解表法、发汗消肿法、开泄郁热法等。

一般临床运用汗法时，尚可根据治疗的目的、患者体质与病情的需要、病情兼夹之不同，常与下法、清法、消法、温法、补法、理气法、祛痰法等结合应用。

三、汗法的适应证

汗法主要适用于外感病邪侵犯体表所引起的各种表证，以及里证兼表、时行病证、出疹性疾病、疮疡早期、风水、痹证等病证。

对于欲透邪外出，或透邪于表，或畅通气血，或调和营卫，或欲散郁热等情况时，亦可根据具体情况酌情选用汗法。

四、汗法的主要作用

汗法主要作用于肺卫、营卫，通过开泄腠理、调和气血、宣发肺气，使营卫调和、腠理舒畅、玄府开阖正常，汗法总的作用为"开腠逐邪""开腠透邪"，以达发汗散邪、解表透疹、祛邪消肿、开泄郁热之目的。

1. **解表** 汗法是通过发散的药物，以开泄腠理、调和气机，解除邪在肌表之郁结，以达解表之目的。解表即解除表证的治法，分辛温解表、辛凉解表等。辛温解表是指使用性味辛温、发汗力强的药物以治疗风寒表证的方法。辛凉解表是指使用性味辛凉、发汗力弱的药物以治疗风热表证的方法，但辛温解表法的解表力比辛凉解表法强。

2. **解肌** 通过汗法的发汗、发散、解表之作用，以解除郁于肌表之邪，使邪去、肌表疏通，达到解肌之目的。

3. **发汗** 通过汗法的辛散、发散等作用，以开腠理、调和营卫、促进汗液从毛孔排出，以达到发汗之作用与目的。

4. **透疹** 透疹是指运用汗法的药物，使出疹性疾患疹出顺利的治法。汗法的透疹作用是指通过发散将疹毒透达于外而言。

出疹性疾病系外邪由表入里，出疹为邪气外泄的表现，邪有外出趋向，以透为顺，由里透表，可用汗法因势利导，使疹毒从汗出而透、邪毒随汗透而散于外、诸症自解，达到透疹、解毒之目的与作用。

5. **祛邪** 毛窍是邪的主要出路之一，汗法具有发散、通透、升浮的特性，其在体内的作用趋势是向上向外，善驱在表、初起、偏上之邪。《素问·热论》云："三阳经络皆受其病，而未入于脏者，故可汗而已。"多种外邪犯表皆可借汗法驱散，如《儒门事亲·卷二·凡在表者皆可汗式十五》云："风寒暑湿之气，入于皮肤之间而未深，欲速去之，莫如发汗。"汗法是祛除表邪的最佳治疗方法。

6. **透邪** 透邪即达邪透表，即《时病论·卷之一》"拟用诸法"中立的"清凉透邪法"之透表，即透达表邪之意。汗法是指通过发散将某些邪气透达外出而言，即雷丰所言"伏邪得透，汗出微微，温热自然达解耳"（《时病论·卷之一》）之意，是驱邪外出的主要途径之一。

肺主气，推行营卫，专司玄府、皮毛开阖之用，以宣肺之品布卫气，托邪外出。通过汗法促使腠理开泄，以使邪有外达之机，透邪为邪气提供了出路。

汗法借其辛味之开，散腠理、玄府之闭，津液营血运行通畅，气机升降有序，以启毛窍、行气血、和营血、泻邪热、发越内外邪气，使内外通达，引邪外达，脏腑经络肌表营卫之邪从汗而解，并且可防邪入里之变或变生他邪。

7. **宣湿** 汗法是通过发散通透，以收祛风除湿之效。《金匮要略·痉湿暍病脉证治》云："风湿相搏，一身尽疼痛，法当汗出而解。"进而提出"发其汗，但微微似欲汗出者"，方能"风湿俱去也"。

又六气之中，唯湿为有形之邪，易阻遏阳气，治疗亦用辛散发汗之法，以宣通气机、宣散湿邪，祛湿外出。

8. **升阳** 汗法是通过汗法某些药物的辛散轻扬之性，以达发越阳气、辛散升阳、升提中气、升提清阳之作用，以达升阳除湿、升阳举陷之功。

9. **疏风和营** 汗法通过发散之作用，使其微微汗出，以疏散风邪、解除卫分之郁滞，达到疏风和营之目的。

10. **透热于外** 通过发散通透之性药物，使其微微汗出，以启毛窍、行气血、泻邪热、泄郁热，内外通达，使郁于内之里热、脏腑之热或郁热，从卫表透达，以起泄卫透热、透热于外之作用。

11. **宣表透里** 内有郁热，邪侵卫表，即"郁则伤神，为害非浅"。表里受邪，单攻其表，或仅攻其里，均不能灭邪于根本之中，故当用汗法宣解于外、透达于里，使表里之邪双解。

透风于热外是指外有风邪、内有里热，使用汗法（辛凉）及其方药发汗散风、透邪外出，表邪得解、里热亦随之而除的方法与措施。

12. **散热于外** 汗法亦能宣散郁滞之阳气，通过其升散、透达、疏导、宣通之性，有开郁通闭之用，郁开气达则火散，使里之蕴热、五脏之火郁从肌表营卫随汗而散，从而达到透表、散热、散火之目的。如《类经》云："发，发越也。""如开其窗，如揭其被。"

13. 退热 通过辛散开达、开泄腠理，冀外邪得去、卫阳伸展、营阴流畅，邪、热随汗从肌表而出，自然达到退热之功。汗法是解除表热的重要途径，亦是散内热的主要方法之一。

14. 消肿 汗法通过发散通透、辛开宣肺即可宣达卫气，促进百脉流通、气血周流，以祛水外出，使水液从肌表而出，有消肿去饮之作用。

又可通过宣肺利水、以洁水源，使肺复通调、清肃得令，气行水行则浊水下泄，达到消肿去饮之目的。正如《金匮要略·水气病脉证并治》所言："腰以上肿，当发汗乃愈。"

15. 止痒 风盛则痒，痒自风来。通过发散通透，使风邪外达、营血运行通畅，自然达到祛风止痒之功。

16. 止咳 肺合皮毛，主一身之表，肺卫受邪，影响气道及肺，致肺气壅塞、不得宣通，是以肺气上逆、冲击声门，发为暴咳。因肺为华盖，而居高位，唯辛散轻扬之品可达病所。通过辛散宣通，使肺金得展、宣发有权、气逆悉平，自然达到止咳之目的。

17. 止痛 通过汗法，凭其所具之宣、散、窜、透之性，既可使外邪透达于外，壅滞关节、经络之邪得去；又可疏通经脉之瘀滞，使经络得以通畅，达到通则不痛之目的。

18. 疏导通络 通过汗法，凭祛风之品所具有的宣、散、窜、透、行之性，以其疏通经脉、通利脉道、促进血运之功，使血脉通畅，自然起到祛风通络之作用。

19. 调和营卫 通过解散风邪以治卫气，收敛益阴以治营气，达到调和营卫之目的。

20. 退黄 通过汗法，宣表散邪、开启玄府，使邪有泄越之路，邪去则肝胆疏泄正常、胆汁排泄正常，达到退黄之目的。

21. 疗疮 疮疡的形成多因风邪侵入，客留肌表，卫营失于宣发流畅，壅遏闭阻，导致血凝气阻。《黄帝内经》有"汗之则疮已"的记载，疮疡初起，速投汗法疏邪外达，使营卫和畅、气血通调，自然达到疗疮之功。

22. 舒筋 通过汗法辛散窜透之性，使筋脉关节拘急挛急得以舒利畅达，以达到舒筋通脉之目的。

23. 宣痹 通过运用汗法之疏散风邪、辛窜宣通痹阻之作用，达到疏散外邪、宣通痹阻、疏通经络之目的。

24. 疏表通经 通过运用汗法，通过取其辛散窜透之性，达到疏散表邪、舒畅经气之目的，起到疏表通经之作用。

25. 逆流挽舟 痢疾初起，时邪感袭，风寒外束，表邪内陷，邪迫肠腑，壅阻气血，肠腑脂膜受损。通过汗法，透邪外达，提其陷里之邪从表而出。

喻嘉言治痢创用"逆流挽舟"法，意在通过疏散达邪之品，外提内陷之气机，扭转病变下趋之势，复达"外疏通则内畅遂"，达到止痢之目的。

26. 宣窍利喉 凭汗法药物之气轻味薄，用其祛邪散壅、宣通窍闭、辛散利肺之用，以达到宣窍、利喉之目的。

27. 解表扶正 通过运用汗法，发散郁于肌表之邪，使邪去、正气少伤或不伤，间接达到扶正、补益正气之目的。

五、汗法的临床应用及其配伍技巧

（一）汗法在外感病证中的应用

汗法在外感病证中既可祛除外邪、疏散风邪，又有疏表、解表作用。肺主气，职司玄府、皮毛开阖之用，以其宣肺之用，布卫气、托邪外出；以其辛味之开，散玄府、腠理之闭，引邪外达。

汗法具有发散、通透、升浮的特性，其善驱在表、初起、偏上之邪，由于汗法是通过毛窍以驱逐邪气的，而毛窍又是外邪的主要出路之一，中医治病在祛邪时，十分强调"因势利导""邪有出路""导邪外出"，汗法又常与下法、吐法、利法等配合应用。因此，汗法又是治疗外感病证中重要的祛邪方法与措施之一。

1. 外邪客表者，风热客表证 此时主以汗法祛邪，风热在表证有银翘散、柴葛解肌汤等，银翘散虽为解表剂，并非发汗之剂，但是以其辛凉轻解之功，使药力达表，疏透风热，令表郁解而肺气宣，则腠理调达、营卫调和、津液得布，自然病解而汗出，是不发汗而得汗，正所谓叶天士之"在卫汗之可也"。何廉臣在《重订广温热论·卷之二·验方妙用》亦云："温病首贵透解其伏邪，而伏邪初发，必有着落，方着落在皮肉肌腠时，非发表则邪无出路，故发表法为治温热病之一大法也。其大要不专在乎发汗，而在乎开其郁闭、宣其气血。"

又如周凤梧的《实用方剂学》载羌蒡蒲薄汤之配伍应用，羌活亦是取其发散外邪之作用；现代名医蒲辅周在应用银翘散治疗时行疾病初起时多加入葱白，即合用葱豉汤，以加强透邪解表之力。

2. 外邪客表者，风寒袭表证 此时主以汗法祛邪，风寒在表证有麻黄汤、桂枝汤、葱豉汤等。麻黄汤中麻黄、桂枝相伍为发汗之峻品，并配甘草缓急、益汗源，既使发散不致过汗伤正，又令辛味药效延长，辛甘温散、发汗顾正兼施。正如吴鞠通所云："此方之妙，预护其虚，纯然清肃上焦，不犯中下，无开门揖盗之弊，有轻以去实之能，用之得法，自然奏效。"（《温病条辨·上焦篇》桂枝汤后方论）葱豉汤中葱白与豆豉相伍，针对表寒轻证，以葱白辛温通阳发表，豆豉解表宣郁，为通阳发汗之剂。

3. 外邪客表者，外湿在表证 此时主以汗法祛邪。关于祛风除湿法，在金元之前，主以汗法除湿，如张仲景治疗外湿多用汗法之麻黄、桂枝等与利湿药白术、薏苡仁等配伍而成，如麻黄加术汤、麻黄杏仁薏苡甘草汤等，虽无喘，但均用杏仁宣肺理气，其意在增加麻、桂的发汗祛湿之力。陈修园的《金匮方歌括·卷一·痉湿暍病方》在论麻黄加术汤时云："方用麻黄汤发皮表之汗，以散表寒，又恐大汗伤阴，寒去而湿反不去，加白术补土生液而助除湿气，此发汗中寓缓汗之法也。"金代以后祛风湿法得到了广泛的应用，如李杲善用汗法之风药以收祛风升阳除湿之效，并创羌活胜湿汤、升阳除湿汤等方，丰富了祛湿法及其方剂的内容，正如吴昆在《医方考·七疝门第五十九》中论升阳除湿汤时说："风能胜湿，是方也，柴胡、羌活、苍术、防风、升麻、藁本、蔓荆、独活，皆味辛而气清，风药也，亦升药也，故可以胜湿，可以升阳。"湿温初起、阻滞气机，治疗着重于宣气、畅气化湿、达热透邪。薛氏多用芳香宣化之品，如藿香、佩兰、蔻仁、豆卷等，因肺主一身之气，气化则湿亦化也，又配以极清轻之品，以宣上焦阳气、轻宣芳化、开湿宣表，如桔梗、杏仁、薄荷等，或在芳化之品中，加入汗法之风药，取其风能胜湿之用。

对于风湿袭表证，代表方剂有《重订通俗伤寒论》之苏羌达表汤，表湿郁滞、内有蕴热证之九味羌活汤，湿郁肌表、经络证有薛氏辛香解表方、藿朴夏苓汤、羌活胜湿汤等。湿邪尚未化热，其性近于寒，湿在于表，治宜辛温芳香为主，故薛氏辛香解表方中以藿香、香薷辛温芳化、疏散表湿、行气和中为主；佐以羌活、苍术皮祛风除湿、疏表止痛，薄荷、牛蒡子疏风透表，以使表湿之邪得微汗从表而解。藿朴夏苓汤方中用藿香芳香化湿，合淡豆豉以辛散表邪、宣肺疏表；佐以杏仁、白蔻仁辛苦以轻开上焦肺气，盖肺主一身之气，气化则湿亦化，厚朴、半夏芳香化浊，苦温燥湿；茯苓、猪苓、泽泻、薏苡仁甘淡微寒，渗湿泄热。藿朴夏苓汤有启上闸、开支河，导湿下行，以为出路之作用，使湿去气通，布津于外，自然汗解。

4. 外邪客表者，外燥在表证 此时应使用辛散而性润的药物来疏散在表之燥邪。根据凉燥、温燥之不同，辛开温润法宜选用辛温之品且柔和者，如杏仁、前胡、桔梗、款冬花等，其代表方剂如杏苏散；辛宣凉润法宜用辛凉而不凝滞、生津而不滋腻之品，如桑叶、菊花等，其代表方剂如桑杏汤。

5. 外邪在里者，出现里实证 此时虽祛邪主用清法、温法等直清、直温的方法，亦可通过下法、分利等使邪从前后二阴而散，并应灵活佐以汗法使邪从皮毛而出，以达散热、散邪、散火、透气转卫、透营转卫之目的。对于在表之邪可以从卫分发汗透出，在气分未聚结的弥散之邪热通过达热出表而解，叶天士在治疗温邪入营时提出了"透热转气"的治疗手段，其在治疗温病邪热入里证主用清解，可配伍汗法，利用辛散药轻浮升散之性，使内陷之邪由脏转腑、由里达表，活用"透营转气"；何廉臣在《重订广温热论·卷之二·验方妙用》提出"宣气达卫，使伏邪从气分而化、卫分而解""透营泄卫，使伏邪从营分而透、转气分而解"。这正是凉膈散、清心凉膈散、三黄石膏汤、黄芩汤、清营汤等方剂配伍汗法药物之意义所在。如柳宝诒亦指出："黄芩汤加豆豉、玄参，为至当不易之法。"（《温热逢源·卷下·伏温从少阴初发证治》）加豆豉之目的即为透里邪、里热外出之用。凉膈散用黄芩、连翘直清其邪热，薄荷外疏其热，栀子、竹叶导热下行、从前阴而出，大黄、芒硝下泻其热、导邪热从后阴而出；《麻科活人全书》之连翘生地黄汤，用黄连、连翘直清，生地黄、玄参凉营清血热，木通分利，胡麻仁缓下，导里热从前后二阴而出，荆芥外疏里热，如此配伍，外散、内清、凉营、分利、泻下并行，集汗、清、利、下诸法于一方。

他如葱豉白虎汤之葱白、豆豉，羚角钩藤汤之桑叶、菊花，神犀丹之豆豉、连翘，化斑解毒汤之升麻等皆是清而兼散之配伍方法的应用。

外邪在里证，一般情况下选汗法中具有透邪作用的药物，大多数为辛凉之剂，其目的不在解表，而在于借其透散作用，促使病邪由深出浅、向外透达。临床治疗时宜选用薄荷、淡豆豉、防风、葛根等辛凉轻淡、徐缓透发之品，忌用峻汗之药，正如徐大椿在《医学源流论·卷下》"发汗不用燥药论"中云："当用至轻至淡芳香清冽之品，使邪气缓缓从皮毛透出，无犯中焦，无伤津液。"张锡纯应用三解汤（即清解汤、凉解汤、寒解汤）治疗里热证，此类方之用薄荷、蝉蜕等汗法药物，意在辛开内蕴之热郁，正合张氏"若有向外之机，正可因其势而利导之"之意；亦有"引胃中化而欲散之热，仍还太阳作汗而解"（《医学衷中参西录·医方·治温病方》）之作用。

6. 邪有外出趋向的其他病证 此时亦可辅以汗法以因势利导、缓解病势。如治疗实寒腹痛的正气天香散之用紫苏等，其目的在于导里寒从表而出，以达到散寒、祛邪之目的。

在外感疾病治疗中，及早使用汗法及汗法方药治疗，既可使邪尽早从表而出，达到祛邪之目的，而且还能阻止邪气的进一步深入或传变他疾。汗法具有宣、透作用，即宣为宣达内外、顺安正气、布散透邪；透为通透外泄、导邪气外出，使邪无留滞之所而外达。汗法亦是临床急救的重要方法之一。

（二）汗法在外感疾病所致表证中的应用

汗法主要有疏风清热解表、疏风散寒解表等法。汗法是通过疏泄腠理、透邪外出，以解除在表之邪，主要适用于外感疾病所致表证，如外邪犯表或里证兼表等病证。

临证在应用汗法解表时，需要辨别邪之属性，可引起表证的寒邪、湿邪为阴邪，宜选用辛温为主；风邪、热邪或暑兼湿等阳邪在表，宜选用辛凉为主，或辛凉、辛温同用，参互使用。

1. 疏风清热解表法 随着温病学的发展、表证认识的深化，疏风清热解表法在表证治疗中的应用日益广泛。疏风清热解表法适用于表热证，如银翘散、桑菊饮、升麻葛根汤等皆以汗法为主，宜选用味辛性凉之品，辛可宣郁，凉可清热，轻清宣上，以达解表祛邪之目的。

本法以汗法之辛凉解表药物为主，配伍清药物，宜选用既清热解毒又有透表作用的药物，如金银花、连翘等清中有透之品；佐用辛温解表法、药，当根据表证的恶风程度、汗出的情况、处方中清热药所占比例，灵活运用少量辛温解表法药物，如淡豆豉、葱白、荆芥等辛而不烈、温而不燥的药物，辛凉、辛温并用既可开泄皮毛、透邪外出、增强解表之力，使热、邪从表解，又能防止寒凉阻滞、闭塞皮毛之弊，不悖辛凉之旨，但辛凉解表药无论种类还是药量均必须大于辛温解表药，这是疏风清热解表法组方遣药理论趋于成熟的显著标志。有时亦可佐用养阴生津之品，如《温病条辨》银翘汤之生地黄、麦冬，桑杏汤之沙参、梨皮，辛凉解表、辛凉清润与养阴生津相伍，意在徐缓透发，慎用质重滋腻之品，如玉竹《本草便读》言其"甘平滋润，虽补而不碍邪"，芦根《本草纲目》言其"甘能益胃，寒能降火"等。

吴鞠通遵《黄帝内经》"风淫于内，治以辛凉，佐以苦甘；热淫于内，治以咸寒，佐以甘苦"之训，又宗喻嘉言"芳香逐秽"之说，在东垣清心凉膈散（其组成为竹叶、薄荷、桔梗、黄芩、栀子、连翘、甘草）的基础上，去黄芩、栀子，加金银花、荆芥穗、牛蒡子、淡豆豉、芦根而成名方银翘散。临证用金银花、连翘清热解毒药（法）为主，金银花与连翘相伍其一使退热有保证，如王伯岳先生所言："单独使用解表药，往往一出汗热就退，但汗后又会发热，所以在使用解表药的同时，一定要佐以清热药。"其二在清热解表的同时，取其质地轻扬、清中兼透，而发挥轻宣透表作用。其病性为热性，当选辛凉解表法（药）以解表、祛因，但往往汗出不透，故辛凉与辛温解表同用，主要取其发表之功，有去性存用之妙，使风热从汗出而散，但辛凉解表药无论种类，还是药量均必须大于辛温解表药，一是辛凉、辛温并用可使热、邪从表解，二是药性仍为凉性以治热邪，而无助热之弊；另外清法药物与少量辛温解表之品并用，辛温有利于气机畅通、气血运行，使清法药物在发挥治疗作用的同时而不凝滞气机，且有利于邪热透发、透邪外出，又增强解表作用。疏风清热解表类方药具有微微发汗之作用。又如桑菊饮中桑叶与菊花相伍，既能入肺经疏散上焦风热，又入肝经清肝平肝，以达抑木肃金之用。

2. 疏风散寒解表法　疏风散寒解表法适用表寒证，如麻黄汤、桂枝汤等皆以汗法为主，宜选用味辛性温之品，辛可宣郁，温可散寒，轻清宣上，以解表祛邪。费伯雄在《医方论》中对葱豉汤的评价为"解表通阳最为妥善，勿以其轻淡而忽之"，蔡陆仙在《中国医药汇海·方剂部》中云："葱豉汤中葱白性味辛温，乃方中之主药，益以豆豉之性升发，故功能发散在表之风寒；与麻黄汤有殊途同归之妙，较麻黄汤之力轻微，无羌活汤之辛烈走窜。"

3. 补虚解表法　对于素体虚弱或虚证患者而兼外邪客表者，可采用补虚解表一法，临床又分养阴解表、助阳解表、养血解表、益气解表等具体治法。其立法依据，宗"培其正气、败其邪毒"之意，在具体立补虚解表法时，务于轻扬宣透之中佐用补益之法，使邪去表解而正气毋伤。

养阴解表法是指养阴药物与解表药物一起使用以治疗阴虚表证的方法，系指滋阴兼疏散表邪，本法集辛凉疏散与甘寒养阴于一体，既有辛凉疏散、轻清宣透、疏泄卫表、宣通表气、驱风热于外之用，又有甘寒滋阴、养津液于内，使作汗有液、卫气达于肌表、津液随之外布、汗出而诸症自解之功。其代表方剂有加减葳蕤汤等。

助阳解表法是指助阳药物与解表药物一起使用以治疗阳虚表证的方法，本法纳温热补阳之品于辛温发散之中，辛温开腠理、宣通表郁、逐风寒于外，温热补助弱阳、振奋阳气、鼓动阳气外达、促邪外解。其代表方剂有再造散、麻黄附子细辛汤等。

养血解表法是指养血药物与解表药物一起使用以治疗血虚表证的方法，本法融养血解表与辛凉解表于一体，解表在于辛凉疏散、宣通表邪、畅达营卫、驱邪外出，养血在于甘凉滋补，使营血盈旺、汗源充足、腠理开泄、表郁能解、卫气发越于外、津液输布于表，外邪冀此而解。其代表方剂有葱白七味饮、趁痛散等。

益气解表法是指益气药物与解表药物一起使用以治疗气虚表证的方法，本法集甘温益气与辛温发散于一体，辛温发散外以疏散肌表、发越卫阳、开宣表郁驱外表之风寒，甘温益气内以鼓舞脾肺之气，使气旺外达于表、促邪外出。其代表方剂有败毒散、人参败毒散、荆防败毒散、参苏饮、温肺止流丹等。

（三）汗法在湿邪所致疾病中的应用

汗法的祛湿作用是通过发散通透之用，以收祛风除湿、疏化表湿之效。因风为阳邪，其性轻扬，宜于表散；湿为阴邪，其性黏滞，难以速去，用汗法使其微似汗出，缓缓蒸发，则营卫通畅，而风湿俱去。服药后微微汗出、汗出畅透，湿邪尽去。且风药味辛性温，能疏通气机、内利三焦、外退腠理，使湿邪外有出路。另外，湿乃土之气，风乃木之气，木能胜土，风能胜湿，乃五行相胜之理；湿胜之地，唯风能干之，此亦自然之理。

汗法亦具有疏表化湿作用，主要用于治疗湿邪在上焦卫分的病证，即表湿证。治疗湿邪在表，除用药有燥湿、化湿之外，尚有宣肺化湿之法，燥湿法多适应于风湿、寒湿在表，其用药多为羌活、独活、防风、白芷、藁本之类；化湿法用药多为藿香、佩兰之类；又肺主一身之气，肺为水之上源，气化则湿化，故宣肺化湿亦为治疗湿邪的重要方法之一，常用杏仁、桔梗、射干之类，如三仁汤、甘露消毒丹等均配伍应用汗法，以及麻黄加术汤、麻黄杏仁薏苡甘草汤、防风汤等方剂均佐用汗法之杏仁宣肺理气、宣肺化湿，以加强麻、桂的发汗祛湿之力。

又如疏风散湿汤之主用防风、羌活，羌活胜湿汤之主用羌活、独活、防风、藁本，麻黄加术汤之主用麻黄，防风汤之主用防风、麻黄、秦艽、生姜、葛根，以及治风湿在表、风湿化热、风湿痹证之羌活胜湿汤、九味羌活汤、藿朴夏苓汤、藿香正气散、麻黄杏仁薏苡甘草汤、白虎加桂枝汤、薏苡仁汤、愈风丸、五痹汤、程氏蠲痹汤等方皆辅以汗法，诸多方剂其配伍汗法的意义与目的在于导湿从表而出，达到祛邪之目的。

（四）汗法在痹证中的应用

关于痹证的治疗，汉代张仲景创研了桂枝附子汤、甘草附子汤、麻黄杏仁薏苡甘草汤、乌头汤、桂枝芍药知母汤、白虎加桂枝汤等一系列治痹名方，且多以麻黄、桂枝、乌头等汗法药物为主。唐宋时期的《外台秘要》《备急千金要方》《太平惠民和剂局方》等诸多著作收载之独活寄生汤、小活络丸等治痹名方均佐以或辅以羌活、独活、秦艽、防己等汗法药物以收祛风除湿之功，而且对顽痹、历节、白虎病、鹤膝风等佐用搜风剔络之虫类、蛇类，补虚祛风之动物骨类以及强筋壮骨类药物，对于这类疾病的治疗亦有着重要的价值，仍指导着当今的临床实践。

汗法的药物多有升、散、行、透、窜等作用，且有一定的促进血行、通利脉道作用，而痹证多有气血瘀滞之象，临床除用汗法药物外，多配以川芎、当归等和营行血之品，借以疏通血络、消瘀活血，使邪外泄、络道畅达，从而达到祛邪、通脉之目的。代表方剂有大秦艽汤、当归拈痛汤、独活寄生汤等。如在治疗寒湿痹证之乌头汤中佐以麻黄，七味渗湿汤之佐以生姜等，治疗风湿热痹之当归拈痛汤中佐以羌活、防风、升麻、葛根，湿热痹冲剂之佐以防风、防己，寒热痹冲剂之佐以麻黄、防风、生姜等，治疗湿热痹证之宣痹汤中佐以防己、杏仁，二妙丸之佐以生姜汁等，补虚蠲痹之蠲痹汤中佐以羌活、防风、生姜，三痹汤之佐以防风、细辛、秦艽、独活、生姜，木瓜丸之佐以白芷、海风藤，海桐皮酒之佐以独活、防风等，此类方剂佐以汗法既通过祛风加强除湿之力，又辛散疏通络道利于疗痹。

选用汗法药物时不宜选用发散剧烈之品，应以微汗为佳，通过发散的药物，达到通利关节、除痹止痛之功。如《医宗必读·卷十·痹》谓："治行痹者，散风为主，御寒利湿仍不可废，大抵参以补血之剂，盖治风先治血，血行风自灭也。"

（五）汗法在出疹性疾病中的应用

古有"斑宜凉血，疹宜透泄"之说。汗法除有透邪、透疹作用外，尚有开透郁闭、宣达气血之功。对于出疹性疾病疹未透发，或难出而透发不畅，应用汗法透之，使疹毒随汗透而散于外。

临床上透疹法主要应用汗法透疹，除此之外尚可灵活应用宣肺透疹、凉营透疹、凉血透疹、活血透疹等其他方法。

透疹之汗法一般宜用辛凉，忌用辛温，少用苦寒，且多选用具有透疹解表作用的汗法药物；如治疗出疹性疾病的宣毒发表汤、清解透表汤、透疹凉解汤、解肌透痧汤、大连翘汤等，均主用汗法透邪透疹。

在应用透疹法时，当根据邪客部位不同，除选用汗法透疹外，亦可灵活应用活血、凉营之品透疹。如赤芍、牡丹皮、紫草之类，其配伍意义在于既能消散血分瘀滞，又可清解血络热毒，促进疹毒向外透发，有截断、扭转病势的重要价值。

如升麻葛根汤主以升麻、葛根等汗法药物，佐用赤芍凉营透疹、活血行血，成为解肌透疹之代表方剂；柴葛解肌汤主以柴胡、葛根等汗法药物，佐用赤芍凉营活血透疹，而《伤寒六书》之柴葛解肌汤又配以羌活、白芷等汗法药物以加强升散之力，《医学心悟》之柴葛解肌汤又配以知母、生地黄加强清热凉营之力，又加牡丹皮增其凉营活血之力。如周凤梧在《实用方剂学》中分析升麻葛根汤时云："方中芍药当用赤芍，赤芍苦而微寒、并入血分，清热凉血之中有活血作用，以清解血络热毒，而白芍酸敛，不利于麻疹的透发，故不宜配伍白芍。"

风温肺热发疹之证，其因系肺经气分热郁，波及营络，故吴鞠通在《温病条辨》立银翘散去豆豉加细生地黄、牡丹皮、大青叶，倍玄参治疗，其中蕴涵着重要临床意义与技巧，银翘散为辛凉之剂，系卫分证方，而用作邪在气分肺热发疹证之处方，旨在"取其宣透之意"，因"疹宜透发"之故，去豆豉是减其温性，加生地黄、牡丹皮、玄参之目的在于清营分之热、清营透疹，诸药合用共同组成一首辛凉泄热、凉营透疹之剂。

（六）汗法在内伤杂病郁热内蕴证中的应用

有些内伤杂病虽其发病与外邪无关，但表现为脏腑有"郁热"之象，对于此类病证欲散郁热外出，或欲予郁热出路时，亦可酌情辨证选用汗法，因此类药物辛味可透，能开郁通闭，其具升散、透达、疏导、宣通之性，以达开泄郁热、透热外出、散热于外、升阳散火之目的。即古人之"泄卫透热""火郁发之"之意，如《类经》有"发，发越也""如开其窗，如揭其被"。

泄卫透热系应用辛凉发散药物使里热从卫表透达，里热随之而散，以达透风于热外之用；火郁发之是指对于火热之邪伏于里的病证，应用辛凉发散的方法，使内郁之热经表而散。如凉膈散、普济消毒饮之用薄荷等皆是佐用汗法药物以宣达郁遏之伏火，散郁里之热外出。又如黑龙江中医药大学附属医院协定处方小儿保元丹（组成为竹沥、天竺黄、皂角、胆南星、青礞石、前胡、朱砂、琥珀、牛黄、麝香、冰片、天麻、全蝎、蜈蚣、僵蚕、钩藤、麻黄、羌活、防风、薄荷、甘草），主治邪热内陷、积热内蕴或痰湿内蕴郁久化热、蔽阻心包之证，其佐用麻黄、羌活、防风、薄荷等汗法药物的目的在于散邪热、散郁热，使里热从卫表外出。他如黑龙江中医药大学附属医院协定处方小儿回春丹之配伍羌活、防风、薄荷等的意义亦如此。

五脏之火郁，亦可佐用升散透达之法治之，汗法是清泻脾胃郁热、肝经郁热的重要方法之一，如治疗脾经郁热之泻黄散用藿香叶、防风，治疗胃经积热的清胃散之升麻，治疗肝经郁热的泻青丸之羌活、防风等，皆是佐用汗法以宣达郁遏之伏火，散郁热，散脾胃郁热，或散肝经郁热，有"火郁发之"之意；发越郁火与清泄火热并行，是谓清散并施、升降相因之典范。汗法是清泻肝经郁热的重要方法之一，如疏风顺气丸之用防风、独活，疏肝清肝汤之用荆芥穗、防风、薄荷、菊花，疏肝清热饮之用防风、荆芥、炒蝉蜕，中成药娃娃宁之佐用薄荷等亦是应用汗法散里热、散肝热、散郁热之意。

汗法亦是清泻肺经郁热的重要方法之一，如治疗肺热之栀连清肺饮之薄荷，麻杏石甘汤之生麻黄，黄芩汤之薄荷、荆芥，加味泻白散之薄荷等诸多方剂均佐用汗法药物，其配伍目的在于清宣肺热、利于肺经邪热的透泄外达。

汗法亦是升阳散火的重要方法之一，如《内外伤辨惑论》之升阳散火汤佐用防风、升麻、葛根、独活、羌活等汗法药物，他如火郁汤之用柴胡、葛根、防风等，在升阳散火类方剂中配伍应用汗法之目的在于用升发阳气、散郁热，发越肌表之火、脾土之郁遏，以达升阳散火之作用。他如逍遥散用法中加薄荷少许，其意义在于疏散郁遏之肝气，透达肝经之郁热；烧生姜降逆和中，亦有辛散达郁之功。

汗法亦具有舒肝、升肝之作用。因肝为将军之官，中寄相火，对于肝火上亢、肝阳内扰、肝风内动之证，临证遵"高者抑之""有余折之"之理，应用镇肝、潜肝、泻肝、平肝等常规治疗方法外，亦应依据"肝主左而宜升"之原则，常在大剂镇肝、降肝药物的基础上佐加升肝之品，以降中寓升，如张锡纯云："骤用药敛之、镇之、泻之，而不能顺其性，其内郁之热转夹相火起反动力也。"其《医学衷中参西录·医方》在镇肝息风汤中有"于斯加生麦芽、茵陈、川楝子即无斯弊。盖肝为将军之官，其性刚果，若但用药强制，或转激发其反动之力。茵陈为青蒿之嫩者，得初春少阳生发之气，与肝木同气相求，泻肝热兼舒肝郁，实能顺肝木之性。麦芽为谷之萌芽，生用之亦善顺肝木之性使不抑郁，川楝子善引肝气下达，又能折其反动之力。"如疏肝养血汤之荆芥、羌活、防风、秦艽、薄荷，疏肝清肝汤之防风、荆芥穗、薄荷、菊花，疏肝流气饮之白蒺藜、秦艽等，治肝方剂皆伍用汗法药物。他如治疗痰气互结证梅核气的半夏厚朴汤之苏叶皆此配伍意义。

（七）汗法在水肿病中的应用

汗法的消肿作用是通过发散通透之性，既可宣达卫气，使水液从肌肤随汗而外出，又可疏肺以洁水源、宣肺利水、通调水道、助膀胱气化，亦可辛开宣肺、促进百脉流通、气血周流，而使水浊散化，以达消肿之功。

汗法是中医治疗水肿病的一种独特疗法，可归纳为"提壶揭盖法""开鬼门"。所谓的"提壶揭盖法"是借助于生活现象的比喻，应用宣肺、开宣肺气的方法使肺气通畅、恢复肺之功能，使通调水道功能正常，则停留之水饮按正常水液代谢途径而输送到膀胱排出体外，从而达到消肿之目的。因肺为华盖，位置最高，水液由肺而源源不断下输膀胱，故《医方集解·清暑之剂》称"肺为水之上源"。水肿病的发病原因之一，《医学入门·升降出入论》认为是"虚管溉满，捻上悬之，水固不泄，为无升气而不能降也"。"提壶揭盖法"有"上窍开而下窍自通"（《医原·百病提纲论》）之用。而"开鬼门"，是应用发汗的方法，以透发皮肤毛孔，使潴留水液从肌肤随汗而外出，以达到消肿之目的。王冰在注释《素问》"开鬼门"时云："开鬼门是启元府之遗气也。"

在"肺通调水道"的理论指导下，后世医家积极探索宣肺、发汗诸法在水肿治疗中的作用与意义。开肺气以利小便、宣肺利水等法，迄今仍广泛地应用于水肿病的治疗中。如越婢汤之用麻黄、羌活、生姜等辛散之汗法，意在应用辛开苦降之法以利其肺气，宣散肺气以通调水道，外窍通而内窍泄，上窍开而下窍利，有"提壶揭盖"之寓意，达到消除水肿之目的，此是中医独特的治疗方法之一。

一般临床常用麻黄、桂枝、生姜等汗法药物，如张锡纯在《医学衷中参西录》中治疗水肿病时用麻黄配伍应用茯苓、泽泻等利法药物以达消肿之目的。临床可根据水肿的病因、病机，主用或佐用汗法，以达调整脏腑功能、消肿之效。

临床主用汗法消肿，如治疗肺气闭郁、水道不利、水湿流溢肌肤之风水相搏证的麻黄连翘赤小豆汤、麻黄加术汤、甘草麻黄汤、麻黄附子汤、桂枝去芍药加麻黄细辛附子汤、麻黄杏仁薏苡甘草汤等皆主用汗法，以宣肺通调水道、宣达卫气、利水消肿。

临床佐用汗法消肿，将渗利寓于辛宣寒泄之内，有疏其源则流自洁、开其上而下自通之意。如越婢加术汤之用羌活、生姜，防己黄芪汤、防己茯苓汤之用防己，疏凿饮子之用羌活、秦艽、生姜等，均伍用、佐用汗法以"开鬼门""提壶揭盖"、通调水道、疏风透表，以达到消肿之作用与目的。他如五皮饮除应用茯苓皮、大腹皮健脾利水、行气利水外，还配用辛散肺气、发汗利水之生姜皮、泻肺利水之桑白皮，以及宣理肺气之陈皮，此三味除燥湿散水利水外，还起到宣降肺气、通调水道、利于消肿之作用。

"提壶揭盖法""开上窍以利下窍"的治疗方法，除用于水肿等病证的治疗外，亦在癃闭、热淋、尿频等与水液代谢失调有关疾病治疗中具有重要的作用与意义，是临证立法处方中的一个技巧。

（八）汗法在黄疸中的应用

黄疸发病机制主要是湿滞蕴阻，影响肝胆疏泄，以致胆汁不循常道，渗入血液，溢于周身而发。其治疗除选用祛湿、分利、疏利肝胆气机等法外，亦可根据病情需要佐用汗法，其配伍汗法的目的在于宣表散邪、开启玄府，使邪有泄越之路，邪去则肝胆疏泄正常，身黄遂去，宗《金匮要略·黄疸病脉证并治》"诸病黄家……脉浮，当以汗解之"之旨。

应用汗法治疗黄疸时应遵循《伤寒来苏集·伤寒附翼·卷上》之说，"太阳阳明俱有发黄证，但头汗而身无汗，则热不外越；小便不利，则热不下泄""然黄有不同，在太阳之表，当汗而发之，故用麻黄连翘赤小豆汤，为凉散法"。治疗黄疸之麻黄连翘赤小豆汤等方剂主用汗法急通玄府以发汗，使邪毒外泄，达到退黄之作用。

他如，治疗湿热内蕴证之黄疸、胎黄病的甘露消毒丹之配伍薄荷，王氏连朴饮之配伍香豉等，汗法在黄疸、胎黄等病的治疗中有开启玄府、透邪外出、发汗退黄之作用。

（九）汗法在咳嗽、痰饮病中的应用

咳嗽系各种原因引起肺失宣肃，肺为水之上源，肺通调水道功能失职，聚津为痰，痰阻气道，痰动而嗽。治疗时除采用祛邪、理肺、益肺诸病因学、病机学治疗方法外，尚可佐用汗法进行治疗。

汗法治疗咳嗽、痰饮诸病的目的与意义：其一，调整肺之功能，疏肺以洁水源、宣肺利水而化痰；其二，可使痰饮随汗而解；其三，亦有宣肺止咳、宣肺平喘之功；其四，因肺为华盖而居高位，辛散轻扬之品可达病所，金令得展、宣发有权，咳嗽自止。如麻杏甘石汤类方、参苏饮、华盖散等方剂主要用生麻黄、炙麻黄等，如张锡纯在《医学衷中参西录·药物》麻黄解中云："以其善搜肺风兼能泻肺定喘。"

在咳嗽的治疗中，临床一般用麻黄配杏仁、苏叶等药物，其意义在于：一为宣通肺气，止咳平喘；二为外应皮毛而有助于发汗祛邪；三为复借其一宣一降，恢复肺的宣肃功能；四为宣肺，通调水道而达利水、化痰之功。

对于风寒外束，肺气失宣，津聚、寒凝为痰之证，在解表的同时酌情配以祛痰化饮之品，以达表散通调正常，而痰饮得化，如《三因极一病证方论》之参苏饮、《太平惠民和剂局方》之人参败毒散、《伤寒论》之小青龙汤等均以汗法为主，以达祛邪解表、宣肺化痰之功。

他如，苏子降气汤在集中大量降气平喘、纳气归肾之法、药的基础上，佐用生姜、苏叶等汗法药物，取其发散之性，使整个方剂有宣有降、上下兼顾。

（十）汗法在头痛等疾病中的应用

汗法药物具有升浮上达之性，对于某些病因与外邪有关、发病部位偏上的病证主用汗法治疗，已取得共识，得到了历代医家的重视与广泛应用。如头痛等病证，主以汗法升药，如《医方集解·发表之剂》中汪昂云："头痛必用风药者，以颠顶之上，唯风可

到也。"用升药上至头部以疏风止痛，佐用降药，是因升散太过则耗散元气，使气上而不下，用降药防升药升散太过，有升降相因之妙。

治疗外感风邪头痛之代表方剂川芎茶调散、菊花茶调散等集风药、升药于一方，而风药大多具有解表发汗之功，在此有辛散、搜风、直达病所之用；少用降药清茶苦寒下降，防温燥、升散太过。又如芎芷石膏汤中，主以升药川芎、白芷、菊花、羌活、藁本以疏散风热止痛，配伍降药生石膏清热，并有防升散太过之用。

治疗风中络脉之方剂牵正散、玉真散、大秦艽汤等均以汗法为主，如玉真散之用防风、白芷、羌活，牵正散之用白附子等，其配伍意义在于既有搜风通络、祛络中风，又有驱侵入经络之风毒外出之效。

（十一）汗法在鼻疾、喉疾中的应用

鼻疾、喉疾亦为汗法之长，大多汗法药物其气轻味薄，长于通鼻窍，用之以达祛邪散壅、宣通窍闭之目的。

一般临床上用轻清芳香通散的药物进行配伍，常用辛夷花、藿香、白芷、薄荷、防风等汗法药物，以达通利清窍之功效。如治鼻渊的苍耳子散，以及黑龙江中医药大学附属医院协定处方养阴清肺丸之薄荷，清咽抑火丸之薄荷、防风等均选用辛香通窍、轻浮上达发散之汗法药物，其目的在于宣通窍络、祛邪通窍。

他如，黑龙江中医药大学附属医院协定处方鼻炎丸（苍耳子、辛夷、白芷、薄荷、薏苡仁、细辛、菊花、败酱草、川芎）之用白芷、薄荷、辛夷等，以及清鼻丸之用薄荷、苍耳子、葛根，鼻乐冲剂之用苍耳子、辛夷，利鼻丸之用白芷、防风、菊花、桔梗，温肺止流丸之用荆芥穗、辛夷等，应用汗法药物的目的在于宣通鼻窍。

（十二）汗法在脾胃疾病治疗中的应用

在治疗脾胃疾病中亦可佐用汗法，汗法及其药物除具有升提、升举中气、升清等作用外，尚有理脾、疏肝、散郁热等治疗作用，这是汗法治疗脾胃疾病的配伍思想与技巧之一。汗法在脾胃疾病治疗中主要有以下几方面的临床意义与作用：

其一，下者举之。在治疗中气下陷所致的各种疾病中，多从升脾阳入手，注重汗法中升提类药物的应用，以适应脾气上升的生理特点。代表方剂如补中益气汤配伍柴胡等。对于此类疾病，一般临床在调理脾胃的基础上少入或少佐轻清升散之品，从阴引阳，汗法之升阳药载诸补气药引脾胃清气上升，有利于疾病的治疗，亦是此类疾病配伍中的一个技巧。正如李杲在《内外伤辨惑论·卷中·四时用药加减法》之"升阳顺气汤"中说："脾胃不足之证，须用升麻、柴胡苦平，味之薄者，阴中之阳，引脾胃清气行于阳道及诸药，生发阴阳之气，以滋春气之和也。"其在《内外伤辨惑论·卷中》之"补中益气汤"中亦云："胃中清气在下，必加升麻、柴胡以引之……二味苦平，味之薄者，阴中之阳，引清气上升也。"又云："升麻引胃气上腾而复其本位，便是行春升之令，柴胡引清气行少阳之气上升。"《古今名医方论·卷一》"补中益气汤"中柯韵伯云："胃中清气下沉，用升麻、柴胡气之轻而味之薄者，引胃气以上腾，复其本位，便

能升浮以行生长之令矣。"此即"下者举之"之意，大多数升提药物属于汗法范畴，常用升麻、柴胡、葛根、羌活、防风等。

治疗各种气陷类病证之升阴丸、升均汤、升桔汤、升陷汤等方剂均配伍升麻以达升提、升举中气之用，用以治疗脾虚中气下陷所致之久泻、脱肛、子宫脱垂、癃闭、尿频、遗尿等病证。他如升发二陈汤、升阳补气汤、升阳益胃汤、升阳顺气汤、升阳举经汤、升举大补汤、举元煎、升阳汤、益气聪明汤、回阳升陷汤、理郁升陷汤、醒脾升陷汤等方剂均佐用汗法药物，取汗法升散之作用，升能举陷，以达升阳举陷、升清阳之功。

其二，升可去降。清者化而上升，浊者化而下降，脾升胃降构成人体气机升降之枢纽，是全身脏腑发挥正常功能的前提。汗法中的升提类药物又可用于理顺脾胃升降功能，以收"欲降先升""清升浊自降"之效。升阳益胃汤等方剂中佐用汗法药物，其目的在于这类药物具有升发脾阳作用，脾升则健，脾升则胃降，胃降则和，以达到调理脾胃气机之用。如《脾胃论》之润肠丸，药用大黄、桃仁、火麻仁、当归攻下、缓下、润下以和肠胃，佐用汗法之羌活，取其辛散升清以助阳气升发，使升中有降、降中寓升，共同达到调理脾胃的治疗目的。举元煎用升麻，升阳药载诸补气药以益脾胃之气，使清阳得升。汗法及其药物在便秘等脾胃疾病治疗中亦具有重要的作用与意义，亦是临证配伍的技巧之一。

其三，汗法亦有鼓舞清阳、升阳之用。汗法中的大多数药物属风药，其质轻气清、轻清上浮，善升发脾胃清阳之气，故凡脾胃升降失常、清阳不升、水谷不运之证，应用汗法可调气机，使清阳之气得升，脾胃升降复常。

汗法在治疗痛泻等脾胃、肝胆疾病时，又有鼓舞脾胃清阳之作用。如治痛泻之方痛泻要方中配少量防风，与白术、白芍相伍，辛能散肝郁，香能舒脾、鼓舞脾胃清阳之气作用，又有疏散肝气、调理脾土、祛风胜湿、升阳止泻等作用，防风能入肝，遂肝木之性，条达肝气，且防风又为脾经引经药。如李东垣云："若补脾胃，非此引用不能行。"《本草求真·卷三》云："亦能入脾胃二经，以为祛风除湿。"痛泻要方中配防风的意义，正如《医方集解·和解之剂》归纳的："防风辛能散肝，香能舒脾，风能胜湿，为理脾引经要药。"张元素之枳术丸的用法中更以"荷叶裹炒饭为丸"之说，取其升养脾胃之清气、鼓舞清阳之用，更有荷叶与枳实相伍，一升清一降浊，使清升浊降，正合"脾宜升则健，胃宜降则和"之理。他如升阳汤、升阳益胃汤、强胃汤等皆此思想。

其四，汗法亦具有疏散郁遏之作用。如治疗脾虚泻、兼中气下陷之七味白术散中用藿香叶、葛根鼓舞脾胃清阳之气，恢复脾主升清功能，升陷汤之用升麻、柴胡，白术散之用生姜等配伍思想亦相同。他如参苓白术散用桔梗升其清阳、载药上行，与诸补气、渗湿、下行药相伍升降相因。

其五，汗法之风药味辛，能散、能行、能通，具升发条达之性，与肝之生理习性相合，在肝郁之类病证中用之能疏畅肝气。逍遥散用法中加薄荷、烧生姜少许，其目的在于薄荷能疏散郁遏之肝气、透达肝经之郁热，烧生姜能降逆和中，尚有辛散达郁之用。

其六，汗法药物亦有"升阳散火""升阳除湿"之效，如泻黄散，方中以栀子、生石膏为主，用清法、利法以清泄脾胃实火；佐以藿香叶、防风等汗法药物，因藿香叶辛散郁热，芳香醒脾调中，防风既能升散脾胃伏火，又可发越脾胃清阳之气。他如补脾胃泻阴火升阳汤、升阳除湿汤等皆此配伍思想。

（十三）汗法在痢疾病中的应用

运用汗法治疗痢疾，张仲景开其先河，张从正继承于后，而清代喻嘉言得以明确。喻氏在《金匮要略·呕吐哕下利病脉证治》"下利脉反弦，发热身汗者自愈"的启发下，在张从正创造性地运用汗法治疗泄泻的启示下，首创"逆流挽舟"法治疗痢疾病。其意在逆流之中挽舟楫上行，使内陷之邪从外而解。

张仲景对于太阳与阳明合病自下利和桂枝汤误下后里热夹表热下利，均采用升散药或以升散为主的葛根汤、葛根麻黄加桂枝汤、葛根芩连汤等方进行治疗。张从正在《黄帝内经》理论的指导下，提出"飧泄不止，日夜无度，完谷下出，发汗可也"（《儒门事亲·卷二·凡在表者皆可汗式十五》）之论，应用桂枝麻黄汤发其汗而愈。

喻嘉言在《医门法律·卷之五·痢疾门》中反复剖析痢疾初起，应急予汗法，并遵循《素问·至真要大论》之"从外之内者，治其外；从外之内而盛于内者，先治其外而后调其内"的理论，以达"引其邪而出之于外""解其表而内自和，其痢不治而自衰"之功，下痢必从汗的治法，进而上升为理论，创立了"逆流挽舟"法。其谓，"外感三气之热而成下痢，其必从外而出之，以故下痢必从汗先解其外，后调其内"，并认为久痢用"逆挽之势，逼其暂时燥热"，使"邪从表出，热自无矣"。喻氏系针对阳邪陷于阴分，当提邪出表，急流挽舟，扭转趋下之势。喻氏创的逆流挽舟法又反证了《金匮要略》"下利脉反弦，发热身汗者自愈"之论断，并极力推崇辛温发散之活人败毒散为"挽舟"之方，以人参大力扶正祛邪，有逆挽之功。

当代岳美中在《岳美中医案集》中对败毒散进行了分析，云："方中羌活入太阳而散游风，独活入少阴而理伏风、兼能除痛，柴胡解热升清、协川芎以和血祛湿，前胡、枳壳降气，协桔梗、茯苓以除湿消肿，引用薄荷、生姜达表透邪。方意是疏导经络、表散邪滞，故名之曰败毒。"喻氏治痢的宝贵经验，至今仍十分有效地指导着临床实践。

"逆流挽舟"是指采用解表散湿的药物，以治疗痢疾初起兼有表证的一种治疗方法，因痢疾初起，表邪内陷，用解表散湿药使内陷之邪复从表解，则痢疾可愈，如同在逆水中挽舟上行。

（十四）汗法在外科湿疹、瘾疹等疾病中的应用

汗法的透表作用亦可用于治疗皮肤科疾病，如湿疹、瘾疹、癣类等病证。因此类疾病的发病部位在体表，故可用汗法的发散透达之功，有助于邪毒外解。

风邪走窜肌肤营卫，与气血相搏，壅滞经脉，风盛则痒。在治疗时除根据邪客部位、邪气性质不同采用汗法、清法、下法、温法、利法等具体方法外，又因味辛具透发作用的汗法药物善于外达肌肤，具有透邪外出的作用，更主要的是用于对症治疗之止痒。

汗法在湿疹、瘾疹等疾病中的主要作用有两方面：一为疏风解表，透邪于外，使外邪从肌表而解；二为祛风止痒，使风去痒止，亦有消斑之作用。如消风导赤汤之用薄荷，消风散之用荆芥、防风、蝉蜕等，当归饮子之用荆芥穗、防风、白蒺藜，以及黑龙江中医药大学附属医院协定处方茴香散（小茴香、干姜、白鲜皮、荜茇）之白鲜皮等，均具有透邪、疏风、止痒之效。

此外，根据病情需要，或配以利法药物，如消风散之用木通、苍术、苦参；或配以活血养血法药物，如消风散之用当归、生地黄、胡麻仁，当归饮子之用当归、川芎；或配以补气养血之品，如当归饮子之用白芍、何首乌、黄芪等。

（十五）汗法在外科疮疡等疾病中的应用

汗法亦可与温法配伍，以治疗外科疾病，如阳和汤为治疗阴证疮疡的名方，系在温法之鹿角胶、肉桂、姜炭、白芥子的基础上，配以辛温解表之麻黄，其配伍汗法的目的与意义在于：一为借其辛散达表之性，开泄腠理、散寒外出，风解寒去则布散阳和之气；二为引诸温阳之药直达病所。他如当归四逆汤之用桂枝、细辛，黄芪桂枝五物汤之用桂枝、生姜等，皆系借汗法药物辛温达表之性，以增强方剂的温经散寒之力。

汗法亦可与清法配伍，以治疗外科疾病，如治疗阳证而体实之各类疮疡肿毒的仙方活命饮，方中佐用白芷、防风等汗法药物，其配伍意义在于借其辛散之性达表，辛有利于气机畅通，散有利于热毒向外透达，既可使邪透达营卫，又可散结以消肿。他如，托里透脓汤、托里消毒散、《医学心悟》透脓散之配伍白芷，消痈饮之配伍荆芥、防风等亦有相似的配伍意义。因此，在治疗疮疡、痈疖、痰核等病证中根据病情需要，合理配合使用汗法药物能辛散透邪、消肿散结、溃坚排脓。

疥癣诸疾皮毛、毛窍病变，主要通过运用发汗之汗法以驱邪外出，使邪无容身之地，如麻黄连翘赤小豆汤等。疮痈亦因邪客卫表、气血壅结而成，初起犹未化腐成痈，可以通过运用发汗解表之汗法以调和营卫、达邪外出，如荆防败毒散等均主以汗法。

（十六）汗法在妇科疾病中的应用

在妇科杂病的治疗中，有时亦使用汗法及其药物，以达升阳、理血之用。汗法在妇科杂病中的配伍目的与意义有三方面：一为升提中气、升阳举陷，气陷者升提，对于中气不足或气虚下陷、清阳不升之证，治疗宜于补气之中加用升提之品，以开提清气，常用药物有升麻、柴胡、荆芥穗之类汗法药物，如治疗脾虚肝郁带下病之完带汤用黑芥穗、柴胡，有辛散、升发脾胃清阳之气，使湿气不致下流入里，且有祛风胜湿止带之功；又如保产神效方之用芥穗、羌活、艾叶发散升清，天仙藤散之用紫苏叶等均体现此配伍思想。二为理血、引经上行，如清魂散之用荆芥，理血升散以达清空。三为收涩止带，如治疗脾虚肝郁带下病之完带汤用黑芥穗，除有一定的疏肝、理脾、升清作用外，芥穗炒黑，兼有收涩之性，以止带下。四为引血归经、行瘀引阳，如傅青主的补气解毒汤之用荆芥炭引血归经，姜炭以行瘀引阳。

六、汗法的用药时机、法度及注意事项

临证在运用汗法时，既要把握病机，贵在及时，又应中病即止，不可过剂，临床应根据不同的病邪、不同的证候，注意正邪之盛衰、邪气性质、邪客部位及治疗目的的不同，准确掌握汗法的适应证，并掌握运用汗法的法度。发汗应适度、中病即止，若汗出不彻则病邪不解，若汗出过多则易耗伤气津，因此，临证正确使用汗法，把握汗法的适应证、法度、应用时机，使汗出邪去而不伤正，达到预期的治疗目的。

以平为期，严合法度，是仲景治疗学取效标准，邪在卫表，本当发之，施以汗法，但又有严格要求，如桂枝汤取汗，以"遍身漐漐微似有汗""通身微似有汗益佳，不可令如水流漓""不必尽剂""汗出邪去"为法度、限度，如《桂林古本伤寒杂病论·卷三》云："凡发汗，欲令遍身漐漐微似汗，不可令如水流漓，若病不解，当重发汗；若汗多者，不得重发汗，亡阳故也。"汗法不是以使人汗出为目的，发汗不是解表的目的，而是以发汗为一种治疗手段，达到祛邪、解表、透疹、宣湿、退热、散火、消肿等不同的治疗作用与目的，临证应根据不同的病邪、不同的证候及治疗的需要灵活掌握发汗、得汗等汗出的不同程度，以达预期的治疗效果。

汗出标志着腠理开、营卫和、血脉通，从而达到驱邪外出之作用。发汗应以汗出邪去为度，不宜过量，以防汗出过多，伤阴耗阳。古人已有明训，如吴鞠通在《温病条辨·上焦篇》指出："太阴温病不可发汗，发汗而汗不出者，必发斑疹，汗出过多者必神昏谵语。"

应用汗法尚应因时、因地、因人制宜，一般暑天炎热汗之宜轻，冬令严寒汗之宜重；西北严寒地区药量稍重，东南温热地区药量稍轻；体虚汗之宜缓，体实汗之宜峻。

运用汗法时，除要掌握应用汗法的法度，尚须明确汗法的应用时机，肌表是人身的屏障，外邪客人，首犯肌表，此时邪尚轻浅，应及时发散解表，故前人有"善治者治皮毛"之论。总之，凡外感疾病初起见表闭发热、邪客肺卫、疹透不畅、风痹身痛等症，就应当机立断，及时主以或佐用汗法以宣散透达、通调玄府、驱邪外出，进而消除病邪，不仅使邪从外解，还能阻止病邪的深入和传变，使疾病早期获愈。

应用汗法要注意药物用量宜轻、用药种类宜少，遵循"治上焦如羽，非轻不举"的原则，旨在透汗自然。

总之，临证在具体应用汗法时除注意用药时机、法度及适应证外，尚应注意以下四方面的问题：

一为汗法方药所选剂型以汤剂为主，以利速效。汗法药物多为辛散轻扬之品，不宜久煎，以免药性耗散、解表作用减弱，故其煎法一般用武火急煎，正如在银翘散原方用法有"香气大出，即取服，勿过煮"之说。

二为使用温覆避风取汗法。一般汗法之方宜温服，服后宜稍加衣服，或稍盖薄褥，或啜粥，以助汗出，使其遍身漐漐微似有汗为最佳，使营卫、气血通达，外邪自散，并要避风寒，以防复感，以全身微汗出为邪去标志。如桂枝汤方后有"适寒温"服，"服已，须臾啜热稀粥"，使谷气充足，不但易为酿汗，更可使外邪速去而不致复感，同时

"温覆令一时许，遍身漐漐微似有汗者益佳，不可令如水流漓，病必不除"。

三为服用汗法药物宜少量频服，中病即止，不可尽剂。服用汗法药物期间，应忌辛辣、生冷、发物，而且汗法方药宜于饭后服，以免影响药物吸收和药效的发挥。

四是汗法的禁忌证，从总体来说主要是里证。从具体临床表现来说，如《伤寒论·辨太阳病脉证并治》中就有"汗法九禁"之说，即脉微弱者禁汗、咽喉干燥者禁汗、淋家禁汗、疮家禁汗、衄家禁汗、亡血家禁汗、身重心悸者禁汗、尺中迟者禁汗、产后忌汗等。又如《类证活人书·卷六》亦明确提出"风温……治在少阴、厥阴，不可发汗""湿温……治在太阴，不可发汗"。汗法的另一个禁忌证是慎用于虚证，若邪已入里化热、麻疹已透、疮疡已溃、虚证水肿等均非汗法所宜。

七、汗法的研究思考

由于汗法在治法中具有重要的临床意义与实用价值，特别在外感疾病的治疗中有其重要的作用与地位，汗法的作用是其他治法所无法替换的，故汗法被古人列为"八法"之首。外感疾病中外邪的侵袭是由表入里，治疗宜表散，勿使内传，所以汗法的"表"与"透"是外感疾病临床治疗的中心环节。古今临床学科皆将汗法作为外感病、温热病的基本治疗方法之一，且以证论法、以法指导用方，确定了辛温、辛凉两大正法及若干变法，对汗法的临床配伍、临床应用、配伍法度、配伍技巧等方面均有深刻理解。

仲景在临床实践中亦有明训，他虽以麻黄汤、桂枝汤作为汗法的代表方剂，但对辛温汗法在临床中的具体应用十分谨慎，详述忌宜、法度森严、以平为期，是仲景运用汗法取效的标准。除阴虚血伤、酒客阳衰诸证忌汗法外，还十分重视服药方法与措施，如用药宜以少量多次服用、汗出中病即止、不必尽剂，服药后宜温覆、啜热稀粥以助药力等，这为今后应用与研究汗法的发汗作用提供了重要经验与实例，也有一定的启示。运用汗法时按其发汗程度的强弱，可分为两个层次。一是取其发汗作用，通过药物或辅以热粥，促使发汗，邪从汗解，旨在透汗自然，以发汗为手段，达到解表、祛邪、透疹之目的；二是取其得汗作用，通过宣散或微微汗出，以调整气机，宣畅三焦，使营卫通畅、玄府开通、营血运行通畅，达到祛邪、散火、散热、泄热、祛湿、宣湿、止痒、退黄、消肿、止咳、平喘之目的与作用。因此，根据病邪客犯部位、证候的不同，要掌握发汗的程度与法度，以利于治疗目的的实现。

历代医家对汗法的作用及汗法方剂配伍思路、配伍理论的认识较为一致。对汗法及其方剂的临床及理论研究表明，汗法对于病证的治疗，既有病因学、病机学的治疗意义，又有对症治疗意义，而且在某些情况下又是疾病治疗中的一种技巧。

汗法对于外感病证的治疗，既有病因学、病机学治疗意义，又有对症治疗意义。外感疾病的病因学治疗意义在于汗法通过开泄腠理、宣发肺气、调畅营卫等作用使邪气随汗而解，因此，汗法既能祛除风邪及风寒、风热、风湿之邪，又是重要的祛邪途径与措施之一，有透、散、越之作用与意义，为主要祛邪形式，不仅能透达表邪、解除外感表证之邪的作用，而且能使深层之邪向浅层转出，导邪从表而出，透邪外出，既引邪外透、消除病因，又畅达气机而通畅气血、和调营卫，达到病机学治疗目的。汗法是透邪的主要方法与措施之一，有发越内外邪气作用，透邪思想源于《黄帝内经》，随着温病学派的不断发展和温病理论的不断完善，透邪思想日趋丰富、成熟。汗法亦是宣通玄府的主要方法，随着防风通圣散的研制，宣通玄府法思想日趋成熟与完善。病机学治疗意义，主要在于解表、透疹、透表、发表、通经、祛邪之作用，汗法为祛邪（透、散、越、消、泄、化）的主要形式与途径之一。对症治疗意义，主要通过宣散或辛散之作用，以调整气机，宣畅三焦，达到退热、散热、止痒、退黄、消肿、止咳、平喘、化痰、利咽、利喉、舒筋、止泻、和营、止汗、止痛等治疗目的。

汗法在内伤杂病的治疗中，若内伤杂病复感病邪在表，可由表而解，可以酌情使用汗法；内伤杂病复感外邪客表者，必须应用汗法祛邪；对于某些疾病发病与外邪无关，但有"郁"象，可根据病情辨证使用汗法；而涉及血汗、汗尿、津液代谢失常病变时，可根据病情考虑佐用汗法，这对于水肿、癃闭、便秘、泄泻等病证的治疗具有重要的理论与现实意义。汗法除用于外感病证、内伤杂病的治疗外，由于汗法的药物味辛透发，善于外达肌肤，亦可用于疡科、眼科疾病的治疗。

总之，以作用机制为基础，以临床应用为目的，以典型、经典代表方剂为着眼点，拓展汗法的现代研究范畴，对汗法代表方剂的药效物质基础进行深入、客观研究，有利于该法新用途的发现。

第二节　和法的源流、配伍技巧、临床应用研究

一、和法的源流

中医和法的源流和发展，与理学对"和"的认识过程密切相关。和是中医学的一个重要命题，唐代以前对和，以及和法概念的认识较为广泛，早在《黄帝内经》《难经》等早期医著中就有翔实的论述与研究。如《素问·生气通天论》云："凡阴阳之要，阳密乃固，两者不和，若春无秋，若冬无夏，因而和之，是谓圣度。"《素问·上古天真论》云："上古之人，其知道者，法于阴阳，和于术数。"此时期之"和"指调和阴阳之大法而言，为后世和法的形成提供了理论依据，为临床应用指明了方向。有关专门和解之类药物，历代本草均无明确记载。

汉代张仲景秉承《黄帝内经》的思想与认识，将和法具体应用于外感疾病的治疗中，研制了和法之代表方小柴胡汤，垂范后世。《伤寒杂病论》虽未明确提出和法一词，但开创性地在医疗实践中运用和法的原则，已有"小和之""和胃气""微和胃气""和化痰饮""和解其外"等具体治法，以及"阴阳自和，必自愈"的治疗总则，并将调和法作为法则具体应用到外感疾病的组方实践中，研制出和解少阳的大小柴胡汤，调和肝脾的四逆汤，调和胃肠的半夏泻心汤、生姜泻心汤、甘草泻心汤，和解其外、调和营卫的桂枝汤，和缓轻下的调胃承气汤、小承气汤等，以及其他和解之剂，如柴胡加龙骨牡蛎汤、芍药甘草汤、枳实芍药散等皆是和法应用的经典方剂，但和法的理论尚未确立。

张仲景开创了和解方剂及选药组方思路的先河，为后世和法的理论形成及发展奠定了基础。唐宋以后的医家进一步丰富和发展了和法，为和法的形成和发展作出了卓越贡献。

唐宋金元时期对理学"和"的阐述和发挥直接推动了和法的确立，并对和法进行了深入探讨，研制出诸多名方，如《太平惠民和剂局方》创调和肝脾、调节脏气不平之逍遥散，《备急千金要方》创驻车丸，《太平圣惠方》创金铃子散，金元四大家李东垣创滋肾通关丸，朱丹溪创左金丸等和解名方。

特别是南宋成无己阐发张仲景的和法理论，其在《注解伤寒论》《伤寒明理论》中首次明确提出"和解少阳"法及其代表方剂小柴胡汤，赋予了和解少阳新的内涵，以汗下不可、引吐也不宜的少阳病作为和法典型的证候，首次明确了和法的内涵及适应证、代表方剂，将和法独立出来，标志着和法作为正式治法的形成，为后世之所宗。

明代张景岳将"和法"立为"八阵"之一，并倡导"和方之制，和其不和者也"之论，并在《景岳全书·新方八阵》中提出"凡病兼虚者，补而和之，兼滞者，行而和之，兼寒者，温而和之，兼热者，凉而和之"的理论与经验。

清代戴天章《广瘟疫论·卷之四·和法》在历代医家论述的基础上，完善了和法的概念，阐明了和法的本质意义，并倡导"寒热并用之谓和，补泻合剂之谓和，表里双解之谓和，平其亢厉之谓和"。这些重要见解大大扩展了"和法"应用范围，使"和法"的内涵、外延及理论更加明确、丰富，将"和法"推向了极致，但这种概念的无限扩大也给后世临床应用和法带来了一定的混乱。

清代汪昂在《医方集解·和解之剂》中指出，"和解之剂，用以分理阴阳、调和营卫"，使对和法的认识从和解少阳扩展到调和营卫，推动了和法的理论发展与临床应用。

时至清代程钟龄在《医学心悟》中把和法与汗法、下法等方法等同，明确提出"和法"为"医门八法"之一，突出了和法在治法学中的地位与价值，"和法"作为中医治疗大法之一的地位被确立，和法的理论及临床应用已近成熟。

随着温病学的兴起与成熟，医家对半表半里的概念有了新的认识与体会，进一步扩展了和法及其方剂的认识，如吴又可在《温疫论》中详述了膜原的概念、位置，倡导邪伏膜原之说，创疏利透达之法，研制了达原饮以开达膜原之邪，为和法又立了新方、新法。开达膜原之法作为和法的又一重要具体方法逐步为后世医家广泛运用，并研制了诸多有效方剂，如雷氏宣透膜原法等。

俞慎初在小柴胡汤的基础上，立少阳偏于半表证之柴胡枳桔汤及少阳湿热兼痰浊之蒿芩清胆汤等方剂，丰富了和法内容。叶天士进一步阐述了温病温邪夹痰湿留于三焦的病证亦应用和法治疗，其在《温热论·流连气分》中指出，"气病有不传血分，而邪留三焦，亦如伤寒中少阳病也，彼则和解表里之半，此则分消上下之势，随证变法，如近时杏、朴、苓等类，或如温胆汤之走泄"，进一步扩大了和法证治内容，至此，对和法的内涵、代表方剂、组方原则和应用范围有了较明确的认识。

何廉臣在《重订广温热论》中将和法的范围进一步扩大，指出表里双解、温凉并用、苦辛分消、补泻兼施、平其复遗、调其气血等，均属于和法范畴。

综上所述，和法的发展，是在长期医疗实践中，根据临床治疗的需要，不断发展完善起来的。特别是调和肝脾的组方配伍，自仲景首创以来，后人不断充实丰富，使之日趋完善。

和法的流源大致可分为三个阶段：《黄帝内经》立和法之论，《伤寒杂病论》立小柴胡汤等和解方剂，开创了和解方剂应用的先河，创制了许多经典的和法方剂，为后世和法的形成奠定了基础。唐宋金元医家进一步丰富了和法的医疗实践，南宋成无己明确了和法的内涵及适应证、代表方剂，虽仅有和解少阳一法，但其立法思路为和法的发展指引了方向，后经金元、明代医家对其理论及配伍应用的不断补充与完善而趋于成熟。汪昂扩大了和法的内涵，清代程钟龄确立了和法的地位，温病学的兴起与发展，使和法在配伍理论与临床应用上更趋完备，和法作为一类特殊的治疗法则，不同于其他七法，和法成为和解少阳、协调脏腑功能、调和阴阳的治疗大法，广为临床应用。

二、和法的内涵

和法是通过和解少阳、分消上下、疏利透达，以及调和肝脾、调和胃肠、抑阳益阴、益脾抑肝、益肺抑肝等作用，以治疗少阳病（邪在半表半里）、脏气不平所致病证的治疗方法。和法作用缓和，性质平和，兼顾整体，内涵丰富，应用广泛，适应证复杂，具有和解、疏畅、解郁、调理、调和、分消、透达等治疗作用。

和法的方剂在汪昂的《医方集解》中称为"和解之剂"，在吴仪洛的《成方切用》中置于"和解门"中，陈修园《时方歌括》将和法所组成的方剂归入"轻可去实""宣可决壅"范畴。

和法在于采取寒热并用、补泻同施、营卫共调、气血兼顾、脏腑同治等配伍方法与措施，使不协调的状态重新恢复到协调平衡状态。和法不同于汗、吐、下三法的专事攻邪，又不同于补法的专事扶正，和法除和解少阳、祛除半表半里膜原之邪、和解祛邪外，和法的主要作用在于平调寒热、调节脏气不平、调理脏腑之偏、调理冲任、扶其不足、使邪去病愈。

三、和法的适应证

和法在临床上治疗范围颇为广泛，可用于多种内、外、妇、儿科疾病。和法主要适用于少阳病、哮证、癫痫、多动症、厌食、泄泻、多发性抽搐、慢惊风、积聚等病证，以及表里不和、营卫不和、脏气不平、气血不和等证。

和法可用于治疗半表半里证、脏腑气血阴阳不和、寒热失调、虚实夹杂之证，可见和法的适应范围非常广泛，虽药用平和，但又不可滥用。临床分和解少阳、调节脏气不平、调和营卫、调和气血等方面。

和法在儿科临床应用更广泛。在生理上，小儿就有"四不足、三有余"的特点。因其娇嫩稚弱，所以相对平衡的生理状态极易被破坏而发病。其一，这种"有余""不足"的恶性循环，使其更为"有余""不足"，超过维持相对平衡的生理状态，这是自身原因引发疾病；其二，可因某些诱因，如禀赋遗传、时间、季节及气运、饮食、起居、劳倦、情志、治药、病证的影响，使"三有余、四不足"的相对平衡状态破坏而发病。脏气不平是小儿病证的内因显著不同于成人之处，是小儿易病的基础条件，又是小儿某些病证多发的内在因素，故"和法"中调节脏气不平法及方剂在儿科临床被广泛应用。

四、和法的主要作用

和法主要具有和解少阳、透达膜原、调节脏气不平、分消走泄、调和阴阳、调和寒热等作用，亦有疏通气机、透热外达、祛痰化湿之效。

1. **和解少阳**　少阳位于半表半里之间，邪在其中。治疗时既要疏解半表之邪，又要清泄半里之邪，既不可发汗，又不可吐下，只宜用随其所在而调之的和解少阳一法最为切当，使邪气从表里同时分消，以达和里解表、祛除半表半里之邪、疏畅气机的目的。

2. **和解祛邪**　通过运用调和气机、发表透邪作用的和法方药，使邪气自里向外透达，从而达到愈病的目的。

3. **宣气化湿**　通过和法中的宣展气机、泄化痰热的药物以分消留于三焦气分之湿热，以达宣气化湿之目的。

4. **透达膜原**　膜原位于半表半里之间，邪在其中。治疗时运用和法方药，既要温燥湿浊、芳香化湿，又要疏利透达，能破戾气所结，除伏邪之盘踞，直达膜原，使邪气溃败，速离膜原，达到透达膜原之目的。

5. **分消走泄**　通过宣气化湿、清利小便、导泻大便的方法，以宣展气机、泄化三焦邪热及痰湿，使病邪得以分消。

6. **分消上下**　通过涌吐、祛痰等方法使病邪从上排出，通过清利二便的方法使病邪从下排出，以达到愈病之目的。

7. **调节阴阳**　通过运用和法的调和、调理之作用，扶弱制亢、协调阴阳，使阴阳平衡，达到愈病的目的。

8. **调和肝脾**　和法通过扶弱制亢、协调阴阳、抑肝理脾、调理气机，达到疏肝理脾、疏肝健脾、抑肝扶脾等目的，使肝脾协调、脏气功能平衡。

9. **疏利肝胆**　和法通过利胆荡热、疏和少阳、宣展气机的作用，达到疏利肝胆之目的。和法是疏利肝胆的主要方法之一。

10. **疏肝和胃**　通过和法之解郁理气、泻肝理气、清肝理气等作用，使胃气健旺、胃气和调，达到抑肝、肝胃调和之目的。

11. **调和肠胃**　通过和法之调理肠胃气机等作用，使肠胃和健，恢复肠胃的生理功能，从而达到调理肠胃功能之目的。

12. **调理脾胃**　通过和法之调理脾胃气机、调补脾胃之气、调补胃气、调理中焦气机等作用，使脾胃和健、中焦和健，从而达到调理脾胃、调和脾胃之目的。

13. **调和气血**　通过和法之理气和血等作用，使气血调和，达到调理气血之目的。

14. **平调寒热**　通过运用有清热、祛寒等作用而性质较为平和的方法，达到寒温并用、清上温中、温中清肠、温下清上等目的。

15. 散火退热 和法通过疏利胆腑、和理少阳气机，或辅以疏表、泻实、清化之品，使火郁得清、身热得撤，达到散火、退热之目的。

16. 利胆退黄 和法通过疏利胆腑，导泄胆中邪、湿，使胆汁排泄循常，恢复中精之府的正常功能，达到退黄之目的。

17. 表里分消 通过发汗解表、清泄里实的方法，使病邪从表里分消，达到祛邪愈病之目的。

18. 调理冲任 通过运用和法之调理冲任气血作用，达到调摄冲任之目的，用于治疗冲任不调所致病证。

五、和法的临床应用及其配伍技巧

和法除具有和解少阳作用，用于少阳病治疗外，亦具有缓和调理、调节不平、制亢扶弱、协调阴阳等作用，广泛用于多种疾病。和法在临床具体应用时，除相反药物、协调组合、综合调治，达到调和目的外，尚应重视和解药物的应用。如柴胡和解少阳枢机，青蒿疏调胸膈间湿热，两药合用既能疏肝解郁，又能调达气机，擅长和解。和法具体又分为和解表里（和解少阳、清泄少阳、开达膜原等），调理脏腑（调和肝脾、调和肝胃、调和肠胃、调理脾胃、调理气血），平调寒热等方面。和法本身就是清热与祛湿、化痰、辟秽等法配合运用的一种治法，并可配伍分利、通下、理气、行滞诸法，以扩大和法的适应证及治疗范围。

（一）和法在少阳病中的应用

和解少阳法是指利用药物的疏解调和作用以治疗少阳病的方法。清泄少阳法是指运用清热之品以治疗热性病半表半里证的方法。少阳位于半表半里之间，邪在其中，临证治疗时既要疏解半表之邪，又要清泄半里之邪，既不可发汗，又不可吐下，只宜用随其所在而调之的和解一法最为恰当，使邪气从表里同时分消，以达和里解表的目的。

和法原为和解少阳而设，主治少阳病。少阳病多因太阳病不解，邪气内侵，郁于胆腑，亦可由病邪直犯少阳所致。邪犯少阳，枢机不利，正邪纷争于半表半里之间，故以寒热往来为主要热型；邪在半表邪犯少阳，经气不利，则胸胁苦满、脉弦；胆热循经上扰，则见口苦、咽干、目眩；胆热犯胃，则默默不欲饮食、喜呕。和解少阳法以《伤寒论》大小柴胡汤为代表方。《伤寒明理论·卷四》小柴胡汤方中指出："伤寒邪气在表者，必渍形以为汗；邪气在里者，必荡涤以为利。其于不外不内，半表半里，既非发汗之所宜，又非吐下之所对，是当和解则可矣。小柴胡为和解表里之剂也。"和解少阳的代表方剂为小柴胡汤；少阳兼太阳证用柴胡桂枝汤和解少阳，兼以散表；少阳协热下利证用黄芩汤清热止利，少阳兼水饮证用柴胡桂枝干姜汤和解少阳，温化水饮；少阳邪气弥漫三焦证用柴胡加龙骨牡蛎汤和解泄热，重镇安神；少阳病兼阳明热结证用大柴胡汤或柴胡加芒硝汤；少阳证兼邪气逆上、气机郁滞用柴胡枳桔汤和解少阳，疏利气机等。

小柴胡汤方中柴胡苦平，入肝、胆经，透达、透泄与清解少阳之邪，并能疏泄气机之郁滞，使少阳之邪得以疏散而为君；黄芩苦寒，清泄少阳之热而为臣，黄芩配柴胡以达到和解之目的；佐以半夏、生姜和胃降逆止呕，人参、大枣益气健脾扶正达邪；炙甘草助参、枣扶正，且能调和诸药为使。本方以祛邪为主，兼顾正气，以和解少阳为主，兼和胃降气，使邪气得解，枢机得利，则诸症自除。而当代中成药少阳感冒冲剂即为小柴胡汤加青蒿而成。

大柴胡汤系小柴胡汤合小承气汤加减而成，方中柴胡、黄芩和解少阳；大黄、枳实攻里，内泄阳明热结；白芍敛阴助柴胡、黄芩清肝胆之热，配大黄治腹中实痛；半夏和胃止呕；桑叶、大青叶助其解表清热；姜枣调和营卫；六曲增其和胃之功，并缓枳实、大黄攻下之力；如此配合，既不悖少阳禁下、禁汗之原则，又可使少阳、阳明、太阳之邪并解，实为一举三得之法。黑龙江中医药大学附属医院协定处方清热口服液系在大柴胡汤的基础上加减而成，其组成为柴胡、黄芩、连翘、生石膏、大黄、钩藤、僵蚕、白芍。

蒿芩清胆汤系在小柴胡汤的基础上，以青蒿易柴胡，配合黄芩清少阳胆热而兼透化湿浊，配合陈皮、半夏、枳壳、竹茹和胃降逆化痰，赤苓、碧玉散导热下行而利湿。

对于邪郁少阳胆经者，亦可在小柴胡汤配伍思路的基础上灵活变通，如黑龙江中医药大学附属医院协定处方羌活胜风汤，系在柴胡、黄芩清泄肝火、和解少阳的基础上，辅以荆芥穗、羌活、防风、独活、薄荷、白芷等汗法药物，以达祛邪解表、疏风明目之目的。

（二）和法在湿温等病中的应用

湿温主要运用开达膜原、分消走泄之和法。开达膜原法主要使用疏利透达、宣散祛邪之品来祛除膜原的湿热秽浊之邪。分消走泄法主要使用宣展气机、泄化痰热之品，通过清利小便、导泻大便的方法，来分消滞留于三焦的湿热之邪，使病邪得以分消的治疗方法。

《温疫论·上卷·瘟疫初起》中吴又可云"但使邪毒速离膜原便是"，以及"邪毒既离膜原，乃观其变，或出表，或入里，然后可导邪而去，邪尽方愈"。

开达膜原法适用于湿浊蕴伏膜原证。本证湿浊郁结较甚，故非一般化湿之剂所能为功，须以疏利透达之法，如《温疫论·上卷·瘟疫初起》中吴又可有"但使邪毒，速离膜原便是"，以及"邪毒既离膜原，乃观其变，或出表，或入里，然后可导邪而去，邪尽方愈"。如达原饮、三消饮、七宝饮等，以及薛生白之湿热遏阻膜原方等疏利膜原，有效地控制病邪炽盛，使疫邪溃败，或从外解，或从里下。

又如《时病论》之雷氏宣透膜原法中用厚朴、槟榔、草果辛烈温燥湿浊的基础上，再辅以藿香、半夏、生姜芳香化湿、畅气和中，佐黄芩清湿中蕴热，甘草和中、调和诸药。若偏表兼痰者，改用柴胡达原饮。若湿浊蕴伏膜原证偏里热甚、苔白如积粉、舌红、脉数者，用《温疫论》之达原饮，用槟榔降气破滞，厚朴除湿化浊，草果芳香避秽，三味协力能破戾气所结，除伏邪之盘踞，直达膜原，使邪气溃败，速离膜原。

分消走泄法适用于邪热夹痰湿留于三焦之证。主要使用宣展气机、泄化痰热及邪热的药物以分消留于三焦气分之湿热，因邪热夹湿痰内阻于三焦，水道不利，应上、中、下三焦一齐分消，其用药以宣气化湿之法为主，佐用分利、下法，使邪从二便而出。如温胆汤之陈皮、枳实、竹茹等，其用药即叶天士有"如近俗之杏、蔻、橘、桔等，是轻苦微辛，具流动之品可耳"（《温热论·里结阳明》）之论。《温热逢源·卷下·伏温夹湿内陷太阴发黄疸肿胀泄利等症》云，"至用药之法，须得轻、清、灵三字俱全，冀其缓缓疏化"，王孟英云，"其所云分消上下之势看，以杏仁开上，厚朴宣中，茯苓导下"。

（三）和法在哮喘病中的应用

哮喘病的体质是脏气不平、肺虚肝旺，其致成途径：一为先天禀赋，一为后天生长发育、病证伤、不当治药伤，一为肾脾心诸脏状态。患者进入平稳期，常表现为鼻流清涕、虚胖、便稀、喉中痰鸣（睡中鼾鸣）等肺虚、脾胃虚弱表现，以及易怒、面青、脉弦等肝旺表现。临证时宜备加关照，调治肺虚肝旺状态，调治痰蕴状态。临证常须辨别肺虚、肝旺程度轻重与比例，以肺虚为主时七分益肺、三分抑肝，以肝旺为主时须七分抑肝、三分益肺。

应用和法以调和脏腑功能，特别是调理肺、肝的关系，以改善患者体质，是治本之法。临证益肺通过健脾、补气、扶土、益肾等具体方法来体现；抑肝常采用扶土抑木、柔肝、疏肝、平肝、泻肝、清肝等具体方法来体现；另佐用涤痰、通络、理气、活血之法以疏通气道之壅塞、瘀滞，解除肺之脉络瘀滞，达到疏利气道、解除气道挛急之效。如逍遥散之类方在于调节肝脾（肺）关系，补肾地黄丸之类方主要在于调节肝肾关系。

（四）和法在慢惊风病中的应用

慢惊风脾虚肝亢证，或禀赋，或急惊风伤损，或其他病证伤损，或调护不当，或治药不当，形成脾虚肝亢而生风证，土虚为本，木亢为标。《医宗金鉴》之缓肝理脾汤拟此方是为慢惊风脾虚肝亢而设。

缓肝理脾汤方中以四君子汤加山药健脾益气，桂枝、煨姜、陈皮温运脾阳，山药、扁豆、大枣顾护脾胃之气，方中仅用白芍一味酸甘敛阴、柔肝养肝。诸药合用，扶土而抑木，柔肝养肝，调整脏腑功能，从而达到止搐、止惊、止泻之目的。缓肝理脾汤不在息风而在理脾，不用息风而能达到息风之治疗目的，此乃治本之方。

应用和法能调和脏腑功能，特别是调理肝脾的关系。调理肝脾主要应用抑肝、理脾的方法，抑肝常采用扶土抑木、柔肝、疏肝、养肝、平肝、泻肝、清肝等具体方法来达到治疗目的，益脾主要通过健脾、补气、助运、温运脾阳等具体方法来实现。通过抑肝理气、健运脾气，而使肝脾协调。

（五）和法在泄泻、腹痛等病中的应用

痛泻系肝旺脾虚所致，肝常有余，脾常不足，因而肝之偏强每致不足之脾病而发为泄泻。痛泻特点为因情绪影响而发作，泻必腹痛，脉弦，无乳食壅滞及肠胃湿热之证。

《景岳全书》引刘草窗方之痛泻要方，方中白芍酸寒、柔肝缓急止痛，而为君药；臣以白术苦甘而温，健脾补中，以扶土抑木；佐以陈皮理气燥湿、醒脾和胃，配少量防风，与术、芍相伍，辛能散肝郁，香能舒脾、鼓舞脾胃清阳之气，以少许薄荷疏散郁遏之气、透达肝经郁热。本方具有调和肝脾之功。痛泻要方开创了调和肝脾法立法组方的又一思路。

惊泻系肝脾不和，脾虚肝旺或肝胆热盛，使肠胃脾功能失调所致。脾虚肝木亢旺或肝胆热盛，致肠胃运化无度，胆汁泌别过盛，故见大便色青如苔；脾虚肝旺者便多泡沫，平素睡中惊惕、性急，面青唇淡，舌质正红、苔薄白；肝胆热盛者便多稠黏不化、气味腥臭，烦躁不宁，手足心热，舌红苔黄。惊泻以绿便为主要症状，临床多见肝胆热盛及脾虚肝旺二证。肝胆热盛证病因学治疗为清肝泻火，常用黄芩、黄连与柴胡相伍，兼湿热者，常选龙胆草、栀子等药物；病机学治疗为抑肝、轻利，抑肝常用平肝、疏肝、柔肝之品，并注意辛凉疏泄法的应用，轻利既可调整小肠泌别清浊，又可祛其肠内壅滞利脾助健。脾虚肝旺证病因学治疗为健脾益气，病机学治疗为疏肝、柔肝、镇肝、平肝等以抑肝，尚可扶土抑木，另可用轻利之品以调整泌别功能，如白术、茯苓等药物。

又如《金匮要略》之枳实芍药散、当归芍药散，《伤寒论》之四逆汤等枳实与芍药配伍，皆在于调理肝脾、理顺肝脾之间的关系。

（六）和法在厌食等脾胃病中的应用

厌食病脾虚肝旺证系情志不畅，或环境改变而不适应，或四时失常，或处于生长发育中，或渐积而盛致五脏关联失常困郁脾胃所致。脾弱与肝旺并存，其脾虚不著，肝旺非强盛之有余，乃与脾对比而言。

临证遣药组方时，常用健脾益气之法以扶土抑木；肝旺不可过泻，除选用扶土抑木法外，常选疏肝、养肝、缓肝三法，尚可少佐平肝之法，若肝热甚者可佐泻肝法；亦可应用消食导滞法、下气法、理气法、利法以减轻胃肠负担利于脾运，使脾胃功能恢复正常。治疗厌食脾虚肝旺证之逍遥散，方中用白术、茯苓健脾益气、扶土抑木而为君；臣以柴胡、薄荷疏肝理气；佐以当归、白芍、甘草养肝柔肝缓肝。全方共奏调肝理脾之效。

逍遥散的组方系由四逆散去破气之品，增养肝血、健脾气类药物，其配伍特色正如费伯雄在《医方论》注释逍遥散时所言"此于调养之中寓疏通条达之法"，后世由此派生出众多衍化方，如《内科摘要》《校注妇人良方》之加味逍遥散、《医宗己任篇》之黑逍遥散等。

（七）和法在多发性抽搐、儿童多动综合征、局部抽搐症等病中的应用

脾虚肝旺证系禀赋不足、调护失宜、生长发育影响、其他病证伤，致成脾虚、肝阳相对旺盛，脾虚肝乘所致，见反复眨眼、眼睑跳动、耸肩。风有动有静，故作止无常；因虚生风，故抽动无力、时轻时重。兼有脾虚证候，如面黄欠华、神疲乏力、纳差、睡

卧露睛等；兼有肝旺表现，如性急易怒、舌质正红。该证系脾虚，因虚受袭，脾虚则肝亢，虚风内动，即尤在泾所言"土虚则木心摇"。

本证的病因学治疗为健脾益气，常用黄芪、太子参、山药、四君子汤之类。病机学治疗为抑肝理脾，抑肝可用扶土抑木、疏肝、柔肝、平肝、清肝、泄肝之法，扶土抑木即健脾益气法，疏肝常用柴胡、薄荷、郁金、麦芽等药物，柔肝常用白芍、当归、川芎等药物，平肝常用地龙、钩藤、天麻、僵蚕、全蝎等药物，泻肝常用龙胆草、夏枯草等，临证应视脾虚、肝旺之比例及肝旺程度，灵活运用扶土抑木、疏肝、柔肝、平肝、泻肝之法，切不可攻伐生生之气。对症治疗为平肝息风、化痰开窍，平肝息风以止风动，常用地龙、钩藤、僵蚕、全蝎等药物；化痰除扶土以杜其生痰之源外，尚可用温化、清化之法。

（八）和法在冲任不调等妇科疾病中的应用

调理冲任是运用调理冲任气血作用的方药，用于治疗冲任不调所致病证的治疗方法。强壮冲任之功能、调理冲任是治疗妇科疾病的总则。

如妇科调经之祖温经汤、四物汤、胶艾汤、理冲汤、温中汤、安冲汤、固冲汤等，以及后世常用的妇科名方八珍汤、生化汤、乌鸡白凤丸等，均蕴含着调理气血、调理冲任之思想。《校注妇人良方》中陈自明云："妇人病有三十六种，皆由冲任劳损所致。"

六、和法的用药时机、法度及注意事项

和法，即和解之意，它包含两方面的意义，一是在治疗时既要照顾表，又要照顾里，既要照顾正，又要照顾邪，既要照顾寒，又要照顾热，不能用单一疗法，只能用和解之法加以调理。二是在临证组方时既应用药平和，又要双方兼顾，"以中和为贵"，不可偏执，不可用药过猛，因此类病证无一不以彼此失调为其特点，如用药只知其一，不知其二，或偏执己见，则非但达不到和解的目的，还会导致其他脏腑新的不平衡。

应用和法时要准确把握其用药用法的时机及适应证，在具体应用时应注意以下四方面的问题：

其一，和法主要为邪在半表半里少阳证而设，亦广泛应用于调和脏腑、调和气血、调和寒热、调和虚实。

其二，和法适用的病证其病势较和缓，和法及其方剂虽然性质平和，但毕竟以祛邪为主，平调之中亦有侧重。临证使用时应注意辨别表里、上下、气血、脏腑以及寒热虚实、兼夹的不同而与其他治法配合应用。

其三，和法方剂其配伍较为独特，常常兼顾表里、虚实并调、寒热平调、调理脏腑不平，全方无明显的寒热偏颇，其性质平和、作用和缓、照顾全面。正如张景岳在《景岳全书·新方八阵》中提出："和方之制，和其不和者也。凡病兼虚者，补而和之，兼滞者，行而和之，兼寒者，温而和之，兼热者，凉而和之。和之为义广矣，亦犹土兼四气，其与补泻温凉之用无所不及，务在调平元气，不失中和之为贵也。"

因此，和法用药以平和为贵，不宜用药过猛，否则非但不能达到和解的目的，还会

导致新的不平衡，甚至加重病情。

其四，凡邪在表未入少阳，或邪已入里之实证，以及虚寒证，原则上均不可应用和法，以免贻误病情、引邪入里，或变生他证。

七、和法的研究思考

新中国成立后，和法的研究与临床运用有了长足的进步，取得了丰硕的成果。随着对和法内涵与外延的探讨，历代遗留下来的一些问题得以初步明确，现在将和法定义为是一种用以治疗两种（或两种以上）具有相互对立关系性质的病因共同引起的、病机较为复杂的病证的一种治疗方法，其特点为调和脏腑、寒热并用、攻补兼施。

中医学认为，人体是一个以五脏为中心的有机整体，并在其时间和空间的发展过程中始终处在一个相对动态平衡的状态，其中包括五脏生克制化的平衡、卫气营血运行输布的平衡、气机升降出入的平衡等。疾病的发生是人体正常的平衡状态被破坏，疾病的各种征象是人体内部环境或人体内外环境稳定失调的具体表现。中医治病就是运用中药的四气五味、药物归经等特性，从整体上调治其失衡的状态，使之达到新的平衡。因此，在治疗过程中，无论是病因学、病机学治疗及对症治疗等具体治疗方法，还是治疗措施、手段，都必须"以平为期"，充分发挥机体的内在调节功能，以恢复机体的生理平衡为治疗目的，如"以平为期而不可过"（《素问·六元正纪大论》），以及《读医随笔·卷四·证治类》云："和解者，合汗、下之法，而缓用之者也。"又云："和解之方，多是偶方复方，即或间有奇方，亦方之大者也，何者，以其有相反而相用者也，相反者，寒与热也、燥与湿也、升与降也、敛与散也。"

和法不仅是通过和解、疏泄、分消的方法，以解除在半表半里之病邪，而且和法本身就是多种治法综合运用的一种治疗方法。和法在立法层次上，作为较高的层次，高于其他七法。有关和解类药物，历代本草未见记载，这也是和法及其方剂的特殊之处。如何体现和法的配伍规律，以达到和解、调和之目的与意义，临证必须通过各种治疗方法、措施的配伍与应用，或根据五行生克制化规律，或根据五脏生理协同性来调理脏与脏、腑与腑、脏与腑之间的关系，使脏腑之间的相互关系达到平衡，恢复脏腑正常的生理功能。

自汉代张仲景开创了和解方剂应用的先河，经后世医家的不断发挥，使和法的外延及应用范围不断扩大，但从药物学角度，和法方剂也缺乏共同的药物基础，如何合理界定、解决和法的概念是当务之急，现代综合历代医家之见解，对和法的概念进行了较明确的探讨与研究，认识趋于一致。把和解表里（和解少阳、和解透表、开达膜原、驱邪截疟），调和脏腑不平（抑肝理肺、调和肝脾、疏肝理脾、疏肝健脾、抑肝扶脾、疏肝和胃、调理脾胃、调理肠胃、和中缓急、调和气血、调气和营、平调寒热、调理冲任），以及温下清上、分消上下、表里分消等都归入和法范畴。目前对和解少阳、和解透表、开达膜原、祛邪截疟、调节脏腑不平等具体治疗的配伍方法与思路，已进行了较深入的探讨，取得了较明确的认识。

和法对于疾病的治疗有着极为特殊的意义，既有和解少阳、和解透表、和解祛邪、开达膜原、驱邪截疟等治疗作用，又有调理肝脾、调和肝胃、调理脾胃、调理气血、平调寒热、调理冲任、分消上下、分消走泄、表里分消等调理脏腑之间关系等治疗作用。如现代名医蒲辅周先生在《蒲辅周医疗经验》中说："和法，和而勿泛。和解之法，具有缓和疏解之意。使表里寒热虚实的复杂证候，脏腑阴阳气血的偏盛偏衰，归于平复。寒热并用，补泻和剂，表里双解，苦辛分消，调和气血，皆谓和解。"但临证要明确其适应证及应用范围，不可因其作用平稳而滥用。

目前随着小柴胡汤类方临床应用范围的不断扩大，不仅证实了伤寒少阳病变的客观存在，而且提示要进一步探讨胆失清和、气机不利病理变化的实质，从而揭示和法的作用机制、作用环节、现代科学内涵。现代对和法及方剂的作用机制、动物实验、临床进行了多方面的探讨与研究，但由于和法的特殊性，和法、和法方剂的综合性及多层次作用机制有待进一步深入探讨与明确，以期揭示和法的现代内涵及治疗特色与优势。

第三节　下法的源流、配伍技巧、临床应用研究

一、下法的源流

《黄帝内经》已阐述了下法的立法依据与应用原则，如《素问·阴阳应象大论》有"其下者，引而竭之；中满者，泻之于内；其实者，散而泻之""因其重而减之"。《素问·三部九候论》云："实则泻之。"《素问·至真要大论》云："通因通用。"其阐明了应下之证及下法用药时机。如《素问·热论》云："其未满三日者，可汗而已；其满三日者，可泄而已。"可见下法在《黄帝内经》中已作为外感热病治疗的重要手段与措施之一，并明确了下法的应用时机、法度，以及用法依据。

汉代张仲景《伤寒杂病论》在继承《黄帝内经》"下法"理论的基础上，对下法制方理论具体化，堪开泻下法治疗阳明腑实、瘀结、水饮诸病之先河。其对下法的使用亦相当精细，制定了一系列攻下方剂，泻下方达三十余首，如大、小、调胃三承气汤下热结，三物白散下寒积，十枣汤下饮积，大陷胸汤、丸逐水，桃仁承气汤、下瘀血汤下瘀结，麻子仁丸润肠通便，大黄牡丹皮汤治肠痈等，迄今仍广泛应用于临床实践。立苦寒泻下、破瘀通便、和解通便、峻下逐水、温下寒饮、解表通便、蜜煎导下等具体治法，并根据泻下作用的不同分为峻下、轻下、缓下、润下等具体法则，各有其严格的适应证。明确了应下的指征为痞、满、燥、实、坚俱备，而且认识到了热结旁流用下法的原理。张氏从阴阳、脏腑、经络、部位、阶段等方面，针对各种应下之症，设方备药，为后世提供运用下法的原则与具体的方剂，成为后世辨证的准则、论治的典范，为后世运用下法治疗外感疾病奠定了基础，影响深远。

东汉之后，晋、唐、宋以及金元时期，张仲景创研的各种泻下方剂在临床实践中得到了普遍的重视和推广，下法的配伍规律及适应证亦得到了不断发展和补充，积累了丰富的经验。宋代严用和扩展了下法的适应证，提出治痢"必先导涤肠胃"的重要论点。钱乙提出了"吐泻泻黄，伤热乳也，吐泻泻青，伤冷乳也，皆当下""吐泻乳不化，伤

食也，下之"（《小儿药证直诀·卷上·脉证治法》），扩展了下法的应用范围。钱乙针对虚实夹杂之证的治疗亦可用下法，其云："凡病先虚，或下之；合下者，先实其母，然后下之；假令肺虚而痰实，此可下，先当益脾，后方泻肺也""虚不能食，当补脾，候饮食如故，即泻肺经，病必愈""实食在内，乃可下之，毕，补脾必愈"（《小儿药证直诀·卷上·脉证治法》），丰富了下法的内涵及理论。

金元时期，刘河间不受《伤寒杂病论》的约束，提出下法的适应证为一切实热证，并提出"表证未解，可攻里"的理论，并自制了表里双解之防风通圣散、凉膈散、双解散等。张从正善用下法、以擅长攻下闻名，不仅强调下法在祛邪治疗中的重要地位、作用，丰富了下法的理论体系，将泻下作用提高到疏通气血、推陈致新、祛邪扶正的层面上来认识，可以达到"陈莝去而肠胃洁、癥瘕尽而荣卫昌"（《儒门事亲·卷二·凡在下者皆可下式十六》）的目的，并扩展下法的适应证及治疗范围，把下法提升到一个新的高度。凡集聚陈滞于中、寒热留结于内，都可直用下法；而且将催生下乳、磨积、攻伐瘀积、逐水、通经行血、下气等作用趋势向下的治法都属下法，扩展了下法的外延，丰富了泻下法及方剂的内容。

此后历代医家对下法的配伍规律进行了不断的充实、完善，如下法与祛痰法配伍的《三因方》之控涎丹、《丹溪心法》之礞石滚痰丸等。

自仲景创立承气汤治疗阳明腑实证以来，历代大多数医家认为承气汤类方的适应证须有阳明腑实见症，而明清以来温病学大家对下法的应用及内涵有了更深的理解与认识，故诸多新的理论、新的方剂应运而生。

吴又可明确指出承气汤类方是"承气本为逐邪而设，非专为结粪而设"，是"邪热致燥结，非燥结而致邪热"其在《温疫论·卷上》"注意逐邪勿拘结粪"一节指出："邪为本，热为标，结粪又其标也。"又在"应下诸症"中云："温疫可下者，约三十余证。"对攻下法的使用提出了"勿拘于下不厌迟""邪未尽可频下""一窍通诸窍皆通"等名论。吴氏不仅补充了下法的应用范围，而且把下法引申作为祛邪、逐热的重要方法之一，对当今临床急症治疗有着重要的指导意义，其研制的承气养荣汤等扶正攻下方剂，又为后世攻补兼施法的创立提供了临床范例。《温疫论·卷上》提出："客邪贵乎早治""温病下不厌早"，体现了攻下之法重在祛邪的观点，使下法的概念明确、外延扩大、内涵充实。

叶天士针对三焦湿热蕴蒸不解、与肠腑积滞交相搏结的病理特点，提出应用下法，并指出"湿邪内搏，下之宜轻。伤寒大便溏为邪已尽，不可再下；湿温病大便溏为邪未尽，必大便硬，慎不可再攻也，以粪燥为无湿矣"（《温热论·里结阳明》），指出法应轻下、频下，至便燥为止的运用方法。

吴谦在在《医宗金鉴》将下法扩展到惊风证的治疗中，并载有多个方剂；周学海在《读医随笔》中对下法治疗痢疾的机制进行了富有创见性的论述；杨栗山治疗温病善于清、下并举，在临床治疗中创立了许多大清大泻之剂，以使清法与下法协同作用，这是对下法的一种发展与革新，扩大了下法的治疗及临床运用范围。

吴鞠通继承了刘河间的学术思想，结合热病的特点，承仲景之旨、发承气之微，对下法的运用进行了变革、补充与发展，如在承气汤的基础上加减化裁研制了新加黄龙汤、宣白承气汤、导赤承气汤、牛黄承气汤、护胃承气汤、增液承气汤等攻下方剂，并立护胃、增液、牛黄、导赤、宣白、桃仁六个承气汤类方，进一步扩大了下法的应用范围，以适应不同病证的需要，自此，下法在外感病证的治疗中更趋完备。

叶天士、吴鞠通均擅长使用泻下剂，立"急下存阴""增水行舟"之法。以叶天士、薛生白、吴鞠通、王孟英为代表的温病学派的崛起，使下法研究有了进一步的突破，扩展了下法的应用范围，明确了攻下剂的组方原则。陶华对邪实正虚证有了进一步认识，立黄龙汤以求攻补兼施，解决了"虚中夹实"证攻邪与伤正的矛盾。

清代名医陈士铎倡导阳水实证为正尚未衰，当急予攻逐、"直夺其水势"，堪从荡下逐水立法，从理论与临床实际方面阐述了逐水法的应用原则与经验。

综上所述，下法的发展大致可分为四个阶段，《黄帝内经》立下法之论，发展于《伤寒杂病论》，补注于金元，完善于清代。随着下法的广泛应用，下法的治疗价值与临床意义业已超出通下腑实的范畴，而成为祛邪的主要方法、手段和措施之一。

二、下法的内涵

下法是通过运用通便、泻下、下积、泻实、荡涤、攻逐的方法，以达到荡涤实热、排除胃肠积滞、攻逐水饮积聚、降气祛邪、化痰平喘等作用，使停留于胃肠的宿食、燥屎、积滞、瘀血、结痰、水饮等有形实邪，以及邪热从下窍排出体外的一种治疗方法。

下法是外感病证的常用治法之一，其作用迅速、疗效可靠。若能准确把握使用时机、法度，常能起到迅速扭转或控制病情的作用，对于疾病的治疗具有重要的理论与现实意义。

下法包括苦寒攻下、泻结行滞、温下实寒、润燥通便、益气通便、软坚润燥、攻下逐水、攻补兼施等具体治法，临证常与其他治法联合应用。

下法组成的方剂汪昂在《医方集解》称之为"攻里之剂"，吴仪洛在《成方切用》中将其归入"攻下门"中，陈修园《时方歌括》将下法所组成的方剂归入"泄可去闭"范畴。下法体现了"中满者泻之于内，其下者引而竭之"的治疗原则。

三、下法的适应证

下法及其方剂在临床应用的范围广泛，主要适用于外感疾病邪热炽盛、阳明腑实、乳食积滞证、便秘，以及里实证、瘀血阻滞、水饮内停、痞块等证。

运用此法时，要掌握好下的时机、下的峻缓，分清虚实，中病即止，久用此法可伤正、破气。根据泻下作用程度、证候的不同，以及体质的强弱，下法又有寒下、温下、润下、逐水和攻补兼施之别。

四、下法的主要作用

下法主要作用于大肠、胃，使腑气通畅，邪、痰、水、积、热得以从后阴分消，达到祛邪、下气、下虫、下痰等治疗作用。通过泻下荡涤之法，因势利导、疏导胃肠、功泄燥结，或蠲饮逐水，促进大便通畅，使实热、积饮、邪热、蓄水下泄，达到祛邪、泻实、通便、逐水之目的，并有调整脏腑功能、截断病邪传化之意义。

1. 泻下通便 下法主要作用于大肠，通过通腑泻下之品，以通利大便、疏通肠道壅滞，排出肠道内宿食积滞，达到泻下通便之目的。并可与理气法、温阳法、益气法、润肠法配伍，以达理气通腑、温阳通便、润燥通便、益气通便等治疗目的。

2. 泻结行滞 下法作用于大肠，通过下法泻下通便、通腑下气之作用，以疏通肠道壅滞，排出肠道内宿食、积滞、腑实，达到泻结行滞之目的。

3. 祛邪外出 下法通过运用泻下攻逐之品疏通胃肠、泻下粪浊，因势利导，使毒浊从大便顺势而去。下法主要作用于大肠、胃，通过泻下通便，以排出谷道、肺或体内其他部位的邪气，使邪有出路，从后阴排出。下法与利法、汗法一样，被视为祛邪的主要方法、手段之一。

4. 急下存阴 热病后期易耗伤阴津、致使病情迁延或发生诸多变证，因此，温病只要毒火炽盛，当急用通大便、泻实热之下法，使热下、邪去，自然达到保存津液、急下存阴之目的。

5. 泄热泻火 下法通过通腑泻下，首先导出大肠、肺之大热，继而导出其他脏腑之热下出，从而减轻或缓解热势，达到泄热泻火之目的；且下法通过去其大肠内之壅滞及下行之势而宣通气机，使气津得布以助汗法退热。

6. 荡涤实热 下法通过通腑泻下，使实热壅滞而解除，以达到荡涤实热的目的。下法的泄热泻火、荡涤实热的作用又称"釜底抽薪"。里热炽盛的病证，运用下法，使热邪、毒火从大便而出，"扬汤止沸，不如釜底抽薪"正是此意。

通过寒凉急下之通降大肠、泄去火热作用，寓上病下取、脏病腑治之理，以清除热结、保存津液，防止动血生风之变。

7. 调整气机 下法通过祛其大肠内之壅滞，使气机得以通畅，以及通过通腑下行而调整气机升降功能，从而达到泻结行滞、调理气机、通腑止痛之治疗目的。

8. 降气化痰 下法主要作用在三焦、肠、肺，通过通利大便，排出肺、大肠及其他脏腑之湿浊（外感、内生）及滋生之痰浊，从而达到祛邪化浊、降气化痰的目的。

9. 降泄气机 通过下法的通腑下行之势，可与利法、下气法等诸法配合应用，以降泄气机之逆升，使气机恢复正常。通过降泄气机之方式，达到化痰、肃肺、理血、止痉、平喘、消肿之目的。

10. 通腑退黄 通过运用下法之通利腑结之作用，不仅促进湿邪下泄、驱邪外出，而且能疏利肝胆、疏通气机，使胆汁复循常道，间接达到退黄之目的。

11. 攻下逐瘀 通过下法的攻下逐瘀、破瘀散结之作用，达到攻下逐瘀、攻逐瘀血之目的，并给瘀血以出路，是逐瘀的主要方法之一。

12. 逐水荡饮 下法主要作用在三焦、大肠、肺，能通利二便，使湿热、水饮之邪从前后二阴分消、排除，使体内潴留的水液减少或消退，达到攻逐水饮、破积逐水、泻热逐水、荡饮下行的目的。

13. 破积逐水 通过下法之破瘀散结、攻下逐水之作用，通利二便，泻泄荡下，攻逐积水，散结消肿，犹如大禹疏江凿河、前后分消，借以畅利三焦，达到攻逐水饮、破积逐水的目的。

五、下法的临床应用及其配伍技巧

（一）下法在外感病证及温热病中的应用

下法在外感病证治疗中有重要价值与意义，下法具通便、下积、泻实、沉下的特性，其善驱在里、偏下之邪，由于下法是通过通导大便以驱逐邪气的，而后阴又是外邪的主要出路之一，下法是治疗外感病证中重要的祛邪方法、途径之一。中医治病在祛邪时，十分强调使"邪有出路"，下法又常与清法、汗法、吐法、利法等配合应用。

下法主要作用于大肠、胃，通过泻下通便、泻实逐水之作用，以排出谷道、肺或体内其他部位的邪气，使邪有出路，下法与利法、汗法被视为祛邪的主要方法与措施之一。因此，下法在外感病证、温热病治疗中重要的作用和意义：

一为通过下法药物，以达泻下通腑、攻逐通便之用，使热邪随大便从下窍排出体外，是驱邪外出的主要方式之一。如叶天士在运用"轻法频下"时提出下法使用后大便由原来的"溏而不爽"转硬成形为邪尽标志，可见运用下法的目的不在导滞通腑，而是通过通腑泻下的手段祛邪。而且亦有因势利导之意，如余霖有："毒火注于大肠""此热注大肠，因其势而清利之"（《疫疹一得·卷上·热注大肠》）之论。

二为通过下法药物，使邪、热、毒排出体外，首先导出大肠之热，继而使其他脏腑之热下出，从而减轻或缓解热势，且下法通过祛其肠内之壅滞及下行之势而宣通气机，使气津得布以助汗法退热。

三为热邪极易伤阴，阴液耗竭，可使病情转危，而通过下法及药物急下、"釜底抽薪"，可奏"存阴"之功，此时非通下不能直折其火、挫其热势。下法可用于急救，亦是救治急重症的主要方法。通过急下以达存阴之目的，如《儒门事亲·卷二·凡在下者皆可下式十六》中有"所谓下者，乃所谓补也""不补之中有真补者存焉"。

在治疗急性外感热病的泻下药物中首推大黄，吴又可在《温疫论·卷上》云："大黄走而不守，功专在通下，使邪热有随大便外出之机。""三承气功效俱在大黄，余皆治标之品也。"如黑龙江中医药大学附属医院协定处方清热消炎口服液之大黄，又如治疗上、中二焦火热证凉膈散，清咽利膈汤之用大黄、芒硝以泻代清、清除实热、导热下行等。下法在外感疾病中常与扶正、下气、分利、消导、直清、理气诸法配伍应用，以适应病情及治疗的需要。

从祛邪的作用及效果来看，下法优于清法、汗法、吐法、利法，是治疗外感疾病的重要方法与手段之一，在临床实践中占有重要的地位。

（二）下法在里实证中的应用

实证中有里热实证与里寒实证，在临床上可主以或佐以下法，并可根据病情需要灵活配伍理气、下气、消导诸法，以达攻下通腑、导邪外出、泄热去积、推陈致新之功，以应阳明息息下行之性。

实证中的里热实证其主要病机为邪热炽盛，与燥屎、水饮、瘀血、宿食等相搏结，当应用寒下法攻逐峻下进行治疗。临证以寒性泻下法药物为主，常苦寒峻下与咸寒软坚药配合应用，临床常用大黄、芒硝之类，以达泻热、攻积、通腑之功。

并根据病情需要配以清热泻火、下气行气、开宣肺气、活血止血、滋阴增液诸法同用，以适应疾病的复杂性及治疗的需要。

或配以清热泻火之法，合理应用清法、利法，临证常用栀子、黄芩、黄连、石膏、知母等药物，清下并用，以加强清热祛邪之功，如白虎承气汤之用白虎汤，解毒承气汤之用黄连、黄芩、黄柏、栀子，宣白承气汤之用石膏，导赤承气汤之用黄连、黄柏，凉膈散之用栀子、黄芩、连翘等，皆此配伍思想。

或配以下气行气之法，其配伍意义在于既有利于腑气的通降，又增其泻下祛邪之力，柯韵伯在《伤寒来苏集·伤寒附翼》中亦强调泻下剂配伍下气、行气法的重要性，如大、小承气汤皆用枳实、厚朴等以行气导滞、消痞除满，他如承气养营汤之用枳实、厚朴。

或配以凉血活血之法，历代医家皆重视此配伍方法，如《金匮要略》之大黄牡丹汤在大黄、芒硝寒下的基础上，配伍桃仁、牡丹皮凉血活血。现代以大黄牡丹汤、大承气汤为基础，新研制的阑尾化瘀汤、阑尾清化汤、阑尾清解汤等均配伍应用牡丹皮、桃仁、赤芍等，复方大承气汤等亦配伍桃仁、赤芍。对于活血凉血法的药物选择，其一宜选既活血祛瘀又兼通便润肠之品，如桃仁等；其二宜用药性偏于寒凉之活血凉血药，如牡丹皮、赤芍等。

或配以少量开宣肺气之法，其配伍意义在于既有利于腑气的通降，加强泻下作用，又是脏腑合治之法。如增损承气汤之配伍前胡，黄龙汤之配伍桔梗，宣白承气汤之配伍杏仁等。

实证中的里寒实证，当应用温下法进行治疗。通过温阳祛寒，或温阳散寒的药物与攻下药并用，以达到攻下寒实之作用。临证以温下法与温里药为主，实积非下不去，寒邪非温不化，常用附子、干姜、巴豆等药物，如大黄附子汤之用附子，温脾汤之用附子、干姜，三物备急丸之用干姜、巴豆等，并根据病情配以寒下、下气理气、补气助阳等法。

或配以少量寒下之法，如常用大黄，其配伍意义在于既增其泻下攻邪之力，又可监制温诸热药之燥性，如大黄附子汤、三物备急丸、温脾汤之用大黄等。

或配以下气理气之法，常用厚朴、枳壳等药物；或配以补气助阳之法，常用人参、党参之类，如温脾汤之用人参、甘草等。

（三）下法在外感高热中的应用

高热乃正邪交争之病理反应，为外感病证的突出症状之一。正邪交争为发热之根本。外感高热持续可耗伤阴津，筋脉失养可合并或转为抽搐证，可因热入心肝而转为昏迷，甚或因热迫血行而转为各种出血证。因此，对高热的处理必须及时，抓住主要病机，在进行卫气营血、三焦辨证的基础上，注重辨舌、验齿、辨斑疹等诊法的运用。鉴于高热病因的多源性、证候的多样性、病情的多变性及病情的复杂性，在其病情演变过程中极易耗气伤津，极易发生闭证、痉证、脱证，因此，在审因论证的基础上，可灵活应用汗、下、利、清四法及"透营转气""散邪退热""截断扭转"等因势利导的方法，把好气分关，正确、合理使用下法，以达"釜底抽薪"之功，这是杜绝因热引起痉、厥、闭、脱等危急证的重要环节。

古今医家皆重视下法的运用。如治疗外感高热的行军散之用硝石，河南中医学院附属医院协定处方清热解毒散之用大黄，黑龙江中医药大学附属医院协定处方清热口服液、清瘟丹之用大黄，牛黄散之用大黄、二丑等；现代临床实效方剂中，或在外感高热治疗中，主以或辅以通下之大黄、玄明粉等药物，其目的在于给邪以出路、导热下行，直接或间接达到退热、散热之目的。

（四）下法在咳喘病中的应用

在治疗咳喘病时，临证可主以或配合应用下法，通过通腑泄热、降泄气机之下法的运用，既利于疾病的治疗，又有特殊的治疗意义。下法主要作用于三焦、大肠、肺，通过通利大便，排出肺、大肠及其他脏腑之湿浊、内生之痰湿，以达到祛邪化浊、降气化痰、降气平喘之治疗目的。

下法在咳喘病治疗中的主要有三方面的作用与意义：其一以达宣肺开闭、肃肺下气、调整肺机，此即前人所谓"上焦闭则下焦塞""下焦通则上焦开"。其二通过运用下法，以达通腑下气、调整肺的功能，使肺通调水道功能正常，达到止咳、化痰之功。其三因肺与大肠相表里，通过荡涤肠腑、攻下热结有助于肺脏宣降功能的发挥，临证一般主要采用下法，亦可配伍应用下气法、分利法、消导法，使逆者降、阻者通，通腑气以达到降肺气之目的，从而为喘证的治疗提供了一条重要途径，亦是中医学整体观念思想的具体体现与应用。如治疗咳喘病证的滚痰丸、竹沥达痰丸之用大黄，茯苓丸之用芒硝等，以及黑龙江中医药大学附属医院协定处方羚羊清肺散之用大黄，清肺散之用大黄、玄明粉等，其目的在于逐降痰火从大肠而出、下气平喘，体现了通腑逐邪、通下涤痰的制方思想。

（五）下法在水饮病中的应用

应用下法来消除停留在体内的多余水分，以治疗胸腔积液、腹水、水肿等病证，此即古人之"去菀陈莝"。临证有攻下逐水、泻热逐水、破积逐水之分。对于邪实水盛之实证，或正气未虚，或虽有虚象但仍需急救其标者，一时用之，当中病即止，切不可过用。临证应用时应把握好用药时机，在肿势较著、正气尚旺时，抓紧时机以祛水为急务，适当选用下法之逐水，使水邪速从大小便而去，以缓解病情，待水大去后，再议调补善后。

临床主要使用攻逐水饮的峻猛之品以荡涤水饮邪热，使邪热水结实邪从下而排出，常用药物有甘遂、大戟、芫花、二丑等。历代医家对此均有明确认识，十枣丸、禹功散等主用下法逐水，为泻下逐水之代表方剂；如舟车丸系在攻下之甘遂、大戟、芫花、牵牛子、轻粉等基础上，配以理气之青皮、陈皮、木香、槟榔等以破结、下气，以此"通理诸气，为之先导"（《成方便读·卷之二·利湿之剂》），为行气逐水之代表方剂。他如《济生方》之疏凿饮子等皆有上下分消水饮之势，己椒苈黄丸、甘遂通结汤等亦辅以下法，以达逐水之功。

在具体应用攻下逐水方药时除须严格掌握剂量、服法、禁忌证外，更应中病即止，待水饮尽去后可予以健脾、补益之法以善后。

（六）下法在脏腑热证中的应用

下法首先导出大肠之热，继而缓导其他脏腑之积热、邪热下出，从而达到散内热外出、散邪热外出之目的。通过对历代清脏腑热方剂的总结，下法已成为清脏腑热的重要方法之一。尤其对脏热所致疾病亦是临证配伍的一个技巧，如柳宝诒有"盖脏病无出路，必借道于腑，乃能外出"（《温热逢源·卷下·伏温夹湿内陷太阴发黄疸肿胀泄利等证》）之论。

清肺热时除选用直清、利法等清肺经郁热的方法与措施外，亦可用下法导肺热从大便而出，如礞石滚痰丸之配伍大黄等，诸多清肺热之方剂的配伍皆在于应用下法及其药物导脏热、肺热从大便而出。

清心热时除选用直清、利法直清心热外，亦可用下法导心热从大便而出，给心火以出路，达到清心泻火之目的，如泻心汤之用大黄等。

清脾胃热时除选用直清、利法、汗法外，亦可用通腑泻火法导脾胃积热从大便而出，以达到散热之目的，如一捻金主用下法清泻脾胃积热、邪热，黑龙江中医药大学附属医院儿科协定处方大安丸之佐用莱菔子清泻脾胃积热等。

清肝胆热时除选用直清、利法外，亦可用通腑泻火法导肝胆郁热、邪热从大便而出，如泻青丸、当归龙荟丸、千金龙胆汤、茵陈蒿汤之用大黄，泻肝汤之用大黄、玄明粉，泻脑汤之用玄明粉等。

（七）下法在乳蛾病中的应用

实证乳蛾，系邪热与脾胃积热相搏上熏喉核，临床多见肠腑燥结、腑气不通之证，此时除采用祛邪、解毒利咽法外，常加入通腑泄热之大黄、枳实、厚朴等药物以清上泻下，荡涤肠胃陈腐以清其源，有上病下取、釜底抽薪之意。下法是治疗实证乳蛾的重要方法与措施之一，既有病因学、病机学治疗意义，亦是主要的对症治疗方法。

如黑龙江中医药大学附属医院协定处方牛黄利咽丹、清咽抑火丸、喉科响声丸等清咽泻火之方剂中均佐以下法之大黄，以其通腑泄热而达到祛邪、降火、利咽之目的。

（八）下法在宿食、乳食壅滞证中的应用

凡因乳食壅滞之发热、便秘、呕吐、腹痛等实象明显者皆可应用下法，并佐用消导、行气等其他方法，以攻下食滞、气滞、粪结。

《医宗金鉴》之一捻金用大黄苦寒沉降、泻热通腑、破积行瘀，有推陈出新之功，为治食滞便秘之要药而为君；臣以黑丑、白丑苦寒，走气分、通三焦、泻下利气，槟榔杀虫消积、破气通便、利水，君臣四味相伍，可谓"无坚不破，无胀不消、无食不化、无结不开"，使肠中食滞尽去，大便通畅而腹满得除，实为消食导滞、通便泻热之重剂；由于下法药物峻猛，不用食滞、秽浊不去，用之又恐损伤稚弱之正气，故佐以人参益气护正，防伐脾胃生生之气。

（九）下法在便秘等病证中的应用

除对于实热或实寒引起的便秘，采用苦寒攻下、温下实寒的方法治疗外，特别对于虚证引起的便秘，可以应用温阳通便、润肠通便、益气通便、增液通下等润下的方法进行治疗。

温阳通便法系指运用温补肾阳、温下的方法，达到润肠通便目的的一种治疗方法，主要适用于阳虚便秘，代表方剂如济川煎等；润肠通便法系指运用养阴润燥、寒下的方法，缓下肠中干结粪便，解决肠失濡润之机制，达到润肠通便目的的一种治疗方法，主要适用于肠燥津亏、阴虚肠燥之证，代表方剂如麻仁丸、五仁丸、黄龙汤、新加黄龙汤等；益气通便法系指运用补益肺脾之气的方法，使气充大肠传送有力，达到通便目的的一种治疗方法，主要适用于气虚便秘，代表方剂如黄芪汤等；增液通下法系以通下法配合滋养阴液之法，以增液润肠、攻下通便的治法，主要适用于肠燥津亏、阴虚肠燥证，代表方剂如增液承气汤、活血润燥生津散、麻子仁丸、常通舒冲剂等。

（十）下法在痢疾病证中的应用

痢疾系感受湿热疫毒，经口而入，客蕴肠道。其治疗除选用清肠化湿、燥湿之清法为主外，尚需针对六腑以通为顺的原则，灵活使用下法及其药物。

下法是治疗痢疾的主要方法与措施之一，亦是治疗上的一个技巧，此亦是"通因通用"之治。下法在痢疾治疗中的主要作用与意义有：一为驱邪外出的主要方法之一，使湿热痢邪从肠道而出；二为通过下法通腑之作用，以达调和肠道气血、和血之功。如芍药汤、加味香连散之用大黄等，周学海在《读医随笔·卷五·方药类》"敛降并用"中有："凡治痢疾，用白芍、槟榔、木香、黄连者，此数药皆味极苦涩，性极沉降者也；因痢疾是湿热邪毒，旁渍肠胃细络夹膜之中，苦涩之味能吸而出之，随渣滓而俱下矣；故里急后重用此等药，攻下秽涎而病愈者，肠胃络膜之浊气泄尽也。"

（十一）下法在外科急症中的应用

下法不仅对外科急症有治疗作用，而且还有调整脏腑功能、祛邪等治疗意义。如遵义医学院之胆道排石汤6号方，天津南开医院之清胆利湿汤、清胆泻火汤、清胆行气汤等现代治疗外科急腹症的各地协定处方中均应用下法，以达通腑下气、利胆泻火、利胆排石、助膀胱气化之功。

下法的作用亦体现了"引邪下行""邪有出路"的特点与优势，通过清洁肠道以预防腹部手术后并发症及协助诊断。

（十二）下法与其他疗法配合应用

下法常与消法之消导、理气、活血、通络、分利诸法，以及清法、温法等配伍，在瘀血、顽痰、肠痈等疾病治疗中有着重要的作用与意义。

下法与活血法配合应用，以攻逐瘀血，使瘀血下行，以治疗瘀血证，代表方剂有桃仁承气汤、抵当丸、抵当汤等。

下法与祛痰法配合应用以治痰核、颈痈、痰热，及实热老痰所致癫痫等病证，因下窍为痰的重要出路之一，通过下法开痰火下行之路，达到涤痰、下痰之功，代表方剂有控涎丹、礞石滚痰丸。

下法与驱虫法配合应用以达下虫、杀虫之功，采用下法，通腑导下，借其通泻之功而排出虫体，从而达到驱虫、下虫、杀虫的目的，代表方剂有槟榔承气汤。

下法与清热凉血等法配合应用以治疗疮疡，特别是治疗肠痈，《成方便读·卷之四·外科之剂》有"然肠中既结聚不散，为肿为毒，非用下法，不能解散"以顺应"六腑以通为用"的生理特点，代表方剂有大黄牡丹汤。

下法与利法配伍以治疗淋证、石淋等病，如黑龙江中医药大学附属医院协定处方珀砂排石颗粒之芒硝与海金沙、琥珀相伍，共同达到清热利湿、通淋、溶石、排石之功。

下法与软坚溃坚等法配合应用以治疗疔疮肿毒，如黑龙江中医药大学附属医院协定处方蜈蚣托毒丸在应用大黄泻下清热泻火的同时，配伍软坚散结、消肿之穿山甲、皂刺，活血溃坚、消肿之当归、赤芍，息风止痛、消肿托毒之全蝎、蜈蚣，清热解毒之金银花等。

六、下法的用药时机、法度及注意事项

下法虽是治疗疾病的主要方法与手段之一，在中医治则治法学中占有重要的地位、意义与价值，但在临证具体应用下法时须掌握好用药时机、法度、配伍、时间以及禁忌证，因此，在具体运用下法时应注意七个方面问题：

一是对于下法的适应证，从具体临床表现上来说，凡邪盛极期、粪结、水结、气结、血结、热结、虫结等证，应及时使用下法。如《伤寒论·辨阳明病脉证并治》有"得下，余无服""若一服利，则止后服""阳明病……小承气汤主之，若一服谵语止者，更莫复服"。否则过用下法耗伤正气，可损伤脾胃。

二是准确把握下法的用药时机，使用下法意在祛邪，总以及时为要，只要表解里实，宜釜底抽薪、顿挫邪势，只要痰、积、饮、瘀血、宿食、燥屎、虫积等有形之邪引起的病证，或邪热炽盛，应及时主以或佐以或辅以下法。明确下法的用药时机，一般在表证已解、热已入里、里热炽盛、有腑实的情况下，或邪实有结聚之势时，应当机立断、及时使用下法。如邪热在里，应以清法为主，佐用下法；若里热成实，则以下法为主，辅以清法。即程国彭强调"下之贵得其法"的重要性。

下法又是治疗外感病证及脏气动所致里实证中重要的祛邪方法、途径之一。若表证

未解、里实较甚，宜表里双解；对于年老体弱、新产血亏、大病久病者，虽有里实之证，亦不可专事攻下，根据病情或先予攻下、兼顾其虚，或攻补兼施，或先补后攻，当虚实兼顾。

三是要掌握下法的应用法度，使用下法逐邪，当度邪之轻重、察病之急缓、观体质之虚实、观病程之长短，以定峻下、缓下之分，下法以邪去为度，不宜过量，宜中病即止，以防正气受伤；若邪已去、痰瘀水已去、便已通，则不必尽剂，如《素问·六元正纪大论》有"大积大聚，其可犯也，衰其大半而止"。对于通下后邪气复聚者，可再度攻下，但当慎重掌握，避免过下伤正。一般使用下法后，宜糜粥调养，以扶助正气。

另外，下法方药之剂量亦与泻下之峻缓有关，一般量多剂大者常峻猛，量少剂小则相对缓和；此外，泻下之峻缓尚与剂型有关，就其攻下之力而言，汤剂胜于丸、散、丹、膏。

四是使用下法时要根据不同情况（病种、体质等）区别对待。要注意辨别里实证的病位、阶段、程度，分清主次，把握好下法用药法度、时间及配伍，灵活应用；邪盛极期邪气鸱张或化毒，邪（外感、内生）可客脏腑，可客气、营、血，则下法用药宜重；若里实正虚证，当攻补兼施。临证须根据邪正消长情况而定用药法度、时间，并重视"因势利导"及祛邪外出的途径与方法的应用。

对于虚人患病，其治又非下不可，则酌情选用轻下之法，或选润导之法，或选缓下之法；亦可采取先补后攻，或攻补兼施之法，但应下之得法。

五是对于下后邪气复聚又成里实者，在病情允许的情况下可以再度通下，但应中病即止，不可太过。

六是泻下之药，特别是含大黄的泻下之剂，不宜久煎，只宜后下少煎。应用下法时应注意患者脾胃情况，一般应用下法后往往胃气暂时虚弱，此时应忌食油腻、辛辣及不易消化的食物，以免再伤胃气。

七是下法的禁忌证，总的来说，主要是虚证、表证未解及孕妇、产后、汗吐之后。对于此种情况应根据病情需要权衡利弊，综合考虑。

七、下法的研究思考

下法及下法方剂的现代研究与运用起步较早，研究较多，应用较广，得到了前所未有的发展，特别是中西医结合治疗急腹症等方面的基础和临床研究取得了可喜的成绩。但还应从临床实用角度出发，对历代文献进行系统整理，理清下法的源流、历代医家的发挥，系统总结立法遣药组方规律、技巧与思路。

目前对下法及其单味中药、复方及其有效成分、有效部位进行了广泛的药理研究，已逐步探索出下法的某些现代机制，特别是对大黄及大承气汤类方的研究较深入、较透彻，已深入到基因水平，且突破了传统认识，大黄除泻下作用外，对其抗炎解热作用、治疗胰腺炎作用、止血作用机制和有效成分研究以及治疗慢性肾衰竭作用和机制研究较深入。已初步探讨了大黄各种炮制方法、煎煮条件对其泻下作用的影响，如已明确大黄既含有泻下成分，也含有止泻成分，生用、后下有泻下作用，炮制、久煎有明显的止泻作用，这些研究为临床合理用药奠定了基础。

下法是以泻下攻逐以祛除里实之邪的一种方法，是治疗外感疾病的常用的治法之一，因其作用迅速、疗效可靠，临证若能准确把握适应证、使用时机，常可起到迅速扭转或控制病情的作用，在外感疾病的治疗中有特殊而重要的意义与价值。泻下通便是下法最核心、最根本的作用机制，是其他某些重要效应发挥作用的基础，恢复胃肠道功能，或使邪气借肠道为外出之路是使用下法的最终目的。承气汤类方剂的药理研究表明，原方比单味泻下药的泻下作用显著增强，提示了承气汤类方剂配伍原则的科学性，因此，积极探索下法复方配伍的科学内涵、物质基础，可为揭示下法的配伍基础、技巧奠定条件。对于大黄止血的实验研究，其止血机制已基本明确，但大黄的既活血又止血的双向调节机制研究是一个有待进一步探索的问题，这需要从文献、临床、实验等不同角度对其进行系统深入研究，揭示其科学内涵，丰富治疗学内容，促进中医药学现代化。

下法在外感疾病的治疗中之所以能取得如此显著的疗效、应用范围如此广泛，是因为下法及其方药具有广泛的药理活性和独特的治疗原理，亦体现"引邪下行""邪有出路"的作用特点与优势，值得今后进一步研究、推广、应用。下法的治疗范围进一步扩大，广泛用于温热病、感染性疾病；对于一些急重症、难治性疾病，如喉炎引起的喉梗阻、急慢性肾衰竭等亦取得了一定疗效。

下法及其方药的药理研究必须以中医药理论为指导，应用最先进的科学技术、手段，在进一步深入研究大黄及其复方制剂的同时，应广泛开展下法方药中温下、寒下、润下、逐水的功效异同的研究，以利于寻找、探索下法的共同作用规律与各自作用特色，为下法的临床应用提供客观、科学的依据。

第四节　利法的源流、配伍技巧、临床应用研究

一、利法的源流

早在《黄帝内经》中就已明确了利法的立论依据及立法应用原则，如《素问·至真要大论》有"湿淫于内，治以苦热，佐以酸淡，以苦燥之，以淡泄之"的立法原则，选用淡味渗利之品利小便以治疗湿邪为患所致疾病；《素问·汤液醪醴论》明确了"洁净府"治疗水肿，即通过利小便的方法达到消肿之目的。虽然《黄帝内经》提出淡渗利湿法的作用及应用，开拓了利法治疗水湿病之先河，但未列方药。

《神农本草经》记载了大量淡渗分利的中药，如茯苓、猪苓、茵陈蒿、车前子、栀子、薏苡仁等药物，为后世的利法选药组方厘定了药物。

汉代张仲景《伤寒杂病论》对利法的应用就有翔实的记载，已有用利法治疗痹证、水肿、黄疸、痰饮等病证的经验与思想，并提出了"诸病黄家，但利其小便"（《金匮要略·黄疸病脉证并治》）"夫短气有微饮，当从小便去之"（《金匮要略·痰饮咳嗽病证并治》）"诸有水者，腰以下肿，当利小便"（《金匮要略·水气病脉证并治》）"湿痹

之候，小便不利，大便反快，但当利其小便"（《金匮要略·痉湿暍病脉证治》），并研制了防己茯苓汤、苓桂术甘汤、泽泻汤、茵陈蒿汤、茵陈五苓散、猪苓汤、五苓散、真武汤等名方。已创立了发汗利水、益气利水、化瘀利水、温阳利水、利湿退黄等具体法则，因其立法配伍精当，将理、法、方、药统一起来，示人以法，对后世利法的药物配伍与临床运用产生了深远的影响，为利法的应用奠定了理论与实践基础。

隋唐时期随着对水肿、淋证等病证病机、病位的深入认识，祛湿方剂得到了广泛应用，逐渐地扩大了淡渗分利法的临床应用范围，积累了丰富的经验，并创研了诸多名方，如小续命汤、八正散、五淋散等。唐代孙思邈在《备急千金要方》已载治疗水肿方剂近 50 首，多从利、汗、逐水等法立论，可见当时利法亦是治疗水肿的主要方法之一；另外对其他疾病亦运用利法，取得了满意的疗效，如治疗淋闭的地肤子汤、治淋方、治淋痛方，善用滑石、石苇、通草、车前子等利法之品，丰富了利法的应用范围。

隋唐以后，对利法的运用与理论进行了新的尝试与探讨，不仅创制了诸多名方，如羌活胜湿汤、中满分消丸、胃苓汤等；而且宋代陈无择在《三因极一病证方论·卷五》中提出"治湿不利小便，非其治也"的重要论述。金代李东垣善用渗湿利水分之法治疗诸多外感与内伤疾病，其在《脾胃论·调理脾胃治验》中有"诸泄利，小便不利，先分利之""治湿不利小便，非其治也；皆当利其小便，必用淡味渗泄之剂以利之，是其法也"的著名论点，对后世产生了深远的影响，使利法成为祛湿的重要方法与措施之一。

特别是金元以后的医家对泄泻病机及病位的深入认识，使泄泻治疗方法与措施得以成熟。李东垣对泄泻的治疗就十分重视用利法急开支河、引水旁流、渗前实后，通过分消肠道水势而获效。明代张景岳对利法的应用积累了丰富的经验，其在《景岳全书·杂证谟·水肿论治》有"湿在中、下二焦，宜疏利二便，或单用淡渗以利小便"，其在《景岳全书·杂谟·泄泻》有"凡泄泻之病，多由水谷不分，故以利水为上策""水谷分，则泻自止，故曰治泻不利小水，非其治也"，后世李中梓在《医宗必读》中将淡渗（利法）列为治泻九法之首，明确了利法在泄泻治疗中的独特作用机制及泄泻的病变部位，使泄泻的病机、治法更加完善。

清代丰富和拓宽了利法的应用范围，清代诸多医家治疗湿热病恒宗淡渗利湿之法，发前人之未发，广泛应用于湿温、暑湿等温病学疾病治疗中，不仅研制了连朴饮、蚕矢汤、三仁汤等著名方剂；而且叶天士在《温热论·论湿》中提出"通阳不在温，而在利小便"的著名论点，明确了利法在湿温、暑湿类疾病治疗中的独特作用及特殊地位，在热病治疗中发挥了重要作用；吴鞠通立茯苓皮汤淡渗分利、分消湿浊法治疗湿热蒙蔽心包证，对后世开窍法的发展产生了深远的影响。至此，利法的药物配伍方法及规律已完备。

利法肇源于《黄帝内经》，后经过历代医家不断的实践与探索，业已发展成为治疗诸多疾病的大法之一。

二、利法的内涵

利法即分利水道法，是通过淡渗水湿、通利水道、渗除水湿的药物，以达到祛除湿浊、分清泌浊、调整气机、导热下行、利助脾健、助膀胱气化、疏利肝胆、疏邪外出、利水消肿等作用的一种治疗方法。

利法具体又分为清热祛湿法、利水渗湿法、淡渗利湿法、温化水湿法等。利法组成的方剂汪昂在《医方集解》称之为"利湿之剂"，陈修园《时方歌括》将利法所组成的方剂归入"通可行滞"范畴。

三、利法的适应证

利法主要适用水肿、泄泻、湿温、淋证、黄疸、痰饮、肺炎喘嗽、咳嗽、悬饮、鼓胀、顿咳等病证，外感高热、积热内蕴、厌食、食滞、咳喘等病证亦可佐用利法。利法还适用于泌尿系感染、泌尿系结石、消化道、肝胆系统、男科、妇科等疾病。

四、利法的主要作用

利法主要作用在三焦、小肠、心肺、肝胆、脾、肾、膀胱，通过淡渗分利，以达到祛邪外出、导湿下行、调整脏腑功能、调整气机、通利小便、淡利水湿、利水消肿等治疗作用。

1. **祛邪外出** 利法主要作用于三焦、肝胆、膀胱、小肠、肺，通过增加小便，以排出谷道、膀胱或体内水湿及其他邪气，使邪有出路，从前阴排出。

利法与下法、汗法一样被视为祛邪的主要方法和手段之一，是治疗外感疾病的主要方法。

2. **祛除湿浊** 利法主要作用于小肠，通过增加小便，以排出湿邪及滞留谷道的水湿，从而使留于、渗于体内的湿邪和（或）水浊从小便而下泄，而达到祛除湿浊之目的。

3. **调整泌别** 张景岳在《类经·藏象类·十二官》有"小肠居胃之下，受盛胃中水谷而分清浊，水液由此而渗入前，糟粕由此而归于后"的重要论述，并明确了调整小肠泌别清浊功能主要采用利法。利法通过强化小肠泌别功能，使水液归于膀胱，即强化"水液由此而渗入前"的作用，从而使留于、渗于肠或体内的水液减少，达到利湿、消肿、止泻、退黄、化痰之目的。

4. **分清泄浊** 利法通过分利下行、导水下泄之作用，从而减轻脾肾之功能负担，间接达到强化脾肾气化功能之作用，以达利湿泄浊之目的。

5. **调整气机** 利法通过祛其肠内之壅滞，使气机得以通畅，以及通过分利下行的方法而调整气机升降功能，达到降气肃肺、降气平喘、降气通肠、降泄气机等作用。

6. **疏利肝胆** 利法主要作用在肝胆，通过分利下行、祛除湿浊、疏通气机之作用，以达疏利肝胆、疏肝理气、理气散结之目的。

7. **通利膀胱** 利法主要作用在膀胱，根据"腑以通为用""因势利导"的原则，通过淡渗分利下行、通调水道、疏通气机，以助膀胱气化，达启癃通闭、通淋止淋、排石之作用。如《谢映庐医案·癃闭门》云："小便之通与不通，全在气之化与不化。"

8. **利助脾健** 利法通过祛除水湿，使脾无湿困之苦，利于脾气之振奋和强健，间接达到健脾、理脾、调脾、醒脾之目的。

9. 运脾助健　利法通过祛除水湿以减轻肠胃脾运化负担，使脾无湿困之苦，利于脾气之振奋和强健，达到醒脾助运之作用。

10. 降气　利法主要作用在三焦、肠、肺，通过分利下行，调整肺之升降、胃之和降的功能，使其恢复正常，而达到降气之目的。

11. 化痰　利法主要作用在三焦、肠、肺，通调水腑、疏利水道、开下行之路，排出湿浊（外邪、内生）及滋生之痰浊、痰饮，以达到化浊、化痰的目的。

12. 利水　利法主要作用于小肠、膀胱，通过增加小便，以排出湿热之邪及滞留谷道、体内的水湿，从而使留于、渗于体内的水液减少，而达到疏利水道、开下行之路、利水利饮之目的。

13. 泄浊　利法主要作用于膀胱，强化肾、膀胱气化功能，重在利水泄浊，冀水浊下泄、浊阴随之而去，达到缓解病情之目的。

14. 通阳　对于湿温诸湿邪为患的疾病，应用利法通阳，使小便通畅、水湿下泄、气机宣达，则阳气得通，正如叶天士所言"通阳不在温，而在利小便"。

15. 导热下行　利法通过增加小便，首先导出小肠、心之大热，继而缓导其他脏腑之热下出，从而减轻或缓解热势，达到散里热外出、导里热下行之目的。利法是清心热及其他脏腑热的重要方法之一。

16. 止泻　《温病条辨·中焦篇·湿温》有"湿注大肠，阑门不分水，膀胱不渗湿也，故以四苓散分阑门，通膀胱，开支河"之论，宗《脾胃论·卷下·调理脾胃治验》"诸泄利，小便不利，先分利之"原则，通过"味淡渗泄之剂"，强化小肠泌别、分阑门、通利膀胱，急开支河、引水旁流、渗前实后，分消肠道水湿。通过分利法使留于或渗于肠中水液减少，从而达到"利前阴实后阴"，使粪质稀薄得以缓解，从而达到止泻之目的。是临床对症止泻的主要方法之一。

17. 退热　利法通过增加小便，首先导出邪热，继而导其他脏腑之邪热下出，冀邪有去路，从而缓解热势，达到退热之目的；且利法通过祛其肠内之壅滞及下行之势而宣通气机，使气津得布以助汗法退热。

18. 苏神　利法通过淡渗除湿、宣通水道，分解下焦邪热，使邪由下而泄，导出心包之邪热，从而减轻或缓解蒙蔽心神之势，达到苏神之目的。

19. 退黄　黄疸系各种原因导致了肝胆客阻或损伤，从而胆汁疏泄不能、失健、失司，胆汁外溢，黄疸的对症治疗为退黄，其主要采用淡渗分利法。利法主要作用在肝胆，利法通过分利下行、祛邪、疏通肝胆气机之作用，直接或间接达到退黄之目的。如《金匮要略·黄疸病脉证并治》"黄疸，必小便不利""诸病黄家，但利其小便"之论。

20. 束带　利法通过淡渗利湿、宣通水道，分解注下之邪热，利法重在淡渗行湿、清泄积热，通过增加小便，使湿热之邪下泄，任、带固约，以达清渗束带之作用。

21. 通淋　利法主要作用于小肠、膀胱，通过增加小便，以排出水湿之邪，而达祛除湿热的目的；又利法通过分利下行、疏通气机，以达通利膀胱、通利止淋之治疗目的。

22. 消肿 利法主要作用于小肠、膀胱，通过增加小便、开下行之路，以排出湿热之邪及滞留体内的水湿、水饮、停水，从而使留于、渗于、停于体内的水液、水饮减少，而达到消肿之目的，是对症消肿法的重要措施与手段之一。《医醇剩义·卷三·痰饮》有："必顺其性，因其势而利导之"之论，利法亦有顺其水势下趋之势、分消之意。

五、利法的临床应用及其配伍技巧

利法主要作用在三焦、小肠、心肺、肝胆、脾、肾、膀胱，通过淡渗分利，以达到祛邪外出、祛湿下行、调整脏腑功能、通利小便、利水消肿等治疗作用。

（一）利法在外感疾病治疗中的应用

利法在外感疾病治疗中具有祛邪作用。利法主要作用于三焦、肝胆、膀胱、小肠、肺，通过增加小便，以排出谷道、膀胱或体内水湿及其他部位之邪气，使邪有出路，从前阴排出，因此，利法与下法、汗法一样，是治疗外感疾病中重要的祛邪手段之一。

利法与汗法、下法、清法或温法相配伍是治疗外感疾病中重要的祛邪方法，特别对湿邪为患的病证，祛除湿浊的方法与途径主要采用利法。

利法在外感疾病治疗中有因势利导、导邪从小便而出之作用，因而在诸多外感疾病治疗中均可主以或辅以或佐以利法，以达到祛邪之治疗目的。

对于外邪客犯中、下焦之肠道疾病、肾膀胱疾病，遵"腑以通为用"的原则，采用利法，淡渗利泄，使三焦弥漫之邪得以从小便而出，冀邪有出路。如治疗热淋、石淋的八正散之车前子、木通、滑石、栀子，五淋散之用栀子、赤苓，茵陈蒿汤之用茵陈蒿、栀子，木通散之用木通、栀子，甘露消毒丹之用木通、滑石、茵陈，三石汤之用飞滑石、白通草，宣清导浊汤之用猪苓、茯苓、晚蚕砂，以及桂苓甘露饮之用茯苓、泽泻、炙白术、猪苓、滑石（该方利法药物剂量占全方总量之近一半）等，皆以利法作为祛邪的主要方法和手段。

对于外邪客犯上焦的疾病，利法亦为祛邪的主要方法和手段之一。古今诸多祛邪方剂在配伍时均应用利法，如新加香薷饮之配伍白扁豆等，栀子豉汤、王氏连朴饮、黄连解毒汤、凉膈散之配伍栀子，通圣消毒散之配伍栀子、滑石等。

特别对于外感湿邪为患的疾病，利法更是祛除外湿的重要方法之一，正如刘河间提出的："治湿之法，不利小便，非其治也。"

（二）利法在外感高热治疗中的应用

利法在外感疾病治疗中具有退热作用。利法通过增加小便，首先导出小肠、心之大热，继而缓导其他脏腑之热下出，从而减轻或缓解热势，且利法通过祛其肠内之壅滞及下行之势而宣通气机，使气津得布以助汗法退热。总之，古今临床实践表明，利法是对症退热的主要方法与措施之一，在外感高热治疗中占有重要的作用与意义。

温病初起，邪在卫分，正邪交争故见发热恶风、无汗或少汗；风热上壅咽喉，故见咽赤、咽痛。其病因为风热之邪，病位在肺卫，热、汗乃邪正斗争之病理反应。通过汗液、直清、利小便、通大便的方法，使邪、热、毒分消。

利法退热早在《温病条辨》银翘散的立法组方中已有论及，已有应用芦根、竹叶等利法药物以利小便而达退热之目的的记载。他如甘露消毒丹之用木通、滑石、茵陈，新加香薷饮之用白扁豆，栀子豉汤、凉膈散之用栀子等皆此配伍思想，利法在外感疾病对症退热治疗时既是一个主要的方法，又是治疗中的一个技巧。

（三）利法在泄泻病中的应用

泄泻的直发、常见脏腑是小肠，以泌别异常为直接、常见。实泻，邪客于肠，则可导致气机不利，水谷不分，泌别异常，水谷、水液、清浊均滞留于谷道发为泄泻，历代医家均强调小肠及其泌别功能、正气驱邪外出在泄泻病机中的重要地位和作用。

泄泻的治疗主要针对病因（湿热）、病机（泌别异常）及症状的有效治疗。利法在泄泻治疗中，主要作用于小肠，通过增加小便，以排出湿热之邪及滞留谷道的水湿，从而达到病因学治疗的目的。通过强化小肠泌别功能，使谷道内水液归于膀胱（即张景岳《类经·藏象类》所云"小肠居胃之下，受盛胃中水谷而分清浊，水液由此而渗入前，糟粕由此而归于后"。）而使留于或渗于肠的水液减少，达到"利小便所以实大便"的病机学治疗目的。

对于湿泻或湿重于热之实证泄泻，主用分利法，如胃苓汤、五苓散、四苓散、扶脾止泻散之类方剂，均以淡渗利湿之药为君，旨在强化小肠泌别功能，强化膀胱气化功能，使水液或湿热从小便而出。如《伤寒论》中具有利水清热养阴作用而治水热互结、小便不利、发热、下利之"猪苓汤"，方中寒利占 3/5、温利占 1/5、养阴占 1/5，自然可用于湿热泻而见津液不足者。他如"扶脾止泻散"淡渗利湿药占种类之 7/9、其药量占总量的 475/675。对于泌别功能紊乱，津液偏渗于肠内，或湿热胶结，不强化泌别则津枯气衰、热势猖獗之证，主用分利，以起到止泻存阴护气、利湿退热之作用，但应中病即止。对于湿热并重之泄泻，佐用分利，无论何原因致泻，均有水谷不分、"精华之气不输化"，故而佐用淡渗利湿法，以调整泌别，如"蚕矢汤"用薏苡仁、木瓜、通草（种类为 3/10、剂量约 1/3）之渗利佐在"既引浊下趋又化浊使之归清"之君药蚕砂之下，佐在黄连、黄芩之后，何愁湿热不去、泄泻不止。对于热重于湿之泄泻，在大队清热解毒、燥湿泻火药（药物如黄连、黄芩、连翘等，方剂如加味解毒散、黄连解毒汤等）的基础上，佐以微利，既能祛除水湿以泻热，又能强化泌别功能。

对于虚证泄泻，首先辨别虚位（脾、胃、肠），次辨虚性（气、阳），再辨有无乘侮。一般脾虚便稀，胃虚便下粗糙，小肠虚则溏薄，大肠虚则水便分离。其病因学治疗为健脾益气，常选人参（红参）、太子参、党参、白术、山药、四君子汤之类。病机学治疗为恢复肠胃脾功能、轻利调整泌别，恢复肠胃脾功能常用健脾益气法、助运法（常用苍术等）、祛肠中壅滞以减轻肠胃负担之法（常用山楂、神曲、麦芽、鸡内金等消食药物及陈皮、木香、砂仁、槟榔片、青皮等行气药物）、减轻脾脏负担之分利法（常用白术、茯苓等）；轻利调整泌别、少伤正气，即强化小肠泌别功能使留于或渗于肠中水液归于膀胱，常用茯苓、车前子、白扁豆、薏苡仁等既分利、又扶正之品。对症治疗为止泻、治兼症，止泻除选用收涩止泻法（如芡实、乌梅、赤石脂、禹余粮、石榴皮等）外，更主要通过分利法以强化小肠泌别功能，使留于或渗于肠中水液减少，从而达到"利小便所以实大便"之目的；若兼湿滞者除运脾药加重外，亦可从小便分利；兼气滞者佐以行气法药物；兼食滞者佐以消食导滞法药物。若因土弱木乘者，可佐以柔肝之白芍、疏肝之柴胡、平肝之钩藤。如治疗小儿脾虚泻之钱氏"七味白术散"佐用茯苓既健脾止泻又少伤津。《太平惠民和剂局方》之参苓白术散中选用茯苓、白扁豆、薏苡仁三药（占全方种类 3/10，剂量为 9/31），均以淡渗利湿作用为主，亦有不同程度的健脾作用，又有止泻作用，在泄泻治疗中既有病因（脾虚——健脾，内湿——利湿）学治疗作用，又有病机（水谷不化、精华之气不能输化——利湿调整泌别）学治疗作用，还有对症（粪质稀薄——利小便实大便）治疗作用，即脾虚者能用之、脾虚生（兼）湿能用之、脾虚泻能用之，该方是脾虚泻之首选和最佳选择。

如黑龙江中医药大学附属医院协定处方扶脾止泻散主用利法祛因、治机、止泻；他如加味解毒散、香连散之用栀子等，皆主以或佐以、辅以利法及药物，既祛除水湿以减轻肠胃负担、利于脾运，亦能祛其肠内壅滞，达到健脾之用，还能强化小肠泌别功能，使肠中水液归于膀胱。

（四）利法在水肿病中的应用

利法用于治疗水肿，临证既应明确水停之部位，又须辨明其性质。无论阳水还是阴水，治疗的主要方法除了用茯苓、猪苓、车前子、泽泻、薏苡仁、滑石、川木通、赤小豆、金钱草等渗湿分利药，或茯苓皮、大腹皮、生姜皮等带皮利水作用较强的药物外，还须根据脏腑功能失调、水湿潴留的程度及兼夹证之不同，灵活配伍通阳化气、健脾、补气、泻下、逐水、温阳等法。常用方剂：阳水可用麻黄连翘赤小豆汤、五皮饮、五苓散、越婢加术汤等，阴水可用泽泻汤、防己黄芪汤、防己茯苓汤、实脾饮、真武汤、分消汤等。

在水肿治疗中或主用、辅用、佐用利法，其目的在于强化小肠泌别功能，使水液归于膀胱，从而使留于、停于体内的水液、水湿减少，达到消肿之目的。

在利法的基础上，根据病情配伍应用泻下逐水、健脾利湿、温阳化气、理气化湿诸法，以达消肿之目的。

或配以泻下逐水之商陆、甘遂、大戟、芫花等药物，如疏凿饮子之用商陆、椒目，己椒苈黄丸之用椒目等；亦有以泻下逐水法为主之十枣汤、舟车丸等。

或配以健脾、益气之法，如防己黄芪汤之用黄芪、白术，防己茯苓汤之用黄芪、甘草，实脾饮、五苓散、四苓散之用白术，分消汤之用白术、砂仁，中满分消饮之用党参、白术、炙甘草、砂仁，泽泻汤之用白术等，皆取健脾益气法之补土祛湿、益脾胜湿、实土堤水、健脾渗湿、化气利水之用。

除选用淡渗利湿、健脾渗湿、化气利湿之法外，或配以其他各种祛湿之法，以加强利水、除湿之力，如中满分消丸之用炒黄连、炒黄芩燥湿，分消汤之用陈皮、木香燥湿等。

或配以温阳化气之品，以恢复肾主水的功能，历代诸多利水消肿方剂，如防己茯苓汤、五苓散之配伍桂枝，中满分消丸之配伍干姜等温法药物，此类方剂配伍温阳之品的意义与目的在于加强脾肾运化水液之力。或主以温法药物，如真武汤之主以附子、生姜，实脾饮之主以附子、干姜等，《医宗金鉴·删补名医方论》论真武汤配伍意义有："用附子之辛热，壮肾之元阳，而水有所主矣""生姜之辛散，佐附子以补阳，于主水中寓散水之意"，在《古今名医方论·卷三》中赵羽皇更明确提出："脾家得附子，则火能生土，而水有所归矣；肾中得附子，则坎阳鼓动，而水有所摄矣。"而五苓散之配伍桂枝，少佐桂枝的配伍意义在于辛温通阳以助膀胱气化作用，如《医宗金鉴·删补名医方论》云："桂之辛温，宣通阳气，蒸化三焦以行水也。"

（五）利法在热淋证、石淋等肾系疾病中的应用

利法在淋证治疗中，主要作用于小肠、膀胱，通过增加小便，以排出水湿之邪达到病因学治疗目的；又利法通过分利下行、疏通气机，以达通利膀胱、助膀胱气化之病机学治疗作用；亦有止淋等对症治疗之用。

利法在淋证中既有祛因、助膀胱气化之功，又有止淋之用。对于湿热蕴结膀胱之证，如四苓散主用淡渗分利药，八正散之用车前子、木通、滑石、栀子，五淋散之用栀子、赤苓，石苇散之用石苇、滑石、车前子，萆薢分清饮之用川萆薢，分清五淋丸之用木通、车前子、茯苓、猪苓、泽泻、栀子、滑石；对于心热下移小肠之证，如导赤散之用木通、竹叶；对于肝胆湿热之证，如龙胆泻肝汤之用栀子、泽泻、木通、车前子等，皆此配伍思想。

对于湿热兼见阳虚证，如菟丝子散之用茯苓、车前子等；湿热兼见阴虚证，如猪苓汤之用二苓、泽泻、滑石，化阴煎之用车前子、猪苓、泽泻等，在《成方便读·卷之三·利湿之剂》中张秉成分析猪苓汤的配伍意义中明确指出："以二苓、泽泻分消膀胱之水，使热势下趋；滑石甘寒，内清六腑之热，外彻肌表之邪，通行上下表里之湿；恐单治其湿，以致阴愈耗而热愈炽，故加阿胶养阴息风，以存津液，又为治阴虚湿热之一法也。"

石淋等肾膀胱疾病，除用利法祛邪、下气外，利法亦有溶石、排石之功，如黑龙江中医药大学附属医院协定处方排石冲剂主用车前子、滑石、金钱草、海金沙、茯苓等淡渗分利以利湿清热、通淋排石，自可用于石淋、血淋、结石等证；又如珀砂排石颗粒在芒硝、琥珀的基础上，辅以分利之海金沙，以达利湿清热、通淋、溶石、排石之功，用于肾石、胆石等证。他如三金汤之主用金钱草、石苇、瞿麦利水通淋排石，辅以海金沙、鸡内金散结化石；化石汤之主用茯苓、薏苡仁、泽泻等利水溶石、排石。

（六）利法在黄疸、肝热病等肝胆疾病中的应用

湿邪客阻或（和）伤损肝胆，致疏泄失司为黄疸、肝热病等病证的主要病机，临证以疏利肝胆、益肝为主要治法。利法在此类疾病治疗中，既有病因、病机学治疗作用

与意义，又有对症治疗作用，是治疗此类疾病时的主要手段与方法之一。

利法在此类疾病的治疗中有病因学、病机学治疗作用，临证时根据湿、热、寒程度不同，灵活运用清热解毒、燥湿解毒、温化湿浊、化浊分利等病因学治疗方法，但总以利法为主，如茵陈蒿汤类方之茵陈蒿、栀子等均以利法为主祛因，以达祛湿、淡渗湿邪、分利湿邪之目的。利法通过分利下行、疏通气机、分利通利，以达疏利肝胆之作用；疏利肝胆除采用疏肝解郁、行气解郁、活血通络法外，亦可用分利疏利、化浊疏利、消食疏利，分利常用茵陈蒿、栀子、五苓散、车前子之类，化浊疏利常用藿香、白蔻仁、石菖蒲之类，疏肝解郁疏利常用柴胡、夏枯草、郁金之类，行气解郁疏利常用陈皮、青皮、槟榔片之类，活血通络疏利常用丹参、莪术、赤芍之类，消食疏利常用鸡内金、焦山楂之类。如茵陈蒿汤之用茵陈蒿、栀子，茵陈术汤之用茵陈蒿，茵陈理中汤之用茵陈蒿、白术、茯苓，栀子柏皮汤、栀子大黄汤、大黄硝石汤之用栀子等。以及黑龙江中医药大学附属医院协定处方柔肝冲剂用淡渗之茯苓，消导之神曲、麦芽、山楂。

利法对黄疸、肝热病有着特殊的对症治疗作用与意义，临证退黄主要采用淡渗分利之利法，如甘露消毒丹、茵陈五苓散、茵陈蒿汤、茵陈理中汤等治疗此类疾病的代表方剂均以利法为主退黄，其退黄机制系通过调整小肠泌别、恢复膀胱气化功能，使湿邪下行，从小便而出，并通过利法的疏利肝胆之作用，使肝胆疏泄功能正常，自然达到退黄之目的。另外，亦可根据病情佐用汗法、下法，以及其他各种祛湿之法，达到退黄之治疗目的与作用。

黄疸、肝热病在临床治疗时应特别重视分利法的配伍与应用。分利法在此类病证治疗中的主要作用有：一是祛因（去湿），达到病因学治疗意义；二是益脾、疏利肝胆，利法通过分利下行、疏通气机之作用，达到病机学治疗意义；三是退黄，是对症治疗的主要方法之一；四是祛热，达到对症治疗意义。

（七）利法在脏腑热证中的应用

脏热系肝热心火素蕴，或肺中蕴热，或积热不散，或残食陈滞、食郁化火，胎热，或余热不清，或衣养过厚等所致。利法首先导出小肠、心之大热、积热，继而缓导其他脏腑之积热下出，从而达到散内热外出之目的。利法已成为散郁热、清脏腑热的重要方法与措施之一，在清脏腑热方剂中占有重要的作用与意义。

清肺热时除选用直清、下法外，多用利法导肺热从小便而出，如清宁散之用赤茯苓、车前子，桑白皮汤之用栀子等方剂的配伍技巧皆在于用利法导肺热从小便而出。

清心热时除选用直清法外，因心与小肠相表里，故清心热时多用利法导心热、小肠热从小便而出，古人有"利小便是清心之良法"之说。如导赤散之用木通，泻心导赤汤之用木通、灯心草，牛黄清心丸之用栀子，加味导赤散之用木通、栀子、灯心、竹叶，清心莲子饮之用车前子、白茯苓等。

清脾胃热时除选用直清、通腑泻火法、汗法外，亦可用利法导脾胃积热从小便而出，以达到散热之目的，如泻黄散（又名泻脾散）之配伍栀子，清热泻脾散之配伍栀子、赤茯苓等。

清肝胆热时除选用直清、通腑泻火法外，亦用利法导肝胆郁热、湿热从小便而出，如青黛散之用滑石，泻青丸、丹栀逍遥散、当归龙荟汤之用栀子，龙胆泻肝汤之用栀子、泽泻、木通、车前子，泻肝丸之用车前子等皆此配伍思想与体现。

（八）利法在咳喘病中的应用

利法在咳嗽、肺炎喘嗽等病证治疗中有降气化痰作用。利法通过增加小便，排出湿浊（外邪、内生）及滋生之痰浊，以达到祛邪化浊、化痰的目的和作用；又通过分利下行、调整肺之升降功能，达到降气之目的和作用。

如黑龙江中医药大学附属医院协定处方之百咳散主用白术、茯苓、猪苓、泽泻、车前子等利法药物为主，旨在通过淡渗分利、下行之性，以利湿祛痰化饮、降气肃肺，用利法降气、化痰是本方的一大特色。他如三仁汤之用薏苡仁、滑石、通草、竹叶，王氏连朴饮之用栀子，清金化痰汤之用栀子、茯苓，桑白皮汤之用栀子，清宁散、清金降火汤之用赤茯苓、车前子，华盖散之用赤茯苓，二陈汤、温胆汤、导痰汤、清气化毒饮之用白茯苓，贝母瓜蒌散之用茯苓，以及黑龙江中医药大学附属医院协定处方清肺口服液之用车前子等。在化痰诸方中，亦可主以或佐以利法，以达化痰、降气肃肺之作用，利法亦是祛邪的主要措施之一。

又如治疗痰饮之苓桂术甘汤除选用分利之茯苓、白术外，更佐用桂枝温阳化气，深合"病痰饮者，当以温药和之"之意。

利法在哮喘、肺炎喘嗽治疗中亦有平喘作用。利法通过分利下行、调整肺之升降功能，达到降气平喘之目的和作用。临证时可佐用利法平喘，如三黄石膏汤之用栀子，麻杏二三汤之用茯苓等皆有一药多用之功。

（九）利法在实证口疮、鹅口疮等病证中的应用

利法通过增加小便，首先导出小肠、心之大热，继而缓导其他脏腑之热下出，从而减轻或缓解热势，利法在实证口疮、鹅口疮治疗中有祛除秽浊、清心泄热作用，如清热泻脾散之用栀子、赤茯苓，凉膈散之用竹叶、栀子，泻心导赤散之用竹叶、木通。

清心泻火的方法有二：一为直清，除选用直清之清气分热的方法外，亦可选用清营、凉心营诸法，如黄连、生地黄等药物；二为分利、导心火从小便而出，如竹叶、白茅根等药物。

清泻脾胃积热的方法有五：一为直清，如黄芩、生石膏、胡黄连、黄连等药物；二为淡渗利湿，导脾胃之热从小便而出，如白茅根、竹叶等药物；三为通腑泻火、导脾胃积热、邪热从后阴而出，如酒军、玄明粉等药物；四为消积导滞，运用缓泻的方法导积热、邪热外出，如山楂、鸡内金等；五为升散郁火，如薄荷、防风等药物。

（十）利法在厌食、食滞等脾胃病证中的应用

利法在厌食、食滞等脾胃病治疗中有利助脾健之作用，利法通过淡渗分利以祛除水湿，减轻脾胃之运化负担，使脾无湿困之苦，故利法有助于脾之振奋和强健，间接达到

运脾之作用。如逍遥散之佐用茯苓，调脾散之佐用佩兰、苍术，曲麦枳术丸之用白术并佐用神曲、麦芽，保和丸之佐用茯苓等，此皆通过减轻肠胃脾负担、淡渗利湿等手段，间接达到运脾、醒脾、健脾之目的。

在治疗厌食等非食滞引起的疾病中，运用消食导滞之消法的目的不在于消食导滞、缓下食滞、导滞和中，而是通过消导之方法，达到减轻脾胃肠之运化负担以利脾运，间接达到运脾、健脾之治疗目的与作用；此类疾病运用利法的目的亦在于达到运脾、醒脾、健脾之功。

另外，在治疗食滞引起的疾病中，如木香化滞汤之配伍草豆蔻，木香化滞散之配伍茯苓，木香分气汤之配伍猪苓、泽泻、赤茯苓、灯心草，木香导滞丸之配伍泽泻、茯苓，木香顺气汤之配伍泽泻、茯苓等。利法及其药物在脾胃气滞证治疗中既有助于加强理气药的理气、助运之力，又有渗湿理脾、除湿运脾之效。

在治疗嗜食等疾病中，由于脾虚肠胃虚弱，其泌别、传导、升清功能失职，肠胃不守，水谷化生精微无力，临证在健脾、调理脾胃的基础上，轻利调整泌别即强化小肠泌别功能使精微上输于脾，水谷得运，使泌别、升清降浊功能恢复正常，临证常用既轻利又健脾渗湿之茯苓、白扁豆、薏苡仁等利法药物为主。

（十一）利法在惊风病证中的应用

外感六淫之邪及疠气，或经表而客犯肝心或直犯肝心，或其他疾病之邪毒传入肝心，气升上盛，从而血、津液、痰、邪生之毒，皆随气升而上壅致成外感急惊风。临证有肝心的症状，如侵及肝则生风抽搐，而见八候表现；侵及心则窍闭神昏；有里热炽盛的表现，甚或出现营血症状；外邪经表而表未解者可有表证，其他病证传变者可有原发疾病的表现。

急惊风的病机学治疗为清心泄肝及降泄气机，降泻其气升上盛之势可通过利法、下法，达到降泄气机、降泄其升多降少之趋势。利法在惊风治疗中有重要意义，其一能祛除病因、引邪外出；其二能清心泄肝、降泄气机；其三能解热、涤痰、开窍。因此，在治疗时要重视利法的配伍及应用。如清瘟败毒饮之用竹叶、栀子等，千金龙胆汤之用茯苓清泻肝心之火、利水以降泄气机等。历代医家把利法作为降泄气机的主要治疗方法与措施之一。

（十二）利法在男科病证中的应用

精癃系多种原因导致精室肿大、膀胱气化失司，临床以排尿困难、尿潴留为突出主症，治疗当根据"腑以通为用"的原则，重在启癃通闭，亟从淡渗分利立法，旨在导邪从前阴分利，利法尚有助膀胱气化、通利开郁等作用。如治疗肺热失宣证精癃的黄芩清肺饮之用栀子，治疗湿热下注证精癃的黄连温胆汤之用茯苓，清肾汤之用泽泻，治疗肾阳虚弱证精癃的济生肾气丸之用茯苓、泽泻、车前子。另外，现代研制的中成药、名老中医经验方中亦有体现，如前列腺汤之用泽兰，前列通片之用车前子，前列舒丸之用泽泻、薏苡仁、冬瓜子等。

（十三）利法在妇科病证中的应用

湿邪、湿毒是妇科最常见的病因之一，其一系外感湿邪、脏腑功能失调而蕴内湿，其二从阴部染邪而来。湿邪重浊趋下、下注冲任、带脉失约，可致带下病、阴痒、不孕等，亦可引起妊娠呕吐、妊娠水肿等。在此类疾病的治疗中以泻肝除湿、清热燥湿、芳香化湿、健脾除湿、分利湿邪等法为主，但利法在治疗中有重要的意义，不仅给邪以出路，而且有调理冲任之作用，临证常用茯苓、泽泻、薏苡仁、车前子、茵陈蒿、木通之类，如治疗妇科病证龙胆泻肝汤之用栀子、车前子、木通、泽泻，全生白术散之用白术，完带汤之用白术、车前子，止带方之用茵陈、黑山栀、车前子、猪苓、泽泻，易黄汤之用车前子，止带汤之用薏苡仁、茯苓、莲须，丹溪治湿痰方之用白术、茯苓、滑石等，诸多止带方剂皆辅以或佐以利法。

另外利法尚有通阳、泄浊等治疗作用，广泛用于妇科疾病、痹证等疾病治疗中，正如叶天士在《温热论·论湿》云"通阳不在温，而在利小便"。而陈光淞在《温热论笺正》解释为："盖此语专属湿温，热处湿中，湿蕴热外，湿热交混，遂成蒙蔽，斯时不开，则热无由达，开之以温，则又助其热。然通阳之药不远于温，今温药既不可用，故曰通阳最难。惟有用河间分消宣化之法，通利小便，使三焦弥漫之湿，得达膀胱以去，而阴霾湿浊之气既消，则热邪自透，阳气得通矣。"

六、利法的用药时机、法度及注意事项

有形之水在体内潴留形成全身或局部水肿，利法方药能渗利水湿、通利小便而消除水肿，这是利法方药与西药利尿药相似之处。但利法方药的适应证比西药利尿药更广泛，利法方药还适用于泌尿系感染、泌尿系结石、消化道、肝胆道系统等疾病，以及传统中医之痰饮、肺炎喘嗽、咳嗽、悬饮、鼓胀、湿温、外感急惊风、黄疸、湿疮、湿痹等。

大多数利法方药味甘淡，药物作用趋向下行，能渗利水湿、通利小便，调整小肠、膀胱、肾功能；部分性味寒凉，还能清利中下焦湿热。

利法既排出了体内之水湿，亦排出了已化之水谷精微和偏渗于肠之津液，从而耗伤阴津，因此，根据病情，主以或佐以或辅以利法。对于津液耗伤，脏腑、形体、苗窍失养之证，禁用或慎用利法。利法主要用于津液代谢障碍、水湿停蓄所致的病证主以或佐以利法；对于祛邪、调整脏腑功能、调整气机等之用时，当根据病情，主以或佐以或辅以利法。

利法虽不如下法峻烈，但其作用仍然以淡渗、分利为主与下法有近似之处，因此，利法不宜单纯用于虚证，对于汗、吐、下之后亦应禁用或慎用利法，以免伤津耗气，或加重阴气耗伤，而致正虚。

七、利法的研究思考

利法属传统八法中"消法"范畴，由于传统中医药学理论渊博、学术独特、实践

性强，历代医家对利法的作用特点、作用部位及其临床应用情况均做了较为系统、明确的认识与阐述，有着丰富的理论与临床实践经验的沉淀。利法是通过淡渗分利、渗利水湿、通利小便的方法达到治疗目的与作用，其主要作用于小肠、三焦、肝胆、膀胱、心肺、脾等部位，以达祛除湿浊、调整泌别、导热下行、助膀胱气化、疏利肝胆、利脾助健、利水消肿、导热下行、化痰降气、利湿退黄、下气平喘等治疗作用，有病因学、病机学治疗意义，而且具有极高的对症治疗意义与价值。历代医家非常重视利法的作用及其在临床实际中的应用，提出了诸多经典的学术理论与学说，如张仲景提出了"湿痹之候，小便不利，大便反快，但当利其小便"，陈无择提出"治湿不利小便，非其治也"，刘河间亦有"治湿之法，不利小便非其治也"等重要论述，丰富了治疗学的内容，并且历代医家研制出诸多以利法为主的方剂，为利法的理论发展、临床运用奠定了坚实的基础，明确了利法在中医药学整个治法中的价值、作用与特殊地位，为今后利法的现代研究及临床应用奠定了坚实的基础。

在系统总结历代医家学术思想、治疗经验、所创方剂的基础上，已逐渐认识了历代医家有关利法的作用及其利法方剂的配伍思路、配伍理论的论述。利法在中医临床治疗中有着重要的地位与价值，利法对于病证的治疗，既有病因学、病机学治疗意义，又有对症治疗意义，亦是治疗中的一种技巧。特别是以泄泻病为代表的一类水液代谢疾病，由于泄泻发病的特殊部位以及利法的独特作用，利法在泄泻病以及与水液代谢有关的疾病中均主以或辅以或佐以利法及其方药，以达预期的治疗目的与效果。除用于治疗泄泻、水肿、黄疸等与水液代谢有关的疾病外，对于其他疾病亦可以根据具体情况主以或辅以或佐以利法及其方药。

利法对于外感疾病有病因学治疗意义与作用，利法主要作用于小肠、三焦、肝胆、膀胱、心、肺，主要通过淡渗分利、渗泄水湿、分利水道之作用，以排出肠道、膀胱、肝胆、脾胃、三焦、肺或体内内生水湿及其他邪气，使邪有出路，从前阴排出，达到祛邪之目的。因此，利法是治疗外感疾病中重要的祛邪方法与措施之一，为主要的祛邪形式，特别是对于湿邪为患的病证，祛除湿浊的方法与途径主要采用利法，并与其他祛湿之法配合应用，以达祛湿、燥湿、化湿之用。利法在外感疾病治疗中亦有因势利导、导邪从小便而出之作用与意义，因而在诸多外感疾病的治疗中均可主以或辅以或佐以利法，以达到预期的治疗效果。利法对于疾病的病机学治疗，主要在于调整小肠泌别、升清降浊、降泄气机、调整气机、疏利肝胆、助膀胱气化、肃降肺气、健脾助运、降气逆、疏通经络等治疗作用与意义。利法对于疾病对症治疗意义，主要通过分利的方法，达到化痰、止泻、泄火、退热、退黄、利水、行水、消肿、止咳、平喘、止痒、宣痹、止淋等作用。

利法在内伤杂病证的治疗中，利法对于泄泻、水肿等与水液代谢、水道有关的疾病不仅有病因学、病机学治疗意义，而且还是治疗此类疾病中的一个治疗技巧，由于泄泻、水肿等疾病的特殊病变部位以及利法的奇妙作用，李中梓在《医宗必读》中将淡渗（利法）列为治泻九法之首是有一定的价值。利法的化痰、消肿、止泻、通闭等对症治疗作用对于泄泻、水肿、癃闭、淋证、咳嗽等疾病有特殊治疗效果与意义。

　　今后在开展利法及其方药的现代实验研究时，要正确理解传统中医药学有关水液代谢、输布、排泄的基础理论，以及利法的特殊作用部位、功效，选择合理、恰当、符合实际的实验方法、措施、指标，开展利法方药的现代科学研究，逐步阐释利法及其方药功效的科学内涵，阐明利法对人体的调节形式，进一步探讨利法方药的作用方式与环节，对扩大临床治疗范围、合理用药、配伍原理等方面研究具有重大的理论与现实意义。

第五节　化湿法的源流、配伍技巧、临床应用及现代研究

一、化湿法的源流

　　早在《黄帝内经》就已明确了化湿法的立论依据及使用原则，《素问·至真要大论》中就有对湿邪为患的病证治疗提出了"湿淫所胜，平以苦热，佐以酸辛，以苦燥之，以淡泄之""客者除之"的原则，以及《素问·脏气法时论》有"脾苦湿，急食苦以燥之"等，成为湿证治疗的源头。治疗湿证除利法外，尚有化湿、燥湿、宣湿等方法与措施；如《素问·汤液醪醴论》明确了"洁净府"治疗水肿，洁净府即利小便。

　　《神农本草经》记载了大量化湿、燥湿、芳香化湿的中药，载有苍术、藿香、厚朴、石菖蒲、香薷、苏叶等诸多化湿药物，为后世的化湿法选药组方厘定了药物。

　　汉代张仲景《金匮要略》对化湿法方剂的应用有翔实的记载，如对外感风湿、寒湿等证的观察、辨证已相当精当，治疗手段十分丰富，已记载化湿方剂近二十首，按其作用已分为化湿、逐水、祛风湿、燥湿、利湿等，有用化湿法治疗痹证、水肿、痰饮等病证的经验与思路，研制了发汗除湿之麻黄加术汤及温化寒湿之苓桂术甘汤、化气利水之五苓散、淡渗利湿之茵陈五苓散、宣肺利水之越婢加术汤、活血利水之大黄甘遂汤、辛开苦降之诸泻心汤类方，以及麻黄杏仁薏苡仁甘草汤、桂枝附子汤、桂枝附子汤去桂加白术汤等名方，对后世化湿法的药物配伍与临床运用产生了深远的影响，开化湿方剂应用之先河。并明确了利之于下、清之于内、散之于外的祛除湿热的治疗思路与见解，为后世医家所尊崇，至今仍有效地指导着湿病治疗的临床实践。

　　唐宋时期随着祛湿方剂的实践，化湿法的临床应用广泛，不仅明确了用苦辛芳香温燥法除湿，创研诸多名方，如平胃散、不换金正气散、香薷散、藿香正气散、八正散、五苓散、六和汤等化湿方剂，至今仍被广泛应用。而且用芳香化湿法开窍、辟秽，并研制出紫雪丹、至宝丹、苏合香丸等急救方，满足了临床急症的治疗需要。

　　宋金元以后对化湿法的运用与配伍规律进行了新的尝试与探讨，以《太平惠民和剂局方》为代表，一大批芳香辛燥之品被引进，并广为应用，不仅在化湿方剂配伍方面提出了新的理论，祛风化湿和芳香化湿之法得到了前所未有的发展，使芳香辟秽化湿法成为化湿法的又一重要法则，为后世温热、疫毒类疾病的治疗开启了思路。如李杲善用汗法风药升阳祛湿，朱丹溪用清热燥湿法去湿等。而且对湿邪的从化、兼夹在辨证论治上积累了丰富的经验，并创制了羌活胜湿汤、藿香正气散、二妙散、当归拈痛汤等芳香化

湿的诸多经典方剂，芳香化湿成为祛湿的又一重要的方法与手段，丰富了祛湿法的内涵与临床应用。

至清代，随着温病学术的确立与成熟，对包括湿热在内的外感热病认识的深入，对化湿法及其方剂的应用也渐趋完善。叶天士对温病夹湿证的治疗提出了"渗湿于热下，不与热相搏，势必孤矣"（《温热论·邪在肺卫》）的重要论述，重视利法的应用；薛生白在《湿热病篇》中对外感湿热病的证治，提出了应根据邪在上焦、中焦、下焦的不同部位而分别立法用药。吴鞠通对湿证的治疗做了更全面、更系统的总结，立治湿方六十余首，在其《温病条辨·中焦篇·寒湿》中提出了"治湿者必须审在何经何脏，兼寒兼热、气分血分，而出辛凉、辛温、甘温、苦温、淡渗、苦渗之治"的重要论述，湿邪为患"非若寒邪之一汗而解，温热之一凉则退，故难速已"（《温病条辨·上焦篇·湿温、寒湿》），以及"徒清热则湿不退，徒祛湿则热愈炽""故以黄芩、滑石、茯苓皮清湿中之热，蔻仁、猪苓宣湿邪之正，再加腹皮、通草，共成宣气利小便之功，气化则湿化，小便利则火腑通而热自清矣"（《温病条辨·中焦篇·湿温》）分邪治疗的重要论述。此期丰富和拓宽了化湿法的应用范围，使用芳香化湿法、燥湿法治疗伏暑、湿温、霍乱、泻痢等疾病，并创遍温三焦辨证学说，备辛开、苦降、淡渗三法祛湿，研制或化裁了五个藿香正气散加减方、王氏连朴饮、三仁汤、三香汤等诸多针对性强的方剂，进一步扩大了化湿法在温病学中的应用，极大丰富了化湿法的内涵，扩展了其外延及其治疗作用，丰富了中医治疗学内容。从而使化湿法与利法、逐水诸法并列成为治疗水湿之邪的治疗方法。

清代温病学大家还对湿热蒙蔽心包证的机制及辨证有了更深入的认识与探索，研制了菖蒲郁金汤、行军散等化湿开窍名方，对开窍方在配伍理论及方剂应用方面产生了深远的影响。

二、化湿法的内涵

凡具有芳香化湿、辛温燥湿、辟秽除瘟、温化寒湿、苦寒燥湿等作用，通过辛散、芳化、苦燥、淡渗、温化、通导、分消走泄等具体措施，以化除外感或内生湿邪的一种治疗方法称为化湿法。化湿法组成的方剂称为祛湿剂，《成方切用》集其于"燥湿门"，在十剂中属"燥可去湿、通可行滞"之燥剂，陈修园《时方歌括》将化湿法所组成的方剂归入"燥可去湿"范畴。

化湿法系化除湿邪（外感或内生）的主要方法和手段之一，亦是治疗水液代谢失常所致疾病的重要措施之一。化湿时须给水湿以出路，一般来说体表之湿以祛风胜湿使之从毛窍而出，偏上之湿以辛散芳化使之从肺窍而出，偏下之湿以淡渗通下使之从前后二阴而出；又因湿邪易阻气机，气滞则湿更难化，故化湿之时每佐理气之法。对于内生之湿化湿多为治标之法，宜明确致湿之因，灵活配合调理脏腑功能之法以图固本。临床上祛湿的方法与措施，除用化湿之法（温化、清化、燥化、芳化、直清）外，亦有利湿、淡渗之利法，逐水、下湿之下法，胜湿、宣湿之汗法，以及调理脏腑功能之补法、理气法等。根据湿邪所犯部位以及兼夹病邪之不同，化湿法又分为芳香化湿、温化水湿、燥湿解毒、祛风胜湿等具体治法。

三、化湿法的适应证

化湿法主要适用于湿邪为病。由于湿邪的性质有寒热之别，客犯部位又有内、外、上、中、下之异，所以化湿法主要包括以下几个方面：

祛风胜湿法主要适用于风湿在表或侵袭经脉、肌肉、筋脉、关节所致的风湿病证、痹证、湿温。

芳香化湿法主要适用于湿温、暑湿、霍乱、湿阻、痰饮、咳嗽、肺炎喘嗽、顿咳、水痘等病证。

温化寒湿法主要适用于湿从寒化或阳虚气不化水所致之痰饮、水肿、痹证等病证。

清热燥湿法主要适用于外感湿热，或湿热内盛（热重于湿之证）所致之湿温、黄疸、痢疾、泄泻、淋证、咳喘、痹证等病证。

清热利湿法主要适用于外感湿热，或湿热内盛（湿重于热或湿热并重之证）所致之湿温、黄疸、痢疾、泄泻、淋证、咳喘、痹证等病证。

利湿通淋法主要适用于外感湿热、湿热下注所致之淋证。

四、化湿法的主要作用

化湿法之燥湿、芳化、清化、温化湿邪作用，与利法之淡渗分利，汗法之祛风除湿，下法之逐水、健脾之渗湿、健脾之利湿等方法，均为临证祛湿的主要措施与方法。化湿法主要通过各种治疗措施以达到消除湿邪、使邪自去，其次分解湿邪、导湿外出，达到祛湿、化湿、利湿、除湿之目的。

1. **宣散湿邪**　采用理气、发汗之法，通过芳香化湿、辛散除湿之作用，以宣化湿浊、宣散湿邪，达到宣散湿邪之功。

2. **祛风除湿**　通过运用辛苦温之品，辛能祛风，苦能燥湿，温以化湿，祛除肌肉、经络、筋骨间的风湿之邪，达到祛风湿、止痹痛之功。

3. **疏风胜湿**　依据风能胜湿之理，通过运用疏风之汗法，达到疏风除湿、疏风胜湿之目的。

4. **清热燥湿**　通过运用清法苦寒清热之品，取其燥性以燥其湿，直折其湿，取其寒性以清其热，以达到燥湿解毒祛邪之功。

5. **苦温燥湿**　通过运用苦温散寒之品，取其燥性以燥其湿，直折其湿，取其温性以温其寒，以达到燥湿祛邪之功。

6. **芳香化湿**　利用性味芳香而有化湿作用的药物，通过芳化宣上，使肺通调正常，水湿得去；芳香宣化，使湿邪得出，以达到芳香化湿之功。

7. **宣气化湿**　通过运用芳香化湿、苦温燥湿之品，以宣通气机、宣化湿邪、透化湿邪，从而达到宣气化湿之功。

8. **清热化湿**　通过运用清热之品，以清利湿热、湿去热退，使湿热分消，从而达到清热化湿、利湿清热之功。

9. 温化水湿 通过运用温通阳气之品，以温阳化气、温散水湿、利湿行水，水道通畅，达扶阳化气、湿化饮去之功。

10. 燥湿运脾 通过运用燥湿之品，使脾胃运化功能正常，其一杜其生湿之源，其二运脾燥湿，使湿邪得去，达到运脾燥湿之治疗目的。

11. 分消走泄 采用理气法、消法，通过运用宣展气机、宣气化湿、泄化湿邪之品，使湿热之邪从上下分消，达到祛湿之目的。

12. 分清泌浊 通过运用强化脾肾气化功能之补法、利法、理气法，恢复气的生理功能，以达气足湿化、分利泄浊之功，达到祛湿之目的。

13. 扶脾化湿 通过运用健脾和胃、补益脾气，恢复脾主运化功能，使脾气旺而能祛湿化浊、健脾渗湿之功，达到祛湿、化湿之目的。

14. 化湿通络 通过运用各种化湿的方法，以宣化湿邪、宣通痹阻、疏通经络，从而达到化湿通络、化湿宣痹之功。

15. 化湿止痛 通过各种化湿的方法，祛除邪气，疏通脏腑经络气机，达"通则不痛"之功，间接达到止痛之治疗目的。

16. 化湿除满 通过运用各种化湿的方法，以宣化湿邪、疏通气机、消痞除满，从而达到化湿行气、散满消痞之功。

17. 除湿止痒 通过运用各种化湿的方法，达到燥湿止痒、除湿止痒、祛湿止痒、杀虫止痒之功，用以达到止痒之对症治疗目的。

18. 除湿止带 通过运用各种化湿的方法，以祛除湿邪，解除湿之阻困，从而达到化湿止带、健脾止带之功。

19. 祛湿止泻 通过各种化湿的方法，以祛除湿邪，使邪去，解除脾胃肠之壅阻，脾胃肠功能恢复正常，达到祛湿止泻、祛湿止痢之功。

20. 祛湿消肿 通过运用各种化湿的方法，以祛除、化解、分消外感及内生之湿邪，使留于、停于体内湿邪分消，从而达到消除水肿之目的。

五、化湿法的临床应用及其配伍技巧

化湿法主要作用于三焦、脾胃、膀胱，化湿法总的作用是祛除湿邪，系通过辛燥、芳化、苦燥、淡渗、温化等各种具体措施与途径以消除湿邪、分解湿邪，进而达到祛湿、化湿、除湿、渗湿、化浊之目的，以及通过化湿的方法与措施而间接达到和中、止带、利水、消肿、通络、止痛、除满、止呕、止泻、止痢、化痰、止咳、消胀、止痒、宣痹、调节脏腑功能等治疗目的。

（一）祛风胜湿法在临床中的应用

祛风胜湿法是指蠲除痹着于肌表、经络、关节、官窍之湿邪的治疗方法，主要用于风湿在表或侵袭经脉、筋骨、关节及官窍之证。

根据"风能胜湿"理论，多用辛温香燥之品，取辛以宣达气机、散在表之风寒、香以燥湿化浊行肌肤之湿滞，辛香走窜宣达表气、通畅三焦之气而除痹痛。临床以羌活、独活、秦艽、木瓜、细辛、雷公藤等汗法药物为主，如独活寄生汤、羌活胜湿汤、蠲痹汤、防风汤、防己黄芪汤等皆以祛风湿药为主，或加用川乌等温法药物为主，如独活寄生汤之用独活、秦艽、细辛及肉桂心等皆此配伍思想。并根据湿邪夹寒热之不同，灵活配伍温法、清法药物，如防风汤、薏苡仁汤、补土燥湿汤、散风除湿活血汤、除湿汤等方剂皆此配伍思想。

运用祛风胜湿法时宜微汗，使风与湿一并祛除，正如雷丰在《时病论·卷之二》"风湿"中有"可谓批却导窍矣，更妙论汗之法，贵徐不贵骤，此五字诚为治风湿之金针，学者不可以其近而忽之也"的认识，并根据病情酌情配以活血化瘀、补益气血、补益肝肾法。根据病情配以活血化瘀、活血通络之法及药物，以宣通血瘀，使气血津液得以正常运行，一般临床多选用川芎、赤芍、姜黄、乳香、五灵脂等活血之品。一则疏通经络、通畅三焦，利于风湿的祛除，且宣通痹阻、疏通气机；二则达到祛风之作用，深合"医风先医血，血行风自灭"（《妇人大全良方·卷之三·妇人贼风偏枯方论第八》）之意。如独活寄生汤之伍用川芎、当归，羌活胜湿汤之伍用川芎，蠲痹汤之伍用赤芍、姜黄、当归，身痛逐瘀汤之伍用桃仁、红花、川芎、当归、没药、五灵脂、地龙等皆此配伍思想。

或根据病情酌加补益气血之品，一般临证多选用黄芪、人参、白术、当归、白芍等补法药物。一则补虚扶正，改善正虚体质，达到正气旺自能祛邪外出之功；二则加强祛风除湿之力，使祛邪而不伤正。如防己黄芪汤之用白术、甘草；独活寄生汤之伍用人参、甘草、当归、芍药，《千金方衍义》论独活寄生汤中寓八珍汤气血双补之意，以达"血气旺而痹著开矣"；又如蠲痹汤之伍用黄芪、当归等皆此配伍思想。

或根据病情配以补益肝肾之品，多选用熟地黄、桑寄生、牛膝、续断等药物。其配伍目的在于增强祛风除湿之力，如独活寄生汤之用桑寄生、杜仲、牛膝，三痹汤之用熟地黄、牛膝、续断、杜仲等。

（二）芳香化湿法在临床中的应用

芳香化湿法是指运用芳香除湿、芳香化湿的药物，适用于湿温、暑湿、霍乱、湿阻、痰饮、咳喘等病证的一种治疗方法。

芳香化湿法临证选用藿香、佩兰、白蔻仁等辛香芳化、芳香化浊辟秽之品为主，以畅达气机、芳化湿邪，为祛湿的重要方法之一。临证时，并根据病情需要酌情配以祛风、宣肺、理气、清热利湿、补益诸法，以加强化湿之力。

临证一般多配以辛散之汗法，多选用紫苏、白芷、生姜、香薷、羌活等汗法药物，用辛香辛散以宣化湿浊、轻宣芳化以宣化水湿。其配伍汗法治疗的目的在于，一则借其辛散轻扬之性，发越阳气，以达升阳除湿之效，如升阳除湿汤、升阳除湿防风汤等皆伍用羌活、防风、独活等汗法药物，正如吴昆在《医方考·卷之五·七疝门》中分析升阳除湿汤时指出"风能胜湿。是方也，柴胡、羌活、苍术、防风、升麻、藁本、蔓荆、独活，皆味辛而气清，风药也，亦升药也，故可以胜湿，可以升阳"；二则芳香化湿、辛散发表，如香薷散之用香薷，藿香正气散之用紫苏、白芷等，如吴昆在《医方考·卷之二·霍乱门》分析藿香正气散时指出："内伤者调其中，藿香、白术、茯苓、陈皮、甘草、半夏、厚朴、桔梗、大腹皮，皆调中药也，调中则能正气于内矣；外感者疏其表，紫苏、白芷，疏表药也，疏表则能正气于外矣。"

或根据病情配以理气之法，大多选用陈皮、青皮、枳实、大腹皮、厚朴等理气、下气药物。在于因湿邪黏腻重浊、易阻滞气机，故在芳香化湿立法时常配伍应用理气之法药物，以求气化则湿亦化之功，亦有利于湿邪的分解，以增祛湿之力。理气法与芳香化湿法相伍其意义在于"分消上下之势"，为祛湿的法中法，如平胃散之伍用厚朴、陈皮，三仁汤之伍用厚朴，藿香正气散之伍用大腹皮、厚朴、陈皮，藿朴夏苓汤之伍用藿香、半夏等皆此配伍思想。

或根据病情配以宣肺之法，以宣散湿邪，大多选用杏仁、桔梗等药物。在于宣畅肺气、调畅气机，恢复肺主水功能，使气化湿亦化，加强宣肺化湿之效，即华岫云在《临证指南医案·卷五》按语中所言"启上闸、开支河，导水势下行"之理。如藿朴夏苓汤、三仁汤之伍用杏仁，藿香正气散之伍用桔梗等皆此配伍，历代医家特别强调化湿方剂配伍宣肺之法的重要性及意义。如吴瑭在《温病条辨·上焦篇·湿温、寒湿》有："湿为阴邪，自长夏而来，其来有渐，且其性氤氲黏腻，非若寒邪之一汗而解，温热之一凉则退，故难速已。""惟以三仁汤轻开上焦肺气，盖肺主一身之气，气化则湿亦化也。"

或根据病情配以清热利湿、清热化湿之法，多选用滑石、通草、栀子等利法药物。在于既清湿中蕴热，又有淡渗分利湿浊、导湿从小便而出之作用及意义，如三仁汤之配伍滑石、通草、竹叶等。

或根据病情配以补法，特别是健脾化湿、健脾渗湿之品。在应用芳香化湿方剂时常配伍健脾、补气的药物，其一气能化湿，益气以增祛湿之力；其二能恢复脾胃功能、促进水液运化，收标本兼顾之功。如藿香正气散之伍用白术，五苓散之伍用白术、茯苓，六和汤之伍用人参、白术、砂仁、扁豆等，皆有扶正、祛湿之功。

（三）温化寒湿法在临床中的应用

温化寒湿法是运用温燥芳化、温阳中阳、淡渗分利为主的方法以散寒化湿、温化寒湿，适用于湿从寒化或阳虚气不化水所致之痰饮、水肿、痹证等病证的一种治疗方法。

湿邪有内、外之分，感邪后又有寒化、热化之异，对于湿邪寒化或阳虚生湿之证，临证选用厚朴、半夏等苦温燥湿法药物，以达燥湿之功；或加用附子、桂枝、干姜等温阳法药物为主，以达标本兼顾、温阳化湿之功。临证以温阳散寒、燥湿之温法为主，如甘姜苓术汤、苓桂术甘汤之主用干姜，渗湿汤之主用干姜、丁香，茵陈五苓散之主用桂枝，茵陈四逆汤、茵陈术附汤、真武汤之主用附子，实脾散之主用附子、干姜等皆配以温阳法药物。

在立温化寒湿法时，可根据病情配以分利、理气、辛散等法，主水、制水、散水、利水、化水同用，以提高临床疗效。

或根据病情配以淡渗分利之利法，大多选用茯苓、猪苓、泽泻、滑石、通草、泽泻等药物。因湿之与水异名同类，湿性趋下，故每于化湿方剂之中配以利法，可使湿邪下泄，从小便而出，予邪以出路，以提高祛湿效果，如茯苓皮汤在用薏苡仁、大腹皮等温化燥湿药物的同时，伍用淡渗分利之茯苓皮、猪苓、通草、竹叶，而成"淡渗分消湿浊"之方。他如胃苓汤之用五苓散，苓桂术甘汤、甘姜苓术汤、茵陈五苓散、真武汤、附子汤之用茯苓等，皆说明利法在化湿方剂中有较为普遍的配伍意义。

或根据病情配以利气化湿之理气法，大多选用陈皮、大腹皮、厚朴等药物。温化寒湿方剂中配以理气；其一行气有助于化湿，其二恢复中焦脾胃气机，有利于寒湿的分解，可收行气化湿、畅中祛湿之功。如实脾饮之伍用厚朴、大腹皮，鸡鸣散之伍用紫苏叶、陈皮，平胃散之厚朴、陈皮等，皆属此配伍思想。

或根据病情配以甘辛悦脾之消法、助运之法，温化寒湿之化湿方剂中常用甘辛悦脾之品为佐使，大多选用甘草、大枣等以切中证机，如平胃散之用甘草、大枣。

或根据病情配以汗法，大多选用生姜等汗法药物。在于借其宣散之力，以散内外之水湿，如真武汤之用生姜等。

（四）清热燥湿法在临床中的应用

清热燥湿法主要适用于外感湿热，或湿热内盛（热重于湿之证）所致之湿温、黄疸、痢疾、泄泻、咳喘等病证的一种治疗方法。

临证对于湿热蕴结、热重于湿之证，当以清热泻火、清热燥湿之清法为主，临证常选用黄连、黄芩、黄柏等苦寒清热、燥湿解毒之品，既取其燥性以燥其湿、直折其湿，又取其寒性以清其热、直折其火，达到祛湿、清热双效之目的。如二妙散、三妙散、四妙散之主用黄柏，王氏连朴饮之主用黄连，蚕矢汤之主用黄连、黄芩等；他如三加减正气散、甘露消毒丹、黄芩滑石汤等方剂皆此配伍思想。

清热燥湿法在立法时除以清法为主外，亦应根据病情需要灵活配以分利、温燥、宣散诸法，以加强化湿之力，提高临床治疗效果。

或根据病情配以淡渗分利之利法，大多选用栀子、通草等药物。在于通利三焦、泻热利湿、导湿热从小便而出。如黄连解毒汤、王氏连朴饮之配伍栀子，四妙散之配伍薏苡仁，蚕矢汤之配伍生薏苡仁、木瓜、通草、栀子等皆此配伍思想。

或根据病情配以辛香温燥之温法，大多选用厚朴、制半夏等药物。在于加强燥湿、化湿之药力，其次通利气机、下气化湿，与苦寒燥湿药物相伍苦辛并进以分解互结之湿热，如王氏连朴饮之配伍厚朴、制半夏等。另外，配以温燥之法亦有反佐之用，如蚕矢汤之用半夏、吴茱萸，其意义在于大队苦寒药物中佐用少许温燥之品，既可加强燥湿之力，又可防苦寒凝滞之弊，寓相反相成之意。

或根据病情佐以宣散之法，大多选用芳香辛散之品，如淡豆豉、紫苏等药物。能发表宣里、宣透湿热，如王氏连朴饮之用淡豆豉。

（五）清热利湿法在临床中的应用

清热利湿法主要适用于外感湿热，或湿热内盛（湿重于热或湿热并重之证）所致之湿温、黄疸、痢疾、泄泻、淋证、咳喘、痹证等病证的一种治疗方法。

一般选用既清热，又利湿之茵陈蒿、寒水石、滑石等药物。并根据湿、热程度不同，灵活选用利法、下法、清法，如湿重于热者，加大利法药物的应用，如猪苓汤之主用茯苓、猪苓、泽泻，宣清导浊汤之主用茯苓、泽泻，桂苓甘露丹之主用茯苓、猪苓、泽泻等；湿热并重加大清法药物的应用，并灵活运用利法，如甘露消毒丹之用茵陈蒿、滑石、木通等利法，黄芩等清法，藿香、菖蒲、白蔻仁等芳化之品；他如三石汤、栀子柏皮汤等皆此配伍思想，在于清利湿热。

在立清热利湿法时亦应根据病情及治疗的需要，灵活配以通下、消导、行气等法，以加强化湿之力，提高临床治疗效果。

或根据病情配以通下之法，大多选用大黄、鸡内金等药物，主要在于开湿热下行之道，使湿热从大便而出，如茵陈蒿汤之用大黄等。

在立清热利湿法时，或根据病情需要灵活配伍消食导滞之消导法，一般临床多选用山楂、神曲、麦芽、谷芽、鸡内金等药物，其消导法与分利法、运脾法相伍，其一祛其肠内壅滞，使湿热从二便分消；其二利于脾胃功能恢复。如黑龙江中医药大学附属医院协定处方加味平胃散之用山楂、神曲、麦芽、砂仁等。

（六）利湿通淋法在临床中的应用

利湿通淋法是以淡渗分利之利法为主，达到祛邪、止淋等治疗作用，用于治疗外感湿热、湿热下注所致淋证的一种治疗方法。

湿热之邪客犯膀胱、气化失司，当以祛邪为主，临证当根据湿、热之程度，灵活运用燥湿、分利诸法，常用黄柏、薏苡仁等药物为主。并根据湿、热之程度灵活调整清法、利法药物或药量，以直燥其邪，或导邪外出，达到病因学治疗目的。

如热重主用燥湿解毒之清法，临证常用黄连、黄柏、黄芩、厚朴等药物以就地消灭。如湿重主用分利之利法，临证常用四苓散、车前子、滑石、竹叶、栀子等药物以导邪从小便而出，给邪以出路，如八正散之用车前子、滑石、木通等，八正散之用方是以清利膀胱为中心，佐以车前子清肺肃上源，木通降心火利小肠，大黄泄湿热走大肠，该方疏利下焦而不专于治下，三焦同治。对于湿热同重，可燥湿之清法与淡渗分利之利法同用，如黑龙江中医药大学附属医院协定处方分清散之用黄芩、黄连燥湿，车前子、滑石、竹叶、木通、茯苓、泽泻分利湿热；泻心导赤散之用黄连燥湿，竹叶、木通分利等。临床诸多利湿通淋法方剂皆此配伍思想与技巧。

利法在淋证、尿频等病证治疗中除有病因学治疗作用外，亦有病机学、对症治疗之意义与作用，除祛邪、给邪以出路外，主用利法通利膀胱、助膀胱气化、分利止淋，而且利法有止淋等对症治疗意义，因此，利法在淋证、尿频等类疾病治疗中亦是临证配伍的一个技巧。

并根据病情灵活运用其他病机学、对症治疗之方法与措施。病机学治疗之助膀胱气化，因系邪客所致，除用祛邪法外，主要用利法助膀胱气化，如八正散、分清散、泻心导赤散、五淋散等皆以利法助膀胱气化；尚可灵活应用理气、温化诸法以助膀胱气化，达到病机学治疗目的，如五苓散、防己茯苓汤之用桂枝等皆取其温通阳气、助膀胱气化之作用。

六、化湿法的用药时机、法度及注意事项

具有湿性性质的邪气，其性重浊、黏滞，感人发病缠绵、重着，易阻遏气机，易损伤阳气，易留滞或与其他性质邪气相互交结，盛于长夏，其他季节亦有，常与他性邪气合邪为患，其症为头重如裹、困乏酸楚、麻木重痛、胸闷脘痞、苔腻、疱疹、湿疹、痉咳，其病有着痹、水痘、顿咳、咳嗽、湿疹等。

外湿或内湿为患，其病因学治疗当为祛湿，临床运用各种祛湿方法与措施以祛除湿邪时，应自始至终树立分邪和因势利导的思想，其目的在于尽祛其湿，不致使病情缠绵，尽量减少对正气的操作与伤害。

祛湿除分利湿邪外，主要采用化湿法，一般其湿在表则发散祛之、宣散散之，在内则苦寒燥之、芳香化之、温中化之、清化之，在下则淡渗利之、攻逐下之。并应重视因势利导、给湿邪予出路，通过汗之、利之、下之等方法与措施的配伍应用，导湿邪外出，达到既治病又少伤或不伤正气之治疗目的。

在湿与其他性质之邪合邪为患时，运用适宜的方法将病邪分而治之，达到容易治愈之目的，在此类疾病治疗中具有重要的指导性意义。对于风、湿、热相合者，运用汗法、清法、利法分邪，则疏风透热、淡渗利湿，使之孤立，使风、湿、热之邪各有消散之路；对于邪热夹湿者，畅肺气而宣湿邪于上，行气畅中而分消于中，利水分利而渗湿于下，达到分消走泄之目的。现代温病大家赵绍琴在《温病纵横》中将这种分邪方法概括为"通太阳以利三焦，宣肺气以畅水道"的思想，通过宣肺、利水、畅中，将湿与热分开，将邪分而治之。

化湿法主要用于外感湿邪或津液代谢障碍、水湿停蓄所致的病证，当根据湿的性质、从化、兼邪、客犯部位，以及正气情况，主以或佐以或辅以燥湿法，主以或佐以或辅以芳香化湿法，主以或佐以或辅以清利湿浊法，主以或佐以或辅以宣散湿浊法，主以或佐以或辅以温化寒湿法等。用于化痰、调整脏腑功能、调整气机等之治疗作用时，当根据病情、兼夹邪情况、体质情况，辅以或佐以化湿之法。

化湿法虽不如下法、汗法峻烈，但因其燥湿、芳化等品可伤及阴津，临床在应用时须把握时机、中病而止，以免伤津耗气。

七、化湿法的研究思考

水湿为患，其治疗当据湿停部位、不同的病机，予宣发毛窍、宣通肺气、通调水道、攻逐水饮给湿以出路，并采用各种化湿的方法，以祛其已停水湿；并重视调整脏腑功能、祛邪诸法的应用，以恢复水液升降出入之常，以制湿之源。祛湿法种类、方法繁多，主要有化湿、利湿、渗湿、胜湿、散湿、燥湿、下湿等，但化湿是其治疗的主要方法与措施之一。化湿、祛湿是治标之法，调整脏腑功能、祛邪才是顾本之法，标本兼顾已成为临床祛湿的常规，或以治标为主，或以治本为主，或标本兼顾。化湿法是通过辛

散、芳香、苦燥、温燥、温化、宣散、分消走泄、宣肺、扶脾、温肾等具体措施，以祛除湿邪（外感、内生）、消散湿邪的一种治疗方法。历代医家对湿邪从化、兼夹进行了多方研讨，并在临床实践中创造了诸多理论，研制或化裁了诸多针对性的方剂，极大丰富了化湿法的内涵，扩展了其外延。

古今临床学科皆将化湿法作为水湿痰饮病的基本治疗方法之一，且以证论法、以法指导用方，确定了芳香化湿、祛湿化浊、燥湿化浊、温化湿浊、祛风除湿、淡渗利湿等正法及若干变法，对化湿法的临床配伍、配伍法度、配伍技巧等方面均有深入的认识。

历代医家对化湿法的作用及其祛湿方剂的配伍思路、配伍理论的认识较为一致。化湿法对于病证的治疗，既有病因学、病机学治疗意义，又有对症治疗意义，而且有时亦是治疗的一种技巧。历代医家强调治湿当分三焦，如张景岳有"上焦不治则水泛高原，中焦不治则水留中脘，下焦不治则水乱二便。三焦气治则脉络通而水道利，故曰决渎之官"（《类经·藏象类·十二官》）。因此，治湿时应顺应脏腑的生理病理特征、以及湿之特性，依据湿之所在部位因势利导，为水湿之邪寻找出路，应特别重视开鬼门之汗法、洁净府之利法、去菀陈莝之下法的应用，诚如张景岳所言："治湿之法，凡湿从外入者，汗散之；湿在上者，亦宜微汗之；湿在中下二焦，宜疏利二便，或单用淡渗以利小便"。（《景岳全书·杂证谟·湿证》）徐大椿亦强调："况治湿邪之法，亦以淡渗为主，如猪苓、五苓之类，亦无以燥胜之者。""盖湿亦外感之邪，总宜驱之外出，而兼以燥湿之品，断不可专用胜湿之药，使之内攻，致邪与正争，而伤元气也。"（《医学源流论·卷下·发汗不用燥药论》）亦十分强调临床治湿，健脾化湿法在治疗中的重要性，如方隅在《医林绳墨》中提出："治湿不理脾胃，非其治也。"临证治疗湿邪引起的病证时，常需化湿法与利法、下法、消导法等其他治法配伍应用，即利之于下、泄之于下、清之于内、温之于内、化之于内、散之于外。

对于外感疾病，病因学治疗意义，既能祛除湿邪，又是重要的祛邪方法与措施之一，有消、散、化之作用与意义，既能消化外邪、消除病因，又调整脏腑功能、治疗内生性病理产物而达到病机学治疗目的；化湿法亦为祛邪（散、消、化）的主要形式与方法之一。其对症治疗作用与意义，是通过宣散、燥化或芳香等作用，达到化痰、利水、止痛、退黄、消肿、止咳、化痰、除胀、消痞、止泻、止带、宣痹等作用。

第六节　清法的源流、配伍技巧、临床应用及现代研究

一、清法的源流

清法渊源于《黄帝内经》，如《素问·至真要大论》云："热者寒之，寒者热之，温者清之。""热淫所胜，平以咸寒，佐以苦甘、以酸收之、以苦发之。"初步提出了"清法"的适应证，并指出了火热之邪侵入人体形成热性病证，可用咸寒、苦寒、甘寒、酸寒等清热药物治疗。对后世清法方剂的组成和运用具有一定的指导意义，为清法的形成和发展奠定了理论基础。还对虚热证提出了通过养阴清虚热之"诸寒之而热者取

之阴"的重要论述。

《神农本草经》记载了诸多寒凉解毒药物的功效，有"疗热以寒药"的重要论述，而且在记载的药物中，寒凉性药物约占总数的1/3，为清法选药组方奠定了药物基础。

张仲景《伤寒杂病论》据《黄帝内经》的理论创制了清法方剂，如白虎汤治烦热大渴、白头翁汤治热痢下重、栀子豉汤治心中懊侬、葛根黄芩黄连汤治肠热泄泻等，不仅详细论述了清法方剂的适应证、组方规律，而且还提出清法方剂的加减变化规律，开里热证辨证论治之先河，为清法用于外感病，对后世温病学的形成与发展奠定了基础。

继仲景之后，晋唐时期清法得到了广泛的应用，如《小品方》载芍药地黄汤凉血散瘀，治疗血证；葛洪的《肘后备急方》搜集了大量民间清法方剂，丰富了清法的内容，立黑膏清营宣透、治疗发斑，以生地黄凉血清营、淡豆豉宣透发越，堪称透营转气之祖。唐代孙思邈的《备急千金要方》《千金翼方》也大量记载了清法的方药，不仅运用清法方药治疗五脏六腑的实热证，还将清法的方药运用于内、外、妇、儿各科，而且创制了治疗血分热盛证的有效方剂，如犀角地黄汤、苇茎汤等；《备急千金要方》中的许多清法方剂对后世影响极大，不仅其配伍严谨、疗效卓著，而且犀角地黄汤被奉为清营凉血之代表方，其他如栀子汤主治表里俱热之证，后世的凉膈散即栀子汤化裁而来，吴鞠通的清营汤也系犀角地黄汤加味而成。《外台秘要》载崔氏黄连解毒汤能"直解热毒"，成为苦寒直折其热之佳剂。

宋代《太平惠民和剂局方》搜集了大量清法方剂，如清心开窍的紫雪、至宝丹，被后世誉属为"凉开三宝"。宋代除《太平圣惠方》《圣济总录》《太平惠民和剂局方》，大量记载清法方剂外，特别是钱乙《小儿药证直诀》结合脏腑热病的不同特点，首创了清脏腑热的有效方剂，使热病的治疗更有针对性，如研制了导赤散、泻黄散、泻白散、泻青丸，用以治疗心、脾、肺、肝四脏之热。

金元时期刘河间提出"六气皆从火化""六经传受皆是热症"的观点，极力提倡主火热学说，自成"寒能胜热"等一套完整的清法理论体系，总结了热性疾病的治疗原则，创研了诸多清法方剂，并提出表证兼有内热者，可用表里双解法，如防风通圣丸、双解散，推动了清法的发展与运用，为后世温热学运用清法开创了思路。其后元代罗谦甫在《卫生宝鉴》中，主张把清法分为六大类，上焦之热用凉膈散，中焦之热用调胃承气汤、泻黄散，下焦之热用大承气汤、三才封髓丹，气分之热用白虎汤，血分之热用桃仁承气汤，通治三焦之热用黄连解毒汤，罗氏吸取了前人精华，扩大了清法的治疗范围，对后世卫气营血、三焦辨证学说的形成产生了重要影响。

清法在外感热病中广泛应用，是温病学的一大发展，把清法在温病学治疗范围向前推进了一步，使温病学说形成了完整体系。

明清时期吴有性、王孟英、吴瑭、喻嘉言、叶天士等温病学大家，不仅重视清法方剂的应用，用药广泛而细腻，而且创制了许多卓有成效的清法新方，如银翘散、化斑汤、清营汤、清瘟败毒饮、神犀丹等。

随着温病学卫气营血体系的成熟，对温病不同阶段应用不同的清法，不仅清卫分、气分热有了新的发展，而且清营凉血法有了突破性的进展，并提出了新的理论，如叶天士对外感热病邪盛极期营血燔热证进行了深入研讨，在其《温热论·温病大纲》中提出"在卫汗之可也，到气方可清气，入营犹可透热转气，如犀角、玄参、羚角等物，入血就恐耗血动血，直须凉血散血，如生地、丹皮、阿胶、赤芍等物"的见解。清代以来对清心开窍、凉肝息风等清法的临床应用及配伍规律也得到了明确的认识。

时至清代程钟龄在《医学心悟》中明确提出"清法"为"医门八法"之一，突出了清法在治法学中的地位，精辟地阐明了清法的适应证、内涵和注意事项，"清法"作为中医治疗大法之一的地位被确立，此时清法的理论基础及临床实践已近成熟，为后世正确运用清法及清法方剂指明了方向、思路。

综上所述，清法的源流大致可分为三个阶段：汉代以前是奠定清法的理论阶段；唐宋时期是清法方剂的广泛搜集阶段；明清时期是清法的发展阶段，随着温病学派的形成与成熟，不仅创制了许多新的清法方剂，而且清法的临床应用也日益广泛。

二、清法的内涵

清法是通过用寒凉性药物，具有泻火、解毒、清气、凉营、凉血、祛邪等作用，以清除邪热、里热等作用的一种治疗方法。

清法系通过寒凉之品的药物，使邪热外泄，以消除里热、温热、里火。主要作用于里，以达到清热、泻火、凉血、解毒、清宣透热、畅通气机之作用与目的，并通过祛除邪热而起到保阴、除烦、止渴、生津等治疗目的。

清法是用以治疗邪热、里热证的方法之一，因此，在外感疾病的治疗中占有极为重要的地位。陈修园《时方歌括》将清法所组成的方剂归入"寒能胜热"范畴，《医方集解》将清法组成的方剂归入"泻火之剂"范畴。

由于热证的范围广泛，病情变化迅速、复杂。因此，清法其内容丰富、应用广泛，就其性质而言，有实热、虚热之分；就其病因而言，有外感、内伤之别；就其病位而言，有表、里之差，有在卫、在气、在营、在血、在脏、在腑之殊。

三、清法的适应证

温、热、火三者同属一性，只是程度不同，温甚为热、热极为火、火热壅盛又可化毒，总称为热。究其成因不外内生与外感。

清法主要适用于外邪入里化热，或五志化火，热从内生的各种不同的热性证候，如温热病、湿热病、斑疹、血证、丹毒、疮痈、痄腮、黄疸、痢疾等。

就其临床表现而言，主要适用于高热、烦渴、神昏谵语、衄血斑疹、惊痫抽搐、溲黄便结、暴注下迫、痢下赤白、咳嗽痰稠等。

基于邪热、热毒致病，暴戾酷烈，来势急剧，变化迅速，可内攻脏腑、营血、经络，病变无常、变化多端，故应用清法宜早，除邪务尽，"握机于病象之先"，或"先症而治"，或能扭转截断，防生风、动血、窍闭之变。

四、清法的主要作用

清法主要作用于三焦、卫气营血、脏腑，清法总的作用是清热，通过直清，直拔病灶，起到清宣透热、清热泻火、清营凉血等作用，并迅速驱除热毒，减轻或阻止火热邪毒对脏腑的直接伤害，并通过祛除邪热而避免津液、营血的进一步耗伤，起到保阴作用，利于正气恢复，而收祛邪、退热、开窍、止痉、退黄之效。

1. **直折邪毒**　火性炎上，苦味能降能泄，寒性能清热降火，用苦寒泻热之品，泻热降火，直折上炎之火，即《本草正·黄柏》所云"苦寒直折"。清法主要作用于卫气营血、脏腑，通过直清，清火泄毒，以驱除邪气，直接灭除火热邪毒，挫其淫热、伐其邪势，使邪热直接清除，并防邪热深入、正气耗伤，以收治病求本之效。如吴又可在《温疫论·卷上·注意逐邪勿拘结粪》所云："欲为万全之策者，不过知邪之所在，早拔去病根为要耳。""能早去其邪，安患燥结耶。"

清法与利法、下法、汗法被视为祛邪的主要方法和手段之一，在外感热病、里热证中广泛应用。

2. **清热泻火**　用辛寒之性因势利导，使其深盛之邪热透达肌表而解。清法通过直清，首先清除胃、肺、肝、大肠等经之邪热，继而清除其他脏腑之邪热，达到清热泻火之目的。

3. **凉血消斑**　清法通过直清，泄热解毒，除能清除气分邪热外，亦能直接清营凉血，营血得清，血不妄行，而达凉血消斑、解毒消斑之功。

4. **透营转气**　清法通过直清，既能清除营分邪热，又能使营分之邪热转出，并通过气分透达，是邪气外出的主要途径之一。

5. **清营透疹**　清法通过清热凉营、清除营分之邪热，使疹子从里向外透达，以起到透疹之作用。适用于热盛而疹透不畅之证。

6. **清热透邪**　运用性味辛散苦寒，具有清泄宣发邪热作用的方法，引导邪热向外透达，达到透邪外出之目的。

7. **清热止渴**　通过清热泻火的方法，以减少邪、热、火对人体阴液的耗伤，从而间接达到止渴目的。

8. **清热止血**　通过清热泻火、清热凉血作用的方法，使热清、血热得清，以解除动血、迫血、出血的原因，间接达到止血之目的。

9. **清热调经**　通过清热泻火、清营凉血作用的方法，使血热得清，以解除动血、迫血的原因，间接达到调经之目的。

10. **清热宣痹**　通过运用清热祛邪的方法，以疏通经络、肌表之邪热，使经络通畅，达到宣通痹阻之目的。

11. **清络通痹**　通过运用清法，直入营血，清其络热，冀以毒热廓清、气血流通、络道通利，达到清络之作用，可使痹痛渐除。

12. **清热止痛**　通过运用清热解毒、泻火除邪的方法，以祛邪、消散壅结，使脏腑、经络通畅，间接达到止痛之目的。

13. **凉血止痢**　通过运用清热凉血、泻火解毒的方法，并与理气、理血诸法配伍，行气导滞、除肠中壅阻气滞，即"调气则后重自除"，理血、凉血使气血调和，此即"行血则便脓自愈"，达到止痢之目的与作用。

14. 清热止泻　通过运用清法，以清泄、祛除肠道邪热、郁热，以清泻肠道火热、苦寒燥其湿，既祛因，又有调整泌别清浊功能之作用，达到止泻之目的。

15. 泻火通淋　通过运用清热泻火、清热燥湿之清法，以清泻膀胱火热、苦寒燥其湿，既祛因，又有恢复膀胱功能之作用，达到止淋、通淋之目的。

16. 清宣郁热　通过运用清热泻火除烦之清法、行气解郁之理气法，使里热外散，达到清泄郁热、清宣郁火之目的。

17. 潜降虚火　通过运用清泄虚火、引火下潜作用之清法、补法，以消除上炎之虚火、浮越之虚阳、阴虚之火旺，达到清虚热、降虚火之目的。

18. 清泄脏腑热　通过运用清热泻火、清热解毒之清法，并与下法、利法、汗法配伍，以清泄肺、肝、脾、胃、心之热，达到清泄脏腑热、清泄内脏邪热、清心安神、清肺平喘、清肺宣肺、清胃和中、清胃止呕、清胃降逆、清泄脾经伏火、清肝理气、清热安胎、清泄膈热等治疗目的，从而解除脏腑邪热、内热。

19. 泻火存阴　通过泻火泄热达到间接存阴的目的，此法与滋阴生津法直接益阴不同，系通过泄热解毒、灭火救水的方法，达到存津之目的。《医方集解·泻火之剂》"黄连解毒汤"中汪昂有"故用大苦大寒之药，抑阳而扶阴，泻其亢甚之火，而救其欲绝之水也"之论。

此法为直接消除阴伤的原因，而从根本上杜绝液耗阴亡之变。如叶天士《三时伏气外感篇·春温》云："寒邪深伏，已经化热，昔贤以黄芩汤为主方，苦寒直清里热。热伏于阴，苦味坚阴乃正治也。"《得配本草》亦云："火清则水得坚凝，不补而补也。"

20. 清热除蒸　通过运用清热降火、透热除蒸作用的方法，以清除虚火、除郁蒸，以治疗虚火内伏所致蒸蒸发热之证。

21. 清热安胎　通过运用清热泻火之清法，以清除热扰胞宫之热邪，解除、制止引起胎动不安的原因，从而达到安胎之目的。

22. 退热　通过清法直清，直接灭除火热邪毒，杀其炎炎之势，迅速终止火热邪毒燔气灼血的病理变化，使邪热之势得以控制，自然达到退热之目的。

23. 消斑　通过运用清法，以泄毒解热，使客入营血之邪热得清，血凉而不妄动，血不妄行，而使斑消病除，达到消斑之治疗目的。

五、清法的临床应用及其配伍技巧

凡邪热入里，热势弥漫，既非汗法所能解，又非下法之能攻者，最宜用清法。通过运用清法以达祛邪、泻火、凉营、凉血、透疹、清脏腑热等不同的病因学、病机学、对症等治疗目的，临证除需根据邪热的轻重、客犯部位不同采用相应清法外，尚须详细辨证，从整体出发，注意配合散而清、润而清、消而清、补而清、化痰而清、甘寒而清、利而清、以泻代清等具体方法的应用。

（一）清气分热法在临床中的应用

清气分热法主要适用于热在气分证。气分证是外感疾病过程中邪正交争最激烈的阶段，如果邪在气分而失治或治不如法，其邪可内传营血，甚至导致液涸窍闭动风等危急证，因此，把握好气分关对于临证治疗有重要的意义。

清气分热法主要是指运用辛寒之法以大清气分、透热外达的一种治法。本法清热之力较强，但其作用重点仍在透达邪热，有祛邪、退热、除烦、止渴之效。

热在气分，应注意区别热势的外浮与内郁的两种趋向。如热势浮盛于外，其治疗以辛寒之剂为主，使用辛寒之性的药物因势利导，使其深盛之邪热透达肌表而解，代表方为白虎汤类方、寒解汤、石膏汤等。对邪热在气分而热势内盛者为内热炽盛，治以苦寒之剂为主，代表方为黄连解毒汤等。

临证常用辛寒或苦寒质润而兼清热与养阴作用的药物为佳，如生石膏、知母等为首选；配伍养阴生津之法，即"甘苦合化"，如麦冬、玄参、生地黄、芦根之类，后世温病学家治疗热病，强调"存得一分津液，便有一分生机"，十分重视养阴生津药的配伍，如吴鞠通在《温病条辨·中焦篇》中所论"温病燥热，欲解燥者，先滋其干，不可纯用苦寒也，服之反燥甚"；《温病条辨·卷四》吴鞠通在"吴又可温病禁黄连论"中指出"唐宋以来，治温热病者，初用辛温发表，见病不为药衰，则恣用苦寒，大队芩、连、知、柏，愈服愈燥""于应用芩、连方内，必大队甘寒以监之，但令清热化阴不令化燥。"

在清泄里热的同时，一般佐用辛凉透表之汗法药物，或疏解卫分表邪，或宣散胸膈郁热，或清透气分邪热，其一以达祛邪外出、清宣里热之作用，其二药性轻平、宣畅气机、透泄外邪。如吴又可在《瘟疫论·卷上·标本》中云"邪自窍而入，未有不由窍而出。《经》曰：未入于腑者，可汗而已，已入于腑者，可下而已，麻征君复增汗、吐、下三法，总是导引其邪打从门户而出，可为治法之大纲""若以黄连解毒汤、黄连泻心汤，纯乎类聚寒凉，专务清热，既无汗、吐、下之能，焉能使邪从窍而出，是忘其本徒治其标"之论。如《东垣试效方》普济消毒饮之配伍薄荷、升麻、柴胡，俞根初《通俗伤寒论》新加白虎汤之配以薄荷、荷叶，《伤寒温疫条辨》小清凉散之用蝉蜕、僵蚕，《伤寒论》栀子豉汤之用豆豉。他如寒解汤之用蝉蜕，石膏汤之用香豉、麻黄等皆此配伍思想。

在直清里热、气分热的同时，亦可佐用利法药物，以导邪热从前阴（小便）而出，如俞根初创研的新加白虎汤之配以竹叶，以及葱豉白虎汤之配以葱白、豆豉，竹叶石膏汤之竹叶等皆此配伍思想。

可根据具体病情及治疗的需要，灵活采用以泻代清之下法，除取其釜底抽薪、澄本清源之意外，亦能加强其祛邪清热之力。一般在临床上佐用下法药物，如大黄黄连泻心汤、泻心汤之佐用大黄，凉膈散在清热凉膈的同时配以大黄、芒硝，升降散、清化汤、增损三黄石膏汤、增损双解汤、增损普济消毒饮、解毒承气汤、白虎承气汤等诸多方剂皆配伍大黄、芒硝。在有些特殊的情况下亦可根据病情需要主用下法药物，以达清、下并用之功，如宣白承气汤、白虎承气汤等皆以下法为主，清、下并用。因此，下法药物在清气分方剂中的配伍有其重要而普遍的临床意义。

（二）清热解毒法在临床中的应用

清热解毒法是使用清法为主，以直清里热、泻火解毒，适用于三焦火毒热盛，以及邪郁生热、胸膈热聚，或风热疫毒发于头面等证，本法有清热、泻火、解毒、消肿之效，常用药物有黄连、黄芩、黄柏、栀子、金银花、连翘、蒲公英、紫花地丁、野菊花等。

如热在气分应着重清气，热在血分应着重凉血，疔疮痈肿初起则应适当选用活血通络之品，若脓肿已成则应配伍活血凉血、行气通络排脓之品，如热聚胸膈可配伍芒硝、大黄通下之品，以导热下行。代表方剂为普济消毒饮、仙方活命饮、五味消毒饮等。

运用清热解毒法以直折火势、清热泻火，在运用清热解毒法时，除常用黄连、黄芩、黄柏、蒲公英、紫花地丁等药物外，在清解上焦邪热的同时，根据病情需要配伍下法，使邪热有出路，以达"釜底抽薪"之用，加强其清热之功，具有澄本清源之意，如凉膈散之用大黄、芒硝等。

在立清热解毒法时，除应用清法、下法外，亦应根据热毒侵犯的部位不同予以适当的配伍，如火毒有外出之势，可配伍透散之汗法，若已渐熏蒸血分，则须佐以凉血行血之法。

或在清热解毒法的方剂中适当配伍疏散之汗法，使壅于上焦或头面之热毒得以疏散、火郁发之，如凉膈散之用薄荷，普济消毒饮之用薄荷、连翘、牛蒡子等皆取其疏散郁热之功。

或在清热解毒、疏散风热、通下邪热的基础上，注重理气法的配伍与应用，使气机畅通而热毒得以消散，如普济消毒饮、仙方活命饮等方剂中均配伍陈皮理气而疏通热毒壅滞、利于热毒消散。

（三）清营凉血法在临床中的应用

清营凉血法具有清营透热、凉血散瘀、清热解毒的作用，适用于邪热传入营、血分，已有动血及热毒炽盛的表现。

清营凉血常用药物有水牛角、生地黄、玄参、赤芍、羚羊角等。由于营分邪热多由气分传变而来，故组方时常配伍金银花、连翘、竹叶等以达透热转气之功。邪热入血分，多有迫血、动血而出血、发斑之象，且络伤血溢易留瘀，热与血结亦可成瘀，故常配伍凉血散瘀之牡丹皮、赤芍等，如清营汤中配伍丹参，犀角地黄汤中配伍牡丹皮、赤芍。代表方剂清营如有清营汤、神犀丹，凉血如有犀角地黄汤、紫雪丹等。

临证以清心营、凉营、凉血为主法，多选水牛角、赤芍、羚羊角等咸寒清营药物，或玄参、生地黄、麦冬等甘寒凉血养阴药物为主，并在治疗时宜清化，而不宜提透。

根据病情可酌情配以清气分热法，其目的在于"透热转气"，用轻清透气、宣畅气机、清热解毒之品，以开营热外达之路，透邪外达，使营热透转气分，转出气分而解，其配伍如叶天士所言"入营犹可透热转气"，如清营汤、化斑汤等方配伍清气分热药物，常用轻清宣透、轻宣透泄之品，如金银花、连翘、竹叶之类。

在运用清营凉血法时，亦可佐用利法药物，其目的在于"因势利导"，以导营血之邪热从小便而出，如牛黄清心丸之用栀子，凉营清气汤之用栀子、竹叶，凉营汤之用竹叶，清热消毒散之用栀子，《寿世保元》犀角解毒汤之用栀子，犀角散之用茵陈蒿、栀子等。

或根据病情配以活血化瘀法，如叶天士所云："入血就恐耗血动血，直须凉血散血"，一般选用既活血祛瘀，又凉血之赤芍、丹参、红花、桃仁等品，如芍药地黄汤、清营汤、神犀丹等均为此类。他如紫草散之用紫草、钩藤，以治疗热入血分之斑疹。

（四）清热祛暑法在临床中的应用

清热祛暑法适用于暑类疾病，暑多夹湿，祛暑常用药物有金银花、连翘等辛寒清热之品，芦根、香薷、竹叶心、鲜荷叶、扁豆花、西瓜翠衣、佩兰等祛暑之品为主。代表方剂有香薷饮、新加香薷饮等。

以祛暑药物为主，根据感邪轻重、兼夹不同，常配伍清气分热、化湿利湿、养阴生津、汗法等。

祛暑法配伍清气法，其目的在于清热涤暑、清解气分，而且有截断病邪传变之意，常选知母、石膏、青黛之类，大多清暑剂，皆配以清气法，如《宣明论方》桂苓甘露饮之用石膏、寒水石，《温热经纬》清暑益气汤之用黄连，黄连涤暑汤之用黄连、黄芩、连翘等，均体现了祛暑方剂配以清气法的重要意义。

在运用祛暑法时常配伍应用利法药物，其目的在于，其一暑邪伤人每兼夹外湿，祛暑方剂与利法合用，以利湿；其一利法是祛暑外出的方法和途径之一，王纶在《明医杂著》中提出"治暑之法，清心利小便最好"，《温热经纬·卷三·叶香岩三时伏气外感篇》有"暑为火邪，心为火脏，邪易入之，故治中暑者，必以清心之药为君"之论，基于心与小肠相表里，清心之法多为利法。如《宣明论方》桂苓甘露饮之用六一散、五苓散，《时病论》清凉涤暑法之用滑石、泽泻、车前子，《症因脉治》十味香薷饮之用茯苓等，均体现了祛暑方剂配以利法的重要意义，正如喻嘉言在《医门法律·卷之四·热湿暑三气门》中论述的"凡治中暑病，不兼治其湿者，医之过也"。

清热祛暑法在用药时注重透泄，如在用药时常用西瓜翠衣、鲜扁豆花、鲜荷叶、淡竹叶、金银花等以助清暑透热。

（五）清热祛湿法在临床中的应用

清热祛湿法适用于湿热俱盛，或湿从热化之证，常用药物有茵陈蒿、栀子、黄连、黄柏、连翘、滑石、薏苡仁、藿香、金钱草、大黄等。代表方剂有茵陈蒿汤、甘露消毒丹、八正散、黄芩滑石汤、王氏连朴饮等。

湿为阴邪、热为阳邪，二者相合为患，其治疗宗《温病条辨·中焦篇·湿温》"徒清热则湿不退，徒祛湿则热愈炽"。对于湿重于热之证，以利湿法为主，清热法为辅，如三仁汤之用竹叶、滑石、通草、薏苡仁、白蔻仁等；加味平胃散之用苍术、白术，用分利法、运脾法、消食导滞法、行气法去其肠内壅滞，其一利于脾胃升降功能恢复正常，其二从前后分利湿热。

对于湿、热同重之证，当化湿与清热并重，如黄芩滑石汤之用茯苓皮、白蔻仁、滑石、通草、猪苓，以及黄芩；《温病条辨》宣清导浊汤之用猪苓、茯苓、寒水石；他如王氏连朴饮、二妙散等。对于热重于湿之证，以清热为主、利湿为辅，《霍乱论》王氏连朴饮之用黄连、栀子，他如加味解毒散、黄连解毒汤等。

（六）清脏腑热在临床中的应用

根据邪热所在脏腑及其证候不同，按药物归经选用不同的药物治疗，并注意各种治疗方法的综合运用。

1. 清心热的配伍思路　是以清心热为核心的多种治法的综合运用。在立法选药组方时，以苦寒入心或甘寒入心之清心泻火法、药为主，以直折其热，常用黄连、莲子心、水牛角等，如泻心汤之用黄芩、黄连，清心莲子饮之用黄芩等。在直清心火时除选用直清之清法外，亦应重视凉营清心法、药的应用，导赤散、加味导赤散、泻心导赤散、黄连汤、黄连清心饮之配伍生地黄，清心莲子饮之用石莲子等，皆此配伍方法。

其清心热的方法除选用直清之清法外，尚可灵活选用分利法、汗法、下法等，导心热从二便、肌表外出，以达到清心经邪热、导心火之治疗目的。

清心法、方剂配伍分利法，一般选用淡渗分利、利水通淋之车前子、木通、滑石、竹叶、灯心等，导心热、心火、心经邪热及心经下移之热从小便而出，达到清心之目的，利法系清心经热的方法和途径之一。如导赤散之用木通、甘草梢，加味导赤散之用木通、栀子、竹叶，清心莲子饮之用车前子、白茯苓等；以及黑龙江中医药大学附属医院协定处方泻心导赤散在直清之黄连、凉营之生地黄的基础上，辅以淡渗分利之木通、竹叶，以清心除烦、利尿通淋。

清心法、方剂中佐以滋阴药物，如导赤散之用生地黄，清心莲子饮之用麦冬，《伤寒六书》导赤各半汤之用麦冬、知母，《万病回春》黄连汤之用生地黄、麦冬、当归等。

在运用清心法时，亦可以配以宁心安神药物，其目的在于增强、加强清心之力，如清心莲子饮之用莲肉，黄连清心饮之用茯神、酸枣仁、远志、石莲肉，导赤各半汤之用茯神，导赤清心汤之用茯神、朱砂等；尚可配以凉营之法以清心火，如导赤承气汤之用赤芍、生地黄等。

在运用清心法时，亦可佐用汗法，其目的在于导心火、内郁之火外散，如加味导赤散之用防风、薄荷之类。

亦可根据病情酌情选用下法及其药物，其目的在于导心火从后阴而出，如泻心汤之配伍大黄，导赤承气汤之用生大黄、芒硝等。此外，古人尚根据暑温的病理特点及心与小肠相表里的生理特点提出"暑气通于心"之论，王纶《明医杂著》有"治暑之法，清心利小便为最好"，这也是清心法之具体应用。

2. 清肺热的配伍思路　本法是以清肺经邪、热为核心的多种治法的综合运用。清肺经热在立法选药组方时，一般以黄芩、桑白皮、生石膏等清肺泻火法、药，及金银花、连翘、蒲公英、金荞麦等清热解毒法、药为主，代表方剂有泻白散、加味泻白散、桑白皮汤、麻杏甘石汤、芩部丸等。

其清肺热的方法除直清外，尚可用分利法、下法、汗法等。如在清肺方中佐以下法，其目的在于开达肺热下行之路，如《温热经纬·卷四·陈平伯外感温病篇》有"移其邪由腑出，正是病之去路"之论，如清肺解毒汤、宣白承气汤之用大黄，陷胸承气汤之用大黄、风化硝等。

或在清肺方中佐以下气法，其目的在于缓下肺热、痰浊，导肺热下行之目的。如清气化痰汤之用枳实、瓜蒌仁，葶苈大枣泻肺汤之主用葶苈子等。

或在清肺方中佐以汗法，其目的在于清宣肺热，利于肺经邪热的透泄外达，如《症因脉治》栀连清肺饮、《痘疹仁端录》黄芩汤之用薄荷，《万病回春》黄芩汤之用薄荷、荆芥，加味泻白散之用薄荷，三黄石膏汤之用麻黄、淡豆豉、生姜等。

或在清肺方中佐以利法，其目的在于导肺热从小便而出，如清宁散之用赤茯苓、车前子，三黄石膏汤之用栀子，清气化痰汤之用茯苓，清金化痰汤之用茯苓、山栀子等。

清肺热法以肺有邪热伏火为主要机制，邪热壅肺，或肺热炽盛，可灼津炼液为痰，邪、热、痰滞着于气道、肺，相互影响，形成诸多病理变化。因此，在清泄肺经邪热时，除选用各种清泄肺热的方法外，亦应注意与宣肺、肃肺、化痰、祛瘀、平喘等诸法的配伍应用，以及注重调理与肺有关脏腑的功能，以适应临证治疗的需要。

3. 清肝热的配伍思路　本法是以清肝热为核心的多种治法的综合运用。清肝经热在立法选药组方时，常用龙胆草、夏枯草、黄连、青黛、羚羊角、芦荟等苦寒直折之清肝泻火法、药为主，代表方剂有泻青丸、龙胆泻肝汤等。如龙胆泻肝汤之主用龙胆草、黄芩，当归龙荟汤之主用龙胆草、黄芩、芦荟、青黛、黄连、黄柏，泻青丸之主用龙胆草等。

其清肝、泄肝经邪、热的方法与措施，除直清外，亦可灵活应用分利法、下法、汗法等，导肝热外出，以达清肝之目的。

在清肝法、方中配以利法药物，取其淡渗分利利湿之功，导肝之邪、热从小便而出，是清泄肝热的重要方法之一，如龙胆泻肝汤之用栀子、木通、泽泻，泻青丸、清肝达郁汤、当归龙荟汤之用栀子，柴胡清肝散之用栀子、灯心、竹叶，清热止带汤之用茯苓、苍术，以及现代清胆泻火汤之用栀子、茵陈蒿，金胆片之用金钱草等皆此配伍思想。

或在清肝法、方中配以汗法药物，一般临证常选具有疏肝作用的汗法药物，其目的在于疏散肝经郁热、疏散里热，有"木郁发之""木郁达之"之意，是取《素问·脏气法时论》："肝欲散，急食辛以散之"之理，临床用方常在清肝方中佐用疏散之品。疏散之法分二类，一类为辛散之汗法，如羌活、防风、薄荷等，一类为具有疏肝散郁之汗法、理气法，如柴胡、薄荷、麦芽等疏肝之类，如泻青丸之配用羌活、防风，清肝达郁汤之配用薄荷、柴胡，龙胆泻肝汤之配用柴胡等。

或在清肝法、方中配以下法药物，以泻代清，除能加强清热之力外，亦有导肝热从后阴而出、给邪热以出路之重要意义。如泻青丸、茵陈蒿汤、当归龙荟汤之用大黄，以及现代清胆泻火汤之用大黄、芒硝，胰胆炎合剂之用大黄等皆此配伍思想。

在清泄肝经邪热时，除选用各类清肝、泻肝的方法与措施外，尚应注重病机学、对症治疗的方法与措施，达到标本兼顾之效。

4. 清脾胃热的配伍思路 本法是以清脾热为核心的多种治法的综合运用。清泄脾胃热在立法选药组方时，常用生石膏、黄连等直清之清法、药为主，以直折其脾胃之火，如清胃散之主用黄连，泻黄散、玉女煎之主用生石膏，连附六一散之主用黄连等，代表方剂有清热泻脾散、泻黄散、清胃散等，以及现代溃疡宁胶囊等方剂配伍皆此思想。

其清泄脾胃热的方法除采用直清之清法外，尚可灵活应用分利法、下法、汗法等，导脾胃之热从二便外出，或从肌表外散。

在泄脾胃热法、方中配以利法药物，以其淡渗分利、通利小便的方法，导脾胃邪、热从小便而出，达到清泄脾胃积热、邪热之目的，如泻脾散之配伍山栀子仁，清热泻脾散之配伍栀子、赤茯苓，玉女煎之配伍牛膝等诸多方剂皆辅以利法以清泄脾热、胃热，导热外出。

或在清泻脾胃积热时亦可配以汗法药物，常选防风、藿香叶、葛根、薄荷等辛香升散作用的汗法药物，其目的在于通过辛散、发散脾胃之郁热伏火，有"火郁发之"之理，正如费伯雄《医方论》所云"有风药以散伏火"，如泻黄散之用防风、藿香叶，《万病回春》泻胃汤之用薄荷、防风、荆芥，《脾胃论》清胃散之用升麻，连附六一散之用生姜等，历代诸多清泻脾胃积热的方剂皆辅以汗法。

或佐用引热下行之药，如《景岳全书》玉女煎之用牛膝，其作用正如张锡纯在《医学衷中参西录·药物·牛膝解》中云："盖此等证，皆因其气血随火热上升所致，重用牛膝引其气血下行，并能引其浮越之火下行，是以能愈也。"

（七）清法在出疹性疾病中的应用

在治疗出疹性疾病时取其透邪透疹作用时，除选用汗法透邪透疹、活血化瘀透疹之法外，亦可灵活应用活血凉血、凉营之活血化瘀、清法，既能消散血分瘀滞，又可凉营透疹、凉血透疹、清解血络热毒，具有促进热毒向外透发、透疹与消斑的作用。通过清法中的凉营、凉血作用达到透疹、消斑之目的，是透疹的主要措施与方法之一。

在治疗出疹性疾病时主以汗法，辅以清法透疹，如升麻葛根汤主以升麻、葛根汗法药物，佐以赤芍凉营透疹、活血行血，成为解肌透疹的代表方剂；柴葛解肌汤主以柴胡、葛根汗法药物，佐以赤芍凉营活血透疹，《伤寒六书》之柴葛解肌汤又配以羌活、白芷加强升散之力，《医学心悟》之柴葛解肌汤又配以知母、生地黄加强清热凉营之力，又加牡丹皮增其凉营活血之力。如周凤梧在《实用方剂学》中分析升麻葛根汤时云："方中芍药当用赤芍，赤芍苦而微寒、并入血分，清热凉血之中有活血作用，以清解血络热毒，而白芍酸敛，不利于麻疹的透发，故不宜配伍白芍。"在治疗此类疾病中主以汗法，特别是辛凉汗法，以达祛邪、透疹之目的，常根据病情及治疗需要灵活配以凉营凉血之清法、通络之活血法以辅助汗法透疹，达到预期的治疗目的，用以治疗风温肺热发疹、麻疹、奶麻、风痧、丹痧、水痘、手足口病等出疹性疾病，并可辅以祛风、除湿、燥湿、息风诸法以助透疹，并能达到止痒之目的。

在治疗出疹性疾病时或主以清法，辅以汗法，如治疗风温肺热发疹之银翘散去荆芥豆豉加大青叶生地倍玄参方，即以清法为主，以透邪、透疹。另外，主以清法透疹、消斑，特别是应用凉血凉营、活血以消斑，如犀角地黄汤类方、化斑汤、化斑解毒汤等诸多方剂皆以清营凉血、活血散瘀之清法药物为主，以达透邪、透疹、消斑之作用。对于邪入营血、营炽血热之发疹、发斑，主以凉血凉营之清法、通络凉血之活血法为主，辅以汗法、息风法、除湿法，以达透疹、消斑之治疗目的。

六、清法的用药时机、法度及注意事项

清法是以"热者寒之""温者清之"为立法依据，应用清法时须掌握好用药时机、法度、配伍、时间，因此，临床在具体运用清法时应注意以下八个方面问题：

一是准确把握清法的适应证，只要邪热炽盛，无论在表在里，应及时主以、佐以、辅以清法，明确清法的用药时机，一般在表证已解、热已入里，里热虽盛但无腑实的情况下使用清法，即清法适用于无形邪热。如邪热在表，应以汗法为主，佐用清法，以防引邪入里；若里热成实，形成有形热结、腑实、瘀热、痰热，则当用下法，以下法为主，辅以、佐以清法；若表邪未解，热已入里，又当表里双解。

二是要注意辨别热证的病位、阶段、程度、性质，分清主次，把握好用药法度、时间及配伍，灵活应用清热解毒法、清气解毒法、清热凉营法、清热祛暑法、清热除湿法、清热养阴法等；由于热证尚有气分、营分、血分之异，实热、虚热之分，脏腑偏盛之殊，应按邪热之在表、在里，属气、属血，入脏、入腑等，分别选方立法用药。如热在气而治血则将引邪深入，热在血而治气则血热难平；邪盛初期邪气初盛、正气少耗，则用药宜轻，邪盛极期邪气鸱张或化毒，邪（外感、内生）可客脏腑，可客气、营、血，则用药宜重，根据邪正消长情况而定用药法度、时间、程度，并重视"因势利导"及祛邪外出的途径与方法的应用，一般宜清而散之，或宜清而泻之，或宜清而利之。

三是应把握好用法时机，清法系据《素问·至真要大论》"温者清之""治热以寒"而立，灵活应用入气达营至血之清法，以直折邪毒、亢阳，在消除实热、灭火救水的基础上力挫邪势，迅速控制病情，阻滞病情进展，防传截变。对于邪盛期邪热炽盛者，主以清法，或与下法配伍应用；对于邪减期尚需根据具体病情辅以清法；对于内伤病证里热炽盛者亦应以清法为主。

四是应随证应变、不失法度。证有气分、血分之异，实热、虚热之分，脏腑偏盛之殊，药有辛凉、寒凉、苦寒、咸寒之分，方有清气、清营、凉血、清脏腑热、清阴分热等不同，法有清气、凉营、凉血、散热、清肺、清心、清胃、清脾、清肝等异，而在临床多种证候错杂互见，故在辨证论治时既要不失法度，又应随证应变。并应重视各种方法的综合应用，法在巧用、顾本治因，如《医学心悟·首卷·医门八法》"论清法"中有"湿热之火，则或散或渗，或下而清之；燥热之火，则润而清之；风寒闭火，散之清之；伤食积热，则消而清之"之论。

五是要注意辨别热证真假、虚实，如对于阴虚火旺、阴虚内热之证，须用甘寒滋阴之补法，以达"壮水之主以制阳光"之效，不可纯用苦寒之清法。

六是要注意护胃、保津，清法所用之药均为寒凝性质之品，易伤脾胃功能、阴津及肾、心、脾胃之阳气，故清法应用时要把握用药时间，不可久用，必要时可配合健脾益胃、养津之品。

七是尚应注重反佐法的应用，清法在选药组方时应根据病情的需要配伍少量热药，或采用凉药热服的方法，意在消除寒热格拒之现象，此即《素问·五常政大论》"治热以寒，温而行之"的反佐法。

八是把握好清法的用药法度，中病即止，因寒凉之品易伤脾胃、耗伤阴津，因此，应用时应避免过用，尤其对于素体阳虚、阴虚者，更应谨慎使用。

应用此法时，须分清表里寒热，勿见热退热，辨别邪热客犯的病位及病势，采取针对性的治疗方法与措施。清法的禁忌证，总的来说，主要是寒证、虚证（虚寒），以及真寒假热之证。

七、清法的研究思考

清法作为八法之一，为临床常用的治疗方法，是中医治法学的重要内容，在中医治疗学中具有重要的作用与意义。

新中国成立以后对清法及清法方药的临床应用与现代研究相当广泛、深入，现代实验研究表明清法方药具有广泛的药理活性，其中对该法的清热、解毒、泻火、凉血等功效与抗病原微生物、抗细菌毒素、抗炎等药理作用的相关性有较明确、深入的研究，与调节免疫功能、抗肿瘤、改善血凝及微循环功能的相关性也有较多研究。

清法主要作用于三焦、气营血、脏腑、经络等部位，清法对于疾病治疗既有病因学、病机学治疗意义，又有对症治疗意义。清法系通过直清的方法与手段，直拔病灶，达到祛除热邪、祛除暑邪、清宣透热、清气分热、清热泻火、清热解毒、清营凉血、清脏腑热等治疗作用，迅速驱除热毒，减少或阻止火热邪毒对脏腑、三焦、气营血的直接客阻或伤害，并通过祛除邪热、毒热，而避免津液、营血的进一步耗伤，起到保阴、保营、止血、除烦作用，利于正气的恢复，利于正气祛邪外出。临床上除需辨别寒热之真假、热之虚实外，更应辨清病位，因势利导，使邪有出路，并重视配伍汗法、下法、利法等其他祛邪的方法；清而兼散、清而兼泻，如葱豉白虎汤之葱白、豆豉，清营汤之金银花、连翘、竹叶，羚角钩藤汤之桑叶、菊花，以及承气汤类方剂。

通过清法的直清作用而收祛邪、降火、败毒、清心导赤、清心凉营、清泄肺热、清肺泻肠、清胃泄热、清脾泄热、清肝泻火、清泄胆热、清泄膈热、清泄相火、清泄肠热、调整脏腑功能、宣肺、调经、凉血、凉营、透疹、理气、降火、行滞、和胃降逆、保阴等病因、病机学治疗作用与意义；通过清法的直清作用而收退热、泄热、透热、开窍、止痢、退黄、止带、止血、止咳、化痰、安胎、化斑、止痛、安神、止泻、止呕、消肿、止渴、养阴、宣痹、平喘、化瘀、除蒸等对症之效。

由于里热证的病位、性质、邪正消长，以及兼夹病邪之不同，清气分热、清营凉血、清热解毒、清脏腑热、清虚热等各类清热法、方剂在配伍方法与规律上有着明显的区别，已探讨出各类具体治法的配伍理论与配伍方法，今后应在区别主治病证、病位、层次、性质等主次轻重的基础上，结合下法、汗法、利法、化湿法、补益法、理血法、理气法、息风法、开窍法等有关治法，加以综合研究与应用，明确清法的配伍思路与临证遣法组方技巧。因此，清法在外感病证治疗中占有极为重要的地位与价值，是目前临床上最常用的治法之一。

目前，对清法的动物实验研究逐年增多，已有研究证实，清法药物、方剂具有抑制病菌、抗病毒、抗细菌毒素等作用，其实验结果为临床治疗提供了科学的佐证，如黄连、黄柏、秦皮、地锦草、甘草合剂、黄连解毒汤可降低金黄色葡萄球菌溶血毒素，为这类药物治疗疔疮及肺痈等病临床应用提供了参考依据。

清法的现代实验研究，目前虽取得了诸多研究成果，亦积累了许多经验与方法，但亦存在很多问题，如研究所需动物模型不全、造模方法落后，临床研究设计欠严密、科学，对清法的作用机制尚未完全清楚，清法的多靶点效应尚待深入探讨。在现有临床与实验研究资料的基础上，对各类清法及其方剂的作用进行比较研究，总结出各类不同清法药物、方剂的作用特点；并深入开展清法、方剂的实验研究，探讨其作用机制与作用特点，为更好地给临床应用提供参考。

在今后的实验研究中，作为中药药理学研究的重要内容之一——清法及其方药的药理作用及其机制的研究，应遵循中医学中有关里热证相关病证及其治疗的理论，重视病原体、细胞因子在热证发生发展过程中的作用，重视方剂、药物、部位、成分相结合的研究，应用适宜的方法、手段，从多角度、多层次阐述清法的作用及其作用机制，更准确地揭示清法的现代科学内涵与临床治疗价值。

第七节　温法的源流、配伍技巧、临床应用及现代研究

一、温法的源流

战国时期的《五十二病方》已有用温药桂、姜、椒、吴茱萸等治疗疝病、痛证的记载。《黄帝内经》为温法奠定了理论基础，如《素问·至真要大论》"寒者热之""劳者温之""热之而寒者取之阳""寒淫于内，治以甘热""寒淫所胜，平以辛热"等论述，成为后世温法立方选药的依据。

汉代张仲景对寒证的论治阐述较为全面，创制了诸多温里方剂以适应不同证候，如回阳救逆之四逆汤、温阳益气之四逆加人参汤、温中止痛之大建中汤、温中利水之真武汤、温经散寒之当归四逆汤等，这些方剂堪称温法方剂的鼻祖，至今仍在临床使用，对温法的发展奠定了临床基础。

唐代《备急千金要方》《千金翼方》《太平惠民和剂局方》等著作中收载了大量温法方剂。宋代陈文中的《小儿痘疹方论》《小儿病源方论》，首创以辛香温补之剂治痘疮，善用七味白术散治虚热、十二味异功散治虚寒、十一味木香散治虚弱等，陈氏所倡

的温补治法主要在于温补脾胃，力倡补养脾胃、壮盛元气，标志着儿科温补治法体系初步形成。朱肱在《伤寒论》的基础上，对温法进行了探索，并推动了温法的发展，扩充了霹雳散、附子散等。

金元以后，随着临床经验的不断积累，各家学说兴起，学术争鸣活跃，中医各科的学术思想与证治方药出现了重大的进展，其中推崇温养脾肾的医家促成了温补学派的诞生和成熟，具有重要的意义。如李东垣在继承张洁古的学术思想基础上，善用升阳健运方药治疗杂证，并提出了"温能除大热"理论，创立了甘温除热法；王好古在总结前人经验的基础上，潜心研究伤寒内感阴证，著有《阴证略例》一书，对寒证、阴证论述详细，并收集了诸多温里新方，如回阳丹、霹雳散等，进一步丰富了温法的理论体系。

明代，推崇脾肾、重视气血的学术观点，获得了充分的发挥，最终形成了温补理论。如薛恺、薛己父子合著的《保婴撮要》在儿科证治上倡用偏重于温补的方药。然而把温补治法的经验进行理论阐述的当推张景岳，其在《景岳全书·小儿则》及《类经》等篇中提出纯阳为稚阳的见解，进而在理论上批判了妄用寒凉攻克之弊，提出了"气不足便是寒"的重要论述，同时强调治疗时保护脾肾之气的重要性，把补养脾肾理提高到了一个新的水平，善于在温阳法中配以补阴法，使阴长阳充、生化无穷，而且创研了众多扶阳方剂，如温补命火的右归丸（饮）、暖肝煎、固堤丸等。

薛氏父子擅补气血于前，万氏家学推崇脾胃于后，加以景岳对命门肾气的阐发，后经高鼓峰、张石顽等人予以发挥，为温补法奠定了学术基础，并为临床运用温养补益诸法提供了理论根据，并形成了温补学派。

至明末清初，温补学说在广度、深度上有了进一步发展。表现在一方面对众多疾病的论治善于从补益脾肾角度考虑，另一方面则对某些虚寒证的治疗更突出辛热扶阳的特点。如冯楚瞻创制全真一气汤。吴鞠通对小儿用药"世人以小儿为纯阳也，故重用苦寒"的时弊提出异议，因"小儿之火，惟壮火可减，若少火则所赖以生者"（《温病条辨·解儿难·儿科用药论》）。作为一位温病大家，在儿科领域中补充了温补学说，这无疑意味深长。

另外，清代王维德将温经散寒法引入外科领域，创阳和汤，王清任治亡阳厥逆，把温阳祛寒与活血法结合，创急救回阳汤等，均在前人经验的基础上有所创新，丰富了温法的内容。

温法肇源于《黄帝内经》，后经张仲景、陈文中、李东垣、张景岳等医家的不断实践与探索，其配伍理论、临床应用得以逐步完善、成熟，已发展成为治疗诸多疾病的大法之一。

二、温法的内涵

温法是选用甘温辛热的药物，以达到温里祛寒、温补阳气、回阳救逆、温经散寒、散寒通脉等作用的一种治疗方法与措施。

温法主要通过温的方法与措施，扶助人体阳气，以达散寒、温通、回阳、救逆、生脉、宣痹、通络、消肿、止痛、止泻、祛寒之目的。温法是根据《素问·至真要大论》"寒者热之"而确立的治法。

以温法为主组成的方剂汪昂在《医方集解》中称之为"祛寒之剂"，吴仪洛在《成方切用》将其归入"祛寒门"内，陈修园《时方歌括》将温法方剂归入"热可制寒"范畴。

三、温法的适应证

温法主要适用于里实寒证、虚寒证、阳脱证等。具体来说，亡阳证、阳气虚脱、阳衰欲脱、寒凝阳虚、脾胃阳虚、肺寒、寒凝肝脉、寒邪犯胃、寒滞肠道、寒滞经脉、寒凝胞宫、寒滞血脉、寒盛痛痹等证均系温法的适应证。

根据脏腑不同，又分为温肺散寒法、温中祛寒法、温补脾肾法、温络通腑法等，尚有回阳救逆法、引火归原法。运用此法尤当辨别寒之真假，并掌握好应用的时机和程度。

四、温法的主要作用

温法可温散寒邪，扶助人体阳气，主要作用于脏腑、经络、肌表，以达到温里祛寒之作用。

1. **温阳祛邪**　温法主要作用于气血、脏腑，通过温散之作用，以祛除在里之寒邪。温法与清法、利法、下法、汗法被视为祛邪的主要方法和手段之一。

2. **回阳救急**　主要通过大补阳气、温通阳气，以达回阳救逆、收敛固涩、温通复脉之功，治疗亡阳、阳气虚脱、阳衰欲脱之证。

3. **回阳固脱**　通过大补阳气、温散回阳、收敛固摄，以达温阳固脱、回阳固脱之功，治疗亡阳之证。

4. **回阳通脉**　通过运用温补的方法与措施，并与补益之补气、补阳诸法配伍，以使寒去阳回而达到复脉之治疗作用与目的。

5. **温里散寒**　通过辛温、辛热之性，以祛除寒邪，或通过温补阳气，以达散寒温中、温肺散寒、温肾散寒、暖肝散寒、温通小肠等作用。

6. **温经散寒**　通过辛热通经、温补阳气的方法，以散寒温经、疏通壅滞，达到暖宫止痛、温经止痛、温通经脉等作用。

7. **温经通阳**　通过运用大辛大热之温法，以温经散寒、通利血脉，解除寒滞经脉之病理，达到温经通阳之目的。

8. **温中止痛**　通过大辛大热之品，温中散寒，振奋阳气，使中阳得运，阴寒得散，脏腑经络之气得以温养，以达温中止痛之功。

9. **暖宫止痛**　通过大辛大热之品，温阳散寒，温经散寒，解除郁于胞宫之寒滞，达到暖宫止痛之治疗目的。

10. **散寒止呕**　通过辛温之品，温散寒邪，散寒祛邪，使寒邪去、胃气降，达到降逆和胃之作用，以收降逆止呕、散寒止呕之功。

11. 散寒止泻 通过辛热辛温之品，温散寒邪，温以控制泄泻，直接或间接达到止泻之作用。

12. 散寒平喘 通过辛热辛温之品，温散肺经寒邪，温养肺气，通过调整肺主气、通调水道功能，直接或间接达到平息气喘之作用。

13. 温通经脉 通过辛热辛温之品，温散寒邪，散寒通脉，疏通、温通经脉、血脉，达到经温脉通之目的。

14. 散寒宣痹 通过温散寒邪、温室经脉之作用，以疏通经脉、筋骨之壅滞，达到宣通痹阻之目的。

15. 甘温除热 通过运用味甘性温的方药，以达到除热之目的。

16. 温阳利水 通过辛热辛温之品，使阳复气化得行，三焦水道通利，达到消肿、消胀、利水之目的。

17. 益火消阴 通过采用温补阳气的方法与措施，使阳气旺盛，从而达到消散阴寒之作用。

18. 引火归原 通过在大剂滋阴、清热之药物中加用温补阳气之药，使浮越的阳气得以敛藏，亦即使肾阳寓于肾阴之中，达到导龙入海之治疗目的。

19. 通阳理气 通过用温法之温散、疏通之作用，温散寒滞，舒畅经络，以解除寒凝之气滞，达到温通阳气、疏通气机之目的。

20. 温经活血 通过温法的方法与措施，温阳散寒，温通血脉，解除经脉之寒凝，达到活血通脉之目的。

五、温法的临床应用及其配伍技巧

温法主要适用于寒证，包括里实寒证、里虚寒证，亦可用于气阳虚衰、阳脱之证。其除具有祛寒、散寒、通络、理气等作用外，尚有温阳固脱、回阳固脱、回阳救逆之功。根据寒客脏腑不同、脏腑虚寒的程度不同，温法又有温肺散寒、温中祛寒、温补脾肾、温经散寒、温经通痹、温络通腑、回阳救逆、回阳固脱、温经回阳、回阳生脉、引火归原等不同。

（一）温肺散寒法在肺系疾病中的应用

温肺散寒法是指运用温散里寒之温法为主，辅以各种宣肺的方法，达到温散肺寒、宣肺开闭、化痰平喘之作用，用于治疗风寒袭肺、风寒闭肺证的治疗方法。风寒客（闭）肺证是肺系疾病常见的证候之一，多见于咳嗽、肺炎喘嗽、哮喘、悬饮等。风寒客（闭）肺证为风寒之邪经表或直入于肺，有肺寒证的表现，如口和不渴、手足不温、溲清便溏、舌淡苔白；有定位在肺的依据，风寒袭肺、肺失宣降，故见呛咳、气急、喘促，寒痰阻为肺，故见痰白而稀，易咳出；风寒之邪经表而表未解者，可有风寒袭表的症状。

一般邪盛初期属表里俱寒，其病因学治法为温肺散寒，佐以疏风解表，以温肺散寒药物为主，常用桂枝、干姜、细辛、麻黄等，如《仁斋直指方》冷嗽干姜汤之桂枝、干姜、细辛，小青龙汤之桂枝、干姜，苓甘五味姜辛汤之干姜、细辛，皆用此配伍方法与措施。

若风寒之邪客表而表证未解者，可仿葱豉汤、三拗汤等方剂配伍思路，或在治方中佐加防风、苏子、生姜等药物。

邪盛中期表寒已解或未尽，肺寒炽盛，寒痰内蕴，此时以里寒为主，其病因学治法为温肺散寒，选用干姜、桂枝、细辛等，甚或附子。

风寒客（闭）肺证其病机学治法为开肺，其开肺的方式除温肺外，还兼用下气、宣肺等法，常佐以下气之厚朴、制半夏、葶苈子等，宣肺之麻黄、杏仁等，以恢复肺主气之功能，如射干麻黄汤之麻黄。

风寒客（闭）肺证对症治法为化痰、平喘。化痰以温化为主，燥湿、利湿次之，常用温化之陈皮、桂枝、干姜，燥湿之半夏、苍术，分利之茯苓等，如小青龙汤之制半夏、杏子汤之制半夏、茯苓。平喘以宣肺为主，如冷嗽干姜汤之麻黄。后期邪减，肺闭得开，肺寒不甚，寒痰未尽时，治以温肺化饮为主，可佐以理肺、益肺之品。

（二）温中祛寒法在脾胃疾病中的应用

温中祛寒法是指运用温散寒邪、温健脾胃之品，温散胃寒，理气止痛，用于治疗寒邪困脾、脾胃虚寒证的一种治疗方法。寒邪困脾或脾胃虚寒证，系因寒邪直中脏腑，或阳虚内寒，或肾阳虚衰、火不生土所致，有寒邪阻滞证的表现，或有阳虚阴寒内盛之畏寒肢冷、腹胀痛、喜按喜暖的表现。

寒邪困脾或脾胃虚寒证的病因学治法主要是温散寒邪，分温中、健脾二法。

温中选用辛热之温法以达祛邪、散寒之功，常用干姜、附子、肉桂、川椒、吴茱萸等。如理中丸之干姜，吴茱萸汤之吴茱萸，小建中汤之桂枝，温脾丹之干姜、丁香，厚朴温中汤之干姜、草豆蔻等；健脾以益气法为主，如理中丸之人参、炙甘草、白术，小建中汤之饴糖、炙甘草，吴茱萸汤之大枣、人参，温脾丹之白术，厚朴温中汤之等炙甘草。甘温益气守中之健脾法与辛热祛寒之温法相伍，旨在恢复脾运功能。

脾胃寒滞，脾阳不足，常兼夹内湿、气滞。温中祛寒法在组方时常佐用理气、祛湿之法，以兼顾寒凝气滞、寒凝湿滞治疗上的需要。

其理气的方法有二：一为宜用理气而兼燥湿之品，二为宜用理气而兼疏肝之品，如常配伍陈皮、厚朴、郁金、青皮、香附、枳实等，如厚朴温中汤之厚朴、陈皮、木香理气消胀，枳实理中汤之枳实，治中汤之青皮、陈皮等。

其祛湿的方法有三：一为燥湿，即温脾燥湿，常用制半夏、陈皮等；二为淡渗利湿，健脾助运，常用茯苓、泽泻、白术等；三为行气运脾，常用青皮、木香、陈皮、槟榔等。

可根据病情需要配以少量辛温解表之汗法，如阳和汤在大队温药的基础上，配以小量麻黄，其配伍意义在于借其辛散之性，开腠理以散寒外出，且引诸药直达肌肉、筋骨、关节、血脉等处，正如王维德在《外科证治全生集·阴疽治法》注释该方时云："非麻黄不能开其腠理，非肉桂、炮姜不能解其凝结，此三味，酷暑不能缺一也，腠理一开，凝结一解，气血能行，行则凝结之毒亦随消矣。"

（三）温经散寒通痹法在临床中的应用

温经散寒通痹法是指运用温法为主，温经散寒、宣痹通络，用于治疗寒凝经络证的一种治疗方法。寒凝经络证，系寒邪凝滞于经络，经络、血脉不通之证。代表方剂如当归四逆汤、乌头汤、天台乌药散等。

病因学治法为温经散寒，通畅经脉，寒去则筋脉调和，常选用干姜、附子、桂枝、细辛等。尚可配伍仙茅、肉桂、仙灵脾等温补肾阳之品，如朱仁康之雷诺方、当归四逆汤之桂枝、细辛，黄芪桂枝五物汤之桂枝，赵炳南之温经通络汤用桂枝、鬼箭羽等。

寒凝经络证其病机学治法为通利血脉，除选用温通血脉的方法外，尚应配合活血、分利、搜风通络等诸法，历代诸多此类方剂中皆用此配伍思路，如当归四逆汤之通利活血通草，雷诺方之活血通利血脉红花、乳香、没药、川芎，温经通络汤之活血通络鸡血藤、赤芍、路路通、红花、当归，亦可用地龙、乌梢蛇、全蝎、蜈蚣等搜风通络之品。佐用通利血脉之品的既能疏利经脉、血脉，又能使血滋养经脉、筋脉，以起到病机学治疗作用。

可根据病情需要妥善配以益气补血之品，如当归四逆汤之芍药、当归、大枣、甘草等。亦可佐加少许辛散之品，如阳和汤之少许麻黄，当归四逆汤之桂枝、细辛，黄芪桂枝五物汤之生姜、桂枝等，皆取其辛散之力，温行血脉之滞。

（四）引火归原法在虚证口疮、鹅口疮等病中的应用

引火归原法是针对肾火上浮、火不归原而设的一种治法。引火归原与导龙入海同义，其主要病机为阴虚不能潜阳，或阴盛迫阳上越，导致虚火上浮，浮阳上浮，龙火上窜，里虚阳浮的证候，即所谓的火不归原证。

引火归原法被广泛用于肾火虚浮之内伤发热、口疮、鹅口疮、头痛、眩晕、耳鸣、惊悸怔忡、淋证等。

引火归原法在临床配伍时，其一重用填补真阴之品，以达养阴涵阳、阴复而虚阳有所依之用；其二又少佐辛热之品，"据其窟宅而招之诱之"，一般选用入肾的肉桂、附子、吴茱萸、细辛等补火助阳，诱导浮阳、虚火下归于肾，以达同气相求，引导浮阳归之于下，使虚阳不再浮越。

如张景岳创研的镇阴煎之重用填补真阴之品，并配用肉桂、附子；理阴煎之重用填补真阴之品，配用肉桂、干姜。他如黑锡丹、磁朱丸、桂都气丸、通脉四逆汤等皆系此配伍方法。

对于虚证口疮、鹅口疮，其因系虚火上浮，治疗时除选用滋肾、降火之品外，参以少量温法之肉桂或附子作为佐使，以导龙入海，引火归宅，引火归原。代表方剂有潜龙丸或知柏地黄丸加肉桂等。

六、温法的用药时机、法度及注意事项

温法系以温热药物为主，具有温阳祛邪、散寒通脉等作用，以祛除脏腑经络间寒

邪，或治疗虚寒证的一种治疗方法。临床在应用温法时应注意用药时机、适应证，具体应用时还应注意以下三方面问题：

其一应明确温法的适应证。寒邪致病，有表里之分，表寒证宜用辛温解表之汗法，里寒证则为本法之所宜。凡下列情况者皆可应用温法：表寒不解，寒邪乘虚入里，或外寒直中入里，或寒从内生。对于实寒者，宜"治以辛热"，当大胆应用温法方药，或配伍少量补益之品，以防辛散伤正。对于虚寒者，宜"治以甘热"，当温法与甘温补益方药并用，温补并重。

其二应根据寒邪客犯部位、内寒累及脏腑不同，选用具有针对性的具体方法，如温肺散寒、温中散寒、温肝散寒、温经散寒、回阳救逆等。

其三应辨别寒热真假。若寒热辨别不清，误用温法则后患无穷。温法所用之药，性多辛燥温热，易伤津动血耗气，应用温法时用药不宜太过，当中病即止，如过用不仅易助邪热，更亦耗散阴液。

七、温法的研究思考

凡是以甘温辛热药物为主要治疗手段，具有温散寒邪、回阳救逆等治疗作用，用以治疗里寒证、阳脱证的治疗方法，统称为温法。温法是传统中医治法中的"八法"之一，除具有回阳救逆、回阳固脱、回阳生脉等对症治疗作用外，对于疾病的病因学、病机学治疗具有重大意义。

温法主要通过温散作用达到温中散寒、温肺散寒、温肾散寒、暖肝散寒、温胃散寒、温通小肠、温阳散寒、温经散寒等病因学治疗目的，并通过温散作用达到开肺、降气、降逆、温通经脉、温助脏腑气化功能等病机学治疗目的，还可通过温散之作用达到止痛、止血、止泻、止咳、平喘、止呕、固脱、救逆、生脉、复脉、消肿、化痰、化饮、暖宫等对症治疗的目的。临证在具体温法时，需与补法、理气法、活血法、汗法等诸多相关治法相联系，重视各种治法的综合运用，以期提高温法的临床效果。

现代对温法的立法、组方理论、配伍法度及温法方剂组成原则的研究取得了一定的成果，验证了古人的一些用药理论与经验，对温法的立法遣药组方思路、规律进行了深入的总结与研究，对于温法在疾病治疗中的病因学、病机学、对症治疗意义进行了研讨。

近年来在温法的临床与实验方面进行了多方探索与研究，其取得的成果对临床实践有一定的指导作用，并为进一步研究温法的理论与实践提供思路与经验。如《名医别论》谓肉桂"通脉""宣导百药"，现代临床及实验研究表明肉桂等大多数温性药物均可扩张外周血管，增加外周血管血流量，对血栓闭塞性脉管炎、坐骨神经痛、慢性腰痛、雷诺病、痛经、结核性冷脓肿等有一定的疗效。现代研究发现，细辛、乌头、川椒、丁香等有不同程度的镇痛作用，其机制可能是通过舒张平滑肌、改善血液循环、减少组织损伤、抑制致痛物质的生成与释放，间接起到镇痛作用，据此现代研制出诸多注射液、擦剂、冲剂、含漱剂等，用于痛证及各种手术，获得肯定的效果，丰富了中医临床治疗学的内容。今后除从整体角度、多种指标同步监测，进行综合分析，推动温法的实质研究外，还应进一步探讨温法及其方药作用的物质基础及个性化原理。

第八节　活血法的源流、配伍技巧、临床应用及现代研究

一、活血法的源流

武威出土的《治百病方》中不仅记载有治瘀方（第五治方），而且已记载了活血药物如当归、牡丹皮等。《黄帝内经》中详细记载瘀血形成的病因及瘀血证候，并阐述了治疗原则，如《素问·阴阳应象大论》云："血实宜决之。"《神农本草经》所载365种药中具有活血作用的药物达70种之多，为后世的活血法选药组方提供了依据与保证。

活血法应用于临床始于汉代张仲景《伤寒杂病论》，该书首次明确提出"瘀血""蓄血""干血证"等名称，将瘀血作为一个独立病证加以论述，拓宽了活血法的临床应用范围与思路，创制了诸多具有活血化瘀作用的方剂，如桃核承气汤、抵当汤（丸）、下瘀血汤、桂枝茯苓丸、鳖甲煎丸等十余首方剂，并总结出泻热化瘀、散寒化瘀两大配伍方法，因其方剂配伍严谨，疗效卓著，迄今仍为临床所广泛应用，为活血法的临床研究奠定了坚实的基础，为后世治疗外感热病热瘀互结证方向提供了思路。

隋唐医家在发展血瘀学说及开拓活血法的临床应用方面有一定的建树，丰富了活血法的内涵。如巢元方高度概括了血瘀的实质。孙思邈对活血化瘀方药进行了深入的研究，不仅详述了30余种活血药的作用及临床应用，而且记载了丹参饮、桃仁煎、泽兰汤、当归圆等活血方剂在各科的应用情况。孙思邈在《备急千金要方》中创研的犀角地黄汤等凉血散血方剂，对后世温病学的影响颇大，是化瘀法的又一重大发展。

隋唐以后历代医家对活血法又有一定的发展和补充，其方书记载了不少有效的活血方剂，如失笑散、复元活血汤等，并将活血法与其他治法配合应用，扩展了活血法的应用范围。随着中外经济、文化交流的频繁，乳香、没药、血竭等药被引进，增加了活血药物的品种。

金元时期，张子和善用汗、吐、下祛邪，常用破血通经治疗顽疾；李东垣在《医学发明》中强调"恶血必归于肝"并研制了复元活血汤等诸多方剂；朱丹溪治病重郁，多从气血不和着手，极力推崇川芎疏通气血，以解诸郁。

明清是活血法的发展时期，这一时期不仅系统总结了活血法的临床运用，而且创研了诸多活血方剂。如明代李时珍《本草纲目》专立"瘀血"药专篇，收入"破血散血"药物150种之多。

清代叶天士创立"通络法"，发扬了久病入络、久痛入络理论，其在《临证指南医案》中记载了治疗痹证、郁证、噎膈、癥瘕及各种痛证。王清任著的《医林改错》专论瘀血证治，对血瘀证做了进一步深入的研讨，列举了50余种血瘀证，创制活血类新方20余首，对人体上、中、下部瘀证均立主治方剂，如血府逐瘀汤、会厌逐瘀汤、身痛逐瘀汤、解毒活血汤、急救回阳汤、可保立苏汤、通经逐瘀汤等，开阔了人们的视野，使活血化瘀法逐步成为一个重要治法，对活血法发展作出了重要贡献。唐容川著

《血证论》专论血证，强调血证治疗应以注意化瘀生新的原则，有"凡治血者，必先以去瘀为要"（《血证论·吐血》）的观点，把活血消瘀作为治血四大方法之一，并强调出血证注意瘀血存在，突出阐述出血和瘀血的辨证关系，主张活血以止血，祛瘀以生新。

活血法之祛瘀生新、推陈致新作用经傅青主、唐容川等医家的发挥而得以明确，其法不仅用于妇科调经，对诸血证、疡科脓肿的治疗有重要意义，而且创研了生化汤、补气解毒汤等祛瘀生新法代表方剂。

综上所述，活血法肇源于《黄帝内经》，后经张仲景、孙思邈、王焘、张子和、朱丹溪、张景岳、叶天士、王清任、唐容川等历代医家的不断实践与探索，业已发展成为治疗诸多疾病的大法之一，广为临床应用。

二、活血法的内涵

凡以消除瘀滞、调理血行、通畅血脉为主要作用的治疗方法皆称为活血法。活血法是根据《素问》"疏其血气，令其条达，而致和平""血实宜决之"的精神而确立的治法。

以活血法为主组成的方剂称为活血方。《医方集解》将活血方称之为"理血之剂"，《成方切用》将活血方置于"理血门"。

《素问·阴阳应象大论》云："血实宜决之。"留者宜除，结者当去，活血之法可消除瘀结，通行血脉，除能促进或恢复血运外，尚有调整或恢复脏腑、经络功能等作用。多数活血类药物性较温和，但毕竟活血法属消法范畴，过用、久用亦可破气耗血损正，尤其一些作用峻猛的破瘀消坚之品更是如此。

三、活血法的适应证

活血法是通过调血理血，治疗血分病证的，主要适用于各种血行不畅或瘀血内停之证，如口唇青紫、瘀斑瘀点、痛如针刺、痛有定处、痞块、痛经、闭经、半身不遂等，以及瘀血所致的疼痛、肿块、出血、痈肿等。

随着血瘀学说的发展，对瘀血证的认识更加深化，活血化瘀法的临床运用范围不断扩大，现代临床广泛应用于心血管、呼吸、消化、血液、泌尿生殖、内分泌、精神、神经系统等多种疑难病证的治疗，展现了活血法广阔的应用前景。

四、活血法的主要作用

活血法主要作用在血分，通过其消除瘀血、通行血脉、促进血行等作用，达到活血化瘀、活血祛瘀、活血散瘀、破血逐瘀、凉血散瘀、祛瘀生新等病因学治疗目的，并通过活血的方法与措施达到通络、和血、和营、消积、消癥、散结、软坚、利水、消肿、和络、舒筋、宣痹、止血、调经、止痛、止痒、宣肺、宽胸等对症治疗作用，以及调理脏腑功能等对机治疗作用。

1. 活血祛瘀 通过辛散活血之品，以驱除脉络、脏腑之瘀滞，使瘀血得去，从而达到祛除瘀血之目的。

2. **破血逐瘀** 通过运用活血法中峻猛之品，以破血化瘀，逐出瘀血，从而达到逐瘀、破血、散结之目的。

3. **祛瘀生新** 《血证论·瘀血》云："此血在身，不能加于好血，而反阻新血之化机。"离经之血即为瘀血，通过辛散活血，祛除脉络瘀滞，使瘀血得祛、新血得生。

4. **活血止血** 《血证论·瘀血》云："瘀血不去，新血不得归经。""故凡血证，总以祛瘀为要。""祛瘀为治血要法。"而《血证论·吐血》又云："经隧之中既有瘀血踞住，则新血不能安行无恙，终必妄走而吐溢矣。"通过活血行滞、畅达血脉，使瘀化血活，离经之血复归经脉而不妄行，或和调脉络，达到止血之目的。

5. **活血平喘** 《血证论·咳嗽》云："须知痰水之壅，由瘀血使然，但祛瘀血，则痰水自消。"对于咳喘病证，使用活血法散瘀，通利肺脉，使瘀去络畅痰消，吐纳之机复常，则喘平痰去。

6. **活血退黄** 黄疸系湿邪客阻或（和）伤损肝胆，致疏泄失司，肝脉瘀滞所致。通过活血化瘀和营，疏通肝脉，达到退黄目的。

7. **消癥除满** 通过活血法，行血散瘀，消癥散结，使瘀去血活、气机通畅、水道通利，达到消癥、除满、消肿目的。

8. **消疹疗疡** 通过活血法，祛除脉络瘀滞，使络畅血行，促进风邪外泄，达到消疹止痒目的。通过化瘀和营，冀以瘀祛而新血生，腐肉尽而新肌长，达到疗疡愈疮目的。

9. **活血止痛** 疼痛实证多系瘀血阻塞脏腑经络气机，导致不通则痛。通过活血方药，以疏通气机，解除壅塞，恢复其原有的流通，达到通则不痛、活血止痛之功。

10. **活血舒筋** 通过活血化瘀法，通利血脉、疏通经络、疏通筋脉，达到舒筋通络、通经活络目的。

11. **通经下乳** 通过活血化瘀的方法与措施，以疏通气机、疏利血脉、活血通络，从而达到通经、催乳、下乳目的。

12. **通经止痒** 通过运用活血化瘀的方法与措施，以其通经、和血、活络之效，疏散风邪，从而达到和血止痒目的。

13. **活血通络** 通过运用具有活血化瘀作用的方法，并与搜风剔邪、辛香走窜等作用的方法相伍，达到疏通经络、治疗络病的目的。

通络法是在活血化瘀法的基础上发展起来的一种治疗方法与手段，其通络的措施与途径主要通过活血法、辛味或虫类走窜类药物来达到的，可促进血液运行，络脉畅通，达到通络搜邪、通络散结的目的。

另外，活血法通过活血化瘀、通利血脉作用，尚能达到起痿、利浊、兴阳、通经、开窍、定悸、宽胸、宁心、通脑、消疹、疗疡、促孕、束带等治疗作用。

五、活血法的临床应用及其配伍技巧

活血法是根据《素问·至真要大论》"坚者削之""结者散之"的原则确定的治法。由于瘀血的成因、停滞部位、临床表现不同，因此，活血法在立法、组方、遣药时应结合病因辨证、病位辨证、脏腑辨证、病机辨证，以适应病情的需要，确保临床治疗效果。

活血法的主要作用是活血散瘀，破血逐瘀，使血液运行恢复正常，适用于各种瘀血的病证，如伤寒蓄血之发狂、瘀阻经脉之肢体不遂、瘀血内停之胸腹诸痛、瘀阻胞宫之经闭痛经、瘀血攻心之窍闭等。

通过活血化瘀的方法、药物，可达到疏通经脉、行血逐瘀、活血通络等病因病机学治疗目的，通过活血化瘀的方法还可达到消积、散结、软坚、利水、消肿、止痛、通痹、通窍、止血、调经、下胎、通脑、宽胸等对症治疗的目的。

活血法具体应用时，根据病因病机不同，又分为活血化瘀、益气活血、理气活血、化瘀宽心、温经理血、活血消癥、清热活血、攻下瘀血、除湿活血、养血活血、活血通络等多种方法。

（一）活血化瘀法在临床中的应用

活血化瘀法主要适用于血瘀证。活血化瘀法包括行血祛瘀、破血逐瘀、攻下逐瘀等具体治法，一般行血祛瘀适用于血瘀气滞证，破血逐瘀、攻下逐瘀适用于血瘀重证。

活血法在应用时一般以具有活血化瘀作用的药物为主，临床常用川芎、赤芍、丹参、桃仁、红花、乳香、没药、姜黄、泽兰、益母草等，以达活血止痛、祛瘀生新、活血止血之功。若瘀血重而病情允许的情况下，可用虫类破血药，如水蛭、穿山甲等，以达破血逐瘀之功；或配伍应用下法，以攻下瘀血，如逐瘀汤类方、通瘀煎、活络效灵丹、鳖甲煎丸、生化通经汤、脱花煎等活血化瘀方剂，皆用此配伍思路。在选择活血药时，除根据瘀阻部位、性质及病情轻重外，尚应根据治疗的需要，灵活应用养血活血、祛瘀生新、祛瘀散血、破血逐瘀药，以合证机。

活血法在应用时，尚须根据瘀血证兼夹证的不同，以及病情的需要，合理佐用理气、清热、泻下、分利、温散等法，以达预期的治疗目的。

或配伍应用理气之法，常用枳壳、香附、木香、青皮、陈皮之类，因气为血帅，气行则血行，气滞则血瘀，而瘀血的活化消散离不开气的鼓动、推动，《奇效良方》中方贤亦强调理气的重要性，其有"气塞不通，血壅不流"的论点，故有"气能行血"一说，一方面采用补气、行气的方法直接推动血液运行，促进瘀血的消散，另一方面通过调整脏腑的功能活动（如心阳的推动、肺气的宣发肃降、肝气的疏泄调畅等）间接达到行血散瘀之目的。在临证应用活血法时，一般配伍应用理气法，以加强活血化瘀、行血散瘀之力，因此，活血务以调气为先。如丹参饮之檀香、砂仁，血府逐瘀汤之柴胡、枳壳，膈下逐瘀汤之延胡索、香附、枳壳，少腹逐瘀汤之延胡索，身痛逐瘀汤之香附，复元活血汤之柴胡、瓜蒌，艾附暖宫丸之香附、艾叶，活血散瘀汤之苏木、枳壳、槟榔等。理气法具有调畅气机、疏肝通利之作用，其在活血法制方中的目的在于调畅气机、增强活血祛瘀之力，发挥气能行血之功。

或配伍应用通下之法，常用大黄、芒硝等，既能导瘀通经，又能攻下祛瘀，亦是瘀血消散的主要途径与出路之一，正合仲景对瘀血治疗的"当下之"之思路，如桃仁承气汤之大黄、芒硝，抵当汤（丸）、下瘀血汤、复元活血汤之大黄，桃仁汤、活血散瘀汤之大黄、芒硝。大黄一味不仅有通下作用，也有通瘀破结之功效，一般来说大黄宜用酒制，而且与方中其他药物同煎，其配伍意义在于取其活血之用，侧重活血祛瘀，既能荡涤留瘀败血，导引瘀血下行，又推陈致新。

或配伍应用清法，一般选用既活血又清热凉血之品，常用牡丹皮、赤芍、玄参等，亦可用黄芩、蒲公英等，既祛致瘀之因，又祛除瘀热，如血府逐瘀汤之用生地黄、赤芍，复元活血汤之天花粉，会厌逐瘀汤之生地黄、玄参等。

或配伍应用辛香通窍之法，常用麝香、老葱、冰片等，在活血方中佐用少量辛香通窍之品，起到引经作用，有定位活血之意，如通窍活血汤之麝香、老葱，七厘散之麝香、冰片等。

或配伍应用温法，因血得温则行、遇寒则凝，伍用温经散寒之品可加强其温散行血之力，常用桂枝、肉桂、小茴香等。除治疗寒瘀证外，此配伍方法亦可用于治疗热瘀证，其主要目的在于取其辛通之性，以加强活血、行血之力，如桃仁汤之佐用桂心。如治疗冲任虚寒、瘀血阻滞之温经汤配伍温法，体现了温经散寒以固本、温通血脉以治标的"温则消而去之"原则，他如生化汤、少腹逐瘀汤之配以温法亦具有此意义。治疗下焦蓄血证的桃仁承气汤，活血清热中，少佐辛温之品，其目的在于既增强活血之力，又防寒药凝血之弊，唐容川在分析桃仁承气汤配伍桂枝的意义时指出："此方取其辛散，合硝、黄、桃仁直入下焦，破利结血。瘀血去路，不外二便，硝、黄引从大便出，而桂枝兼化小水。"（《血证论》）又如黑龙江中医药大学附属医院协定处方痛可舒，在丹参、延胡索、琥珀、当归诸多活血药物的基础上，佐用肉桂、刘寄奴以温经止痛，用于治疗妇人腹痛、原发性或继发性痛经。

或配伍应用祛痰之法，通过涤痰通络作用，助益诸活血、理气、温通、通下逐瘀之法，以加强活血之效，如活血散瘀汤之瓜蒌仁等。

或配伍应用补益之法，以增强活血化瘀之力，如补阳还五汤之黄芪，温经汤之阿胶、芍药，延胡索汤之酒炒当归等。

另外，通过通和营血、疏通血行的方法，促进新血化生，或促进新肉生长，或促进疮面愈合，称为化瘀生新、和营生新法，适用于因血行不畅而影响新血化生或疮面愈合的病证。

代研制的复方丹参片、强力脑心康、心脉通片、山海丹胶囊、心灵丸、通脉降脂片、复方丹参注射液等中成药皆遵循此配伍方法与思路。

（二）益气活血法在临床中的应用

益气活血法主要是通过补益元气的方法，达到活血、行瘀、祛瘀之目的，适用于气虚血瘀证。若正气亏虚，运血无力，经脉瘀滞，血行不畅，即成气虚血瘀证，则应用益气配伍活血的方法与措施，达到血脉畅通之目的。

中医学认为，气血之间相互依存，有"气为血之帅""气行则血行""气能行血"之论，除气滞外，气虚则不能推动血液运行，亦能导致血瘀，即正气亏虚，运血无力，经脉瘀阻，如《医林改错·论小儿抽风不是风》中王清任有"元气既虚，必不能达于血管，血管无气，必停留而瘀"之重要论点。故应用补益元气的方法与措施，有助于血脉的畅达，能间接达到祛瘀之目的。临证针对病因病机选用补法之补气法、健脾益气法，常用黄芪、党参、白术等，其配伍意义在于既治病固本，又能补气以活血、祛瘀，如补阳还五汤之重用黄芪等，他如圣愈汤、人参养荣汤等。

益气活血法在临证应用时，尚应重视活血法、通络法、和血法的应用，以使气旺促血运行，从根本上解决因气虚而瘀滞的病理机制，以提高临床疗效，达到预期治疗目的。

或妥善配伍应用活血法，以增强化瘀、祛瘀之力，如补阳还五汤中配伍赤芍、川芎、桃仁、红花等药物，以加强活血化瘀、通经活络之力。

或配伍应用通络法，因气虚则络瘀，络瘀则经气经脉运行不畅，故当佐用通络之法，以利于补气法功能的发挥，更好地达到补气通络散瘀作用，如补阳还五汤中配伍地龙等。

或配伍应用和血法，因气从血中而生，在补气时配伍养血和血之法，可更好地补气化瘀，达到补血活血双重作用，临证常选当归、白芍、阿胶等，如补阳还五汤中配伍当归尾。

在临床应用益气活血法时，其一补气与补血同用，因血不能速生，而气可以速至，这样配伍使气能生血，血能化气，气血同补；其二补血与活血同用，补中能行，活中能补，补而不壅，行而不伤。如补阳还五汤之重用黄芪益气生血，并与养血之当归配伍，基于气血互根之理，使气血同补，与赤芍、川芎、桃仁、红花等活血之品配伍，共同组成了益气活血法的代表方剂。

益气活血法在具体应用时，可根据不同情况，合理配伍应用温法、补法、利法、息风法等其他各种治疗方法，以提高临床疗效，达到治疗目的。

（三）理气活血法在临床中的应用

理气活血法适用于血瘀气滞证、气滞血瘀证。本法系针对气为血帅、气行则血行、气滞则血凝之理，以活血化瘀为主，配以理气行气，达气行血亦行的目的。

理气活血法在具体应用时，以具有活血化瘀作用的药物为主，如临床常用川芎、赤芍、丹参、桃仁、没药、泽兰、当归等，有效地选用活血化瘀药物，才能使瘀血祛、新血生，做到活血而不破血，化瘀而不伤正，如血府逐瘀汤、膈下逐瘀汤、丹参饮、通瘀煎、少腹逐瘀汤、身痛逐瘀汤、调营饮、复元活血汤、延胡索汤等，皆用此配伍思路。

理气活血法在具体应用时，应合理应用各种理气、行气之法，常用枳壳、香附、檀香、木香、青皮、陈皮之类，因气为血帅，气行则血行，理气与活血并用可加强活血化瘀、行血散瘀之力，如丹参饮之檀香、砂仁，血府逐瘀汤之柴胡、枳壳，膈下逐瘀汤之延胡索、香附、枳壳，少腹逐瘀汤之延胡索等。

理气活血法在具体应用时，可根据病情妥善配伍引经之品，以引诸药直达病所，利于瘀血的消散。或配伍应用辛香通窍之法，常用麝香、老葱等。在理气活血方中佐用少量辛香通窍之品，可起到引经作用，有定位活血、载药上行之意，如通窍活血汤之麝香、老葱等。或配以引血下行之品，使瘀血从下消散，如血府逐瘀汤之牛膝等。

现代医家研制的延胡止痛片、冠心丹参片、冠心二号方、复方丹参注射液、抗栓保心片、复方黄杨片等皆遵循此配伍思路。

（四）化瘀宽心法在临床中的应用

化瘀宽心法主要是运用活血的方法，达到疏通心脉、通脉止痛之目的，适用于心血瘀阻、心脉痹阻证。

心血瘀阻、心脉痹阻证的形成多与寒邪内侵、情志失调、饮食不当、年老体弱等因素有关，且常兼夹气滞、痰浊、寒凝、热结、心之气血阴阳亏虚等，导致心脉瘀阻，不通则痛。其临床表现复杂，类证殊异，但在临床上急救处理总以活血通脉止痛为首务，当病情缓解后再根据四诊所见进行辨证论治。通脉止痛在临床上以应用活血化瘀法为主，常用乳香、延胡索、三七、川芎、桃仁、水蛭粉等，并可灵活应用其他各种通脉之法，如芳香开窍之麝香、苏合香、冰片等，宣痹通阳通脉之荜茇、细辛、桂枝等，豁痰宽胸通脉之瓜蒌、半夏、薤白、百部等，以及芳香行气通脉之白檀香、香附等，以达疏通心脉、通脉止痛之功。

临证除选用通脉止痛法外，尚可配伍祛风、息风法，解痉止痛，如常用地龙、僵蚕、钩藤等药物，以达解痉复脉之功。

如黑龙江中医药大学附属医院协定处方冠心苏合丸之用松香、青木香、苏合香、乳香、朱砂、冰片等芳香开窍，理气止痛，活血通脉；《中国药典》之苏合香丸用芳香开窍之苏合香、麝香、冰片、安息香，活血之乳香，行气解郁之木香、檀香、沉香、丁香、香附，宣痹通阳、温通心脉之荜茇，辟秽化浊、豁痰宽胸之朱砂、白术；以及冠心苏合丸之用苏合香、冰片芳香开窍、辟秽化浊、通利心脉，青木香、檀香行气解郁、温通心脉，制乳香活血化瘀、通利血脉、通经止痛。上述诸方通过活血化瘀、活血通络、理气疏通、化痰通利、化浊疏利、芳香通利等方法与措施的配伍应用，可达通脉止痛、宣通痹阻、豁痰宽胸之作用。

（五）温经理血法在临床中的应用

温经理血法主要是运用温散活血的方法，达到温经散寒、通脉止痛之目的，适用于寒凝血脉、寒凝瘀滞、寒凝胞宫等证。

一般临床温经通络、温通血脉当以活血法为主，辅以温法、理气法、通络等诸法。

温经理血法除具有祛除瘀血、疏通血脉作用外，还能具有消肿、温经、止痛等对症治疗作用，常选桃仁、红花、乳香、没药、川芎、赤芍、丹参等，如温经汤之主用川芎、当归，以及生化汤、少腹逐瘀汤之运用大剂活血药。

温经理血法除用活血法外，尚佐用温法，常用吴茱萸、桂枝、肉桂、荜茇等药物，加强其活血化瘀、温通脉之力。如温经汤之吴茱萸、桂枝，生化汤之炮姜，少腹逐瘀汤之干姜、肉桂、小茴香等，黑龙江中医药大学附属医院协定处方活血散之申姜、乌药、枳壳。又如调经助孕冲剂在运用活血破血之王不留行、皂刺、通草的基础上，加用温散理气之枳壳，疏肝理气之川楝子，养血和血之当归、白芍，涤痰散结之瓜蒌等，或佐用走窜入络、通经破瘀之水蛭、壁虎、路路通等，或佐以辛香走窜之麝香、冰片等，或佐以搜风通络之地龙、穿山甲、全蝎、蜈蚣等，或佐以辛温之白芷、辛夷等。

在运用温经理血法时，要灵活配伍理气、利水、化痰、补益诸法，以更适合临证多变的病情。

或配伍理气法，因气为血帅，气行则血行，故在应用温经理血法时，应恰当配伍应用理气、行气之法，以加强活血化瘀之效。如通瘀煎之配伍青皮、木香、香附，桃仁红花煎之配伍制香附、青皮，三棱汤之木香、槟榔等。

或配伍利水、化痰之法，因瘀血阻滞，可影响脏腑的气化功能，引起水液代谢障碍，正如张仲景所说之"血不利则为水"。如通瘀煎之配伍泽泻，桂枝茯苓丸之茯苓等，皆此配伍思路，一般临证既可选具有活血、利水双重作用的药物，如泽兰、益母草，又可选用茯苓、泽泻、薏苡仁之类。

或配伍应用补益之法，在温经理血应用时佐以补益之法，其一与活血、化瘀诸法合用，以调理气血，其二可防诸法伤阴耗血。如温经汤之当归、芍药、阿胶、麦冬，通瘀煎之配伍当归，桃仁红花煎之配伍当归、生地黄，三棱汤之白术、当归等。

（六）活血消癥法在临床中的应用

活血消癥法主要是运用活血的方法，达到消除癥积、消散痞结、消肿止痛之目的，适用于妇人胞中癥病、癥积疼痛等证。

活血消癥法常用于疮疡、岩、瘤、痞块、肿块、癥瘕是使等有形之质得以消散、化解的重要方法，对于此类疾病的治疗具有极为重要的作用。

活血消癥法除具有对症治疗的作用外，尚有消除瘀血、疏通经络、通利血脉等病因学、病机学治疗的意义。临证除选用赤芍、桃仁、红花、当归等一般活血药外，应视瘀血内结、肿块的程度灵活选用攻下逐瘀之大黄、芒硝，破血逐瘀之莪术、水蛭等，如醒消丸、活络效灵丹、失笑散等诸多方剂皆此配伍思路。

为达到消癥散结之对症治疗目的，临证除选用活血化瘀、破血行瘀法外，尚可佐用疏肝散结之柴胡、夏枯草、郁金、薄荷，行气散结之青皮、陈皮、槟榔、枳实，消导散结之鸡内金、山楂，涤痰散结之胆南星、浙贝母，软坚散结之昆布、海藻、鳖甲、穿山甲等其他具体的对症治疗措施与方法。

应针对具体的病因病机，采取针对性治疗措施，并重视其他各种疏通经络、疏通血脉方法的使用，临证可灵活选用理气法、疏肝法、分利法、通下法、通络法。如鳖甲煎丸，黑龙江中医药大学附属医院协定处方健肝散、消痞化积丸，河南中医学院第一附属医院之和肝散等，诸多处方中皆运用此配伍思路。

六、活血法的用药时机、法度及注意事项

活血法在临床上应用广泛，几乎涉及内、外、妇、儿、五官科等多种疾病。随着现

代对活血化瘀法、方、药的研究，对许多疾病的治疗开辟了新的领域，成为中医学治病疗疾的重要方法，其应用前景广阔。临床在具体应用活血法时，除应重视其适应证外，亦应重视以下五方面的问题：

其一，使用活血法时应注意掌握其适应证。凡是因瘀而致的病证，均是活血法的适应证，临床以疼痛、肿块、痞块、癥瘕、瘀斑为主要特征，并应重视现代实验检查，注意微循环障碍引起的病证。

其二，在具体应用活血法时，除正确掌握瘀血证的诊断指标、指征外，还必须分清其病位之脏腑经络、病性之寒热、病势之虚实，灵活运用各种治法，方能收到预期效果。

其三，活血法属攻法范畴，能活血通络，攻下逐瘀，因其性破泄，易于动血、伤胎，治疗当中病即止，不可过用，亦不可久服，以防逐瘀过猛或久用伤正，变生他疾。特别是妇女在月经和怀孕期间应慎用或忌用活血法。

其四，应用活血化瘀法应做到活血而不破血，化瘀而不伤正，并根据瘀血阻滞的程度选用适宜的活血法方药，以使药物活血作用与病情轻重相适应。新瘀证急病重，宜用汤剂，取其力大效速；久瘀证缓病轻，宜用丸剂、散剂，取其力小性缓，缓消瘀血而不伤正气。

其五，在临床具体应用活血法时更应重视气血之间的关系，气能行血、摄血、统血、生血，故活血当注意调气，并当与其他治法联合应用，以增强治疗效果。

七、活血法的研究思考

中医血瘀证及活血化瘀法的研究，其理论独特、源远流长，临床应用范围广泛，已成为中医学、中西医结合医学研究的重要领域之一。对瘀血证病因病机的研究表明，引起瘀血的原因繁多，许多错综复杂的连锁反应参与了瘀血的形成。瘀血证的临床表现是多种多样的，临证需细致辨别分析、综合判断。

历代医家在长期的医疗实践中发展了活血法，充实了中医学理论，研制了诸多活血化瘀的方剂，积累了丰富的临床治疗经验，为后世留下了宝贵的财富，对中医病因病机学理论及治则的发展都具有极其重要的意义。

活血化瘀法是中医学重要的治法之一，它是针对离经之血不能及时消散或排出，或血行不畅壅遏经脉之内引起的血瘀证而确立的一种重要治法。根据病情、瘀血轻重以及体质情况，活血化瘀法又分为行血化瘀、破血化瘀、攻下逐瘀、和营行瘀等不同治法；又根据瘀血化热、化寒之不同，又有凉血化瘀、清热化瘀、温通化瘀等不同治法。临证可根据具体情况灵活应用各种活血、化瘀的方法与措施。

根据历代文献记载，血瘀证涉及多方面的内容，如"血行失度""血脉不通""内结之血""离经之血""久病入络"等。现代研究表明，血瘀证的实质包括了多种系统的生理异常及病理变化，与血液循环障碍关系密切，活血即通其血脉，通过调整心血管功能及血液流变学等多种因素，从而促进循环系统的生理功能；化瘀即祛其瘀滞，通过调节血凝状态、改善血脂代谢、预防血栓形成，防止或消除各种已存在的病理状态。

活血化瘀法是以疏利血脉、祛除瘀血为主要作用的物治法，本法所用药物其性味多辛、温，辛能散瘀化滞、消散瘀血，温能通行经脉、促进血行，对于疾病治疗除具有消散瘀血、通利血脉、祛瘀通滞、祛瘀生新、凉血散瘀、祛瘀通络、祛瘀舒筋、疏利气机、降泄气机、利气疏导、疏通壅滞、通络透疹、凉血消斑等病因学、病机学治疗作用外，尚能通过活血、化瘀之作用达到行滞、调经、下乳、止痛、舒筋、消积、散结、软坚、消癥、利水、消肿、宣痹、解郁、止血、止痛、止痒、安胎、下胎、止咳、平喘、宣肺、宽心、宽胸、消痈、疗伤及瘀生新等对症治疗的目的。对于多种外感疾病、内伤病证的治疗，在立法、组方时均可主用或辅用或佐用活血化瘀法，并与其他治法配伍，以达病因学、病机学及对症治疗目的。

今后以中医理论为指导，紧密结合临床实际，加强多学科、多水平、多途径的基础、临床与实验研究，探求活血化瘀法及其方药的作用机制，探讨活血化瘀法的实质和作用的物质基础，逐步阐明活血化瘀法的科学内涵及其量效关系，对中医学、现代医学的理论及临床实践将会产生重大而深远的意义。

深入研究血瘀证及其理论，有助于深刻理解活血化瘀法的本质，提高对疑难病的诊疗水平，有望为中西医结合找到新的切入点、着眼点，这就为今后对活血化瘀法的研究与发展指明了方向。今后应遵循循证医学方法，开展多领域、多学科、多层次的临床研究，为活血法临床疗效研究评价提供新方法与途径，可以推动活血法的临床与应用研究，丰富和完善中医病证治疗疗效评价体系。

清代叶天士提出"久病入络""久痛入络"学说，后世医家对络病治法用药进行了不懈的探索，明确了活血法是通络的主要方法与措施之一。王清任在《医林改错》中将补气与活血通络相结合创立了益气活血通络的方法，唐容川在《血证论》从血证方面对络病理论进行了阐发，为活血通络法奠定了基础。临证除用活血法通络外，一是遵叶天士"络以辛为治"，选用辛润通络、辛温通络、辛香通络、虫蚁通络诸法；二是遵叶天士"络病"当以"通补最宜"之理论，选用辛甘通络、补气通络、滋润通补、补益奇经等措施。

随着中西医结合临床与基础的进一步开展、深化，中医活血化瘀、活血通络这一独特疗法必将得到更大的发展、提高，不仅能充实、完善传统中医药学理论，而且能为现代医学提供丰富的内容和方法。

第九节　补法的源流、配伍技巧、临床应用及现代研究

一、补法的源流

《黄帝内经》《难经》《神农本草经》为补法的形成奠定了理论与药物基础。如《素问·三部九候论》"虚则补之"、《素问·至真要大论》"损者益之"、《素问·至真要大论》"劳者温之"、《素问·阴阳应象大论》"形不足者，温之以气；精不足者，补之以味"都是关于补法运用的理论基础与应用原则。《难经》进一步提出五脏分补、虚者补

其母的具体应用方法和措施。《神农本草经》载补益药物 70 余味，在临床治疗与方剂配伍方面奠定了药物基础，为补法的临床应用提供了依据。

汉代张仲景不仅发扬了《黄帝内经》的理论，而且创制了补益方剂，如肾气丸、炙甘草汤、小建中汤、黄芪建中汤、百合地黄汤等著名补益方剂，这些方剂堪称补益方之鼻祖，且创制了一些扶正祛邪方剂如白虎加人参汤、竹叶石膏汤等攻补兼施法，为后世在外感疾病中运用温阳法、养阴法奠定了基础，对后世补法的发展影响颇大。

唐宋以后，补益法及方剂得到普遍重视，其临床应用及配伍方法与规律得以丰富和发展。如《太平惠民和剂局方》立"治诸虚"一门，记载了十全大补汤、参苓白术散等著名补益方剂，因其疗效卓著，迄今仍指导临床实践。唐代王冰进一步发展了《黄帝内经》的理论，在调节阴阳虚损时提出治阳虚要"益火之源，以消阴翳"，治阴虚要"壮水之主，以制阳光"的治疗措施。宋代钱乙善于化裁古方，将崔氏八味丸化裁为六味地黄丸，并根据儿科特点创制了异功散、七味白术散等多种补益脏腑方剂。金元时期李东垣创制了补中益气汤、升阳益胃汤，并倡导重视脾胃创补土学派，朱丹溪研制大补阴丸，并强调重视阴液，创滋阴学派。

明代薛立斋、张景岳重视温补，张景岳不仅引进道家、儒家的阴阳互根学说，创立补阴补阳的方法，而且研制了左归丸（饮）、右归丸（饮）等。在五脏分补法方面，除直补本脏腑外，间接补法已趋完善，如"培土生金""滋水涵木""补火生土"等，如程国彭在《医学心悟·卷首医门八法》"论补法"中说："肺虚者补脾，土生金也；脾虚者补命门，火生土也；心虚者补肝，木生火也；肝虚者补肾，水生木也；肾虚者补肺，金生水也。此相生而补之也。"

明清温病学派的崛起，在治疗中不仅重视养阴法的应用，而且重视顾护阳气，常谓"留得一分津液，便有一分生机"。考张仲景，当邪入阳明时多采用白虎汤、大小承气汤以撤热保津，邪去正自安、津液自生；当邪入少阴时（热化证），则采用黄连阿胶汤清心火、滋肾水、泻南补北，是祛邪扶正兼施之法，也有用承气汤急下存阴的。总之《伤寒论》在护养阴液上，偏重于祛邪保阴的一面。温病学家鉴于"热邪不燥胃津，必耗肾液"的病理特点，主张治温时刻注意保津，并创制了众多滋阴养液的方剂，如甘寒生津之沙参麦门冬汤、益胃汤、五汁饮等，咸寒养阴之加减复脉汤之类，酸甘化阴之麦冬麻仁汤，甘寒苦寒化阴之加减黄连阿胶汤，甘苦化阴之冬地三黄汤等，使养阴类方剂益臻完善。《温病条辨》列小建中汤、桂枝汤、半夏桂枝汤等调补阳气的方剂，使外感病的治疗中运用补阳、温阳法的内容更加丰富。

综上所述，经过历代医家的不懈努力与探索，使补法的内涵、外延、临床应用、配伍原则得以完善、成熟，不仅使补法成为补虚、补益脏腑的主要方法，而且成为增强体质的重要措施。

二、补法的内涵

补法是通过补益人体气血阴阳，以增强体质，改善机体虚弱状态，治疗各种虚证的一种治疗方法。通过扶正固本，不仅可以补虚扶弱，改善人体虚弱的体质，调整阴阳的虚衰，补益脏腑的虚弱，使之归于平衡，恢复正常，而且还可以起到扶正以祛邪的目的。

补法主要适用于元气不足、体质虚弱、脏腑功能减退、气血精津亏虚及阴阳亏损之证，对于疾病处于邪恋正虚之时，以及应用攻伐之剂而须固护正气者，亦应主以、辅以及佐以补法。以补法组成的方剂汪昂在《医方集解》中称之为"补益之剂"，吴仪洛在《成方切用》中将其归入"补养门"范畴，陈修园《时方歌括》将补法组成的方剂归入"补可扶弱"范畴。

由于虚证有气、血、阴、阳的偏虚以及气血两虚、阴阳俱虚之不同，因此，补法可分为补气法、养血法、补阴法、补阳法及气血双补法、阴阳两补法等几类具体的治疗方法，其系针对病性、虚之性质而设。

临证在具体应用补法时除根据虚的性质而采用不同的方法与措施外，还应结合虚的部位区别对待，故补气又分补气固表、补气生血、补益肺气、补气健脾、补益肝气、益气升阳、补益肾气、补益心肺、补益肺脾、补益心脾、补心复脉、补脾助运等具体治法，补血又分补养肝血、补养心血、养血柔肝、养血柔筋、养血复脉等具体治法，滋阴法又分滋养心阴、滋补肺阴、滋养肝阴、滋阴潜阳、滋补肾阴、补益胃阴、滋补肺胃、滋补肺肾、滋补肝肾、补肾益精、滋阴润燥等具体治法，补阳法又分温补心阳、温补脾阳、温补肾阳、温肾健脾、温补肝阳、温补心肾等具体治法，而又有气血双补、气阴双补、阴阳并补、补肾纳气、引火归原、益气摄津等其他具体的治疗方法。关于五脏分补法，除可直接补益外，又可根据五行相生理论采用间接补益的方法，达到治疗之目的。

三、补法的适应证

（一）补气法的适应证

凡补气益虚，以增强体质，改善机体气虚状态，治疗各脏腑气虚的治疗方法，称为补气法。气既是生命活动的动力，又是脏腑功能的外在表现，根据其分布、功能的不同又分为宗气、卫气、营气、脏腑之气、经络之气，其中脾胃为后天之本、气血生化之源，在运用补气法时要特别重视对脾胃的调补。

补气法主要适应于各种原因引起的气虚证，包括卫气虚、肺气虚、脾胃气虚、肾气虚、肝气虚、心气虚等证，如面色萎黄、倦怠乏力、气短懒言、易感汗出、食少便溏、脏器下垂等。

（二）养血法的适应证

凡补养血液，促进血液生成，改善机体血虚状态，治疗各脏腑血虚、血脱的治疗方法，称为养血法。人体的脏腑经络、肢体九窍必须得到血的濡养，才能发挥其生理功能。历代医家均强调补养血液应重视其化源，注重补益脾胃的作用。

养血法主要适应于各种原因引起的血虚证，包括肝血虚、心血虚、血虚风燥、血虚肠燥、血虚内热、血脱等证，如面色萎黄、头晕目眩、脾轮苍白、唇爪色淡、心悸失眠以及月经不调、经闭不行等。

（三）补阳法的适应证

凡温补人体阳气以改善脏腑功能，治疗阳虚的治疗方法，称为补阳法。本法用甘温及辛热之品以壮少火，常佐滋阴之品以阴中求阳，使各脏腑阳气充盛而功能健旺。

补阳法主要适应于各种原因引起的阳虚证，包括心阳虚弱、脾阳虚弱、肾阳虚、脾肾两虚、肺阳虚、肝阳虚、命门火衰等证，如面色苍白、形寒肢冷、腰膝酸软、神疲乏力、虚喘耳鸣、小便不利或频数或夜尿多、阳痿早泄、宫寒不孕等。

（四）补阴法的适应证

凡用生津养阴之品以滋补阴液，改善机体阴虚状态，治疗各脏腑阴虚的治疗方法，称为补阴法。本法以《素问·至真要大论》"燥者润之"为立法依据，其主要作用在于补充人体阴液的不足，其除生津养液、直接补充人体阴液的不足外，尚有益水制火、养阴润燥、滋阴潜阳、补阴敛阳、益阴透邪等作用。特别在外感疾病中，补阴法的作用有其重要而特殊的意义。

补阴法主要适应于各种原因引起的阴虚证，包括心阴虚、肺阴虚、肝阴虚、阴虚阳亢、肾阴虚、胃阴虚、肝肾阴虚、肺胃阴虚、肺肾阴虚等证，如形体消瘦、口燥咽干、头晕眼花、腰膝酸软、潮热盗汗等。

四、补法的主要作用

补法通过运用补益的方法与措施，顺应脏腑、气血阴阳的生理特点，直接补益虚弱之正气，补益虚弱之脏腑，或根据气血阴阳以及脏腑之间相生相依的关系，间接达到补益之目的。

（一）补虚法的共同作用

1. 扶正祛邪　通过补益人体阴阳气血，使正气恢复，增强体质，提高机体的抗病能力和自然修复能力，以达正旺能驱邪或抗邪外出，达到扶正以祛邪、"正充邪自去"之效。

2. 扶正固本　通过补益气血阴阳，改善体质，以恢复或提高机体各脏腑的生理功能，改善机体虚弱状态，提高其抗病能力，达到扶正固本之目的。

3. 补益虚弱　通过补益气血阴阳、脏腑，以消除各种不足状态，恢复机体的正常功能，达到固本扶弱之目的。

4. 补虚除滞　通过补益气血、阴阳、脏腑，以消除各种虚弱、不足状态，恢复气血、阴阳、脏腑的正常功能，解除因虚而滞之因，达到除滞、除满之目的。

（二）补气法的作用

通过甘温补养以补益脏腑之气，促进脏腑功能恢复，改善虚弱表现，恢复正常生理功能。

1. 补气生血　根据气血相互关系，通过补益正气、补益脾气，辅以补血之法，使气旺而助血化生，间接达到补血之目的。

2. 补气祛痰　通过补益正气的方法，使脾气充沛，运化水湿功能正常，肺气充沛，通调水道功能正常，去其生痰之源，间接达到祛痰、化痰之目的。

3. 益气行瘀　因气为血之帅，气行则血行，通过补气益气，恢复气之统帅功能，使气能帅血，间接达到活血、化瘀、行瘀之目的。

4. 利水祛湿　通过益气的方法，使脾气充沛、运化水湿功能正常，肺气充沛、通调水道功能正常，去其生湿之源，恢复三焦水道功能，达到利水、祛湿、化湿之目的。

5. 补气祛邪　通过补益正气的方法，以扶助正气，发挥机体的能动性，达到驱邪外出之作用。

6. 补心复脉　通过甘温以培补心气，宣通心脉，养心宁神，使气足、神安、血行，心主血脉、心主神明功能得以恢复。

7. 补肺理肺　通过甘温偏润、甘温补养以资生上焦肺气，从而使肺气充沛，气机宣畅，达到理肺、助肺宣肃之作用。

8. 补脾助运　通过甘补温运以补益脾胃之气，借甘温以鼓舞中州之气，激发生化之动力，并祛除脾湿，调畅中焦气机，消除脾运失健之因，间接达到运脾之治疗目的。

9. 益气升阳　通过甘补升提之补法，以振奋升发脾胃清阳之气，达到益气升阳之目的。

10. 益气升提　通过补气法之补气健脾，升提下陷之中气，达到升阳举陷、补益中气之目的。

11. 补气摄血　通过补法之补气健脾，恢复脾统血功能，使气能统摄血行，达到补气摄血、补脾统血之目的。

12. 益气摄津　通过运用甘温养气的方法与措施，恢复气的正常生理功能，使其气旺充分发挥固摄津液之作用，达到摄津之目的。

13. 补脾养血　通过补脾益气、培土助运、养营生血的方法，恢复脾的运化及化生之力，直接或间接达到养血、生血之目的。

14. 纳气平喘　通过补益肺肾之气，恢复肺主宣肃、肾主纳气功能，达到补肾纳气、益肺平喘之作用，是平喘的主要方法与措施。

15. 补脾止泻　通过健脾益气的方法，恢复和加强脾之运化水湿、水谷功能，使水谷化、精微布、水湿化，间接达到止泻之目的。

16. 补气固脱　通过固摄正气、补益正气之补法，以急救虚脱之正气，恢复气的固摄功能，达到固脱、防脱之治疗目的。

17. 补气固涩　通过补益正气、固护正气之补法，以恢复气的推动、固摄、防御、气化之功能，达到固表、摄血、固涩大肠、收敛膀胱、固冲之治疗目的。

（三）补血法的作用

通过柔润滋补以补养营血，以补脏腑之体，改善血虚状态，恢复脏腑的正常生理功能。

1. **补养心血**　通过柔润滋补之品以濡养心血，佐用甘补温运、补健脾气，使生血有力，营血资生，心血渐充，守气涵阳、安神定志。

2. **养肝柔筋**　通过阴柔滋补之品以温养肝血，调畅经血，以补肝体，濡养筋脉，缓急解痉，达到平息内风、养肝舒筋之功。

3. **养血固脱**　通过止血输血、大补气血等方法与措施，并与补气益气之法配伍，以恢复气的固摄之能，以达养血固脱之目的。

4. **养血止痒**　通过补益血液的方法与措施，使血液化生充足，润养皮肤，既能达到养血祛风之功，又能达到润燥止痒之目的。

5. **养血止痛**　通过补益血液的方法与措施，使脏腑、经络得到正常血液的濡养，改变"不营则痛"之病理机制，从根本上达到止痛之目的。

6. **养血复脉**　通过补血的方法与措施，以补心之体的方法，既使血充养血脉，又能恢复心主血脉功能，以达到复脉宁心之目的。

7. **养血润肠**　通过运用补血的方法与措施，滋养阴血，养血生津，润肠通便，而达到通便之目的。

8. **养血和络**　通过补血的方法与措施，并与活血、通络诸法配伍应用，以解除血虚络脉不和之病理，达到养血和络之目的。

9. **养血宣痹**　通过补益血液的方法与措施，濡养经络、脏腑，解决因虚而滞之病理环节，而达宣通痹阻之作用。

10. **养血安神**　通过补益血液的方法与措施，养心体，使心血得补，心神得养，达到养心安神之目的。

11. **补养肝血**　通过阴柔沉静，辅以辛散走动之品，以补益肝血，通调经血，促进肝血充盈营运，以达到养肝、柔肝、明目等目的。

（四）补阳法的作用

补阳法是通过温补人体阳气的方法，用甘温及辛热之品以壮少火，补脏腑，恢复或增强脏腑功能，改善虚寒体质。

1. **温阳益气**　通过温补阳气、补益正气的方法与措施，补阳、温阳、益气，达到温益正气、温补脏腑之目的。

2. **温补命火**　通过温补阳气的方法与措施，以温热甘补之品激发命门，引动少火，升发元阳，并与血肉有情之品配伍，以达温肾壮阳、温补命火、温补元阳之作用。本法将温热壮阳寓于阴柔滋补之内，借阴柔沉静之品培益阴精、滋其阴精，温热壮阳之品以蒸精化气、温补命火。

3. **温阳复脉**　通过温补阳气的方法与措施，温振心阳，恢复心主血脉功能，达到温阳复脉之目的。

4. **止咳平喘**　通过温补阳气的方法与措施，温肺阳，散肺寒，调整肺之宣肃功能，从病因病机学上祛邪、宣肺，间接达到止咳、平喘之作用。

5. **温运脾阳**　通过温补阳气的方法与措施，温热助阳以振奋中焦阳气，并与燥湿、理气、下气、消导、通下、分利、止血等诸法配伍应用，以温补脾阳、助脾运化。本法以甘补温运、振奋中焦阳气为主，又用辛热之品以散阴寒，鼓动中阳升发敷布，达到温补脾阳之治疗目的。

6. **温补纳气**　通过温补阳气的方法与措施，以其温补之性，恢复肾主纳气功能，以达到温肾、纳气之治疗目的。

7. **温肾止泻**　通过温补阳气的方法与措施，以其温补之性，恢复肾司二便、肾为胃关的功能，达到温肾止泻之治疗目的。

8. **温阳行气**　通过温补阳气的方法与措施，恢复气阳的温煦、统摄功能，间接达到行气、理气之治疗目的。

9. **固经调经**　通过温补阳气的方法与措施，恢复阳气的固涩、调摄月经功能，达到温阳固经、温阳调经之目的。

10. **散结消肿**　通过温补阳气的方法与措施，温阳散寒，温通阳气，从而达到消肿、散结、化积之目的。

11. **宣通痹阻**　通过温补阳气的方法与措施，温补阳气，温通阳气，起到宣通痹阻、宣通脏腑、宣通经脉之作用。

12. **活血化瘀**　通过温补阳气的方法与措施，恢复阳气的温煦、推动作用，而达到散寒活血、温阳活血、温养血脉之目的。

13. **温阳止痛**　通过温补阳气的方法与措施，恢复阳气的温煦、推动作用，而温阳散寒，温通经脉，消除"不通则痛""不营则痛"，而达到通则不痛、营则不痛之治疗目的。

14. **温阳止带**　通过温补阳气的方法与措施，其一恢复阳气的温煦、统摄作用，而固涩冲任而止带；其二温补阳气而祛湿，达到止带之目的。

15. **温阳祛湿**　通过运用温补阳气的方法与措施，温散湿邪，温阳散湿，达到祛湿、化浊、化饮之治疗目的。

16. **温阳祛痰**　通过温补阳气的方法与措施，其一杜其生痰之因，其二温化痰湿，达到标本兼顾而祛痰之目的。

（五）补阴法的作用

补阴法是用生津养阴之品以滋养阴液的治疗方法。补阴法总的作用是补充人体阴液的不足，具体而言，除了可以生津补液、直接补充阴液的消耗外，尚有养阴透邪、养阴濡润、补阴敛阳、养阴潜阳、益水制火等治疗作用。

1. **滋养脏腑**　用味甘性凉之品，以滋补阴液，达到滋补心阴、滋补肺阴、滋补肾阴、滋补脾阴、滋养肝阴、补益胃阴、滋补肺胃、滋补肺肾、滋补肝肾等治疗作用，以治疗各脏腑阴虚。

2. **滋补肺阴**　通过凉润生津内寓辛宣气机的方法与措施，取其轻巧凉润能走高位，再辅以辛宣以敷布津液，使肺金阴液得复，以达养肺阴、生肺津、补益肺之阴液的治疗目的。

3. 滋阴清肺 通过运用滋补阴液、润肺生津的方法与措施，滋养肺阴，清肺经虚热，以达到滋阴清肺之治疗目的。

4. 滋养肝阴 通过运用甘寒柔润之品，滋补肝阴，育养肝体，达到养肝、柔肝之治疗作用，亦可间接达到疏肝、平肝之用。

5. 滋养脾阴 通过运用滋补阴液的方法与措施，并与理气、利法、下气诸法配伍，滋阴补脾，助脾运化，达到滋养脾阴而不碍脾之治疗目的。

6. 滋阴益胃 通过运用滋阴的方法与措施，以甘寒清降滋胃阴、润燥土，使"阳明燥土得阴则安"，恢复胃之和降生理功能，达到滋阴生津、益气养胃之作用。

7. 滋补肾阴 通过运用滋阴的方法与措施，用咸寒阴柔静补之品，滋阴补损，培补肾中元阴，达到滋阴补肾之治疗目的。

8. 滋阴潜阳 通过运用滋阴的方法与措施，用滋阴、重镇潜降之品，滋养肝肾之阴，镇潜上亢之阳，以达育阴潜阳、滋阴潜阳之目的。

9. 滋肾纳气 通过运用滋阴的方法与措施，以滋肾阴、补肾气之品，恢复肾的生理功能，使摄纳有权，达到滋阴补肾纳气之治疗目的。

10. 清热降火 通过运用滋阴的方法与措施，滋阴养液，降上亢之阳，达到滋阴清热、滋阴降火之治疗目的。

11. 滋阴复脉 通过运用滋阴的方法与措施，滋阴养心，滋阴养血，恢复心体，达到滋阴增液而复脉之治疗目的。

12. 滋阴止血 通过运用滋阴的方法与措施，清虚火，凉血热，消除阴虚动血、迫血之因，间接达到止血之治疗目的。

13. 滋阴止呕 通过运用滋阴的方法与措施，滋胃阴，养胃体，滋阴润降，恢复胃的通降功能，达到和胃止呕之治疗目的。

14. 滋阴止咳 通过运用滋阴的方法与措施，滋阴润肺，肃肺下气，达到润肺止咳、润肺肃肺之治疗目的。

15. 滋阴润肠 通过运用滋阴的方法与措施，滋阴以润肠，润肠而通便，达到滋阴通便、滋阴润肠之治疗目的。

16. 滋阴祛邪 通过运用滋阴的方法与措施，滋阴以扶正，使正气旺盛，祛邪外出。

17. 滋阴搜邪 通过运用滋阴的方法与措施，滋阴以扶正，使正气恢复，祛邪外出，搜除余邪。

五、补法的临床应用及其配伍技巧

补法是通过补益人体之阴阳气血，以消除各种不足证候或扶正祛邪，促使病证向愈的治疗方法。

补法属于"扶正"范畴，系通过扶助正气的方法与措施以增强机体抗病能力，改善虚弱体质，其内容十分丰富，临床应用广泛。

（一）补气法的临床应用及其配伍技巧

补气法是治疗气虚证的主要方法与措施，因气乃维持人体生命活动之根本，其具有温煦、推动、防御、固摄、营养等功能，补气常以补肺脾之气为主。常用的药物有人参、党参、黄芪、白术、炙甘草、茯苓等。代表方剂有四君子汤、补中益气汤、生脉散、人参蛤蚧散等。

气虚，则气的推动、温煦、固摄、防御、气化等功能减退，出现诸多症状。临床治疗以补气法为主，常用人参、党参、黄芪、太子参等，并在一般补气的基础上，结合具体脏腑虚弱的程度进行针对性用法、用药。因少火生气，血为气之母，故尚须在补气时及其中配以助阳、补血之品，以更切合临床实际。除选用人参、黄芪等直接补气法外，多采用健脾益气的方法以达补益元气的目的，因人身之气源出中焦，特别对于气的生成不足的病证更应重视调理脾、胃、肾，因脾为生气之源。补益各脏腑之气均以补益脾气为基础，故四君子汤、补中益气汤等补脾方剂可视为补气法的代表方。历代医家创制的补气方剂均以白术、茯苓健脾以益气为主，或以黄芪、党参等补气以益气为主。

针对气虚的病理变化与脏腑的相互关系，合理应用补脾、补肾之法。气是生命活动的基本物质，后天水谷之气以及自然界之清气是气的主要来源，气的生成与肺、脾、肾的关系最为密切。肺主一身之气，脾为后天之本，肾为先天之本，故补气主要是补益肺、脾、肾之气，又因脾为肺之母，为后天气血生化之源，故尤以培补中气为主。如四君子汤、参苓白术散、补中益气汤等皆用此配伍思想。

气虚的基本病理机制是气虚不得温养、气虚不得推动，在补益正气时，应根据不同病情，灵活应用。临证在治疗气虚证时，除补益元气外，尚应重视配伍方法与技巧的应用，如合理应用行气、补血、淡渗分利、消导、升举等法，尤其是要重视对脾肾的调养与调护。

在应用补气法时应配伍健脾补气法，调补脾胃是治疗气虚证的基础与中心环节。脾胃虚弱引起气虚，可兼有脾虚的表现。另外脾胃主腐熟运化，脾胃为后天之本、气血生化之源，水谷之精微皆由脾胃依水谷之气以化生，在气虚证中应用健脾助运之补气法，健脾固本，以期水谷精微化生充足，从根本上解决气血生化之源问题，是达到治病必求本之关键，如四君子汤之白术，归脾汤之黄芪、白术等。在应用时，一般除选用具有健脾作用的药物外，更主要运用消食导滞、淡渗分利及理气法等，以减轻肠胃脾负担，利于脾气运化水谷、水湿，从而达到健脾助运之目的。如健脾丸、资生丸、资生健脾丸、肥儿丸、黑龙江中医药大学附属医院协定处方健脾助消丸、肥儿冲剂、加味异功散等皆用此配伍思路与方法。

在应用补气法时或配伍淡渗分利之利法。对于气虚之证应用利法，历代名方均有明示，如四君子汤、参苓白术散等均配伍茯苓等药物。其配伍意义在于：其一，气虚不能运水，水湿内停，应用分利之法使水湿下渗；其二，应用淡渗分利之法，以减轻肠胃负担，以利于脾之运化，间接达到健脾益气之目的；其三，淡渗通利可以减轻诸补药之滋腻碍脾之弊。

在应用补气法时或配伍行气、理气之法。因气虚证往往伴有不同程度的脾胃虚弱、运化功能减弱的表现，而诸补气之品易于困脾碍运，故在补气方中均佐用少量行气、理气之品，使补而不滞。《古今名医方论》中柯韵伯在论述"补中益气汤"的配伍时云："用陈皮以理之，且以散诸甘药之滞"，他如异功散之用陈皮。另外，有些行气药偏燥，具有行气化湿、醒脾助运之功，故有"脾健不在补而贵在运"之说，历代医家皆有明确认识，如白术散之佐用大腹皮，补中益气汤、异功散之佐用陈皮，归脾汤之配以木香、陈皮，七味白术散之配以木香，益脾散之木香、陈皮、厚朴等。另外，对于气虚兼有湿滞、气机失调者，配以行气、理气之法，亦能行气宣滞而兼调理气机，尚有理气燥湿化湿之功，如木香等。

在应用补气法时或配以减轻肠胃负担、利于脾运之法，如消食导滞之消法、淡渗利湿之利法、理气之下气法等。一般选用鸡内金、神曲、谷麦芽、山楂等消食导滞药，茯苓、薏苡仁、泽泻等渗利药，以及槟榔、厚朴等下气药物。消导与分利、行气诸法配伍，减轻脾胃、肠胃负担，利于运化，间接达到健脾益气之目的。如四君子汤之茯苓，参苓白术散之茯苓、薏苡仁、白扁豆、砂仁。在治疗气虚兼滞之证时，应用消食导滞、理气药，还能消滞，如健脾丸在补气之人参、白术的基础上，佐用陈皮、炒麦芽、山楂、神曲、枳实以消食导滞而运脾。

根据病情需要，应用补气法时有时配以升举清阳之汗法，常用于治疗气虚下陷之证，如遵《素问·至真要大论》"下者举之"的理论，研制举元煎、升陷汤、补中益气汤等方，以补气升陷、补气升阳，他如益气聪明汤、升阳调经汤等，皆用此配伍思路。一般宜选用质轻味薄之柴胡、升麻、葛根等药物。

或配以补血之法，一般常用当归、白芍等药物，如补中益气汤在大队补气、健脾的基础上配以当归以养血和血。在补气法中配伍养血之法的目的在于使气有所依，其系基于气血相关理论。

由于气虚累及的脏腑不同，可出现肺、脾、心、肾等脏腑虚弱的症状，临证时可根据不同情况，灵活应用。

气虚而失其固摄之能，在气虚的基础上，有各种"不固"的症状。如气虚肌腠不密，卫外无力，常见自汗，名曰"表虚不固"；如气虚不能控摄血液在脉道运行，可导致各种出血，称"气不摄血""脾不统血"；如气虚而下元固摄失职，可出现二便失禁，称为"肾气不固"；如冲任不固，可致崩漏等。气不固证系在气虚证的基础上，由于气虚失其固摄之能所致。故气不固证在治疗立法时，须在治疗气虚证的前提与基础上，灵活应用固涩之法，并根据具体脏腑、部位之不同，采用相应的治法。

补气时应在补益元气的基础上，重视肺、脾、肾的补益，如临床除用党参、人参外，尚应重视补益肺气、补益脾气、补益肾气的方法与措施。

表虚不固者，除通过健脾、补肺、益气等措施以益表气，使表气足而自固外，还应根据病情的需要佐用固涩之法，通过敛汗固涩之品，以达收敛表气之目的。临证时可选用牡蛎、浮小麦、五味子、白果、龙骨等。如牡蛎散主以牡蛎、麻黄根，柏子仁丸主以牡蛎、麻黄根等。

气不摄血者，除采用各种措施与途径补益元气，使气足、脾健，发挥气为血帅、脾主统摄的正常功能，使血在气的率领下循脉运行，而不致妄行外，还应根据病情的需要佐用理气、固涩、理血之法。《医家四要·气有九论》中强调"治气药中必兼理血之药"，气血同治，寓"精中求气"，以恢复气的统摄功能。

肾气不固者，除应用补益元气、补益肾气法为主，以增强肾固摄约束膀胱的功能外，遵《读医随笔·升降出入论》之"散于外者，敛而固之"的理论，合理应用固涩之法，以补肾益气治其本，固肾缩泉治其标，并佐以益气之法以增其效。如菟丝子散、桑螵蛸散、鹿茸补涩丸、膏淋汤等皆用此配伍思路。并常根据病情佐用安神定志之品，以交通心肾、固肾缩泉，如桑螵蛸散之配伍茯神、远志、菖蒲，金锁固经丸之用龙骨等。

冲任不固者，当以补肾之菟丝子、杜仲，健脾之白术、茯苓等固本之法为主，辅以固崩止带之煅龙骨、煅牡蛎、海螵蛸、五倍子、茜草固涩冲任。并根据病情需要佐以滋阴清热、清热利湿之法，如固经丸之白芍、黄柏、黄芩，易黄汤之龟甲、黄柏及车前子等。

由于气虚升举无力或清阳之气下陷可致气陷证，在治疗立法时，须在治疗气虚证的前提下，根据《素问·至真要大论》"下者举之"的理论，补气与升阳举陷并用，否则气虽足而下陷之气亦难升提。补气通过补益元气、健脾助运（运脾）、减轻脾胃负担（消导、分利、行气）等以助其生化之源，从根本上达到培土益气目的。

对于因中气下陷所致的久泻、久痢、脱肛、子宫脱垂、尿频等各种疾病，多从升脾阳入手，在补益中的同时注重汗法中升提类药物的应用，以适应脾气上升的生理特点。补中益气汤是益气升阳法的代表方剂，方中在黄芪、人参、白术、甘草等补气、健脾益气的基础上，佐用少量柴胡、升麻等轻清升散之品，以提升下陷之中气。他如举元煎、升陷汤以及治疗各种气陷类病证之升阴丸、升均汤、升桔汤、升发二陈汤、升阳补气汤、升阳举经汤、升阳汤、回阳升陷汤、理郁升陷汤、醒脾升陷汤等方剂在配伍时均佐用具有升提作用之药物，以达升阳举陷之功。

对于气虚下陷、清阳不升引起的其他疾病，亦可采用升提的方法。治疗宜于补气之中加用升提之品，以开提清气、升阳举陷，常用药物有升麻、荆芥穗之类。如治疗带下病之完带汤用黑芥穗、柴胡以辛散、升发脾胃清阳之气，保产神效方用芥穗、羌活、艾叶，以及天仙藤散紫苏叶等皆取其发散、升举清阳之用。

气脱之证以元气虚脱、真气急骤外泄为突出病机，其治疗当通过固摄正气、补益正气之品，以急救虚脱之正气，可选补气法，或配以温阳之品，或配以酸甘敛阴之品。如四逆汤、四逆加人参汤等。阳气浮于外，当用固摄正气之涩法，常加入龙骨、牡蛎等，如参附龙牡救逆汤等皆配伍涩法。

（二）养血法的临床应用及其配伍技巧

养血法是治疗血虚病证的方法。常用药物为熟地黄、当归、白芍、何首乌、阿胶等。代表方剂有四物汤、当归补血汤、归脾汤等。

血虚一证，补血是其常法、通法。然气与血，一是血之生必依赖于气，二是血不能速生而气可以速至，三是气血同源，气能生血，血能载气，故补血必须补气，前人有"有形之血不能自生，生于无形之气"、阳生阴长之说，故常于补血药中配以党参、人参、黄芪之类，以益气生血，或配伍健脾助其生化之山药、茯苓、白术等，如当归补血汤、归脾汤、人参养荣汤、滋血汤等皆用此配伍思路。黄宫绣在《本草求真·六淫病证主药》中云："血属有形，凡有形之物，必赖无形之气以为之宰，故参、芪最为生血要药。"

治疗血虚证，历代医家研制的四物汤、圣愈汤、胶艾汤、滋血汤、两地汤等有效方剂，除采用直接补血的方法与措施外，更多采用审因论治的方法，重视对生血脏腑的调理，并应按照血生成的生理特点，结合临床实践，灵活运用各种补血养血之法及措施。

引起血虚的主要原因为化生乏力，或禀赋不足，或调护失宜，或其他病证伤损，或不当治药伤害，导致脏腑虚弱，精气不足，化生乏力、无力，血之生成不足，而致血虚。脾胃虚弱，"中焦受气取汁，变化而赤"（《灵枢·决气》）的功能下降，血生不旺。肾藏精，主骨生髓，精化为髓，髓充于骨，化以为血。肾虚，一为不能温煦脾胃，使其"受气取汁，变化而赤"的功能下降，二为肾精不足，精血同源互生，精虚则血少。其次，为化生无源，饮食因素致营养失调，以致化生血液的水谷不足，此即"取汁"不足，故而不能"变化而赤"，形成血虚。再者，其他病证、治药耗伤耗损过多，虽生血正常，但血耗过多，则亦引起血虚。又因心主血脉、肝藏血、脾统血，如心、肝、脾功能失健，则血液运行、储藏、统摄、分配、调节失司，从而引起全身或局部、上或下、内或外的血虚。其治疗时应审因论治，饮食营养失调者，当调节饮食，补充其水谷精微；造血脏腑失健、虚弱、劳损者，当健脾补肾；耗伤而虚者，必须去其耗伤之因；储运分配失调者，当滋肝益心，以改善脏腑功能。引起血虚的原因虽有生成不足、耗伤过甚、储运分配失调，但脾胃主腐熟运化，为气血生化之源，肾藏精生髓，因此，调补脾肾是治疗本病的基础和中心环节。历代医家已明确认识到引起血虚的脏腑主要在肾、脾两脏，只不过血虚临床多表现在心、肝两脏的症状上，因此，脾肾虚弱为本，心肝血虚为标。历代诸多补血方剂皆重视对脾肾的调理，如人参养荣汤、归脾汤等。

本证辨治时应紧紧抓住脾肾主生血这一病机关键，除加强营养、积极治疗原发病外，临证以恢复生血动力为主，拟定温肾补肾、健脾益气之补法，以达化生正常。

临床针对血虚证机，并根据具体情况，妥善配伍补气、理血、温养诸法，才能切合临床需要，提高治疗效果与疗效。

或主以、配伍补气之法。对于血虚一证，补血是其常法、通法，然气与血之间的关系，一是血之生必依赖于气，有形之血生于无形之气，一是血不能速生而气可以速至，故根据"阴生阳长"理论，补血法方剂必配以补气之法。历代医家做了翔实的论述，如李杲《医学发明·本草剂》中云："血不自生，须得生阳气之药，血自旺矣，是阳主生也。"黄宫绣在《本草求真·六淫病证主药》中云："血属有形，凡有形之物，必赖无形之气以为之宰，故参、芪最为生血要药。"吴昆在《医方考·血证门》中对补血名方当归补血汤的配伍进行了阐述，其云："当归味厚，为阴中之阴，故能养血；而黄芪则味甘补气者也，今黄芪多于当归数倍，而曰补血汤者，有形之血不能自生，生于无形之气故也。"他如人参养荣汤、归脾汤等方剂皆遵循此思路。

或配伍理血之法，一方面，因血虚，经脉隧道不能滑利通畅，易于因虚而滞，出现不同程度的血滞、瘀血表现；另一方面，瘀血的形成，又可影响新血的生成，瘀血不去则新血不生。故历代补血方剂中一般均配伍理血之法，其目的在于，一是祛瘀生新，促进、协同诸补血药发挥补血作用；二是有疏利血脉、防瘀之效，起到祛瘀作用；三是防阴柔补血之品滋腻，使补血而不滞，行血而不伤血；四是使血得补且能运行于经脉之中，走注于脏腑之间，达到补血作用。诸多补血方剂中均选用补血活血之品，如四物汤、扶元散、胶艾汤、圣愈汤、滋血汤之川芎。《成方便读·补养之剂》中张秉成在分析四物汤时说："然血虚多滞，经脉隧道不能滑利通畅，又恐地、芍纯阴之性，无温养流动之机，故必加以当归、川芎辛香温润，能养血而行血中之气者，以流动之。"

或配以温阳之温法。补血法在应用时，根据病情所需，适当配伍少量温性药物，有着重要意义。其配伍目的与意义：其一，通利血脉。温性药物与活血法配合可温经通脉，如当归四逆汤在补血为主、为先的同时，佐以桂枝、细辛，通利血脉，与养血法相合以达养血通脉之功。他如归脾汤之木香，四物汤之川芎等。其二，助阳气而化生阴血。如十全大补汤之桂枝，人参养荣汤之肉桂等，乃取其补阳气而化生阴血、养心化赤以生血之意。

或配以填精之补肾法。因精血同源，补肾填精可达生血之功，如紫河车丸之配以紫河车等。古今皆在养血方中广泛加入紫河车、枸杞子、淫羊藿等补精之品，其用意即如此。

在治疗血虚时，须明确血虚的病变部位在肾、脾两脏，只不过血虚临床多表现为心、肝两脏的症状，但脾肾虚弱为本，心肝血虚为标，从心肝论治血虚的思想，其一违背了中医基本理论，其二思维方法错误，因果关系倒置。因此，从心肝论治血虚的理论不能正确指导临床实践，导致实践与理论关系相脱节。但有时根据临床具体情况亦可酌配补心、补肝之法。

《素问·五脏生成》曰："诸筋者，皆属于肝。"《素问·阴阳应象大论》云："肝主身之筋膜。"正常情况下，肝血充足，筋膜柔韧，屈伸自如；肝血虚，则筋脉失养，虚风内动，而成血虚动风证。临证对于肝血虚、筋失所养、虚风内动的证候，以养血、补血之法为主，采用补血、健脾生血、补肾生血以及补气生血之法，使肝血充足，自能养筋，此乃治本之法。临床可根据具体情况，配以养肝、息风、疏通筋脉诸法，以达病机、对症治疗之目的，使肝体得养。所以本证的治疗是以肝藏血主筋为其思维背景的。

（三）补阳法的临床应用及其配伍技巧

补阳法是治疗阳虚证的方法。阳虚又有肾阳虚、脾阳虚、心阳虚、肝阳虚以及脾肾阳虚、心肾阳虚等。常以辛热、甘热、甘温之药以壮少火，常用药物有附子、肉桂、鹿茸、仙灵脾、巴戟天等，代表方剂有理中丸、右归丸、肾气丸等。

脾为后天之本，肾为人体真阳所在，肾阳为人身阳气之根本，故补阳法以温补脾肾为主，常用鹿茸、杜仲、肉苁蓉、淫羊藿、肉桂、附子、干姜等药物，如理中丸、右归丸、肾气丸、右归饮等补阳名方皆用此方法。

因肾为水火之脏，内寄真阴真阳，基于阴生于阳、阳根于阴的阴阳互根理论，故在补阳方剂中妥善配伍补阴滋阴之法，使阳有所依，阳有所藏，达到补阳之目的。《素问·至真要大论》云："诸热之而寒者取之阳。"张景岳提出"善补阳者，必于阴中求阳，则阳得阴助而生化无穷"的组方理论。如右归丸、肾气丸、右归饮、济生肾气丸、桑螵蛸散、巩堤丸等方皆用此配伍思路。《医宗金鉴·删补名医方论》在评述八味地黄丸方时云，该方"纳桂、附于滋阴剂中十倍之一，意不在补火，而在微微生火，即生肾气也"。临证具体应用时，注意其不同的配伍形式：一是轻用补阳而重用补阴，其意在微微生火，鼓舞肾气，取少火生气之义，如肾气丸的配伍即是；二是补阳与滋阴并重，体现阴中求阳之义，如右归丸、右归饮的配伍即是；三是重用补阳而轻用滋阴，加强补阳之力，又可制约其辛热燥烈之性，而收相反相成之功，如菟丝子散、参茸汤的配伍即是如此。

补阳法在应用时，除选用温阳、滋阴之法，以达阴中求阳之功外，尚可根据病情佐以补气、利水、化痰、活血、止血之法，以适应临证复杂的病情。

或配以补气之法。阳气虚弱，其气必虚，故在补阳法中佐用补气之品，以辛甘相伍而化阳，化阳以补阳。古今诸多补阳方剂均配伍补气之法，以达相辅相成之义，如桂枝加附子汤之大枣、甘草，右归丸、右归饮之山药，桑螵蛸散之人参，巩堤丸之白术、茯苓等。

或配以各种利水法、化湿法、理气法，如实脾饮、济生肾气丸等用于治疗阳虚水泛证，更有助膀胱气化之功能。

或配以收涩之固涩法。肾阳虚则封藏失职，精关不固，膀胱失约，而致精浊、遗精、尿床、尿频、五更泻等。对于此类病证，在病因病机学治疗的前提下，佐以固涩之涩精、止遗、止泻等对症治疗方法，可灵活加用沙苑子、芡实、莲须、肉豆蔻、五味子等，以标本兼顾。如四神丸之肉豆蔻、五味子、补骨脂，全鹿丸之芡实、覆盆子、五味子，菟丝子散之覆盆子、五味子、桑螵蛸等。

（四）补阴法的临床应用及其配伍技巧

补阴法是治疗阴虚证候的方法。常用地黄、天冬、麦冬、知母、龟甲、旱莲草、女贞子、鳖甲等药。五脏中以肝藏血、肾藏精，故补阴常以补肝肾为主，其次为心、肺。如治心阴虚代表方剂有天王补心丹等，治肝阴虚代表方剂有杞菊地黄丸等，治肺阴虚代表方剂有百合固金汤等，治肾阴虚代表方剂有六味地黄丸或左归丸等。

阴虚证与五脏有密切关系，但尤以肾为主。除针对引起阴虚的原因进行治疗外，应针对证机选用适宜的滋阴药物，一般常用沙参、麦冬、石斛、玉竹等，并重视既滋肾阴又益精补血作用的药物，如熟地黄、山茱萸、龟甲、鳖甲之类。如一贯煎、三才封髓丹、大补阴丸、石斛夜光丸、左归饮、左归丸、地黄饮子、河车八味丸等补阴名方皆用此配伍思路。

在应用补阴法时，妥善配伍补阳药物，对提高治疗效果具有重要的意义。应根据阴阳互根之理，在滋阴、补阴方剂中配伍补阳药物，如鹿角胶、菟丝子、杜仲、肉苁蓉等。张景岳云："善补阴者，必于阳中求阴，则阴得阳升而泉源不竭。"如左归丸之鹿角胶，虎潜丸之干姜、锁阳，健步虎潜丸之锁阳、鹿角胶、附子，大补地黄丸之肉苁蓉，补肾地黄丸之鹿茸，河车八味丸之肉桂等皆用此配伍思路。在补阴时配伍补阳药物，一是应避免辛热温燥太过，宜用平补阴阳作用的补阳药，二是要权衡利弊，用药适度。

在应用补阴法时，尚应根据病情的需要，合理配伍清法、利水、补气、通下、息风诸法，以切合临证治疗的需要。

或配以清虚热之清法。阴虚则阳亢而生虚热、内热，故在应用补阴法时应适当配合清法。如六味地黄丸、加味六味地黄丸之牡丹皮，大补阴丸、知柏地黄丸之知母、黄柏等皆滋阴以清热。滋（补阴）、清合用，有"清可保阴，清中有滋""滋可助清，滋中有清"以及"清而不伤阴，滋而不恋邪"等作用。

对于津枯肠燥、阴虚肠燥引起的便秘证，临床以甘咸寒生津的方法以润肠通便，即"润下法""增水行舟法"，应用滋阴之品，达到"以补药之体作泻药之用"之目的，从根本上解决津枯肠燥之病理演变。

或配以补气之法，常用人参、甘草等，以求补气以助养阴之功，如大补元煎之人参、炙甘草，三甲复脉汤、大定风珠之炙甘草，补天大造丸之人参、白术、黄芪等。

（五）复合补法的临床应用及其配伍技巧

气血双补法具有补气补血两方面的作用。常以当归、白芍、熟地黄、枸杞等药补血调肝、养心安神；以党参、黄芪、白术、炙甘草、人参等药益气健脾。代表方剂有八珍汤、人参养营汤、归脾汤等。

阴阳两补法适用于阴阳俱虚的证候，代表方剂有大补元煎、肾气丸、地黄饮子、龟鹿二仙胶等。

补益气阴法适用于气耗津伤过甚而致气阴不足之证。代表方剂有生脉散等。

基于阴阳、气血相关理论，临证多采用阴阳气血并补法以治疗虚证，即补气、补阳、补血、补阴同时并进的治疗方法。因阴阳气血之间彼此密切相关，补气、补阳、补血、补阴诸法的临床具体应用，实际上是通过阴阳、气血、阴血、气阳并补来体现与实现的。

在应用阴阳气血并补之法时，应注意气血、阴阳，以及脏与脏、脏与腑、腑与腑之间的关系与联系，如归脾汤、归芍地黄汤、十全大补汤、人参养荣汤、当归补血汤之类方剂皆是阴阳气血并补的具体体现。如黑龙江中医药大学附属医院协定处方生髓补血一号冲剂、生髓补血二号冲剂、生髓补血三号冲剂、血安宁冲剂、贫血一号丸、贫血二号丸、贫血三号丸、心脑通络液等均阴阳气血同补，皆用此配伍思路。

六、补法的用药时机、法度及注意事项

补法是通过补益人体气血阴阳，以达到增强体质、改善机体虚弱状态或扶正祛邪目

的常用治疗方法。从正虚的性质来看，补法可分为补气法、养血法、补阴法、补阳法、气血双补、阴阳双补；从脏腑虚弱来看，又有分补五脏之说，如补肺气、补脾气、补心阴、补肾阴、补脾阳、补肾阳、补肝血等，但由于肾为先天之本、脾为后天之本，故在运用补法时应特别重视对脾肾的补益。

临证应用补益法时，首先应分清虚之性质、程度以及涉及的脏腑，其次应注意气血阴阳以及脏腑之间的关系、合理应用各种措施与方法，最后应重视脾胃的运化功能在补益治疗中的作用。

临证在运用补法时，无论是用法时机还是法度的选择，均应注意以下五方面问题：

其一，运用此法时除根据伤正的性质而分气、血、阴、阳，以及伤正的程度而分峻补、缓补之别外，当掌握补法的用药时机及配伍思路、技巧，以免碍邪、滞运，且不可妄用、乱用补益之法。虚者当补，无可非议，若为实证、虚实夹杂证不可妄补，否则造成新的生理失衡，犯"实实"之戒。

其二，在运用补法时，应明辨病机，分析标本，并根据脏腑、气血的生理特点及相互关系，气血阴阳互相兼顾，才能提高临床疗效，达到预期的治疗效果。气为血之帅，血为气之母，故补气法在临床应用时应佐用养血之法，血充则有助于益气，补血法在临床应用时应兼顾健脾益气之法，气旺可以生血。气与阳、血与阴亦有密切联系，气可损及阳，血可损及阴，故在临床实践中益气时注意补阳，补阳时注意补气，养血时要重视补阴，滋阴时不忘养血。

另外，阴阳互根，阳可损及阴，阴可损及阳，故在补阳时宜在阴中求阳，补阴时宜在阳中求阴。对于脏腑虚弱证，除采用针对虚损之脏予以"直接补益法"外，更应重视利用脏与脏、脏与腑的关系，采用"间接补益法"，如金水相生、培土生金、滋水涵木、补火生土、补肺固卫等治疗措施。间接补益法亦是中医临床治疗时的一种治法，颇具技巧。

其三，在运用补法时，要兼顾脾胃，更应重视脾胃的运化功能，因补益法之方药须通过脾胃的运化、吸收来发挥补益的作用。因此，在补益时应配伍应用运脾开胃、扶助运化的方法与措施，以补中寓消，使补而不滞。特别是滋阴补血之品多滋腻，应配合芳香理气健脾之品，以免脾胃壅滞，故有"填补必先理气"之说，补益当畅中，以发挥补益之品的正常作用。

其四，由于药物多有偏性，补益之法不可乱用，《格致余论·病邪虽实胃气伤者勿使攻击论》云："虽参、芪之辈，为性亦偏。"特别是小儿，服用补益药宜慎，长期补益可致厌食、积滞、疳证，甚至性早熟，或邪毒留恋，闭门留寇，为害非浅。

其五，在应用补法时尚应注意煎服方法，补益之品一般宜用文火久煎、细火浓煎，务使药力尽出，服药时间以空腹为宜，而且宜温服，在特殊情况下可灵活应用。

七、补法的研究思考

气、血、阴、阳是中医学对人体组成的物质基础与生理功能的高度概括，虚证为正气虚弱所致，具体包括脏腑气血阴阳的不足。补法可补益人体气血阴阳之不足，除能增强体质、改善机体虚弱状态、消除虚损证候等"扶正"作用外，更能提高人体的抗病能力以"祛邪"，是防治多种疾病的主要治疗手段与措施之一，在中医治法学中占有重要的地位，具有雄厚的物质基础、临床应用价值及科学的内涵。

补法可增强体质，改善体质，除用于预防保健之外，对于病证的治疗具有重要的病因学、病机学及特殊的对症治疗学意义。如通过补气的方法能恢复其生血、行血、摄血、统摄、气化等功能，通过补血的方法能恢复其载气、养气、濡养等功能，通过补阳的方法能恢复其温煦、推动、气化等功能，通过补阴的方法能恢复其滋润、濡养、制约等功能。又如通过补益之法可达到补益肺气、健脾益气、补肺固卫、补益肾气、补益脾肾、滋补肝肾、温补脾肾等病因学治疗目的，通过补益之法可达到补益脏腑功能等病机学治疗目的，如补气尚有祛痰、活血、除热、下胎、止泻、摄血、平喘、安胎、固脱、回阳、生脉等治疗作用，补阳法亦有止咳、平喘、纳气、止泻、止血、固经、调经、化斑、消肿、宣痹、散结、止痛、止渴、止遗、止带、祛痰、固脱等治疗作用。有时亦可通过补益之法达到祛邪、理气、行滞等治疗目的。可见补法在中医临床中应用非常广泛，在治法中占有重要的地位。

临床在应用补益法时，首先应明确应用补法的目的，除用于扶正祛邪、改善体质、预防保健外，更主要在于补益虚弱，调整脏腑功能，解除各种不足、虚弱之证。临证在具体应用补法补益脏腑时，应分清虚的性质、程度以及涉及的脏腑（虚位），其次注意气血阴阳以及脏腑之间的关系，根据气血相关、同源互用、阴阳互根的理论，注意养血兼以补气、补气兼以养血、补阴兼温阳以阳中求阴、补阳兼滋阴以阴中求阳。对于脏腑虚弱之病证，既可针对虚损之脏腑予以"直接补益法"，亦可利用脏腑之间的关系，采用"间接补益法"，如补肺固卫、培土生金、滋水涵木、补火生土、金水相生、脏腑同治等。并注意因虚而滞、补益之剂易壅滞脾胃的特点，在具体应用补法时应注意补中寓通、补益当畅中、"填补必先理气"的原则。

第十节 吐法的源流、配伍技巧、临床应用及现代研究

一、吐法的源流

吐法疗疾历史悠久，在特定时期曾对某些疾病的治疗发挥了独特的效果。早在《黄帝内经》已阐述了吐法的立法依据及用药原则，如《素问·阴阳应象大论》云："其高者，因而越之。"《素问·至真要大论》云："酸苦涌泄为阴"，"咸苦涌泄为阴"。《黄帝内经》为吐法的临床运用奠定了理论基础。《神农本草经》已载瓜蒂、藜芦、常山、大盐等吐法所用药物，并对其性味、功效、应用方法、配伍、应用法度等进行了翔实的探讨，对吐法的临床实践具有重要的意义。

汉代张仲景在《伤寒杂病论》中不仅研制了瓜蒂散催吐治疗宿食，而且对吐法适应证、禁忌证有了更明确的认识。如《伤寒论·辨太阳病脉证并治》云："病如桂枝证，头不痛，项不强，寸脉微浮，胸中痞硬，气上冲喉咽，不得息者，此为胸中寒也，

当吐之，宜瓜蒂散。"方证一体的直接对应关系，规范了吐法的运用指征，为后世正确使用吐法作出了示范。《金匮要略·腹满寒疝宿食病脉证治》云："宿食在上脘，当吐之，宜瓜蒂散。"进一步明确了运用吐法的适应证。

葛洪《肘后备急方》、孙思邈《备急千金要方》载盐汤探吐汤，《外台秘要》载霹雳散，《普济方》载吐风散，《圣济总录》载救急稀涎散等，均为吐法方剂。

金元四大家善用吐法，刘河间用独圣散治小儿惊痫，李东垣用瓜蒂散治癫痫等，特别是张子和对吐法独有见地，制三圣散。如张子和在治疗郁证时提出"吐之令其条达也"。《儒门事亲》不仅载医案近 140 个，吐、下法兼用者占 2/5，单用吐法占 3/10，汗、吐、下三法合用占 1/20，并列举多种催吐药和吐法的适应证、运用注意事项及解救止吐方法，如投藜芦致吐不止者取葱白汤解之，瓜蒂吐不住者以麝香汤解之等。而且对吐法内涵做了扩展，《儒门事亲·汗下吐三法赅尽治病诠十三》云："如引涎、漉涎、嚏气、追泪，凡上行者，皆吐法也。"极大地丰富了吐法的内容。

朱丹溪亦善用吐法，《丹溪心法》列十余证治用吐法，并把吐法的适应证扩展到癫痫、惊风、中风等急重病证以及食物中毒等。对于中风等急重证主张先用吐法，可用独圣散、稀涎散等，开其闭塞，决其痰壅，然后随证用药；对误食毒物主张用吐法急救排毒，并创制了矾茶散催吐。

由于吐法方药属治标之法，副作用较大，医家畏用，清代程钟龄详细论述了吐法的适应证、禁忌证及后世应用情况，《医学心悟·医门八法》"论吐法"一节指出："吐者，治上焦也，胸次之间、咽喉之地，或有痰食、痈脓，法当吐之。""近世医者，每将此法置之高阁，亦似汗、下之外，并无吐法。"张景岳对《黄帝内经》有关理论进行阐释，曰："越，发扬也，谓升散之，吐涌之。"并在八阵之攻阵中收录了独圣散、八毒赤丸、瓜蒂散、茶调散等涌吐佳剂。李时珍在《本草纲目》中系统总结了具催吐作用的药物功效，对指导当今临床具有重要的意义。清代谢映庐阐扬了吐法的临床治疗意义和作用。

新中国成立以后，随着医药学的发展，吐法多被洗胃、吸痰等现代治疗方法取代，吐法的使用范围日益缩小，有关吐法的临床及实验研究进展缓慢。

二、吐法的内涵

凡是通过催吐方式，具有排除宿食、痰涎、毒物等作用，以治疗上焦、中焦有形实邪如痰厥、食滞、误食毒物的治疗方法，称为吐法。吐法是祛邪的措施与途径之一。应用吐法，可因势利导，引而吐之，祛邪外出，疏通气机，以达苏厥、畅胸、排毒、止痛之功。

三、吐法的适应证

吐法的治疗目的在于使停蓄在咽喉、胸膈、胃脘的痰涎、宿食、毒物从口吐出，使邪有出路，主要适用于停留于咽喉、胸膈、胃脘的有形实邪所致病证。即凡痰涎阻塞咽喉、呼吸不利，热闭胸膈、内窍不宣，食物、痰涎停滞胃脘，误食毒物尚未入肠，以及干霍乱吐泻不得、痰厥痰盛气闭等急症，均可应用吐法祛邪。对于痰壅气逆引起的癫狂等症亦可选用。

关于吐法的适应证，《脉经·病可吐证》云："病如桂枝证，其头不痛，项不强，寸口脉微浮，胸中痞坚，气上撞咽喉，不得息，此为胸有寒，当吐之。""病胸上诸实，胸中郁郁而痛，不能食，欲使人按之，而反有浊唾，下利日十余行，其脉反迟，寸口微滑，此可吐之，吐之利即止。"可见吐法的适应证是实、积、寒、痰填塞上脘及胸膈以上之证。

四、吐法的主要作用

1. 祛邪外出 吐法主要作用于胃、胸膈、肺，通过气机逆升，以排出胃、肺或体内偏上之邪气，以达祛痰利咽、祛除宿食、排出毒物之作用。吐法有引导、促使呕吐之功，是祛邪的重要的措施与途径。吐法与利法、下法、汗法被视为祛邪的重要方法和手段。

2. 疏通气机 通过引导、促使呕吐，升提而宣发气机，使气机升降正常，起到疏通气机、开上启下、调整脏腑功能等作用。

3. 涌吐开关 通过通关豁痰、涌吐有形之邪，速令痰涎、痰食排出，使气机畅达，表里贯通、阴阳顺理，窍开神苏，从而达到开关通闭之治疗目的。

4. 涌吐苏厥 通过通关豁痰、涌吐有形之邪，速令痰涎、痰食排出，使气机畅达，表里贯通、阴阳顺理，厥回神苏，从而达到开窍苏厥之治疗目的。

5. 畅胸利喉 通过引而越之，迅速排出痰涎。豁通气道，利其咽喉，使金令得展，吐纳有序，起到畅胸利喉之作用。

6. 涌吐痰涎 通过催吐的方法，涌出偏于上的痰浊壅盛，祛除痰浊、痰涎，达到祛痰之目的。

7. 涌吐宿食 通过运用催吐的方法与措施，排出停聚在胃之宿食、食滞，缓解伤食症状，从而达到涌吐宿食之目的。

8. 发汗 通过运用催吐的方法，使上焦气机宣畅，玄府郁闭得以开通，有"上涌而表汗自出"作用，故张从正有"因其一涌，腠理开发，汗出周身"之说。

五、吐法的临床应用及其配伍技巧

吐法是根据《素问·阴阳应象大论》"其高者，因而越之"之旨而确定的治法，常以瓜蒂、藜芦、常山、皂荚、胆矾、食盐等气味苦寒酸咸、归胃经的药物为主，一般用药精当，甚或单药为方。常苦味药配酸味药，如瓜蒂配赤小豆，取其"酸苦涌泄"之意；常配轻宣之品，如瓜蒂配淡豆豉，以宣散胸中郁结；常配辛温豁痰之品，如瓜蒂配皂角，以开窍通关。代表方剂有瓜蒂散、救急稀涎散、盐汤探吐方、参芦饮、通关散、如圣散等。

吐法所用药物，有的偏于涌吐祛痰，有的重在涌吐排除宿食和毒物，根据病情需要吐法又有峻吐法、缓吐法之别。临证时峻吐法适应于有形实邪滞于胸膈、胃脘等处，病属急症，当急驱之，《医方集解·涌吐之剂》云："遇当吐者而不行涌越，使邪气壅结而不散，轻病致重，重病致死者多矣。"代表方剂有救急稀涎散、三圣散、瓜蒂散等。缓吐法适应于虚中夹实（痰壅）证，非吐难祛邪，当缓吐之，又当扶正，要邪正兼顾，代表方剂有参芦饮等。

黑龙江中医药大学附属医院儿科协定处方定喘息风散由皂角、巴豆霜、白附子、白僵蚕、雄黄、胆南星、全蝎、朱砂、大黄、清半夏、麝香、牛黄、冰片、珍珠等组成。方中用皂角辛温，入肺、大肠经，开通闭塞，搜肝风，泄肝气、祛痰开窍，为君药；白附子祛风止痉、化痰散结，巴豆霜下气开闭、定惊、涤痰利咽，胆南星祛风止痉化痰，三味为臣；全蝎、白僵蚕、珍珠、朱砂息风止痉、镇心定惊、解毒散结，大黄下气活血、清热解毒，清半夏下气降逆、化痰散结，雄黄辟秽解毒定惊，牛黄、冰片醒神开窍、清热解毒，九味为佐药。诸药合用，共奏息风泄肝、下气涤痰、开闭利喉之功。本方集寒下之大黄，热下之巴豆霜，涌吐之皂角，豁痰之胆南星、白附子于一方，实为峻猛之剂，且有毒。应用时要慎重，中病即止。本方适用于肺风痰喘，症见喘息，呼吸极度困难，抬肩撷肚，胸高胁陷，哮鸣呷呀，或如水鸡，或如拽锯，痰声辘辘，口唇青紫，口张目吊，口吐白沫，颈强抽搐等。本方服用后几分钟即可出现上泛痰涎，年龄越小越明显，上泛痰涎应及时清除，以防发生窒息。

六、吐法的用药时机、法度及注意事项

吐法属于治标之法，一般用于某些急症、重症，属病情急迫而又急需吐出之证，适用于形气俱盛患者。

由于吐法功效强烈，作用迅猛，易伤胃气，故临床使用吐法，当严格掌握其适应证，优化治疗方案。邪实留着，病位偏上，则应当机立断，大胆用之，主以吐法，因势利导，引而吐之，但应中病即止，不可过剂，以防伤正。

使用吐法的目的是为了迅速排除有形实邪。对于癫痫、癫狂、惊风、中风、喉痹之痰涎壅盛、阻塞咽喉气道，使用吐法通关豁痰；对于干霍乱吐泻不得，使用吐法催吐，令其气机开通，待病情缓解后再图治本；对于食滞胃脘、误食毒物初期，可以使用吐法以消除宿食、排出毒物。

吐法的禁忌证，总的来说有三方面：一是虚证禁吐。无论阳虚还是阴虚，在临床上都禁用吐法；二是吐法只用于急症紧急处理的情况，一般非急症患者禁用；三是出血、妊娠、产后、年老体弱、大汗大下后，皆当禁用吐法。

在具体运用吐法时，当注意立法原则、用药剂量及用法，适可而止；注意药物过量、中毒的解救措施；注意药后调理、护理，注重调养脾胃。《金匮要略·腹满寒疝宿食病脉证治》在论及瓜蒂散时说："温服之，不吐者，少加之，以快吐为度而止。亡血及虚者，不可与之。"

七、吐法的研究思考

吐法就是通过具有催吐作用的药物或其他物理疗法，使患者产生呕吐，运用其祛除

痰涎、宿食、毒物之作用，以达到其治疗目的的一种治疗方法。吐法一般适用于风痰、宿食、毒物等有形之邪壅塞于胸膈、咽喉、胃脘等病位，病情急迫，须立即救治之病证。呕吐本身包含了正气祛邪外出的机体能动性。呕吐在在一定条件下也是人体的一种保护措施。

吐法同汗法、下法、利法一样，是中医祛邪治法的重要组成部分，是祛邪的重要措施与方法之一。机体驱邪外出（机体能动性）的方法与途径临床以多种形式、多种方式出现，根据正气的能动性，遵循《黄帝内经》"随其性而宣泄，就其近而引导"之精神，正气有向外驱邪之趋势时，可用汗法；正气有向下驱邪之趋势时，可用下法通腑、利法分利；正气有向上驱邪之趋势时，可用吐法伸越气机，达到祛邪治病之目的，此即"其高者，因而越之""在上者涌之"之意。使用吐法的目的在于迅速排出有形实邪，但有时应用吐法的目的亦在于疏通气机，使郁滞的气血津液恢复到正常状态，即张从正所言"吐之令其条达也"，因此，吐法亦是治疗气血郁滞所致病证的重要措施之一。吐法有其独特的理论和临床价值，是其他治法所不能取代的，亦非现代洗胃、吸痰等方法所能代替，吐法对调整全身脏腑经络、营卫气血的动态平衡，能取得奇特、意想不到的功效。

通过催吐的方法与措施，可起到涌吐痰涎、涌吐风痰、涌吐痰食、涌吐宿食、开关涌吐等作用，是重要的祛邪方法与措施，而且通过涌吐的方法还可达到畅气、通窍、开关、祛痰等治疗作用，因此，吐法不仅对于一般疾病的治疗有着重要的作用，而且也是救治急症的重要方法与措施之一。

涌吐痰涎是通过催吐的方法而达到祛除痰涎作用，适用于痰浊壅盛而病位偏上的病证；涌吐风痰是通过催吐的方法而达到祛除痰浊作用，适用于风痰壅盛证；涌吐痰食是通过催吐的方法而达到祛除痰食作用，适用于痰食互结证；涌吐宿食是通过催吐的方法而达到祛除宿食作用，适用于食积证；开关涌吐是通过催吐的方法而达到开窍通闭作用，适用于痰浊壅盛所致神昏等证。

吐法虽为祛邪的重要方法与措施之一，但易伤正气，应严格掌握其适应证、禁忌证，在特殊情况下若非吐法不足以祛邪时，宜选用探吐法、缓吐法。凡用吐法要求一吐为快，但应注意用量宜以小量渐增的方法，不宜反复应用，在服药后多饮热水以助药力，并须在催吐之后注意调理脾胃，调养胃气，注意饮食调护，宜糜粥自养。

研究吐法及其方药的目的，不仅在于抢救濒临失传的传统治疗方法，也是在探索治疗疑难病证的新手段，而且通过对该类方药实际效应的研究，揭示其对机体内环境的调节形式、治疗原理。

吐法治疗疾病的效验完全经得起临床与实验验证与重复，吐法作为中医学独特的治疗方法与措施之一，应得到临床医家、患者的重视，吐法的研究具有广阔的前景与应用价值。

第十一节　固涩法的源流、配伍技巧、临床应用及现代研究

一、固涩法的源流

《黄帝内经》已阐述了固涩法的应用原则、立法依据。如《素问·至真要大论》云："散者收之。"又《素问·脏气法时论》根据脏腑苦欲、虚实，提出合气味而用药的原则，云："心苦缓，急食酸以收之。""肺欲散，急食酸以收之。"明确了酸味药物具有收敛、固涩、缓急作用，阐述了固涩法所用药物以酸涩药物为主的特点。虽然《黄帝内经》提出固涩法的作用，但未列方药，但为后世固涩法的发展提供了理论依据与实践经验。

《神农本草经》是我国现存最早的一部药物学专著，记载了大量具固涩作用的中药，如五味子止咳，赤石脂、禹余粮止利等，为固涩法选药组方奠定了药物基础。

汉代张仲景十分注重固涩法的应用，其在《伤寒杂病论》中不仅创制了固涩法复方，如桃花汤治血痢、赤石脂禹余粮丸治肠滑下利、诃黎勒散治气利、桂枝龙骨牡蛎汤治遗精滑泄，而且给药途径、方法多样，有内服，有外用；明确了在虚脱时用温补法、在局部滑脱时则用固涩法的应用原则，开运用温收涩肠法治疗脾阳虚惫、肠腑滑脱不禁的先河，为后世应用本法奠定了基础，堪称固涩剂之鼻祖。

北齐徐之才将不同药效的药物进行归类，创"十剂"，首次提出"涩剂"名称，明确提出"涩可去脱"理论，强调龙骨等收涩固脱之品应用的重要性，从理论上明确了固涩法的作用及意义。

隋唐以后，各家使用固涩法已积累了丰富的经验，仅用于下利不止的病证，还可用于久咳久喘、久遗久淋、大小便不禁、汗泄不止等。

如《备急千金要方》载牡蛎散治汗出不止、大桃花汤治久痢；《太平惠民和剂局方》载诃黎勒丸、御米汤、真人养脏汤治肠腑滑脱、传导失调之久泻久痢，茯菟丹治遗精白浊、梦遗不禁；《圣济总录》载乌贼鱼骨散方治胎动不安、下血不止；《济生方》载秘精丸治遗精，迄今仍广泛应用。

此时期固涩法使用药物之多，治疗病证范围之广，达到了空前水平，研制的诸多固涩方剂至今仍有重要的临床实用价值。张子和在《儒门事亲·七方十剂绳墨订一》中提出："当先论其本，以攻去其邪，不可执一以涩，便为万全也。""凡酸味亦同乎涩者，收敛之意也。"不仅明确了固涩法所选药物以酸味药物为主，而且明确了应用固涩方药时应主以或辅以固本之法。诸多名方的研制，更是这一时期应用经验的总结，如朱丹溪创滋阴清热、固经止血之固经丸，罗天益创敛肺止咳、益气养阴之九仙散等。

明清时期诸多医家对固涩法的适应范围、用药种类、治疗利弊有了较清楚的认识。如李中梓在《医宗必读·泄泻》中云："一曰固涩，注泄日久，幽门道滑，虽投温补，未克奏功，须行涩剂。"这些见地对合理应用固涩法及其方药有着重要的理论与实践指导意义，固涩法体现了中医"急则治其标"的治疗原则，成为后世论治的典范。

明代李时珍在《本草纲目·序例》中云："脱者，气脱也、血脱也、精脱也、神脱也，脱则散而不收，故用酸涩温平之药，以敛其耗散。""开肠洞泄，便溺遗矢之类，必涩剂以收敛之。"使固涩法及在临床应用范围得以明确；并在《本草纲目》详析罂粟壳、五味子、乌梅、石榴皮、赤石脂、龙骨、禹余粮等诸多收涩佳品的性味、功效、主治、临床应用。

张景岳鉴于当时滥用固涩剂的流弊，其在《景岳全书·新方八阵》中重申审因论固的意义与重要性，指出："固方之制，固其泄也。""然虚者可固，实者不可固。""当固不固，则沧海将竭。""不当固而固，则闭门延寇。"强调在应用固涩法时应详审病变部位、虚实，并根据归经理论选择适宜的药物，并在"固阵"中载录固涩新方多首，俱以菟丝子、五味子等药为主，能固能补，正合景岳用"固"之宗旨。张景岳系统总结了前贤治疗气血精津耗散滑脱病证的独特理论与经验。

清代陈修园在《时方歌括》中将当归六黄汤、芪附汤、玉屏风散、威喜丸、济生乌梅丸、斗门秘传方、圣济附子丸、四神丸、金锁固精丸、封髓丹、真人养脏汤 11 首方剂归入"涩可固脱"剂范畴。

清代的一些医家已将固涩法的应用拓展到了男科、妇科等领域，如《汤头歌诀》详析治疗遗精滑泄之金锁固精丸，《傅青主女科》《女科要旨》等认为桑螵蛸散、固精丸等固涩剂是治疗女科杂病的重要方法与措施。傅青主补、涩、清三法并行研制了补肾清热、除湿止带之易黄汤，陈修园倡导固精丸为"养精调经"之要剂，张锡纯研制了固冲汤等。

综上所述，《黄帝内经》阐述了固涩法的应用原则、立法依据，张仲景开用固涩法复方治疗下利不止之先河。后世发展，如久嗽为喘而气泄于上者宜固其肺，久遗成淋而滑脱于下者宜固其肾，小水不禁者宜固其膀胱，大便不禁者宜固其肠腑，汗泄不止者宜固其皮毛，血泄不止者宜固其营卫等，凡各脏腑气血津精耗散滑脱皆有固涩法之适应证。

通过历代医家的不断临床实践及理论充实，固涩法在配伍理论及临床应用方面更加成熟，固涩法已近完备，业已成为治疗气血精津耗散滑脱病证的重要法则。

二、固涩法的内涵

固涩法是通过运用收敛固涩的方药与措施，以达敛汗、固表、敛肺、涩肠、止泻、止咳、平喘、缩泉、止遗、涩精、止带、固崩、止漏、固经、止血、固脱等治疗作用，用以控制气血津精耗散或滑脱的一种治疗方法。固涩剂属于"十剂"中"涩可固脱"的范围。

气血津精是人体重要的组成部分，气血津精耗散滑脱，轻者可导致正气亏虚、功能不足，重者可危及生命。因此，必须应用固涩法以止气血津精耗散或滑脱，迅速控制脱陷外逸之病理变化，使之不再耗散。这充分体现了"急则治其标"的治疗原则。本法主要着眼于敛耗散、固滑脱，以期图标，属于治疗方法中的对症治疗范畴。

三、固涩法的适应证

固涩法主要适用于气血津精耗散或滑脱之证，即虚证或脱证，如自汗盗汗、久咳久喘、久泻不止、大便不禁、遗尿、尿失禁、久淋不止、紫癜、失血、滑精、早泄、崩漏、带下等病证。

固涩法用于临床主要通过药物来实现，而固涩药物各有专长，临证要灵活选用，如麻黄根、瘪桃干对止盗汗有明显疗效，罂粟壳、怀山药、莲子肉对止久泻有明显疗效，麻黄根、牡蛎对止汗有明显疗效。

四、固涩法的主要作用

固涩法系为正气内虚、滑脱失禁的病证而设，其作用广泛，能阻止人体气血津精等物质的进一步耗散，调整脏腑的生理功能，既利于正气的逐步充实，又能防止病情的加重或恶化。

1. **固表敛汗**　汗泄不止，则当固其皮毛。酸涩之品性多收敛，入心、肺二经，能固涩肺金而径行肌表，以实卫气，调控玄府，达收敛固表止汗之功。

除通过收涩固表以止汗外，尚有补气益卫而固表、补肺而固表、扶阳而固表、敛阴而固表等途径。

2. **收涩敛涕摄唾**　肺气虚致通调水道失司，水湿内蕴，或肺阳虚气不化水，水化涕，肺虚涕液无力收约，故见涕多如稀水，淋漓不止；脾虚廉泉不固，无力收涩涎液而见流涎。通过酸涩收敛药物，收摄、固涩涎液、涕液，以达收涩敛涕摄涎之功。

3. **敛肺止咳**　久嗽为喘，而气泄于上，则当固其肺。通过酸涩收敛药物，借以固益金脏，收摄肺气，以达敛肺止咳之功。

4. **敛肺平喘**　通过运用收敛肺气之固涩法，配合应用补益肺气法，以益气敛肺，收敛肺气，从而达到敛肺平喘之目的。

5. **涩肠固脱**　通过运用固涩的方法与措施，收敛固涩肠道，控制泄泻、痢疾的症状，以防正气虚脱、滑脱。

6. **涩肠止泻**　大便不禁则固其肠。通过酸涩收敛药物，固涩谷道，固肠涩便，以达涩肠固脱、涩肠止泻之功。非收涩则泄痢不能止，非温摄而滑脱不得禁。李中梓在《医宗必读·泄泻》中云："一曰固涩，注泄日久，幽门道滑，虽投温补，未克奏功，须行涩剂，则变化不愆，揆度合节，所谓滑者涩之是也。"

7. **缩泉止遗**　久遗成淋则固其肾，小便不禁则固其膀胱。通过酸涩收敛药物，固脬缩泉、固肾涩泉，以达缩泉、涩精、固精、止遗之功。

8. **固脬止遗**　通过运用固涩的方法与措施，以固护膀胱，并与补肾补气法配伍以增强固摄功能，达到固脬止遗、固脬止尿、固脬止淋之目的。

9. **收涩止血**　通过运用收敛固涩的方药，温涩收敛，固涩经气，止血固溢，从而达到止血之功。

10. **固崩止漏**　通过运用收敛固涩的方药，急塞其流，固摄冲任，从而达到止血固经、固崩止漏之目的。

11. 固冲止血 通过运用固涩的方法与措施，以其收敛之性固护冲脉，从而达到止血固经、固冲摄血之目的。

12. 固冲束带 通过运用固涩收敛的方法，并与补益肾气的方法配合，在固摄冲任、助益奇经的基础上，温收敛涩，补肾固护冲任，以止带下，达到固冲束带之治疗目的。

13. 固肾安胎 通过运用收涩止血、补益肾气的方法与措施，收敛固涩，固肾固冲，达到止血安胎、固肾安胎之治疗目的。

14. 摄血固脱 通过运用固涩的方法与措施，摄血止血，防止元气随出血而亡脱，适用于气随血脱证、气血虚脱证的治疗。

15. 固涩敛泪 通过运用固涩法之收敛作用、补益之补气作用，使气实能收敛泪液，从而达到固涩敛泪之目的。

16. 定颤 《证治准绳·杂病》有："颤，摇也；振，动也。筋脉约束不住而莫能任持。"通过运用固涩之法，着重泌气涩精，待气精得固、筋脉复得温养，则震颤遂得以控制。

17. 固脱 通过运用固涩之法，并配合补气、滋阴、温阳、补肾诸法，固护正气，固涩正气，达到收敛固脱之目的与作用。

五、固涩法的临床应用及其配伍技巧

临床治疗疾病时常选用麻黄根、五味子、罂粟壳、乌梅、浮小麦、芡实、诃子、益智仁、乌梅、赤石脂、禹余粮、石榴皮、牡蛎、乌药、龙骨、白果、桑螵蛸、沙苑子、莲须、金樱子、白及、棕榈皮、灶心土等固涩之药，应用固涩法的目的在于消除或改善气血津精滑脱不固、耗散外逸之病理机制。

临证时除根据病变部位、滑脱性质，遵循脏腑归经理论，选择相应的固涩药物外，并需详询引起滑脱的原因，适当配合扶正固本之剂，以图标本兼顾。在具体应用固涩法时，应从病情出发，强调整体观念，在固涩的基础上，主以或佐以治本之法，以切合病情，提高疗效，如常配合补肺固表、补土生金、温肾培元、暖脾益肾等固本之法。

（一）固涩法在表虚证（汗证、反复上呼吸道感染）中的应用

固涩法具有敛汗固表作用，敛汗固表法是指用酸涩收敛的药物，或配益气、益阴药，以固护卫气、制止汗液过度排泄的一种治疗方法。固涩法之敛汗固表法是治疗表虚证的方法与措施，属对症治疗方法之一。临床应用时可配合病因病机学治疗，以图标本兼顾，适用于表气虚或表虚不固证。

表气虚或表虚不固证是指表气虚而失其固摄，肌腠不密，藩篱疏松，卫外无力，津液外泄所表现的证候。以气阳聚会处汗出明显为主症，如头部、肩背汗出明显，动则尤甚；因卫气虚弱，腠理不固，故平素易患伤风感冒。其代表方剂如玉屏风散、牡蛎散、黄芪汤、麻黄根汤等。临证或以敛汗固表之固涩法为主，或辅以敛汗固表之固涩法，以

达对症治疗之目的，如白龙汤辅以煅龙骨、煅牡蛎，桂枝加龙牡汤之辅以龙骨，柏子仁丸辅以麻黄根、五味子、煅牡蛎等，而牡蛎散主以煅牡蛎、麻黄根、浮小麦，二加龙牡汤主以牡蛎、龙骨等。

因肺卫之气来源于脾胃，所以固表法、方常配以补气药以补气益肺，使肺旺卫实。表气虚治当补卫气、固表气，因肺主卫表，脾为肺之母，临证多用益肺固表，益肺主要采用培土生金法，使土旺肺实表固，多用黄芪、白术，内可大补脾肺之气，外可固表实卫，使气旺表实，则汗不外泄，外邪也不易内侵；再佐以固涩之牡蛎、浮小麦、五味子、白果、龙骨等敛阴止汗。除玉屏风散外，他如牡蛎散主以牡蛎、麻黄根，配以黄芪；柏子仁丸主以牡蛎、麻黄根，配以人参、白术；二加龙牡汤主以牡蛎、龙骨，辅以附子温阳助阳固表，白薇、白芍凉血益阴和血；白龙汤辅以煅龙骨、煅牡蛎，主以桂枝、白芍、炙甘草调和阴阳、调和营卫等。敛汗固表之固涩法与固本之补法、温法同用，此皆标本兼顾之意。

对于表虚不固证，除配以补气法外，尚应配伍疏散之汗法，临证一般选用发汗力较弱之品，如玉屏风散方中佐用防风，以收相反相成之妙，在论"玉屏风散"方时柯韵伯指出："以防风之善祛风，得黄芪以固表，则外有所卫；得白术以固里，则内有所据，风邪去而不复来。"张秉成在《成方便读·补养之剂》"玉屏风散"条下亦云："黄芪固表益卫，得防风之善行善走者，相畏相使，其功益彰，则黄芪自不虑其固邪，防风亦不虑其散表，此散中寓补，补内兼疏。"

固表止汗除能行肌表、调节卫分、固护腠理，而有固表敛汗止汗作用，适用于表气虚、表虚不固、营卫不和证外，亦可用于阴虚不能制阳、阳热迫津外泄之盗汗。

（二）固涩法在鼻渊、多涕症病中的应用

多涕症、鼻渊可见肺虚不约证。肺虚涕液无力收约，或兼通调水道功能失司，水湿内蕴，湿化为涕，涕多不能收约。故该证的病因病机学治疗为益肺，益肺主要采用培土生金、补益正气之法，如用白术、茯苓、薏苡仁之类使肺通调水道功能正常，收约如常，达到固本之目的；对症治疗为收敛涕液，主要用固涩一法，常选山药、芡实、诃子肉、益智仁等，最好选用既收敛又健脾之品，如山药、芡实等。

多涕症、鼻渊可见肺阳不约证。在肺虚不约证的基础上，兼有肺阳虚症状，其治疗方法除培本杜其生涕之因外，尚采用温肺化涕、宣肺止涕、利鼻窍止涕及敛涕之法，标本兼顾，主以温肺散寒法，佐以诃子肉、乌药、料豆衣等收涩敛涕。

（三）固涩法在咳嗽病中的应用

敛肺止咳法是指收敛肺气以消除咳嗽的一种治疗方法，敛肺止咳法融宣肺、敛肺于一体，宣中有涩，涩中有宣，补中有宣。

固涩法之敛肺止咳属对症治疗的方法与措施之一，主要适用于久咳肺虚、气阴耗伤之证，常用药物有五味子、罂粟壳、乌梅、诃子等固涩药物。这类药物酸涩收敛，主入肺经，有收敛肺气，止咳平喘之功。如《宣明论方》小百劳散之罂粟壳、乌梅，久咳

丸之罂粟壳、五味子，劫嗽丸之诃子肉、百药煎等，均应用酸敛之品防肺气耗散，以达补益肺气之功。

又如人参五味子汤、补肺汤、宁肺汤之五味子，九仙散之乌梅、罂粟壳、五味子，参诃饮之诃子、五味子等，均补气与收敛同施，以达敛肺止咳、标本兼顾之功。

因肺为清虚之脏，以气津为本，因此，在运用敛肺止咳法时，应特别重视气津和阴血的生化，根据具体情况在敛肺止咳法的基础上或配以补气之品，如九仙散、人参五味子汤之人参，补肺汤之人参、白术，五味子汤之生脉散，补肺阿胶散之阿胶、生脉散，宁肺汤之生脉散、四物汤、阿胶等，这种配伍既可补益耗散之气，又可加强敛肺之功，正合《难经·十四难》"损其肺者，益其气"的原则。

或敛肺止咳法中配以滋阴之品，如九仙散之阿胶，人参五味子汤之麦冬，补肺汤之阿胶等；或配以化痰之品，可收标本兼顾之效，如九仙散之贝母、桔梗、款冬花，补肺汤之紫菀等；又如人参五味子汤方中配以陈皮之类，防酸收太过，反致气机壅塞，有涩中寓散之妙。

敛肺止咳法除用于虚证咳嗽外，有时亦可用于实证咳嗽、寒饮等证，特别是痰湿咳嗽，如二陈汤主治湿痰证，在燥湿、温化痰湿的基础上，方中配伍少量酸收之乌梅，其配伍目的在于：一为加强祛痰作用；二为敛肺作用，乌梅酸收，有敛肺气之作用，与半夏、陈皮、生姜相伍，散中有收，痰去而不致伤肺气，并有欲劫之而先聚之之意；三为借其酸收之性与甘草甘平相合，酸甘化阴，以监制二陈（陈皮、清半夏）燥散之性，使痰去而不伤阴津。

他如治疗寒饮之苓甘五味姜辛汤之配伍应用五味子，敛肺气以止咳，且与细辛、干姜相伍，散中有收，散而不伤正，收而不留邪，并可调和肺司开阖之机。小青龙汤之配伍五味子、白芍，《伤寒明理论·药方论》"小青龙汤"方中成无己云："寒饮伤肺，咳逆而喘，则肺气逆，《内经》曰，肺欲收，急食酸以收之，故用芍药五味子为佐，以收逆气。"《成方便读·发表之剂》"小青龙汤"方中张秉成亦云："水饮内蓄，肺必逆而上行，而见喘促上气等证，肺苦气上逆，急食酸以收之，以甘缓之，故以白芍、五味子、甘草三味，一以防肺气之耗散，一则缓麻、桂、姜、辛之刚猛也。"

对于剧烈咳嗽或夜咳重影响睡眠时，除可临时佐用敛肺止咳之法，但应中病即止，同时要配合其他止咳方法和措施，如镇惊止咳、活血止咳、通络止咳、息风止咳以图标本兼顾，达到既止咳又不敛邪之目的。

（四）固涩法在滞颐病中的应用

脾禀虚弱，其涎液无力收约；胎寒、脾虚而湿蕴则涎多而不能收约；脾、口、廉泉、玉英及联系其间的经络，或因内伤，或为邪气伤损，无力收约涎液；或外邪客居、胎热、食滞等，致失于约制则涎出，发为滞颐。

实热证宜用直清、淡渗利湿、通腑泻火、消食导滞等清泻脾胃积热的方法与措施治其本，如清热泻脾散、白虎汤等，佐以对症治疗之收涩涎液，常选益智仁、山药、乌药、石榴皮、肉豆蔻、诃子肉等药物，既有涩津敛液之作用，亦有健脾、运脾之作用。

虚寒证宜用扶掊、祛湿等病因病机学治疗的各种方法与措施，如温脾丹等，佐以收涩涎液之固涩法，常选既收涩又健脾之益智仁、山药、芡实等。

（五）固涩法在泄泻病中的应用

固涩法之涩肠止泻属对症治疗方法及措施之一，系用固涩肠道的方药来达到涩肠止泻、涩肠固脱之作用，主要适用于内脏虚寒之肠滑不固、久泻不止，或暴泻、泄泻伤阴，甚至滑脱不禁者。

临证或辅以，或主以涩肠止泻之固涩法，涩肠止泻常用芡实、乌梅、赤石脂、禹余粮、石榴皮、肉豆蔻、诃子肉等。如养脏汤之罂粟壳、诃子，真人养脏汤之罂粟壳、诃子，四神丸之五味子，桃花汤之赤石脂，赤石脂禹余粮汤之赤石脂、禹余粮，《医学入门》诃子散之诃子，《普济方》大断下丸之诃子皮、龙骨、牡蛎、石榴皮、枯矾等，均佐用涩肠止泻之法，以达对症治疗之目的。

对于久泻不止者，临床除用涩肠止泻法外，尚应主以或佐以固本之法，配以温肾补阳之品，临床常用补骨脂、肉桂、干姜、附子之类。因肾为胃关，主司二便开阖，且脾胃的正常生理功能亦赖于肾阳命火的温煦，历代诸多医家研制的涩肠止泻类方剂皆用此配伍思路，如四神丸配补骨脂、吴茱萸，桃花汤配干姜，真人养脏汤配肉桂，八柱汤配附子、干姜，大断下丸配细辛、干姜、附子等，其目的在于增强脾肾固涩胃关的作用。

或配以健脾、补气之品，如真人养脏汤、八柱汤配以人参、白术、炙甘草，养脏汤配以人参、白术、炙甘草、肉桂，桃花汤配以粳米等，正合张景岳"泄泻之本，无不由于脾胃"之论。配以健脾之法，其一可固本，恢复脾胃的正常生理功能，其二可益气和中厚肠，缓和药性。

或佐配行气之理气法，如真人养脏汤、诃子散、养脏汤之佐用木香，益黄散佐用陈皮、青皮，六柱散佐用木香等。因涩肠止泻方用大队固涩、补益之品，极易壅滞气机，且肠腑以通以行为顺，故涩肠止泻方中配少量行气之品，使涩中有行，敛而不滞。

临证除采用对症治疗之涩肠止泻法外，更要通过淡渗分利之利法的"利前阴实后阴"来达到止泻之治疗目的，可根据病情需要灵活配以茯苓、车前子、猪苓等。

（六）固涩法在胃疡病中的应用

固涩法之敛疡止痛属对症治疗方法，系用收敛固涩的方药来治疗胃脘疼痛、嗳气吞酸的病证，主要适用于胃疡、胃脘痛等病证标急之时。

胃疡病，如有胃脘疼痛、嗳气吞酸、嘈杂不舒等症时，宜灵活选用敛疡的各种治疗方法。临证除用燥湿法以敛疡、活血法以敛疡、补益法以敛疡外，更主要通过收敛固涩法来达到，临证常用诃子、明矾、海螵蛸、乌贼骨、乌贝散、珍珠层粉、锡类散等酸涩收敛之品，如乌及散之用乌贼骨、生白及，《中国药典》乌贝散之用乌贼骨、浙贝母，黑龙江中医药大学附属医院经验方特效胃药之用乌贼骨、枯矾等。

在临证具体应用时，除病因病机学、对症敛疡治疗外，常酌情配用生肌、止痛诸法，生肌一般选用养胃、和血、补益、祛瘀生新、抑肝之法，止痛一般选用理气止痛、通络止痛、补益止痛等法。

（七）固涩法在遗尿、多尿、尿频病中的应用

固涩法之缩泉止遗属对症治疗方法，系用收敛固涩的方药来治疗尿液滑泄的病证，主要适用于肾虚不固、膀胱失约之尿床、遗尿证，或多尿、尿频、尿失禁等标急之证。

缩泉止遗法临床常用药物有桑螵蛸、沙苑子、牡蛎、龙骨、莲须、益智仁、芡实、金樱子等。乌药与益智仁配伍构成治疗膀胱虚寒尿频、遗尿之用药核心，如吴昆在《医方考·小便不禁门第三十九》中解释缩泉丸时云："乌药辛温而质重，重者坠下，故能疗肾间之冷气；益智仁辛热而色白，白者入气，故能壮下焦之脬气。脬气复其天，则禁固复其常矣。"历代诸多治疗尿频、遗尿、尿床的方剂中皆配以固涩之法，如桑螵蛸散佐以龙骨收涩小便，缩泉丸之配以乌药、益智仁等。若遗尿频数者，可在原治疗的基础上加牡蛎、乌药、龙骨等，以固涩下焦、缩泉止遗。

临证除选用缩泉止遗法治疗外，尚须灵活应用补肾止遗及开心窍诸法。开心窍除选用芳香开窍之节菖蒲、麝香，宣肺开窍之麻黄，疏肝开窍之郁金、柴胡等外，尚应加用化痰开窍之半夏、陈皮、胆南星等，清心开窍之黄连、莲子心、竹叶等。

（八）固涩法在血证中的应用

固涩法之收涩止血属对症治疗方法，主要适用于慢性出血不止或急性出血标急时，多应用一时。在具体应用止血法时，当审因论治，根据病情及治疗需要灵活选用凉血止血、化瘀止血、健脾摄血、补气止血等既对症，又固本之治疗方法，同时遵《血证论·吐血》"存得一分血，便保得一分命"之旨，配合应用纯对症治疗的收涩止血。

收涩止血法常用药物有侧柏叶、白及、棕榈皮、灶心土、大蓟、小蓟、荷叶等，止血药常炒炭用以增强其收涩止血之力。临证常用方剂十灰散、小蓟饮子等皆用此配伍方法与思路。

（九）固涩法在男科病中的应用

固涩法之固精止遗属对症治疗方法之一，主要适用于下元虚寒、藏固无权之遗精、早泄等病证。临证时当温摄下元、固涩精关，杜其遗泄，否则会出现《景岳全书·卷之五十·新方八阵》"固略"中所云之"当固不固，则沧海将竭。"

固精止遗法常用药物如桑螵蛸、沙苑蒺藜、牡蛎等，如金锁固精丸之用牡蛎、龙骨、莲须收涩固精，沙苑蒺藜补肾固精、标本兼顾；水陆二仙丹之用芡实、金樱子涩精固气，固精丸之用生龙骨。他如镇神锁精丹、斑龙丸等。

除选用涩精止遗法对症治疗外，亦须灵活应用补肾益精、交通心肾诸法。或配以补肾益精之品，除选补肾滋阴之熟地黄、山萸肉，补肾助阳之鹿角胶、肉苁蓉、补骨脂外，更主要选用既有补肾作用又固涩作用的桑螵蛸、益智仁等药物，如金锁固精丸之用沙苑子，桑螵蛸散之用桑螵蛸，巩堤丸之用熟地黄、补骨脂、菟丝子、益智仁等。

或配以交通心肾之品，主要选用镇惊安神法，张景岳提出"盖精之藏制虽在肾，而

精之主宰则在心"(《景岳全书·杂证谟·遗精论治》)的重要论述，既用重镇、又用安神之品，一养一镇，方可使心神主于下，肾藏精于内，和调心肾，如桑螵蛸散佐用远志、茯神、龙骨等镇惊安神药，秘精丸之用五味子、龙骨，斑龙丸之用茯神、柏子仁，以及金锁固精丸之用龙骨、牡蛎、莲子、莲须，他如镇神锁精丹等，以及现代中成药锁阳固精丸、龙牡固精丸、萃仙丹等皆系应用此配伍思想。

（十）固涩法在妇科崩漏疾病中的应用

固崩止带法是通过固涩止带、收敛止血以治疗崩漏、带下经久不止，主要适用于因虚所致的妇人崩漏证，或体虚带脉失约所致的带下淋漓等病证的一种治疗方法。

固崩止带属对症治疗方法与措施之一，常用药物如椿根皮、赤石脂、龙骨、牡蛎、海螵蛸、五倍子、茜草等。如茜草散之用侧柏叶，震灵丹之用赤石脂、禹余粮、代赭石、紫石英，清带汤之用生山药、生龙骨、生牡蛎、海螵蛸，崩证极验方之用地榆、煅牡蛎、莲须，安冲汤之用生龙骨、生牡蛎、海螵蛸，固经丸之用椿根皮，白带丸之用香椿皮等；以及黑龙江中医药大学附属医院协定处方止血宁1号冲剂之用炒地榆，止血宁2号冲剂之用贯众炭、墨旱莲，止血宁3号冲剂之用三七、地榆炭。易黄汤之配伍山药、芡实、白果，《傅青主女科·女科上卷·带下》易黄汤方后有"盖山药、芡实专补任脉之虚、又能利水，加白果引入任脉之中，更为便捷"。

除选用固崩止带、固冲止血法、药对症治疗外，尚须灵活应用健脾、活血、清热、祛湿，及疏肝、补肾诸法。

一般多在固崩止带方中配以健脾之法，如固冲汤、安冲汤之用白术、黄芪，完带汤之用人参、白术、山药，固胎丸之用人参、黄芪、山药等。其配伍健脾之法的目的在于既能健脾助气血化生，加强固冲止血之功，又有健脾化湿止带之效。

或在固崩止带方中配以活血之法，以达活血调经、安血止带之功，寓涩中有行之意，如震灵丹之配伍乳香、没药、五灵脂，愈带丸之用当归、川芎，固冲汤之用茜草，固胎丸之用丹参、川芎，止带方之用赤芍、牡丹皮，崩证极验方之用牡丹皮等。

或在固崩止带方中配以祛湿之法，如完带汤之配伍苍术、车前子、白术，易黄汤之配伍黄柏、车前子，茜草散之用黄芩，止带方之用茵陈蒿、黄柏、黑山栀、车前子、猪苓、泽泻，崩证极验方之用黄芩、焦山栀、黄连，固经丸之用炒黄芩、炒黄柏等。临证具体应用时除选用各种燥湿、除湿、化湿的方法外，主要应用淡渗分利、导湿下泄之利法，给湿以出路，达到除湿之目的，且有因势利导之意。

或在固崩止带方中配以舒肝解郁、疏肝理气之理气法，临证常用柴胡、青皮、郁金、麦芽、香附、陈皮、茵陈蒿等药物，如完带汤之配伍柴胡、陈皮，固经丸之配伍香附，白带丸之配伍醋制香附等，其配伍目的除理气化湿外，还有病机学治疗意义。

（十一）固涩法在妇科滑胎等疾病中的应用

补肾固冲法是通过固胎安胎、补肾固元以治疗冲任不固、滑胎的一种治疗方法。主要适用于肾虚冲任不固所致经、带、胎、产诸疾。

补肾固冲法属对症治疗方法，补肾固冲法临床常使用的药物有海螵蛸、五味子、补骨脂等，系固本、固护冲任之法，并需主以收涩之椿根皮、龙骨、牡蛎、五倍子、茜草等。如固冲汤之用海螵蛸、棕边炭、煅龙骨、煅牡蛎、五倍子、乌贼骨、棕榈炭，固经丸之用椿根白皮，茜草散之用侧柏叶等。他如寿胎丸、补肾安胎饮、健固汤、赞育丹等皆此配伍思想。

除选用补肾固冲之补法、固涩法药物对症治疗外，尚须灵活应用健脾、活血、清热、祛湿，及舒肝诸法。

一般多在补肾固冲方中配以健脾之法，以求固本、固冲之功。如固冲汤、安冲汤之用白术、黄芪，固胎丸之用人参、黄芪、山药等。

因肝体阴用阳、藏血而主疏泄，故可在补肾固冲方中配以抑肝之柔肝法，以增强和肝解郁之功。如固冲汤、固经丸、固胎丸、完带汤之配伍白芍等。对于有清阳下陷之势者，可选用既疏肝又有升提清阳作用之汗法，如《傅青主女科》治带方配伍应用荆芥穗、柴胡等，亦即此寓意。可根据具体病情灵活配以疏肝解郁之理气法，如固经丸之配以香附，固胎丸之配伍香附、薄荷等。

或在补肾固冲方中配以活血之法，以达活血调经、安血固冲之功，寓涩中有行之意，亦可针对下血留滞胞宫之证，正合《血证论·卷四·崩带》"带漏虽是水病，而亦有夹瘀血者"之意。如固冲汤之用茜草，固胎丸之用丹参、川芎等。

或在补肾固冲方中配以祛湿之法，一般临证除选用燥湿、化湿、利湿之法外，亦可根据具体情况灵活应用健脾利湿、扶脾利湿等法，如固经丸之黄柏、黄芩。

如黑龙江中医药大学附属医院协定处方止血宁1号冲剂、止血宁2号冲剂、止血宁3号冲剂等治疗滑胎、带下病方剂皆以地榆炭固冲止血，并分别配伍补肾益气、清热凉血、活血化瘀诸法，以达标本兼顾之理。

（十二）固涩法在临床的其他方面的应用

临证在应用开窍醒神、化痰治疗作用的治法、方剂中除合理应用化痰、泄浊、开窍、醒神诸法以治疗此类病证外，亦可佐以或辅以固涩之法，此系方剂配伍应用原则与形式之一。

如治疗痰湿证之代表方剂二陈汤中配以少量酸收之乌梅，其一为防祛痰理气诸药温燥辛散而伤阴，其二为散收并用，半夏、陈皮得乌梅则燥湿化痰而不伤正，乌梅得半夏、陈皮则敛阴而不敛邪。又如治疗外寒内饮之小青龙汤配伍五味子，在于借其收敛肺气之作用，以防肺气耗散，辛散药与收敛药同用，一收一散，散中有收、相制为用，使辛散药不致发散太过而耗伤肺气，酸收药收敛肺气不致留邪。

在治疗窍闭之温开苏合香丸，集众多芳香行气药于一方，既善于开窍，又长于行气止痛，亦配以苦酸性温、收涩敛气之诃子，在于防方中诸药香窜太过、耗伤正气。

六、固涩法的用药时机、法度及注意事项

固涩法所治的耗散滑脱之证，系正气亏虚所致，即邪气虽祛而正气已伤，临证在应

用固涩法时，除应掌握其适应证外，更应重视以下四个方面的问题：

其一，在应用固涩法时须根据正气亏虚的性质、程度的不同，灵活应用各种补益之剂，对症与病因病机学治疗同用，以求标本兼顾，以提高临床疗效。并当审其有邪无邪，若外邪未去、不宜过早使用，误用固涩即有闭门留寇之弊。

其二，对于因虚而致之津液气血耗散、失收、外散之证，使用固涩法为权宜之计，除根据气血津液阴阳虚损情况、虚损的部位，采取病因学治疗，灵活采用多种补虚方法、途径外，亦应大胆应用收涩固脱，以敛其耗散，消除或改善滑脱不固、外逸流失的病理机制，敛耗散，固滑脱，以期图标顾本，重在对症之治。

其三，固涩法作用重在收敛、固涩，系治标之法，犹如扬汤止沸，只不过缓一时之急，对于有邪之标急之证，在万不得已的情况下，可暂时、少量应用固涩法，待病情稍缓后应中病即止，否则恋邪滞疾，闭门留寇，遗祸无穷。

其四，对于热病多汗、痰饮咳嗽、湿热泻痢、伤食泻、火扰精泄、肝经湿热、湿热下注、血热或瘀阻崩漏等由实邪所致之证，均非固涩法之所宜。

七、固涩法的研究思考

历代医家对固涩法方剂的配伍方法与规律进行了多方面研究，已总结出固涩法的适应证、立法配方思路与规律。固涩法所治的耗散滑脱之证，系正气亏虚所致。一旦气、血、精、津液耗散滑脱，轻者影响功能，重者可危及生命，此时应遵循《素问·至真要大论》"散者收之"之论，及时应用固涩法及其方剂以迅速制止气、血、精、津液耗散滑脱，此治法充分体现了"急则治标"的法则，是中医学中具有独特理论与卓越疗效的一种独特治疗手段与措施。

固涩法对于疾病的治疗主要是对症治疗，系针对气、血、精、津耗散滑脱之证，或标急之证，通过收敛固涩的药物起到固表止汗、固表敛汗、益气固表、补肺固表、敛阴止汗、敛汗固脱、敛肺止咳、敛肺平喘、涩肠止泻、涩肠止痢、涩肠固脱、敛精止遗、固精止血、固崩止漏、固冲止血、固涩止血、摄血固脱、固冲止带、止血安胎、固涩摄乳、收涩涎液、收涩止涕、固摄敛泪、固摄缩泉、固脬止遗、固护阴液等治疗作用，而适用于汗证、久咳不止、遗精、滑泄、尿床、小便失禁、崩漏、带下不止、肠虚滑脱、久痢、出血不止等病证。

固涩法主要包括止汗、敛汗、固表、敛肺止咳、敛肺平喘、涩肠止泻、涩肠止痢、涩肠固脱、涩精止遗、固经止带、固崩止血、固冲止带、固涩安胎、收涩止血、固涩敛乳、收涩止涕、固摄敛泪、收涩止淋、收涩固堤、收涩固脱等具体治法，适应于诸多疾病，是临床治疗中重要的对症治疗方法之一，应用得当会收到良好的治疗效果。固涩法重在收敛固涩，只有在虚证时方可应用，或标急时（剧咳、暴泻、大出血、崩漏、正气滑脱等）可一时应用。应用固涩法的指征为虚证引起的标急之证，或虽有邪但出现滑脱者。

由于正虚为气、血、精、津耗散之本，气、血、精、津耗散又加重正虚，二者之间密切相关，正如张景岳在《景岳全书·卷之五十·新方八阵》中指出"固涩之剂不过固其门户，此亦治标之意，而非塞源之道也"。固涩法及其方剂在临床配伍时十分重视固本法药物的使用，用固涩法为权宜之计，在对症治疗的基础上，应根据病情需要、气血津液虚损情况妥善配伍祛邪之清法、温法、祛湿法、下法、利法、汗法，以及调理脏腑功能之理气法、活血法、下气法、补法等，以达标本兼顾，并根据虚损的部位、脏腑，妥善应用，做到有的放矢。

第十二节　驱虫法的源流、配伍技巧、临床应用及现代研究

一、驱虫法的源流

驱虫法的源流与发展，与中医学认识虫病的过程密切相关。有关虫证病名、临床表现的记载渊源久远，早在甲骨文中就有记载。《黄帝内经》已阐述了驱虫、安虫法的应用原则、立法依据，如《素问·至真要大论》云："客者除之""留者攻之"，为驱虫方剂的遣方用药提供了理论基础。《神农本草经》记载了川楝子、芜荑、贯众、雷丸等具有驱虫杀虫作用的药物，为后世驱虫方剂提供了必要的药物。

汉唐以后，随着对虫证认识的深入，治疗方法宜初具规模。如张仲景在《伤寒杂病论》中对蛔虫病常见的兼变证蛔厥不仅提出了其病机、临床表现，而且创研了安虫法之乌梅丸等，对后世影响很大，其他如甘草粉蜜汤等，开驱虫方剂应用的先河。葛洪《肘后备急方》用槟榔杀虫，开中医专病专方治虫之先河。

唐代《备急千金要方》《外台秘要》等收集众多驱虫方药，丰富了驱虫法的证治内容。《备急千金要方》载食醋浸泡楝实（川楝子）驱蛔，宋代《太平惠民和剂局方》载化虫丸、肥儿丸等驱虫名方，《圣济总录》载食榧实方、雷丸散方等，张介宾主张治生虫之本以杜其源的治疗思路，为治疗虫证提供了诸多有效的治疗方法与措施。

金元以后的诸多医家不仅研制了驱虫方剂，而且在理论上有所创新，如张从正提出湿热生虫论，徐春甫、方贤等提出杂食生冷而生虫的理论。

记载蛲虫病的临床表现方面，《名医别录》等记载楝实驱蛔，槟榔、雷丸、贯众等治寸白虫，明清医家多用苦楝根皮驱蛔，《大明本草》载百部膏外用治蛲虫病。

历代医家不仅对虫病的滋生、习性、致病机制、治疗方面有较为系统的认识，而且在诊断虫证方面亦积累了丰富的经验，发展了中医四诊的内容。使驱虫法成为中医治疗学中重要的治疗大法之一，广泛用于临床实践。

应用驱虫法的目的在于杀灭、驱除虫体，使之排出体外，达到驱虫、杀虫，以及安虫之治疗目的。

二、驱虫法的内涵

凡是以驱虫药为主，具有驱虫杀虫、安虫止痛为主要作用的治疗方法称为驱虫安虫法，主要包括驱虫法、下虫法、杀虫法、安虫法等不同治法。

驱虫法治疗的目的，其一是祛除或杀灭虫体，使之排出体外，最大程度减少对机体

的损伤；其二是在运用驱虫法时，尚须重视杜绝病源、治虫之本。

驱虫法组成的方剂汪昂在《医方集解》中称之为"杀虫之剂"，吴仪洛在《成方切用》将其归入"杀虫门"中。

鉴于虫证种类繁多、病情复杂，故驱虫法有驱虫、杀虫、下虫、安虫之别，并可根据具体病情辅以补益、下气诸法，以适用于虫证的不同阶段、不同证候、不同情况。亦可根据不同虫体，选用不同的驱虫、杀虫之品。

三、驱虫法的适应证

驱虫安虫法常用于治疗各种肠道寄生虫病，如蛔虫、蛲虫、绦虫等引起的腹中嘈杂、腹胀腹痛、面色萎黄、嗜食异物等，病久可致虫疳。

驱虫法主要适用于虫积肠道、蛔结肠闭、虫扰魄门、虫窜胆道等证。

杀虫、下虫法主要适用于虫积肠道、虫扰魄门等证。

安虫法适用于虫动之蛔厥、蛔瘕之证。

四、驱虫法的主要作用

驱虫安虫法主要通过直接杀虫，或各种驱虫的方法，以达到驱虫杀虫、清热安蛔、温脏驱蛔、安蛔止厥、驱虫攻下、健脾驱虫、杀虫止痒、杀虫宁神等作用与目的。

1. **驱虫作用**　通过驱虫法及方药，配合下法、消导法、下气诸法，通过其通下、下行之势，导虫体从大便而排出体外，从而达到驱虫之目的。

2. **杀虫作用**　通过驱虫、杀虫法及方药，配合下法、和法、消法，或直接驱杀虫体，并使虫体从大便而排出体外，达到杀虫之目的。

3. **安虫作用**　通过调整脏腑功能，祛其引起虫动之因，减轻和抑制虫体躁动、窜扰、团聚等现象，以达安抚虫体之目的。安虫法系针对引起虫动的原因而调整脏腑功能、改善机体的状态，从而达到安虫的目的。

4. **安蛔止厥**　根据"蛔虫得酸则静，得辛则伏"（《古今名医方论·卷四》）的理论，通过运用温阳散寒、酸辛并用，以达安蛔止痛、回厥止厥之治疗目的。

5. **安蛔定痛**　通过驱虫法及方药，配合温法、清法、理气法，通过清热以安蛔止痛，或温阳散寒以安蛔止痛，达到安蛔止痛、缓急止痛之目的。

6. **杀虫消疳**　通过驱虫法及方药，配合消导法、理气法、补法，通过杀虫消积、健脾除积、理气消积之作用，达到杀虫消疳之目的。

7. **杀虫止痒**　通过驱虫法及方药，配合活血法、凉血法、清热法诸法，以其杀虫、驱虫而祛其致痒之因，达到止痒之目的。

8. **杀虫宁神**　通过运用驱虫、杀虫的各种方法，使虫去而神宁、痛止、痫定，从而达到宁神、止痫之治疗目的。

9. **杀虫解毒**　通过运用驱虫、杀虫的各种方法，以其杀虫、驱虫之作用，达到杀虫解毒之治疗目的。

五、驱虫法的临床应用及其配伍技巧

《素问·至真要大论》云"客者除之""留者攻之"，已阐述了驱虫法的立法依据。临证以驱虫药物为主以达驱虫或杀虫作用，常选使君子、苦楝根皮、槟榔、南瓜子等药物，并根据具体病情需要灵活配伍下法、下气法、消导法诸法以下虫。

（一）驱虫、杀虫法在临床中的应用

驱虫、杀虫法系指用驱虫药及通下药以杀灭及驱泄肠内虫体，在运用驱虫药时多以空腹服药为宜，常与通腑泻下、行气、消导诸法合用以加强驱虫效果，并佐以各种改善脏腑功能的方法与措施。

当人体脏腑不虚、功能不乱之时，则能制约虫体，使安其位，其活动特性不显现出来，也就不会出现症状；一旦脏腑气虚、功能紊乱，胃肠有寒、有热，都可使虫不安其位，妄动致病。

在立驱虫法时，以驱虫药物为主，并当根据虫的种类灵活选用针对性强的特效驱虫药物，如驱蛔虫可选使君子、苦楝根皮、花椒、鹤风，驱蛲虫可选槟榔、百部、雷丸、贯众、使君子，驱钩虫可选槟榔、榧子、鸦胆子、乌梅，驱姜虫可选槟榔，驱绦虫可选槟榔、南瓜子、榧子，驱滴虫可选雷丸、鹤草冬芽、鸦胆子、苦楝皮、大蒜。

如追虫丸、乌梅丸、驱绦汤（槟榔、南瓜子），以及天津南开医院协定处方驱蛔汤1号、2号，遵义医学院协定处方胆道蛔虫汤等，他如河南中医学院一附属医院儿科协定处方驱虫散之主用大乌梅肉、使君子仁、雷丸、榧子仁，黑龙江中医药大学附属医院儿科协定处方五消散主用炒水红子、君子仁，消疳理脾丸主用芜荑、芦荟、君子肉等驱虫。

在运用驱虫法时，除选用各种驱虫、杀虫法及其药物外，还应根据具体病情进行辨证施治，合理妥善配伍其他各种驱虫、下虫之法，如下法、消导法、理气法、下气法等，以更好地适应临证治疗的需要。

成虫寄生于肠道内，虫不安位，或缠绕成团，阻滞胃肠气机，致肠腑不宁、气机不利，或上下乱窜，影响气机升降，故须用调理气机之法。临证可伍用理气法以调整气机，使虫安其位，并能达到止痛之目的；并佐用下法、消导法、下气法、理气法诸法，通下导下，借其通泻之功而排出虫体、破气通腑，下气借其行气通泻之功而排出虫体，消导与理气相伍，借其行气缓泻之功而排出虫体，而且理气法亦有疏利胆道、理气止痛之作用。

历代医家研制的诸多驱虫、下虫方剂，驱虫主要采用下法、消导法、理气法以及专用驱虫法，下虫主要采用下法、利法、下气法、消食法、导滞法。如集效丸配伍下法之大黄、下气法之槟榔，万应丸配伍下法之大黄、牵牛子以及下气法之槟榔，追虫丸配伍下法之牵牛子、下气法之槟榔，《温病条辨》之椒梅汤配伍理气法之枳实，《万病回春》之椒梅汤配伍理气法之木香、枳实、香附以及下气法之厚朴、槟榔，化虫丸配伍下气法之槟榔，多版本肥儿丸、六味肥儿丸、化虫丸均配伍消导之麦芽、神曲、山楂等，以及

驱蛔汤 1 号配伍理气法之木香、枳壳、槟榔及通下之玄明粉，驱蛔汤 2 号配伍理气法之柴胡、木香、郁金、枳壳，胆道蛔虫汤配伍理气之木香、槟榔、厚朴及通下之大黄等。

根据病情妥善配伍各种调整脾胃功能、补益气血、补益脾胃等调法、补益之法。成虫居于肠内，除扰乱肠胃气机外，还能劫取人体营养、耗伤气血，或分泌毒素，损伤脾胃，气血生化乏力，致成脾胃虚弱或气血不足，故在应用驱虫法时，重视补益气血、健脾助运法的应用，如伐木丸用运脾之苍术，布袋丸配伍补法之人参以及健脾之白术、白茯苓等，其配伍在于扶正培本以杜其源、防止再发，另外亦可通过补脾益气的方法以消除虫体，或补脾与驱虫并用，共同达到健脾驱虫之作用。张介宾在《景岳全书·杂证谟·诸虫》中有"欲杜其源，必须温养脾胃，脾胃气强虫自不生矣"的重要论述。

他如现代研制的各种驱虫方剂、驱虫中成药，在临床广泛应用，如《全国中药成药处方集》之五色兑金丸用黑丑、白丑、干蟾皮、雄黄杀虫驱蛔而为主；辅以胡黄连、黄连、石膏、大黄苦寒泄热，与黑丑、白丑相伍以下虫体；佐以青黛、滑石、陈胆星清化痰热，神曲消食导滞。驱虫散佐用下法之炒二丑，行气之生槟榔，味酸制蛔安虫之乌梅肉，调理脾胃之砂仁；五消散佐用行气之槟榔，消导之鸡内金、焦山楂、六曲；消疳理脾丸佐用理气之青皮、陈皮、槟榔片，消导之麦芽、神曲，清利湿热、调理肠胃之胡黄连、黄连；肥儿丸佐用行气之槟榔片、木香，消导之神曲、麦芽，运脾利湿之煨肉蔻等，均系从各个方法加以综合考虑。

（二）安虫法在临床中的应用

安虫法系针对引起虫动的原因而调整脏腑功能，达到安虫的目的，能减轻病情、缓解症状，是中医临床的一种独特治疗方法，待虫体安伏后再行驱蛔，因蛔虫成虫性动好窜、善钻孔窍，急则治其标，当先安虫。

安虫法系在热扰虫窜、肠寒虫窜，或病情急重，或蛔虫窜出肠道、扭结成团出现蛔瘕、蛔厥等变证的情况下，一时应用。临证在应用安虫法立法组方时须依据蛔虫得甘即起、得酸则安、得辛则伏、得苦则下这一特性，酸、辛、苦同用，先予以安虫，使蛔虫速离胆道，后根据病情择机驱虫。

应用安虫法的目的是使妄动的蛔虫暂时得以安定，然后再给予杀虫、驱虫外出。安虫法在立法时，根据"蛔得酸则静、得辛则伏、得苦则下"（《古今名医方论·卷四》乌梅丸方后柯韵伯云）的特点，针对证机选用酸味安虫药物，如乌梅丸、理中安蛔汤、连梅安蛔汤等皆以乌梅为主，以及驱蛔汤 2 号之用榧子，胆道蛔虫汤之用使君子、苦楝根皮等。

根据脏腑功能的特点，妥善配伍温法、清法，如张介宾在《景岳全书·杂证谟·诸虫》中明确提出："因胃寒而吐蛔者，以内寒之甚，蛔不能存而出也，但温其胃""因胃火而吐蛔者，以内热之甚，蛔无所容而出也，但清其火，火清而蛔自静"等理论，强调安虫法中配伍温法（辛温）、清法（苦寒）等法的重要性。如乌梅丸用辛温之细辛、蜀椒，温散之附子、干姜、桂枝，苦寒之黄连、黄柏；理中安蛔汤用温法之川椒、干姜，连梅安蛔汤用清法之胡黄连、生川柏及温法之川椒。以及驱蛔汤 1 号用辛热之川椒、干姜、细辛，驱蛔汤 2 号用分利之茵陈蒿等。

临证除选用安蛔、驱蛔法外，尚应重视疏通胆道气机之利法、理气法、活血法的应用，以达病机学、对症止痛之目的，如驱蛔汤 2 号配伍理气法之柴胡、木香、郁金、枳壳，活血之郁金，分利之茵陈蒿等。

亦可根据突出症状，灵活应用各种止痛方法，如活血止痛、柔肝止痛、缓急止痛、通络止痛、理气止痛、疏肝止痛诸法。

六、驱虫法的用药时机、法度及注意事项

临证在运用驱虫法时，应掌握好用药时机、用药法度，注意结合现代医学诊断的方法，明确虫证种类，辨证使用各种驱虫方剂，这样可达到安全、准确的目的，又要根据患者体质、虫证的轻重、客犯部位的不同，灵活选用各种驱虫、下虫、杀虫、安虫的方法与措施。

运用驱虫药物时应注意几个问题：一是服用驱虫药物一般宜在空腹时，忌食油腻辛辣之品。二是注意用药剂量，有些驱虫药有毒，且多具有攻伐作用，用量宜慎，应中病即止。三是根据患者体质及脾胃功能情况，在驱虫前后配伍调补脾胃、补益气血之剂。

驱虫法在临床具体应用时，应根据虫体是否躁扰不安、是否扭结成团，疼痛是否剧烈，以及患者体质情况，灵活应用驱虫、杀虫、安虫诸法，并须合理配伍调和、缓下、消导、泻下、下气、行气诸法，以切合病情、病机。

驱虫法之药物多具毒性，故在应用时其剂量应根据患者年龄、体质强弱、病情轻重准确掌握。

七、驱虫法的研究思考

驱虫法是以驱虫杀虫、安虫止痛为主要作用的治疗方法，是治疗肠虫证的主要措施与手段。驱虫法在临床具体应用时，首先应根据患者感染虫证的种类，选择特效驱虫药物，以切合临证治疗的需要。

在立驱虫法时，须根据病情的轻重缓急、体质的情况，灵活运用驱虫、安虫、调补三法。通过驱虫、杀虫的方法除能驱杀虫体、排出虫体外，亦有消积、下气、消痞、止痒、宁神、理气、散结、解毒、排毒等治疗作用；通过安虫的方法亦能达到安虫、止痉、止厥、回厥、止痛、止呕等治疗作用；通过补益的方法亦能调理脏腑功能，为驱虫安虫创造条件，而且能防止虫证复发。

驱虫法是在对虫证病机认识深刻的基础上创制的一种治法，它不仅强调驱虫、杀虫的病因学治疗作用，而且重视整体变化，配伍多种其他治法，如清热燥湿、理气法、活血法、下法、下气法、利法、消导法、补益气血、健脾助运等，以增强其驱虫、杀虫之力，调整机体生理功能、抑制和消除病理改变，达到既驱虫、下虫、杀虫，又减轻驱虫药毒副作用的意义，利于疾病恢复，减少其复发机会、减少兼夹证的发生。

驱虫法在临证具体遣药组方时重视因虫选药、因证选药、因体选药，须多方兼顾，从整体出发立法遣药组方，如驱蛔虫多用使君子、苦楝根皮等，驱蛲虫多用使君子配大

黄，及百部煎剂灌肠，但驱虫、杀虫药物多具毒性，故剂量应根据患者年龄、体质，以及病情轻重准确掌握、灵活应用。安虫法是中医药理论体系的一种独特疗法，它不同于纯粹的对症治疗，系在减少和抑制虫体躁扰的各种激惹因素的前提与基础上，使虫体安其位，以缓解突出症状，防止病情加重，减少并发症，除能解除患者的痛苦外，更能为驱虫药发挥作用创造条件，是一种特色的疗法。调补法是通过调理脾胃、补益气血之法，达到充分调动机体的抗病能力，以恢复内环境平衡、加强对虫体的制约为根本，既能有助于驱虫、杀虫，又能防其复发。

驱虫法系指用驱虫药及下法、下气法、消导法、分利法诸法与药物以杀灭虫体、以及驱泄肠内虫体的一种治疗方法。驱虫法系从整体出发，除选用特效驱虫药物驱杀虫体外，亦应灵活运用下法、理气法、下气法、消导法，导虫体或死虫从下而出，以达到驱虫、杀虫、下虫的治疗目的与作用。

安虫法系针对引起虫动的原因而采取的各种治疗方法，以调整脏腑功能，达到安蛔的目的，待虫体安伏后再行驱蛔。安虫法是中医的特色疗法，为驱虫法药物的发挥创造条件，临床常用乌梅丸类方及酸味安蛔方法。

调补法又有健脾助运、补虚法之别，调补法是治本之法，不仅能调理脏腑功能，改善机体内环境，有利于驱虫安虫药物的发挥，而且是杜绝虫证复发的固本之法，常在驱虫前后使用，对于虫证的治疗病久体弱者当先补虚，后再驱虫，或驱虫扶正同用，病情轻者先予驱虫，后调补脾胃。若病情急重或出现蛔痕、蛔厥等变证时，应先予以安蛔，再择机驱蛔，后用调补之法。

蛔虫病的诸多兼变证的发生与蛔虫的习性有关，应密切观察蛔痕、蛔厥等变证的病情，若经治疗病情逐渐加重者，应及时进行手术治疗；当诱发哮病、瘾疹，继发虫疳时，当按相应病证进行治疗，并注意驱虫、杀虫之法。

第十三节　祛痰法的源流、配伍技巧、临床应用研究

一、祛痰法的源流

祛痰之法，随着痰饮学说的充实、发展与完善，临床实践的不断积累，历代医家各有发挥，业已成为中医学治法中主要治疗大法之一。

《黄帝内经》虽无痰证名称，但将其归入"水饮""积饮"范畴，并研制了半夏秫米汤治疗痰湿中阻不寐证。

东汉张仲景在《伤寒论》中论述了寒痰互结、痰热搏结之结胸病的成因、治疗方法，《金匮要略》还设专篇"痰饮咳嗽病脉证并治"，把痰饮病作为一个独立的病证加以确立，在治疗上不仅首倡了"病痰饮者，当以温药和之"的祛痰法则，分立祛风利水、淡渗利水、通下逐饮、温补化饮、泻肺利水等具体治法，而且创研了小半夏汤、半夏干姜汤、苓桂术甘汤、瓜蒌薤白白酒汤、苓甘五味姜辛汤、小陷胸汤、甘遂半夏汤、小青龙汤、十枣汤、泽泻汤、三物白散等经典祛痰方剂，开创了祛痰方剂应用之先河。

隋唐以后对痰病的辨证论治应用广泛、论治精当，如宋杨士瀛提出"疗痰之法，理气为上，和胃次之"的理论，立豁痰丸、辰砂化痰丸、控痰良方等13首治痰方剂，并已使用辰砂、青礞石、焰硝等矿物药物治疗痰饮病证。

孙思邈在《备急千金要方》中不仅扩充了祛除痰浊的药物种类，而且创研了温胆汤、半夏汤等祛痰良方。《诸病源候论》列"痰饮病诸候"16条，对痰证学术理论多有创见，不仅最早提出痰病的证候分类、病因病机专论，而且阐述了痰生诸病、其证候复杂，成为后世百病皆生于痰理论的源泉。

宋金元时期学术气氛活跃，提出了诸多独具见地的论述，如宋史载之在《史载之方·治涎诸方》提出"善除荆棘者，先断其根；善治风痰者，先顺其气"的治疗原则；严用和在《严氏济生方·卷之二·痰饮论治》有"人之气道贵乎顺，顺则津液流通，决无痰饮之患"之论，主张"不若顺气为先，分导次之"，提出"理气为先"强调祛痰时须用理气药物的重要意义，并载导痰汤、二生丸等方剂；《太平惠民和剂局方》载二陈汤、温肺汤等祛痰名方。

金元时期随着儒家哲学争鸣与临床实践的积累，使痰饮说无论在理论还是临床方面都得以升华，从金元开始至明清痰饮说日趋完善、成熟。如金元时期张子和不仅创造性地提出了"痰迷心窍"学说、对运用祛痰法治疗痰浊内扰蒙蔽心窍这一类证候作出了有益的启示，而且创立了上涌之"撩痰"法祛痰；秦景明提出了以燥治润、以润治燥、润燥同施的祛痰法配伍规律。朱丹溪提出燥脾土，是治痰之本之法，后经明清医家的不断充实形成了祛痰法固本、制源理论与实践，如喻嘉言提出的实脾、燥湿、降火、行气祛痰四法，对痰饮之治极力反对徒徇其末而忘其本的错误治法，主张探本求源、治病求本，必顺其性因其势而疏导的原则；王纶提出痰生于脾土，宜实脾燥湿、顺气分导理论，从而发展了痰病学说，对后世起到承前启后作用；王节斋立补肾化痰；万密斋立治痰通气，调理五脏；后张景岳加以完善形成了培补脾肾以杜生痰之源的求本理论；尤在泾在《金匮翼》中总结性提出攻逐、消导、温补、温化、清化、清润诸法以治痰病。

自二陈汤研制以来，不仅为治湿痰之主方，而且因其组方严谨、用药精良、痰气并治、标本兼顾，被视为治痰用方、基础方。后世医家据此创研众多新方，如导痰汤、半夏白术天麻汤、天麻半夏汤、涤痰汤、芎辛导痰汤、芩连二陈汤、枳朴二陈汤、二术二陈汤、桔梗二陈汤、杏苏二陈汤、香砂二陈汤、平胃二陈丸等诸多治痰方剂皆由此方化裁而成，以适应不同痰饮病证治疗的需要。

万密斋不仅研制了清痰降火、行瘀拔毒之太乙万灵膏等，而且认识到"脂痰凝塞"是不孕的病因之一，立苍莎导痰汤治疗不孕；龚廷贤在《寿世保元》《万病回春》等著作中记载加减二陈汤、家承清气化痰丸、千金化痰丸、开结化痰丸、清湿化痰丸、竹沥化痰丸、清痰顺气汤等治痰方剂，为后世治痰组方以理论与实践的启迪。

在朱丹溪"痰之为物，随气升降，无处不到"理论的基础上，创造性地提出了无形之痰说，王珪在《泰定养生主论》中富有远见性地提出"内外百病，皆痰所致"的学术论点，沈金鳌在《杂病源流犀烛·卷十六》认为"痰为诸病之源，怪病皆由痰成也"，李时珍在《本草纲目》中有"痰生百病"的学术见解，扩大了祛痰法的应用范围，不仅促进了痰病病因病机学的发展，而且使祛痰法成为临床各科疾病治疗的一个重要法则。

清代随着温病学的发展，以及对痰饮认识的深入，扩展了无形之痰的认识，特别对"痰浊蒙蔽心包""痰火上逆蒙窍"病机的深刻认识，对开窍法的研究深入，涤痰开窍作为开窍的主要方法之一，被提到相应角度，不仅扩大了祛痰法在临床中的应用，而且使祛痰法的配伍理论及配伍技巧得以完善。

明清时期痰饮病的理论与临床研究进入了全面发展阶段，不仅在理论上提出了诸多观点，在辨证论治方面更有特色，而且对怪病和疑难杂症"从痰论治"取得了独特疗效，积累了丰富的经验，为当今的发展提供了启示、思路。

中医痰饮说萌芽于战国秦汉时期，兴盛于隋唐宋，成熟于明清，近代则取得了长足的发展，随着痰饮说的发展祛痰法有了很大的进展，业已成为中医学重要的治法之一，广泛应用于当今临床实践。

二、祛痰法的内涵

凡具有祛除、化解或荡涤痰饮，化除脏腑、经络、皮膜及肢节间痰阻、痰结或痰核为主要作用，用于治疗各种有形或无形之痰的一种治疗方法，统称为祛痰法，其又包括化痰、涤痰、消痰诸法。祛痰法是根据《素问·至真要大论》"结者散之，留者攻之"而确立的方法，属八法中的"消法"的范畴。

由祛痰法为主组成的方剂称为祛痰剂，汪昂《医方集解》称之为"除痰之剂"，《成方切用》称之为"除痰门"。痰为体内津液输布失常凝聚而成，既是病理产物，又成为新的致病因素，故历来有"痰为百病之源""怪病皆由痰生"之论。由于痰停的部位、病性、病程不同，临床表现相差悬殊，所以祛痰法又有化痰、消痰、涤痰之别。

痰之生成与肺、脾、肾、三焦的功能失调有关。痰成之后，留于体内，随气升降，无处不到，或阻于肺，或停于胃，或蒙心窍，或郁于肝，或动于肾，或流窜筋骨，或客经络，而出现各种表现。痰证的临床表现颇为复杂，其症状具有显著的多形性，而又有有形之痰和无形之痰之分。有形之痰，既有包括排除体外之有形的痰浊，又有凝结于躯干、肢体等局部呈有形之痰核、痰块、瘿瘤；无形之痰主要为流注于内脏或经络之间，症状表现为痰征，如精神异常、抽动、关节疼痛、哮鸣等。

三、祛痰法的适应证

祛痰法适用于各种痰证，祛痰法广泛用于咳嗽、肺炎喘嗽、哮喘、颈痈、痰核、疟腮、头痛、心悸、尿床、遗尿，以及中风、癫痫、眩晕、惊风等肝心病证。至于妇科之产后缺乳、月经病、不孕等亦可从痰论治。

痰的含义有狭义、广义之分，狭义的痰亦称有形之痰，指肺系之痰涎，如痰阻气道、痰阻于肺、痰热闭肺之证；广义的痰亦称无形之痰，涉及的范围更广，古有"百病中多兼有痰""痰生百病""怪病多痰"之说，广义的痰泛指停积于脏腑经络间的病理产物，痰可以在体内随气升降而分布全身，致成多种病证，如痰阻心脉、痰蒙心窍、风痰闭阻、痰阻经络等证。狭义的肺系之痰涎，治疗当采用化痰宣肺、化痰降气，又分宣肺化痰、清热化痰、燥湿化痰、润肺化痰、治风化痰、祛寒化痰等具体方法；广义的痰，通过化（涤、祛、豁）痰，达到宽心、开窍、息风、软坚、消瘀、消瘿、散结等作用，以达到治疗无形之痰之目的。

四、祛痰法的主要作用

痰饮分布广泛，《杂病源流犀烛·卷十六·痰饮源流》有"其为物则流动不测，故其为害，上至颠顶，下至涌泉，随气升降，周身内外皆到，五脏六腑俱有"之论，痰饮致病易影响水液代谢，易阻遏气机，易蒙蔽心窍，易兼夹他邪，其致病广泛、变化多端、缠绵难愈。因此，祛痰法的作用众多，祛痰法可以直接或间接达到化痰、止咳、平喘、缓哮、通络、止痛、除满、消肿、散结、宽心、开窍、息风、软坚、消瘀、消瘿，以及调整脏腑功能等治疗目的。

1. **祛痰止咳**　通过运用祛除痰浊的方法，涤化痰浊，冀使肺内痰浊尽化、肺复清肃之令，祛其致咳之痰因，则咳逆自平，自然达到止咳之目的与作用。

2. **祛痰平喘**　喘因痰作，遵"欲降肺气，莫如治痰"之旨，通过运用化痰、祛痰的方法，使痰浊去、肺气通调、宣肃当令，达到宣肺平喘之目的。

3. **祛痰宣肺**　通过运用祛痰的各种方法，以祛除肺内痰浊，达到宣发肺气之目的，是调整肺气功能的一个重要方法。

4. **祛痰缓哮**　多种原因、多种途径，致肺气不和、肝气欲纵，使维持在接近失衡的肺肝关系突变，而引起肺风动发、气道挛急、肺气不利、痰浊壅盛，而出现哮、喘、咳等发作期症状。通过运用祛痰、化痰的方法，以散结化痰、疏通气机之作用，达到疏通气道之壅塞、缓解气道挛急、息道爽利而有缓哮之目的。

5. **祛痰宁神**　通过运用祛痰、化痰的方法，以清胆化痰之作用，达到化痰宁神之目的。适用于胆热痰扰证。

6. **祛痰宽胸**　气机内郁、津凝液聚、痰气搏结，阻塞胸膈，通过运用祛痰的方法，以廓除痰浊、顺气化痰，达到宽胸利膈之目的。

7. **涤痰开窍**　凡痰湿蕴心，或痰火扰心，或心火内扰，以致痹阻心神而出现"痰蒙""痰阻""痰厥""痰痫""痰狂"等证。通过运用祛痰、涤痰的方法，以豁痰、廓除深伏之痰浊，则窍机通达，恢复心主神明之旨，达到开窍、醒神之目的。祛痰之涤痰开窍法，系开窍的主要方法与手段之一。

8. **化痰息风**　通过运用涤痰、化痰诸方法与措施，以涤痰化浊、化痰开窍之作用，达到息风止痉、息风止抽的目的。

9. **祛痰宽心**　林珮琴《类证治裁·卷之二论治·痰饮》有"饮聚于胃，寒留则水液不行，从而泛滥，或停心下"的论述，多种原因引起痰浊壅滞、心脉瘀阻、导滞心脉痹阻、心脉挛急、不通则痛而发生胸痛、胸痹、猝心痛等证。通过运用祛痰、涤痰、豁痰的方法与措施，以通脉止痛、豁痰宽胸、化痰宽心之作用，达到祛痰宽心、疏通心脉之治疗目的。祛痰法是临证通脉止痛、疏通心脉的重要措施与方法之一。

10. **祛痰软坚**　通过运用祛痰、化痰的方法，以其豁痰、散结、消散之作用，达到软化痰核留结、软坚散结之治疗目的。

11. **祛痰定悸**　多种原因痰浊内阻、心脉被遏，以致心脉痹阻、气血运行不畅，甚或导致心失所养、心神不宁。通过运用祛痰的方法，以其豁痰、消散之作用，使痰浊得除、心脉通畅，达到君神自安、宽胸定悸之治疗目的。

12. **祛痰消瘰**　通过运用祛痰的方法，以其豁痰、散结、消散之作用，冀以宣泄痰浊、调达气机，达到散结消肿、祛痰消瘰之治疗目的。

13. **祛痰止痛**　通过运用祛痰、化痰的各种治疗方法，冀以痰浊得去，使气血运行通畅、经脉流通，解决"不通则痛"之理，达到通则不痛、祛痰止痛之目的。

14. **祛痰通络**　通过运用祛痰的方法，以其豁痰、散结之作用，疏通气机、祛痰通脉，间接达到活血化瘀、疏通经脉之治疗目的。

15. **祛痰宣痹**　通过运用祛痰的方法，以其豁痰、散结之作用，祛除痰浊、宣通痹阻、宣通阳气，达到祛痰疏通、宣痹通络之治疗目的。

五、祛痰法的临床应用及其配伍技巧

临证祛痰法的配伍方法主要有"制源"以杜其生痰之源、"畅流"使已成之痰消散，并灵活应用"因势利导、顺其生机"给痰以出路的治疗措施。祛痰法在临床上可以直接或间接达到止咳、平喘、缓哮、通络、消肿、散结、宽心、开窍、息风、软坚、消瘀、消瘰等治疗作用与目的。

在治疗痰浊引起的病证，一方面要寻找生痰之源，辨别痰生之因，遵循张介宾"见痰休治痰""善治痰者，治其生痰之源"之旨以"制源"，另一方面应辨别已成之痰的性质、痰停部位。其治疗，一方面当采用宣肺、理肺、益脾、降气、理气、燥湿、渗湿、清化、温化、润燥的方法化痰，以及扶正顾本诸法，达到祛除有形之痰之目的；另一方面通过化（涤、祛、豁、下、利）痰的方法，祛除无形之痰，达到宽心、开窍、息风、软坚、消肿、宣痹等作用。

（一）化痰宣肺法在肺系疾病中的应用

化痰宣肺法是指运用各种祛除痰浊的方法，达到宣达肺气、化痰止咳、化痰平喘、化痰降气之作用，用于治疗痰阻于肺证的一种治疗方法。

感受外邪、脏腑功能失调，均可导致痰浊内生，痰阻于肺，影响肺主气、司呼吸功能，气道不利，甚或肺气郁闭，而出现痰热壅肺、痰湿阻肺、寒痰阻肺、燥热伤肺等痰阻于肺之证。本证以痰浊阻滞为主，当采取各种祛痰方法与措施，以祛除阻于肺与气道之痰浊、寒痰、热痰、燥痰、湿痰，从而达到宣发肺气、恢复肺主气之功能的作用与治疗目的。临证祛痰有清化、消痰、温化、燥化、下气、通下、分利、通络之分，当根据痰之性质、痰停病位，灵活应用各种化痰的方法与措施。对于热痰阻肺者，当以清化为主，佐以燥化、下气、攻下、分利、温化、理气等法，如历代清化痰热之方剂竹沥达痰丸、清金化痰汤、清气化毒饮、礞石滚痰汤、宣白承气汤、化痰清肺散、羚羊清肺散、

曲麦二陈汤等皆运用此祛痰方法与思想；寒痰阻肺者当以温化、温燥、分利、理气为主，如二陈汤、导痰汤、涤痰汤、茯苓丸、运痰丸、温肺口服液等温化痰浊者皆此祛痰方法与思想；燥痰阻肺者当以润燥、清化、温化为主，如清燥救肺汤、杏苏散、杏苏饮、养阴清肺汤等皆此祛痰法思想；湿痰者以分利、理气、下气、燥化为主，如王氏连朴饮、杏仁滑石汤、三仁汤、宣痹汤等皆此祛痰方法与思想。历代诸多祛痰方剂皆根据病情需要灵活应用各种祛痰的方法与措施，并重视给痰以出路的宣、利、下等治疗方法的应用。

在立化痰宣肺法时亦需根据引起痰之成因采取相应的固本制源之法，如祛邪之清法、温法、下法、利法、燥湿法等，王氏连朴饮、牛黄散、清气化毒饮、清金化痰汤、化痰清肺散、加味泻白散、加味桔梗汤、导痰汤、温肺汤、茯苓丸等均佐以或辅以各种祛邪的方法与药物；如曲麦二陈汤、三子养亲汤、顺气消食化痰丸、小儿消积止咳口服液等佐以消食、理气、导滞之法以祛其因；如运痰丸、二陈汤、导痰汤、茯苓丸、贝母瓜蒌散、六君子汤等均辅以或佐以健脾、渗湿之补法、消法，以杜其生痰之源。

或佐用理气、降气之法，临证常用陈皮，而对于热痰、燥痰，多用枳壳，其目的系通过运用理气、降气的方法达到化痰、祛痰、下痰之目的，如二陈汤、导痰汤、涤痰汤、运痰丸、茯苓丸等均佐用理气、降气法，该类方剂均从不同角度强调气与痰之间的相互关系。

可根据病情需要，灵活应用淡渗分利、下气、通下、消导、降气等方法与措施，来调整肺之宣肃，恢复肺主气功能。如黑龙江中医药大学附属医院协定处方百咳散主用茯苓、车前子、猪苓、泽泻、白术淡渗分利之法，以达利湿、祛痰、祛饮、降泄气机、肃肺止咳之功。

（二）化痰缓哮法在临床中的应用

化痰缓哮法是通过运用祛痰的方法，以其化痰降气、缓解气道挛急，以及祛除顽痰，达到缓哮平喘、化痰定哮、祛除宿根之治疗目的，适用于哮喘发作期、缓解期、平稳期治疗的一种主要手段与措施。

自戴原礼提出"夙根"之后，万全有"宿疾"之称，张景岳谓"喘有宿根"，叶天士称哮喘为"宿哮""沉痼之疾"。多数医家皆认同朱丹溪"哮喘必用薄滋味，专主于痰"之说。痰分有形和无形，若为有形之痰，其因多系肾、脾、肺三脏功能失调、水液代谢失常而生痰。若肺管有痰填充、肺管狭窄，为什么"痰阻气道""痰随气升"，却不见其痰呢？古代明贤为解释此种观点，又提出了痰伏胸膈、肺俞、胃（络）、膜原、肺胃曲折之处之说，丰富了哮喘之宿痰说。

"痰"在哮喘发病中的意义有三，一为哮喘内因为痰饮内伏，痰的产生与肺、脾、肾三脏功能失调、水液代谢失常有关，成为哮喘发病的夙根；二为伏痰遇诱因致发，则痰随气升、气因痰阻、阻塞气道，发为哮喘本症；三为缓解期虽痰饮留伏未动，但已成为哮喘反复发作、行止无常之根本病理环节。因此，历代医家均强调祛除痰浊是治疗哮喘的基本法则。

哮喘发作期外因引动伏痰，痰瘀阻塞，气道挛急而突发喘憋气促、喉间哮鸣，严重者持续不解可致肺气衰竭、心衰之变，故舒缓气道、止哮平喘以治其标为当务之急，以治标为主，缓解气道挛急、疏通气道，常选用治痰、活血、调气、理肺诸法以疏通气道壅塞，配伍应用平肝息风、泻肝之法；祛痰可灵活选用清化（如天竺黄、胆南星、桑白皮等）、温化（如制半夏、陈皮、冬花等）、下气（如厚朴）及分利诸法；活血法除选用活血化瘀法（如桃仁、红花、川芎、赤芍、莪术等）外，尚有通络法（如干地龙、郁金等）；息风缓哮常选干地龙、钩藤、僵蚕、全蝎、蜈蚣、天麻、细辛等，泻肝法常用皂角、龙胆草、青黛、栀子等。调气法系针对肺机失宣而定，常用肃肺下气（如苏子、前胡、沉香、葶苈子、桑白皮、厚朴等）及宣通肺气（如麻黄、杏仁、桔梗等）；理肺法除选用调气诸法外，若兼肺虚可用太子参、党参、黄芪等，及培土生金、扶土抑木诸法；总之，发作期除采用息风缓哮、疏通气道壅塞诸对症治疗方法外，还应针对不同病因病机进行针对性治疗。

哮喘缓解期的主要病理环节是痰蕴、气道壅塞，此期气道挛急得以舒缓、肺风得息，须着重辨别痰之性质、轻重，是否有脏气虚弱，是否夹有气道瘀滞。临床上化痰即是从滋生痰涎的因素考虑调整脏腑功能，祛其致痰之因；对已形成之痰，须辨别其性质，采取"因势利导、顺其生机""制源畅流"，亦可通过分利、通下、下气诸法从前后分消；疏通气道之壅塞可通过活血化瘀、通络散结、化痰、疏通气机的方法达到疏散之目的。

（三）化痰息风法在临床中的应用

化痰息风法是指主要应用祛痰的方法，配合平肝、泻肝、抑肝，以其化痰止痉、化痰息风作用，达到息风止痉、解痉开窍之治疗目的，用于治疗内风扰动所引起的抽搐、癫痫等证的一种治疗手段。

由于内蕴痰浊、痰火，肝风夹痰内动，风痰上扰清窍、清阳不升、经络壅滞，其治疗以涤痰化浊为主，辅以平肝息风之法，以平息内风。化痰当须辨别痰的性质，灵活应用温化、清化、燥化、淡渗分利、下气、通腑、消痰诸法，如半夏白术天麻汤之用半夏、陈皮、茯苓，定痫丸之用胆南星、半夏、陈皮、远志、竹沥，千金龙胆汤之用龙胆草、黄芩、茯苓，太极丸之用胆南星、天竺黄、酒军等。

亦针对证机选用各种息风的方法，如天麻、钩藤、全蝎、僵蚕等平肝息风之法，牡蛎、石决明、珍珠母等介类重镇降逆、平肝潜阳之法息风，龙胆草、黄芩、青黛等泻肝息风之法，如半夏白术天麻汤、定痫丸、太极丸、祛痰丸、镇惊丸、千金龙胆汤等皆此配伍特点与思想。

在立化痰息风法时除选用各种祛痰的方法以涤痰息风、涤痰开窍外，亦可佐用其他各种开窍之法。痰邪致病除能引动内风外，还可痹阻心窍。历代诸多化痰息风方剂中均酌情配伍开窍一法，除选用涤痰开窍之远志、胆南星等外，多用芳香开窍之品，既能芳香启闭以增加化痰、涤痰之力，又能芳香开窍以苏神。如蠲饮六神汤、定痫丸、太极丸、祛痰丸、镇惊丸、涤痰汤等化痰息风方剂皆佐以开窍一法。

或佐用淡渗分利之利法、下气之降气法、通腑之下法，由于外邪客犯肝心，或肝心病升，皆可引起气机升多降少，从而血、津液、痰浊随气升而上壅，加重风动。因此，在立化痰息风法时可佐以清心泻肝之龙胆草、黄芩，分利通下、降泄气机之大黄、茯苓、车前子、竹叶，降气之厚朴、陈皮等。如礞石滚痰汤之用沉香、大黄、黄芩，涤痰汤之用枳实、茯苓，千金龙胆汤之用龙胆草、茯苓、大黄等。

或佐用渗湿之利法、补法，痰湿同源，治湿有"不利小便，非其治也"之说。因此，在祛痰、化痰立法时，应根据病情适当配伍渗湿分利之利法、健脾利湿之补法，既治痰因、固本制源，又化痰、给痰以出路。如半夏白术天麻汤之用白术，定痫丸、千金龙胆汤之用茯苓等，以及蠲饮六神汤、太极丸、祛痰丸、镇惊丸等方剂亦佐用健脾、淡渗分利之法。

或佐用理气益气之法，严用和有"顺气为先，分导次之"之论，气顺则痰消，故在立化痰息风法时尚应佐用理气、益气之法，这显得格外重要。如礞石滚痰汤之用沉香，涤痰汤之用枳实，运痰丸之用人参、白术、沉香、木香，半夏白术天麻汤、定痫丸之用陈皮等。

（四）祛痰宽胸法在临床中的应用

祛痰宽胸法是指运用祛痰的方法，以其豁痰宽胸、疏通气机之作用，并与其他疗法配合，以治疗胸痹、心痛、猝心痛等病证的一种治疗方法。

胸痹、猝心痛多系气滞、痰阻、血瘀、寒凝，心脉痹阻、心脉挛急、心脉瘀阻、不通则痛，或心肝脾肾功能失调、气血阴阳不足，心脉失养、不营则痛。虽然其临床表现复杂、类证殊异，但急救处理总以通脉止痛为首务，待病情缓解后再根据四诊所见进行辨证论治。通脉止痛以芳香开窍及豁痰宽胸之法为主，常用麝香、苏合香、冰片等芳香开窍之品，瓜蒌、半夏、胆南星等豁痰宽胸之品。如古代瓜蒌薤白半夏汤、瓜蒌薤白白酒汤、枳实薤白桂枝汤、苏合香丸、回阳救急汤等方剂皆此组方思想；当代冠心苏合香丸、冠心苏合丸、速效救心丸，以及名老中医经验方心痹1号、抗心绞痛方、愈梗通瘀汤等亦以芳香开窍、豁痰宽胸法为主以通脉止痛。

在立祛痰宽胸法时，亦应配伍其他治疗方法与措施，以达通脉止痛、急救之功。可灵活配伍化瘀通脉之活血法、宣痹通阳之温法、芳香宣痹之理气法等，以加强疏通散结之力。如常用制乳香、延胡索、三七、川芎、桃仁、水蛭粉等活血化瘀之法，白檀香、香附、青皮等理气之法，荜茇、细辛、桂枝等温法，周岩在《本草思辨录·卷二》中分析瓜蒌的配伍时指出："瓜蒌实之长，在导痰浊下行，故结胸、胸痹非此不治。""瓜蒌薤白等汤则有薤、酒、桂、朴，皆伍以苦辛迅利之品，用其所长，又补其所短也。"

在立祛痰宽胸法时，或佐用解痉止痛之息风法，以解除心脉挛急、疏通心脉。如常用地龙、钩藤、僵蚕、全蝎等息风之法，以解除心脉挛急、心脉拘急之病理，达到解痉复脉、解痉止痛之功。

或根据四诊辨证的结果，佐用各种固本、祛因之法，临证根据病情需要可灵活应用清法、补法、消导法、疏散外邪之法，以达病因学治疗目的。

（五）化痰散结法在临床中的应用

化痰散结法是指通过运用祛痰的方法，以其消散、化解之作用，达到消痰散结、化解痰结之治疗目的，用于治疗痰核、瘰疬、瘿瘤、腮肿等病证的一种治疗方法。

祛痰之消痰法则能消散、化解痰结，善治痰阻经络、肌腠之痰核、臀核肿大、瘰疬、疖腮腮肿、痞块等病证。其因多系外邪窜于经络、肌腠，邪壅经络，经络之气血痰湿郁滞，而见肿块、痞块等；或感受风热温毒，蕴结阳明、少阳经络，气血被邪毒壅塞于皮肉之间，继而炼液成痰，痰毒互阻而引起痰核、臀核肿大、瘰疬。治疗应以祛痰、消痰、化痰之法为主，以消散、化解其痰结。如古方消瘰丸之用浙贝母、玄参，海藻玉壶汤之用半夏、浙贝母，内消瘰疬丸之用玄参、浙贝母、海蛤粉、桔梗，四海舒郁丸之用陈皮、海蛤粉，他如消核散等皆以祛痰之法为主；近代如黑龙江中医药大学附属医院协定处方通气散之用瓜蒌、陈皮，消疬丸之用瓜蒌、橘红、胆南星，清瘟丹之用胆南星，立消丸之用玄参、浙贝母，神括散、消痞化积丸之用瓜蒌，以及河南中医学院一附属医院协定处方和肝散之用瓜蒌等。一般化痰散结当根据痰的性质而拟定相应的配伍方法，热痰选用瓜蒌、胆南星，寒痰选用明矾、蛤壳等。

临证尚须审因论治，合理应用清法、祛风法及治疗原发病证的治疗方法，清法常选金银花、连翘、千重楼、板蓝根、牛蒡子等，祛风散邪常选荆芥、薄荷、羌活、独活等。如内消瘰疬丸之用连翘、桔梗，连败散之用金银花、连翘、羌活、独活，通气散之用金银花、连翘，消疬丸之用黄连、桔梗、连翘、青黛，普消丸之用炒黄连、炒黄芩、板蓝根、大力子、连翘等。

本病证的病机学治疗为疏通经络，临证除选用化痰疏通外，可佐用疏肝疏利、理气疏利、通络疏利、活血疏利等法以疏通经络。临证常选疏肝之用柴胡、郁金、青皮、夏枯草、薄荷等，理气之用陈皮、枳壳、槟榔片，通络之用干地龙、僵蚕，活血之用赤芍、甲珠、莪术等。如连败散之用柴胡、枳壳、川芎，通气散、普消丸之用柴胡、橘红、僵蚕，赛金化毒散之用赤芍、乳香、没药、麝香，神括散之用乳香、没药、当归，消痞化积丸之用郁金、莪术、三棱、枳实、陈皮、桃仁、丹参，内消瘰疬丸之用夏枯草、枳壳，四海舒郁丸之用青木香、陈皮，消瘿五海散之用木香、三棱、莪术、香附，海藻玉壶汤之用青皮、陈皮、川芎、当归等方剂组方时皆应用诸多疏通经络之法，用宣、通之法以祛其经络壅滞，使经络气血通畅，自然达到散结、消肿之目的。

或佐用通腑之下法，以除痞块痰浊，达到祛邪泻热、疏通气机之治疗目的。如内消瘰疬丸之配伍大黄、硝石，消疬丸之配伍酒制大黄，普消丸之配伍熟大黄，赛金化毒散之配伍大黄，以及治痰茯苓丸之配以风化硝，张秉成在《成方便读·卷之三·除痰之剂》指迷茯苓丸方中指出："当乘其正气未虚之时而攻击之，使脘中之痰，去而不留，然后脾复其健运之职，则络中之痰，自可还之于腑，潜消默运，以成其功。"

对于痰核、臀核、瘰疬、瘿瘤、疖腮腮肿、痞块肿大较重者，可在病因学、病机学治疗之疏通经络、祛痰散结、祛邪的基础上，酌情选用对症之散结法，一般临床上除选用化痰、消痰、行气、消导、疏肝、活血等具体方法与措施以散结外，更主要选用软坚散结一法，在涤痰、消痰散结方剂中，适当配伍咸润软坚散结之品以提高疗效，临床常用牡蛎、昆布、海藻等药物，如内消瘰疬丸之用海藻、海蛤粉，消瘰丸之用牡蛎，海藻玉壶汤之用海藻、海带、昆布，四海舒郁丸之用海蛤粉、海带、海藻、昆布，橘核丸之用海藻、昆布、海带，消核散之用海藻、牡蛎，立消丸之用牡蛎，通气散之用甲珠，消疬丸之用僵蚕、海藻、昆布，消瘿五海散之用海藻、海带、海昆布、海蛤壳等。

对于热退邪减、肿块坚硬不消者，此多系痰瘀结聚所致，临证治疗除灵活选用各种祛痰、涤痰、软坚散结、疏通经络的方法与措施外，当重视活血消瘀、理气散结、补益散结、下气散结之法的应用。

（六）涤痰开窍法在临床中的应用

涤痰开窍法是指运用祛痰、化痰、涤痰的方法，以宣闭开窍、开通心窍而促使神志苏醒，用于治疗神昏窍闭之证，以及尿床、遗尿、嗜睡等病证的一种治疗手段。祛痰之涤痰开窍法，是临证开窍的主要方法与手段之一，是临床重要的对症方法之一。

涤痰开窍法主要用于神昏窍闭证，临证治疗时除用芳香开窍、辟秽开窍、化湿开窍、清心开窍等方法与措施外，一般辅以涤痰法以开心窍，如安宫牛黄丸、至宝丹、紫雪丹、菖蒲郁金汤、牛黄散、牛黄千金散等方剂均配伍涤痰法药物；或主以涤痰法以开其窍，如涤痰汤主以胆南星、竹茹、清半夏，滚痰丸主以煅礞石，荡痰汤主以生赭石、清半夏，生铁落饮主以胆南星、贝母、远志等，此类方剂皆配伍皆此思想与方法。

在具体应用涤痰开窍法时，应针对痰湿与热之偏重灵活应用清法、利法、下法，以及各种祛湿的方法与措施，如清热定宫丸、牛黄清心丸之用黄连、黄芩、栀子，牛黄千金散之用黄连、人工牛黄，菖蒲郁金汤之用栀子、竹叶、连翘、灯心、木通，荡痰汤之用大黄、芒硝，滚痰丸之用大黄、黄芩，涤痰汤之用茯苓等。应用利法、下法之目的在于降痰下行、给痰以出路，使窍络之塞得通，以助开窍之力。

或根据病情的需要，在涤痰开窍立法时，可配以芳香开窍、凉营开窍、清心开窍等其他开窍之法，以增强其开窍苏神之力。如《女科撮要》蠲饮六神汤、《济生方》涤痰汤中均配以石菖蒲等芳香开窍之品，《医学心悟》之定痫丸中配以石菖蒲、远志芳香开窍、宁心开窍，《婴童百问》之牛黄丸用牛黄、麝香芳香开窍、清心开窍，菖蒲郁金汤之用玉枢丹泄浊开窍等。

涤痰开窍法主要用于治疗神昏窍闭之证，可用于遗尿、尿床等病证的治疗中。遗尿、尿床病除心肾不固之证外，临床主要有肾虚心实之证，其心实系痰湿蕴心，或痰火扰心，或心火内扰，以致痹阻心神，入夜不能振奋，神失其用，故症见睡中尿床，困寐不醒、酣睡不醒，甚至不易唤醒，其治疗除选用补肾止遗、固涩小便等病因、对症治疗学的方法与措施外，亦须灵活应用各种开心窍的方法与措施。临证除用节菖蒲、麻黄、郁金等芳香、疏肝法以开心窍，黄连、莲心、竹叶等清泻心火法以开心窍外，更主要应用半夏、陈皮、胆南星等以涤痰醒神之开窍法，以振奋心神，达到病机学治疗目的。如黄连清心饮、桑螵蛸散之用远志，尿床散之用胆南星、半夏，清心止遗散之用人工牛黄、黄郁金等。

六、祛痰法的用药时机、法度及注意事项

祛痰法属消法范畴，有消散、软坚、散结之意义，有"结者散之"（《素问·至真要大论》）之意，祛痰法有化痰、消痰、涤痰、下痰之别。祛痰法是临床上应用较为广泛的大法之一，几乎涉及内、外、妇、儿、五官科等多种常见、疑难疾病。

临床在具体应用祛痰法时，除应重视其痰之成因、病位、病性、病程外，亦应重视下列五个方面问题的研究：

其一使用祛痰法、药物时应注意掌握其适应证，凡是有形之痰、无形之痰引起的咳喘、肿块、痞块、癥瘕、瘰疬为主要特征，并应重视现代实验检查，以及"痰病及夹痰之证的诊断标准"之应用。

其二由于痰饮致病的复杂性、多变性，在具体应用祛痰法时除正确掌握痰饮及痰病证的诊断指标、指征外，还必须了解痰证以多种相关因素出现时辨证的诊断价值，丰富痰证的诊断与辨证内涵。

其三痰病极为复杂，成因繁多，其性质有异，在临床具体应用祛痰法时，除需辨清痰之成因，治疗时应针对生痰的原因加以矫正，从多方面入手阻断生痰之源外；对已形成之痰，辨其性质，采取"因势利导、顺其生机"的方法，或化痰，或涤痰，或消痰，或下痰，或祛痰外出，并注意与理气法、活血法、下法、利法、消导法、补益等方法的配伍应用。

其四祛痰法虽不及下法剧烈，但亦属攻法、消法范畴，能消散通络、散结消肿、开窍宣痹，因其性较为剧烈，治当中病即止，不可过用，亦不可久服，以防久用伤正，变生他疾。临证对于消痰、下痰之法的应用更应慎重。特别在具体应用祛痰法治疗疾病时应衡量各种治疗方法与措施的利弊，优先选用不伤，或少伤正气之法，或多种治疗方法调配应用。

其五在临床具体应用祛痰法时更应重视痰与气血、脏腑之间的相互关系，即气能化痰、消痰、布津，故祛痰法在临床具体应用时当注意调气、理气、调血，并应注重痰与肾、脾、肺、三焦之间的关系，注重杜其生痰之源疗法的应用，制源与畅流并重，以增强治疗效果，既治痰征又治痰因，标本兼顾。

七、祛痰法的研究思考

祛痰法属广义的消法范畴，广义的祛痰法范围较广，临床上祛痰主要是从滋生痰涎的因素考虑，调整脏腑功能、祛其各种生痰之因，特别重视祛邪法、清法、温法、补法、理气法、活血法、消导法的综合配伍运用；对于已形成之痰，辨其性质，采取各种化痰、涤痰的方法与措施以祛痰。综合历代医家的祛痰方法与措施，可概括为"制源畅流"的治疗思路。

祛痰之畅流又有化痰、消痰、涤痰之分，其中化痰法的运用最为普遍，其作用较平和，主要是化解、稀释、排出痰液，临证根据痰之性质，可采取燥湿化痰、温化寒痰、清热化痰、润燥化痰、治风化痰等燥痰、清化、温化、下气、利水诸治疗方法与措施，

并重视"因势利导、顺其生机"给痰以出路的治疗方法，如宣肺法、淡渗分利法、下法、活血法的应用。消痰法则能消散、分解、软化痰结，善治痰阻经络、肌腠之痰核、髯核肿大、瘰疬、瘿瘤、痄腮腮肿等病证。而涤痰法，其性峻猛，主治顽痰、老痰，以荡涤痰涎。下痰法系通过通利二便的方法，以攻逐痰涎，给痰以出路，达到调整脏腑功能之作用。痰之为病，多与气机失调有关，治痰时要重视理气法、升降法的应用，注意配伍理气、降气、升气、通下、分利诸法。

通过对历代医疗文献的总结，历代医家在医疗实践中提炼出"痰之生也，多由于脾，脾为生痰之源""痰之来也，多由于肺，肺为贮痰之器""痰之本也，多在于肾，肾为生痰之本"之论，成为中医理论的重要组成部分。已明确水液代谢失常水湿凝聚成痰、寒凝津液为痰、热灼津液为痰、气机失常生痰、因瘀致痰等多种原因、多途径导致内生痰饮形成，并形成针对其成因采取宣肺、除湿、清热、泻火、清金、润燥、温补、理气、降气、活血、通络、解郁、补虚等诸多"制源"的方法与措施，以及通过清化、温化、燥化、润化、淡渗、通下、下气等诸多"畅流"的方法与措施，并重视给痰以出路。已明确祛痰法的作用，通过运用祛痰的方法可以直接或间接达到止咳、平喘、缓哮、通络、止痛、除满、消肿、散结、宽心、宽胸、定悸、开窍、息风、定眩、开膈、兴阳、固精、调经、通经、束带、软坚、消瘀、消瘿，以及调整脏腑功能等多种治疗作用。

随着儒家哲学争鸣与医学临床经验的积累，痰饮学说兴盛于金元，逐步明确了痰的含义有狭义、广义之分，狭义的痰亦称有形之痰，广义的痰亦称无形之痰，涉及的范围更广，历来有"痰生百病""怪病多痰"之说，如痰阻心脉、痰蒙心窍、风痰闭阻、痰阻经络等证。祛痰法现代临床应用广泛、积累了丰富的学术经验，为痰饮学说及祛痰法理论、实践的发展提供了重要依据，论痰祛痰成为临床普遍涉及与探讨的问题。

特别强调的是历代医家对哮喘的病因进行了多方面的研究和探讨，提出了诸多观点，为后人留下了极为宝贵的经验和理论。哮喘之痰分为有形和无形，若为有形之痰，其因多系肾、脾、肺三脏功能失调，水液代谢失常而生痰。若肺管有痰填充、肺管狭窄，为什么"痰阻气道""痰随气升"，却不见其痰呢？古代明贤为解释此种观点，又提出了痰伏胸膈、肺俞、胃（络）、膜原、肺胃曲折之处之说，此说虽可解释不见其痰，但又如何使"肺管狭窄、通畅不利"呢？若为无形胶固之痰伏于肺管外，压迫管径，气流通过狭窄之肺管可出现喉间哮鸣。既为胶固有形之痰伏于气道外，怎么能其发暴骤，其去迅捷，来无影、去无踪呢？若为无形之痰伏于肺系气道，虽可牵强解释不见其痰、哮鸣及发作性。但无形之痰怎么会阻塞气道呢？既为无形，何谈其阻。再者古代痰饮说理论，对肾、脾、肺三脏失调，导致有形之湿而生有形之痰，这一理论得到了公认。但肾、脾、肺三脏失调，导致有形之湿而生有形之痰但有形之痰，如何变为无形之痰？无形之痰之由来未得到明确，古今皆未揭示，有待进一步研究与探讨，为正确认识与治疗无形之痰所致疾病奠定基础与途径。期望通过对哮喘、癫痫等难治疾病的研讨，明确无形之痰其致病机制、治疗方法与措施，彻底解开"怪病多从痰治"的现代科学内涵。

在加强传统中医传承研究、坚持继承与创新相结合，在深入探讨痰饮说学术源流的基础上，探讨"痰饮"辨证与治疗的客观指标与内涵。今后倡导在基础理论、临床研究、实验研究与文献整理中，继续深入开展对痰饮的内涵与外延、痰饮发病机制、痰饮诊治规律等方面的研究，探讨祛痰法及其方药的作用异同，综合评价中医痰饮学说的理论意义与临床实用价值，探讨祛痰法的临床配伍思路及祛痰方剂的组方规律、技巧，更好地为临床服务、为患者服务，发扬中医传统优势、中西医结合学科奠定理论、方法与思维模式。

第十四节 理气法的源流、配伍技巧、临床应用研究

一、理气法的源流

《黄帝内经》已记载了气郁、气逆、气乱的多种证候，并明确了理气法的立论依据及使用原则，如《素问·至真要大论》有"结者散之""逸者行之""高者抑之"，《素问·六元正纪大论》有"木郁达之"；《素问·脏气法时论》阐述了"肝欲散，急食辛以散之"、《素问·至真要大论》有"土位之主，其泻以苦，其补以甘"的用药原则、法则，虽提出了治疗原则，但未列具体方药。《神农本草经》载有多种具有理气作用的中药，为后世的理气法选药组方提供了药物。

汉代张仲景《伤寒杂病论》对气机阻滞和气机逆乱的临床表现有翔实的论述与认识，根据气机失调的外在表现探讨其内在的病变本质，确立了调理升降出入的治则治法，将升降理论应用于临床，研制了一系列疗效卓著的方剂，如半夏厚朴汤、枳实薤白桂枝汤、橘皮竹茹汤、四逆汤、甘草泻心汤、旋覆代赭汤等以理气为主要功效的方剂，开理气方剂应用之先河，其研制的四逆汤被后世医家奉为理气法的基本方剂，对后世理气法的配伍思想及临床运用产生了深远的影响，具有重大的理论与现实意义。

唐宋时期随着理气方剂的广泛应用，诸多医家不仅对气病的认识较为系统，而且在继承的基础上汇集了诸多行之有效的理气方剂。如巢元方《诸病源候论》、孙思邈《备急千金要方》、王焘《外台秘要》、宋《太平惠民和剂局方》等著作，不仅对气病的认识更为系统，而且汇集了诸多理气方剂，如逍遥散、木香槟榔丸、不换金正气散、乌药顺气散等，迄今仍为医家所习用。孙思邈在《备急千金要方》中载有治薄厥之千金龙胆汤一方，创利、下法降泄气机之先河，对后世惊风等脑系疾病的治疗具有重要的指导意义。唐代王冰从自然"升无所不降、降无所不升"的常理出发，明确提出了气机升降学说。

宋代以后，重视气在发病中的重要性，不仅提出了诸多见解，如元代朱丹溪倡导"六郁"说、论病不出气、血、痰、郁，《丹溪心法·丹溪先生心法卷三·六郁》有："气血冲和，百病不生，一有怫郁，诸病生焉，故人身诸病，多生于郁"，戴原礼在《金匮钩玄·丹溪先生金匮钩玄卷第一·六郁》中指出："郁者，结聚而不得发越也，当升者不得升，当降者不得降，当变化者不得变化也。"而且创研了越鞠丸、六郁汤等

方剂，丰富了理气法的内容。张元素精通药物升降浮沉理论，为后世厘定降气方剂奠定基础。

金元时期的医家不仅研制了诸多理气的方剂，还结合升降出入理论详细归类了药物的分类法，为临床应用奠定了基础，成为后世临床用药指南，而且把气之升降理论落实到脏腑层次之中用以阐明脏腑的整体关系，为理气法的深层次研究与临床应用提供依据、思想。

明清时期对理气法的运用与配伍规律进行了新的尝试与探讨，不仅对气郁的证治方面提出了新的理论，如孙一奎在《医旨绪余》中对"木郁达之"进行了新的认识，虞抟在《医学正传》提出"郁证"病名，赵献可在《医贯》中详述郁证的病机，周学海在《读医随笔·卷一证治总论》中专立"升降出入论"，并提出"气之亢于上者、抑而降之，陷于下者、升而举之，散于外者、敛而固之，结于内者、疏而散之"等；而且在辨证论治方面积累了丰富的经验，并创制了诸多名方，如柴胡疏肝散、痛泻要方、解肝煎、化肝煎等。

中西医汇通学派的创始人张锡纯不仅在继承的基础上对气机学说有所发挥，而且在精熟药理的基础上研制了一系列调理升降出入的名方为后世所常用，如升陷汤方类、寒降汤、温降汤方类、镇肝息风汤、镇逆汤、参赭培气汤、参赭镇气汤、既济汤等，为气机理论的形成及临床应用奠定了基础。

另外，明清医家在《黄帝内经》的基础上，更明确了理气法在郁证治疗中的重要地位，而且认识到精神疗法在郁证治疗中具有重要的意义，正如《临证指南医案·卷六·郁》中提出："盖郁症全在病者能移情易性。"

综上所述，理气法源于《黄帝内经》，而仲景首开运用之先河，后经历代医家的不断充实、完善，业已成为治疗疾病的大法之一。通过理气疏通气机，达到解郁、祛邪、通阳、降逆、止咳、止泻等治疗目的。

二、理气法的内涵

凡具有行气解郁、疏调气机、降气平逆、消除气滞、消除气逆、调理脏腑气机等作用，使体内的升降运行恢复正常，以主治脏腑经络气机紊乱（气滞或气逆）的一种治疗方法称为理气法。理气法属八法中"消法"范畴。

脏腑经络、气机运行失常，其治疗当以"疏其血气，令其条达，而致和平"（《素问·至真要大论》）。汪昂《医方集解》称为"理气之剂"，吴仪洛《成方切用》将其归入"治气门"中，陈修园在《时方歌括》中将理气法为主所组成的方剂归入"宣可决壅""重可镇怯"范畴。

理气法主要用于治疗气病，由于气病的范围广泛、变化多端，总的来说一般包括气滞、气逆、气陷等三方面病理，理气法系针对气滞、气逆、气陷之证相应地分为行气、降气、升气三类治疗方法。

随着历代医家对气机理论的认识与实践，逐渐发展、完善、总结出来的一种治法理论，对于临床各科疾病的治疗具有非常重要的意义。

三、理气法的适应证

理气法主要适用于气机失调的病证，《素问·举痛论》有"百病生于气"之说，气机失调引起的病证，临床最为常见，包括气滞、气逆、气闭、气陷等证。

气滞证是指脏腑经络或局部气机阻滞、气机郁结、气郁不散，临床以胸胁脘腹胀闷疼痛、时轻时重、走窜不定，胀痛常随太息、嗳气、肠鸣、矢气而减等为常见症的证候，气滞的主要特征为闷、胀、痛。

气逆证是泛指气机逆乱、气机上逆，临床以咳嗽气喘，或恶心、呕吐、呃逆、嗳气，或觉气从少腹上冲胸咽，头胀眩晕等为常见症的证候。气逆是指气的上升过度或下降不及，而致脏腑、经络之气机逆上，气逆随所在脏腑不同而呈现出不同的症状，如气机逆升、肺气上逆、肝气上逆、胃气上逆、胆气上逆、心火上炎等。气逆亦可引起血、津液、痰浊等皆随之而上逆。

气闭证是指气的出入障碍，气机壅闭、气机闭塞不通，临床以脘腹绞痛，或阵发走窜剧痛，不矢气、肠鸣减弱、二便不通，或突然昏厥、牙关紧闭、肢体强直等为常见症的证候。

气陷证是以气的升举无力或下降太过为主要特征的病理状态，包括上气不足、大气下陷、中气下陷、肝气下迫等。

总之，气病的范围甚广、病情变化多端，但气病气机失调和气虚两方面，鉴于补气法及其方剂在分类中归入补法范畴，故理气法主要用于气机失调引起的各种病证。

四、理气法的主要作用

应用理气法的目的在于通过疏理气机、调整气机的方法，以达理气行滞、顺气开郁、透邪解郁、宣畅气机、利气疏导、调整脏腑气机、调整脏腑功能等病因学、病机学治疗目的与意义；而且通过运用理气的方法尚能达到宽心、宽胸、宣痹、通阳、止咳、平喘、止泻、止呕、止痛、调经、安胎等对症治疗目的与作用。

1. **导滞** 通过理气法的调理气机、疏通阻滞的作用，并与消导法、下法、下气法配伍，以调理宣通气机、行气导滞，达到行滞、导滞、化滞之目的。

2. **解郁** 通过理气法的行滞降气、宣透邪气的作用，以开郁降气、透邪解郁，达到理气、行气、顺气解郁、开郁之目的。

3. **消痞** 通过理气法的疏肝理气、行滞解郁的作用，以解除结聚、消除痞满、消痞散结，达到解郁、理气、消痞之目的。

4. **散结** 通过理气法的疏肝理气、行滞解郁的作用，以解除结聚、消痞散结，达到解郁、理气、散结之目的。

5. **化瘀** 通过理气法的疏散、疏利的作用，以疏通气机，因气为血帅、气行则血行，理气法有助于加强活血化瘀、行血散瘀之力。

6. **通络** 通过理气法的疏散、疏利、辛窜的作用，以疏通气机、活血化瘀、行血散瘀，因理气能行、能通，达到调畅气机、理气通络之目的。

7. **通阳** 通过理气法的疏散、疏导的作用，以疏通气机、通阳宣痹，达到宣通胸阳、通阳散结之治疗目的。

8. **调经** 通过理气法的疏散、疏导、行滞的作用，并与活血、温法、清法、汗法诸法配伍，以调理月经，达到调经之目的。

9. **运脾** 通过运用理气的方法，以其理气导滞、和胃宽中、燥湿理脾之作用，以减轻肠胃脾负担，直接或间接达到运脾、健脾之治疗目的。

10. **透邪** 通过运用理气的方法，以解除郁滞、宣通气机，利于外邪透达，间接达到宣透邪气之治疗目的。

11. **疏利肝胆** 通过理气法的疏散、疏通的作用，与利法、下法、疏肝法、活血法配伍，以疏肝理气、利胆排郁，达到疏利肝胆、行滞解郁之治疗目的。

12. **宣通气机** 通过理气法的疏散、宣通的作用，以疏通郁滞之气机，使脏腑经络气机运行正常，达到宣通气机之目的与作用。

13. **行气降逆** 通过理气法的行气降逆作用，以解除气机逆升的病理改变，达到行气降逆、肃肺降逆、降逆和胃、平冲降逆、顺气降逆之治疗目的。

14. **疏肝** 通过运用理气法之疏通郁结、解除郁滞作用，以使肝气条达舒畅、气机通畅，达到疏肝理气、行滞解郁之治疗目的。

15. **降浊** 通过运用降泄气机之理气法、下气法、下法、利法，使升逆之气机得降，上壅之痰浊、瘀血、外邪随气而下降，达到降浊、开窍、醒神、止痉之目的。

16. **安胎** 通过运用理气的方法，以调理气机，去其胎动之因，间接达到安胎之目的，适用于气滞所致胎动不安证。

17. **消肿** 通过运用理气的方法，以调理气机、宣通气机，达到理气行滞而消除肿满之治疗目的。

18. **平喘** 通过运用理气法之理气行滞、宣降肺气的作用，以达理气宣肺、宣通气机而平喘，宣泻肺气、泻肺肃肺而平喘，宣肺降逆、下气肃肺而平喘，直接或间接达到平喘之作用与目的。

19. **止咳** 通过运用理气的方法，以宣肺降逆、恢复肺主气之功能，祛其致咳之因，间接达到止咳之治疗目的与作用。

20. **止呕** 通过运用理气的方法，以行气和胃、理气降逆之作用，恢复胃之和降功能，从病因学、病机学途径达到止呕之治疗目的。

21. **止呃** 通过运用理气的方法，以行气和胃、理气降逆之作用，恢复胃之和降功能，从病因学、病机学途径解除胃气上逆之病理环节，达到止呃之治疗目的。

22. **止痛** 通过运用理气的方法，以理气行滞之作用，以疏通脏腑、经络之气机，解除气机郁滞，"通则不痛"，达到止痛之治疗目的。

23. **宽肠** 通过运用理气的方法，以理气行滞、和中导滞之作用，达到疏通气机、和中宽肠之作用与目的。

24. **和胃** 通过运用理气的方法，以理气行滞、和胃宽肠、降逆和中之作用，达到通降胃气、和胃降逆之目的。

25. 平冲 通过运用理气的方法，以重镇降逆、理气降逆之作用，解除气逆上冲之势，达到平冲降逆之目的。

五、理气法的临床应用及其配伍技巧

气病的范围广泛、变化多端，升降出入是生命之气运行的基本形式，升与降、出与入之间是密切相关的，其相互关系表现为对立制约、相互依存、消长转化的特征，其具体表现在脏腑间气机升降的相互作用与协调。临证根据疾病升降出入的病理发展趋势，在辨别清楚的情况下，选择适宜的方法与措施加以调节，或顺其势以驱逐之，或逆其势以截断之，达到恢复脏腑气机平衡的目的。

理气法临床可分为行气、降气、升气、宣气、调气、和气等治疗大法，并结合气机失调发生的原因、相应脏腑确立具体措施与手段。气机升降出入理论对于治则治法的确立具有重要的指导意义，现已形成比较详尽的调理气机升降出入失常的治则治法。

（一）行气法在临床中的应用

行气法是指运用行气、降气等疏畅气机的方法，以治疗脏腑经络气机郁滞的病证的一种治疗方法，正如《素问·至真要大论》之"疏其血气，令其条达，而致和平"，行气法主要适用于气滞证。

气滞病证当以理气、行气法为主，常用陈皮、木香、枳实、枳壳、香附、川楝子等药物为主。通过运用行气、理气的方法达到疏理气机、行气解郁、行气通滞、理气导滞、调理气机、疏通阻滞、宣通气机、理气散结之作用，亦是疏利肝胆、宣肺通气、疏肝通络、利气疏导、透邪解郁、调理脾胃气机、运脾、宣痹的重要方法与措施之一，同时亦能达到止咳、平喘、和胃、消痞、散结、破积、调经、安胎、消肿、宽胸、化痰、宽肠、止痛等对症治疗的作用与目的。然气滞与脏腑关系密切，尤以肝、胆、脾、胃为主，因肝主疏泄、胆主生发、脾气宜升、胃气宜降，总司人体气机之升降出入。故在具体运用行气法时除选用理气、行气药物外，亦可根据病情灵活选用疏肝、下气、消导诸法，以达相应治疗目的。历代行气名方均以此为配伍原则与思想，如五磨饮子、六磨汤之用乌药、槟榔、枳实、木香，不换金正气散之用厚朴、陈皮，乌药散之用乌药、香附，木香顺气散之用木香、橘红、青皮、枳壳、香附、乌药，匀气散之用陈皮、木香，正气天香散之用乌药、香附、紫苏、陈皮，白豆蔻散之用香附、陈皮、木香、厚朴，异香散之用青皮、陈皮、厚朴等皆以行气、理气、疏肝理气法为主。或以疏肝解郁法为主，如柴胡疏肝散、越鞠丸、半夏厚朴汤、天台乌药散等；或行胃肠之气的排气饮、木香丸等方剂亦体现此配伍思想。

由于气机郁滞所影响的脏腑经络不同，以及兼夹病邪情况，可灵活配伍应用理血、温法、下法、清法、化痰，以及消导诸法，以便更好地适应不同病情的治疗需要。

或根据病情需要配伍应用理血之活血法、和血法，因气与血的关系密切，气行则血行、气滞则血滞，气机郁滞之证往往伴有不同程度瘀血的表现。因此，在立行气法时须根据气滞的情况、血瘀的程度，合理配伍理血和血之活血法、养血法，既能兼顾瘀血之兼证，又有利于气机的疏通。历代诸多理气方剂在组方时均配伍理血之法，如通瘀煎在香附、青皮、木香等行气法为主外，辅以山楂、红花等活血散瘀之活血法，当归养血和血之补法，这样既能兼顾瘀血的兼证，又利于气机的疏通；他如异香散、大七气汤之配伍三棱、莪术，木香顺气散之配伍川芎，金铃子散之配伍延胡索，橘核丸之配伍桃仁、延胡索等。临证常配伍应用川芎、桃仁、莪术、赤芍、丹参等活血之品，或配伍当归、白芍等和血之品。

或根据病情配伍应用温法，无论感受寒邪、寒主收引、寒凝气滞，还是气机郁滞，在立行气法时均可辅以，或佐以温法药物，以达散寒止痛、温散疏通之作用，从而增强其行气、理气之力。如天台乌药散之配以高良姜、小茴香，暖肝煎之配以小茴香、干姜，厚朴温中汤之配以干姜、草豆蔻等。临证一般可用干姜、桂枝、茴香等温散之品。

无论感热而郁，还是郁而化热，均可出现热象或化热之征象，故在立行气法时均可辅以清法、利法药物，除直清郁热、邪热外，亦可导热下行、外出，如叶天士在《临证指南医案·卷六·郁》中有"因郁则气滞，气滞久则必化热，热郁则津液耗而不流，升降之机失度"之论。如越鞠丸之配以青黛，加味逍遥散之配以牡丹皮、栀子等；他如清肝达郁汤、舒郁清肝汤等方剂皆此配伍思想与方法。临证常龙胆草、青黛、黄连等清法，以及栀子、车前子、茯苓等利法。

或配伍应用化痰诸法，无论痰阻气滞，还是气滞津聚为痰，均可使气机更加郁滞，因此，在立行气法时根据病情需要酌情配伍化痰、祛湿诸法，如半夏厚朴汤之半夏温化，厚朴下气化痰，茯苓渗湿，苏叶宣肺化痰；他如六郁汤、枳实薤白桂枝汤等亦遵循此配伍方法。临证选用祛湿之利法、健脾渗湿之补法、宣肺利水之汗法、燥湿之清法，以及下气、温化等诸法。

鉴于气滞的成因较为复杂、兼夹颇多，故临证在具体运用行气法时，还应根据具体情况合理运用其他各种治疗方法，达到预期的治疗效果。寒凝气滞者，合理应用温法、下法、疏散之法；因虚而滞者，可合理应用各种补益之法等。临证在具体治疗时需辨清成因、兼夹，具体问题具体分析。

鉴于应用行气法治疗的目的与作用不同，临证除应用行气、理气之法为主外，亦应根据具体治疗的需要，常与其他各种治法综合配伍应用，以达预期的治疗目的。如疏肝解郁之柴胡疏肝散、四逆散，理气解郁之木香顺气丸，行气通滞之化积丸、四磨汤、六磨汤，理气健脾之香砂六君子汤、异功散、半夏厚朴汤，疏肝理脾之逍遥散、痛泻要方、芍术冲剂、芍药白术散、匀气散，调气和胃之平胃散、白术散，调气祛湿之温胆汤、达原饮，理气化痰之二陈汤，理气活血之三棱汤、丹参饮，行气下虫之下虫丸，行气导滞之木香导滞丸，调气运脾之白豆蔻散、不换金正气散、曲麦枳术丸等。

（二）降气法在临床中的应用

降气法是指针对邪客气机逆升，或脏气动而致气机逆升的病理趋势，而具有降其气逆、降泄气机作用的一种治疗方法，降气法主要适用于气逆证。

由于多种原因引起气的上升过度或下降不及而致气机逆升的病理变化，临证治疗当以降泄气机为主。除选用降气、下气、重镇之品外，更主要是通过利小便、泻大便的方法达到降泄其气机上盛之势，间接达到降气之目的与意义的。临床常用的具有泻心降气之泻心汤，清心泻肝、降泄气机之千金龙胆汤、龙胆泻肝汤，利水降气之五苓散，破血下瘀、下气泄热之桃仁承气汤，和胃降逆止呕之小半夏汤，降气平喘之苏子降气汤，滋阴潜阳、泻肝息风之镇肝息风汤，滋阴降火、镇心安神之朱砂安神丸等，这些方剂的配伍思想与方法均是降气法在临床治疗中的具体体现与应用。临床降气法包括行气导滞、肃肺降逆、和胃降逆、清肝降逆、温肾降逆等具体方法。

行气导滞法是使用行气散结、降逆导滞的方法，以调理气机升降出入异常的一种治疗方法。本法系通过理气法的调理气机、疏通阻滞的作用，与消导法、下法、下气法诸法配伍，以调理气机、行气导滞，达到行滞、导滞之目的。临证主要应用行气法、理气法为主，如枳实导滞丸、枳实消痞丸之用枳实，木香槟榔丸之主用木香、槟榔，加味三甲散之用炒槟榔等，主以行气法之目的在于通利气机、导食滞外解。历代医家皆强调在行气导滞法中适当配伍消导、下气、通腑法、药物的重要意义，如枳实导滞丸之用大黄、枳实，木香槟榔丸之用莪术、大黄，加味三甲散之用炒槟榔，五消散之用枳壳、槟榔，消食散之用木香、槟榔、厚朴，和胃汤之用半夏，半夏厚朴汤之用厚朴等，他如草豆蔻饮、三脘痞气丸、强中汤、宽中八宝散等，以其理气以导滞、消食以导滞、宽肠下气以导滞、通下以导滞之法，"因势利导"，顺应腑气下行，达到行气导滞之目的。

肃肺降逆法是使用宣肺、肃肺、下气、通腑的方法，以治疗肺气上逆的一种治疗方法。本法系通过理气法的宣通肺气、疏通气机的作用，与通腑法、下气法、消导法、分利法、固涩法等诸法配伍，以调理肺气、肃肺降逆，达到平喘、止咳之目的。如竹沥达痰丸用分利下气之茯苓，通腑下气之大黄、火硝，理气降逆之青礞石、沉香、半夏；苏子降气汤用肃肺下气之苏子、前胡、苏叶，下气降逆之半夏、厚朴；清金化痰汤用分利下气之栀子、茯苓，泻肺下气之桑白皮，宽胸下气之瓜蒌等。现代研制的方剂，如黑龙江中医药大学附属医院协定处方牛黄散主用川军、玄明粉通腑下气降逆，羚羊清肺散之用生大黄通腑下气，青礞石重镇降逆；以及百咳散主用利法降气祛痰等。

和胃降逆法是使用和调胃气的方法以降气逆的一种治疗方法。本法系通过轻清降逆、重镇降逆的药物达到和胃之目的。临证在辨证求因的前提下，合理应用祛寒、清热、行气、祛邪、补益诸法，以祛除病因。并针对胃气上逆的病机，灵活选用和胃降逆之法，在临证配伍应用时轻清与重镇降逆并用，轻清降逆有利于浊气从上而越，重镇降逆有利于浊气从内而降泄，并灵活应用利法、下法、消导法，如旋覆代赭汤之用旋覆花、代赭石、半夏，香砂平胃散之用厚朴、枳壳、山楂、神曲、麦芽，香附旋覆花汤之用旋覆花、苏子霜、半夏等。或合理配伍补益脾胃之法，既能防诸药伤胃气，又有利于脾胃功能的发挥，如旋覆代赭汤之用人参、大枣、甘草等。

清心泻肝降气法是使用清心泻肝、降泄气机的方法与措施以治疗邪入肝心证的一种治疗方法。本法系在通过利法、下法以达到降泄气升上盛之势目的。邪入肝心证系邪犯肝心，引起气机逆升，从而血、津液、痰、邪生之毒随气上壅，而出现反复抽搐伴神昏的证候。临证在依据邪气性质、兼及部位及原发病而定祛邪的方法与措施。并灵活应用利小便、泻大便的方法以降泄气机，通过清法、利法、下法来达到清心泻肝之目的。如千金龙胆汤用龙胆草、黄芩清泻肝心之火，泻下之大黄、分利之茯苓以降泄气机、清心泻肝；以及现代研制的清热散、小儿回春丹、镇惊百效散、清热定宫丸、定风散等皆此配伍思想。

鉴于应用降气法治疗的目的与作用不同，临证除应用降气、下气之法为主外，根据治疗目的的需要，常与其他治法配伍应用，以达预期的治疗目的。如为达到平冲降逆之治疗目的，可配伍重镇潜阳之法；为达降气肃肺之目的，可仿苏子降气汤、苏葶丸、葶苈大枣泻肺汤等方剂配伍下法、利法等。

（三）升气法在临床中的应用

升气法是指针对正气亏虚而下陷、清气不能上升的病理趋势，而具有益气升清或补气升陷作用的一种治疗方法，升气法主要适用于气陷证、脾气下陷证。升气法又称益气升阳法。

升气法主要适用于气陷证，气陷证系在气虚证的基础上，由于气虚升举无力或清阳之气下陷所致。故升气法在治疗立法时，须在治疗气虚证补气的前提下，根据《素问·至真要大论》："下者举之"的理论，补气与升阳举陷并用，否则气虽足而下陷之气亦难升提。如李杲创研的具有益气升清作用的代表方剂补中益气汤，重在补脾胃升阳气，张锡纯创研的具有补气升陷之升陷汤、回阳升陷之回阳升陷汤、补气升陷理气解郁之理郁升陷汤、补气升陷固涩下元之醒脾升陷汤、补肾升陷固涩之理脾升陷汤等。

补气通过补益元气、健脾、助运（运脾）、减轻脾胃负担（消导、分利、行气）等具体方法以助其化生之源，从根本上达到培土益气之用，常选黄芪、党参、人参、白术、茯苓、炙甘草等甘温补中、益气除湿之品。

对于因中气下陷所致的久泻、久痢、脱肛、子宫脱垂、尿频等各种疾病，多从升脾阳入手，以升提中气、升阳举陷。由于脾胃虚弱是其根本，必用甘温之品补其虚以治本；又脾胃气虚、清阳不升、水谷不运，则易出现气陷、湿滞、火郁之兼证，故应注重汗法中升提类药物的应用，以适应脾气上升的生理特点；并且补法与汗法同用，既可使脾胃元气来复而清阳之气得升，又可使甘温之品补而不滞、升阳之品散而无伤。临证在选用汗法之升提类药物时，不仅可以选择升发脾胃清阳、恢复运化、利其枢纽之升麻，亦可选用升发少阳、利其疏泄之柴胡，也可加入羌活、防风、独活等，以增其升阳举陷、升阳除湿、升阳散火之作用。如补中益气汤是益气升阳法的代表方剂，方中在黄芪、人参、白术、甘草等补气、健脾益气的基础上，佐用少量柴胡、升麻等轻清升散之品，以提升下陷之中气，正如柯韵伯在《古今名医方论·卷一》中分析该方时有："胃中清气下沉，用升麻、柴胡，气之轻而味之薄者，引胃气以上腾，复其本位，便能升浮以行生长之令矣。"他如举元煎、升陷汤，以及治疗各种气陷类病证之升阴丸、升均汤、升桔汤、升发二陈汤、升阳补气汤、升阳举经汤、升阳汤、升阳除湿防风汤、益胃升阳汤、通气防风汤、回阳升陷汤、理郁升陷汤、醒脾升陷汤等方剂在配伍时均佐用具有升提作用之汗法、药物，以达升阳举陷之功。

对于气虚下陷、清阳不升引起的其他疾病，亦可采用气陷者升提的方法。治疗宜于补气之中加用升提之品，以升提清气、升阳举陷，常用药物有升麻、荆芥穗之类。如治疗带下病完带汤之用黑芥穗、柴胡以辛散、升发脾胃清阳之气，保产神效方之用芥穗、羌活、艾叶，以及天仙藤散之用紫苏叶等皆取其发散、升举清阳之用。

临床常根据病情需要进行适当的加减配伍，如配寒凉之清法、各种祛湿之法、理气法、理血法、辛热之温法，均有其临床配伍意义与价值。

（四）宣气法在临床中的应用

宣气法是指针对病邪内侵，或气机郁滞不能外达的病理趋势，而具有透邪外出，或透气外达作用的一种治疗方法，宣气法主要适用于邪气内郁、气机郁滞之证。

病邪内侵，或气机郁滞不能外达而郁于体内，在祛邪治疗的基础上，可选用宣气法以透邪外出，临床除选用汗法散邪外，主要选用理气法，以达预期的治疗目的。

对于邪热内郁之证，在选用各种祛邪的方法与措施外，亦可佐用辛散之汗法，以汗法中的宣肺之品布卫气、宣达内外、托邪外出，使邪有外达之机，并应重视宣畅气机法的应用，以利于宣发郁热、邪热，宣通之法为邪气外出提供了出路。如在治疗时除选用金银花、连翘等既清热又辛散的药物外，又可用薄荷、牛蒡子、桔梗、荷叶等汗法疏散之品，亦可加入杏仁、橘红等理气宣气之品。

如解表类方剂银翘散、荆防败毒散，宣通气机、宣展清阳、通阳宣痹类方剂瓜蒌薤白白酒汤、瓜蒌薤白半夏汤、枳实薤白桂枝汤、五磨饮子，涌吐痰涎、宿食类方剂瓜蒂散、稀涎散，开窍类方剂安宫牛黄丸、至宝丹、苏合香丸等，诸多方剂的研制皆为宣气法在临床治疗中的具体运用与体现。

（五）和气法在临床中的应用

和气法是针对气机升降出入同时存在失常的病理状态，应用具有升降出入同调作用的各种治法合理搭配的一种治疗手段与措施。

由于疾病的临床表现错综复杂的，往往很多疾病的气机升降出入病机不是单一的，而是两种或两种以上情况交杂出现，此时应用单一的治疗方法调气不能取效。临证主要采用以和法为主，辅以其他各种治法，来达到和解三焦、和解寒热、调节气机升降出入等治疗之作用与目的。在临床具体应用时可参考和法，如调和肠胃之半夏泻心汤辛开苦降甘调，以恢复脾胃的正常功能；调和肝脾之痛泻要方，有散有收、有升有降，共为升降出入同调之方；分消走泄之蒿芩清胆汤，能透邪于外、清热于内、化浊于中、利湿泻热于下，体现了分消走泄、升降出入共调之法。

六、理气法的用药时机、法度及注意事项

理气法属消法范畴，有调理气机升降出入异常的作用，由于脏腑气机的升降趋势以升中有降、降中有升、升已而降、降已而升等多种形式出现，因此，根据脏腑气机失常的病理特点，调节气机升降失常的总原则依据疾病升降出入的病变发展趋势，通过各种

治法的综合应用以期调节升降出入，使病势消除、脏腑之气的运动态势恢复正常。理气法分有升气、行气、降气、宣气、调气、和气之别。理气法是临床上应用较为广泛的大法之一，几乎涉及内、外、妇、儿、五官科多种疾病。

临床在具体应用理气法时，除应重视引起气机失常的原因、脏腑功能失调的状况外，亦应重视下列七个方面问题：

其一使用理气法、药物时应注意掌握其适应证，凡各种原因引起的气滞、气逆、气陷、气闭等气机升降失常病证均可主以或辅以或佐以理气法。并注意与温法、补法、清法、活血法、消法，以及其他邪气兼夹时的配伍问题。

其二五脏六腑之间有密切的联系，它们之间的气机升降是相互协调的，表现为五脏间、六腑间、脏腑间的相互作用，因此，在应用理气法时除应根据气机失常的情况外，尚应注重脏腑之间的关系，特别注意心与肾、肺与肝、肝与肾、肺与肾、脾与肾、肝与脾、肺脾肾的气机关系，六腑间气机的相互关系，以及心与小肠、肺与大肠、脾与胃、肝与胆、肾与膀胱之间的关系。

其三由于人体五脏之间、脏与腑之间，以及与外界环境之间具有十分复杂的联系，气机失常病证极为复杂，成因繁多，可累及多个脏腑，在临床具体应用理气法时，除需辨清其成因，选用各种病因学治疗的措施与手段、针对其原因加以矫正外；尚需辨其性质、程度及兼夹情况，采取"因势利导、顺其生机"的顺势治疗方法，灵活应用与评价各种调理气机升降出入治则治法，并注意与祛邪法、活血法、下法、利法、消导法、补益等方法的配伍应用，以更适合病情的需要。正如《读医随笔·卷一证治总论·升降出入论》中"至于治法，则必明于天地四时之气，旋转之机，至圆之用，而后可应于无穷"的重要论述。

其四虽然理气法可以调整脏腑气机的紊乱，并使之恢复正常的生理功能，或作用于不同部位，因势利导、驱邪外出，从而达到治疗疾病的目的。理气法虽不及下法剧烈，但亦属消法范畴，理气类药物多为香燥苦温之品、易于耗气伤津、助热生火，治当中病即止，调节气机升降出入之法应适度，不可过用、久服，或酌情辅以益气滋润之品以制其偏，以防其对机体造成损害，或变生他疾；特别对于破气、下气之法的应用更应慎重。在具体应用理气法治疗疾病时应权衡各种治疗方法与措施的利弊，灵活变通，以平为期。

其五在使用理气法时尚应辨清气机失常之虚实，在调整气机失常的同时，注重审因论治、审所在脏腑论治，病因、病机学治疗相结合，以收佳效。

其六应在中医气机升降出入理论的具体指导下，确立具体的治疗方法与措施，并针对疾病发生的部位、病势、程度，根据药物的升降浮沉特性，恰当选用适宜的药物，以作用于机体，纠其偏、顺之势。

其七大多数理气法药物具有辛香走窜之性，有动血、动胎之弊，因此，对于有出血倾向的患者，或经期妇女均应慎重用药，孕妇则不宜使用本类药物。

七、理气法的研究思考

凡疏畅气机、调理脏腑气机功能的治法称为理气法。气为一身之主，人体五脏六腑、经络、肢体百骸以及气、血、津液、精、神的相互关系，无不依赖气的疏通、升降出入有序，气在人体"升降出入，无器不用"（《素问·六微旨大论》），气的出入主内外联系，升降主上下联系，气的升降出入，维系着脏腑功能的协调、生命活动的正常进行，因此，升降出入反映了人体阴阳运动的基本形式，成为藏象学说的主要内容。若外邪客犯、痰湿阻滞，或饮食失调，或情志失常，或因虚而滞，均可使气的升降出入运动异常，或气滞不行，或气虚不行，或升降无序。理气法是通过运用各种治疗方法与措施以使体内气机升降运行恢复正常，气滞者宜行气而调之，气逆者宜降气以平之，气陷者宜升气以复之，气机失常者宜调气以和之，使用理气法的重要性在于疏理气机，使气机重新得以协调平衡，恢复脏腑的固有生理功能。由于气机失调有气滞、气郁、气结、气逆、气陷、气虚等不同，所涉及的脏腑有肝、肺、胃、脾及经络等区别，故理气法在临床具体应用时应重视与所病脏腑气机的关系，合理配伍灵活应用。另外，气在升降出入中居主导地位，在气、血、津液的生理及病理演变过程中，气的升降出入尤起到关键作用。因气为血帅、津随气行、痰随气降，故气行则血行、气降则血降、气畅则津布、气降则痰降，在治疗与水液代谢、瘀血有关的疾病，以及脾胃、肝胆、脑系疾病亦应重视理气法的应用。

　　行气、降气、升气、宣气、和气诸法在配伍方面虽有明显的区别，但其本身也有密切的联系。如行气法在临床配伍时虽以行气法药物为主，但有时亦配以降气、和气之法；同样降气法在临床配伍时有时亦配伍行气、和气、宣气诸法，达到平调气机、调整脏腑功能，取得预期的治疗目的，旋覆代赭汤既治气逆之证，亦治心下痞硬的气滞之证。行气、降气、升气、宣气、和气诸法在配伍时虽以理气法药物为主，亦可根据病情及治疗需要、兼夹证不同，灵活、合理应用温法、清法、活血法、祛痰法、消法、固涩法、补益法，以及各种祛邪、祛湿诸法，重视各种理气法的配伍方法与措施的应用。理气法在中医治法学中占有重要的地位与特殊的意义，其具有雄厚的物质基础、临床应用价值及科学的内涵。

　　理气法除广泛用于各种气机失调、脏腑失调所致之病证，对于病证的治疗具有重要的病因学、病机学的治疗意义外，亦有特殊的对症治疗学意义与目的。如通过理气的方法与措施能达到行气、理气、导滞、行滞、透邪、解郁、化瘀、和血、破积、健脾等病因学治疗目的；如通过理气之法达到宣畅气机、宣通气机、平调气机、通络、化瘀、疏利肝胆、宣通肺气、降泄气机、平冲降逆、和胃降逆等调整脏腑气机、调整脏腑功能等病机学治疗目的。而且通过理气的方法与措施尚能起到平冲、止咳、平喘、纳气、止泻、止血、调经、消肿、宣痹、散结、消痞、止痛、止呕、止呃、止带、安胎、消肿、宽肠、祛痰等对症治疗作用。有时亦可通过理气之法达到祛邪、透邪、疏导、行血等治疗目的，可见理气法在中医临床应用非常广泛，在治法中占有重要的地位与意义。对于多种外感疾病、内伤病证的治疗，在立法、组方时均可主用或辅用或佐用理气之法，并与其他各种治法合理配伍应用，以达病因学、病机学及对症治疗目的。

　　今后以中医理论为指导，紧密结合临床实际，加强多学科、多水平、多途径的基础、临床与实验研究，从代表理气法的古典方剂入手，探求理气法及其方药的作用机制，探讨理气法的现代实质和作用的物质基础研究，逐步阐明理气法的科学内涵及其量效关系，将对中医学、现代医学的理论及临床实践产生重大而深远的意义与作用。今后应遵循循证医学方法，开展多领域、多学科、多层次的临床研究，为理气法临床疗效研究评价提供新的方法与途径，可以推动理气法的临床与应用研究，丰富和完善中医病证治疗疗效评价体系。

第十五节 消导法的源流、配伍技巧、临床应用及现代研究

一、消导法的源流

《黄帝内经》已明确了消导法的立论依据及使用原则，如《素问·至真要大论》有"坚者削之""结者散之""留者攻之"。给消导法立法遣方用药提供了理论基础与依据。《神农本草经》载有多种具有消导作用的中药，为后世的消导法选药组方厘定了药物。

汉代张仲景对宿食积聚等病证有较翔实的论述，对其治疗除习用下法、吐法外，并研制了枳术汤、鳖甲煎丸等消导方剂，开消导法、方剂临床应用之先河。唐代以后医家搜集诸多消导方药，丰富了消导法、方剂的证治内容，如孙思邈的《备急千金要方》、王焘的《外台秘要》等均收集许多消导方剂。

金元时期随着对食积痞块等疾病认识的深入，对食积痞块等疾病病因认识的进一步明确，食积痞块的治疗亦有所进展，如张从正主张攻下、李东垣侧重补脾、朱丹溪研制的保和丸的问世，开消导方剂应用的新途径，成为后世治疗食滞证的代表方剂，广泛应用于临床实践。

明清时期随着对饮食所致诸病的成因、病机、治法、方药、宜忌等认识的明确与深入，扩大了消导法的临床应用范围，并明确了消法与下法、理气法的区别与联系，深刻认识到了消导法与下法的关联，以及消导法的治疗目的与作用。

二、消导法的内涵

消导法，含消散、消磨、消除之意，是通过消导和散结的药物，使食、痰、气、血、水、虫等积聚之有形实邪渐消、缓散的一种治疗方法。在八法中属于"消法"的范畴。

消导法主要适用于里实证而不宜用下法者，如食滞、癥瘕、痞块、蓄水、痰核、瘰疬以及痈疽初起等，凡邪之有所结、有所滞、有所停留、有所瘀积，无论其在脏、在腑、在经、在络、在气，均可应用消导法。《医学心悟·首卷·医门八法》谓："消者，去其壅也，脏腑、筋络、肌肉之间，本无此物而忽有之，必为消散，乃得其平。"

消导法常与其他治法结合应用，如行气、活血、祛湿、化痰、泻下等，以治疗一些疑难杂证。

三、消导法的适应证

消导法临床应用广泛，根据"坚者削之""结者散之"的治疗原则，凡由气、血、

痰、湿、食等结聚壅滞日久而成的有形之邪，如癥瘕、痞块、痰核、瘰疬、瘿瘤等证均可运用消导法治疗。消导法具有化食、磨积、消痞、散结、化石等作用，故消导法适用于食积、食滞、癥瘕、痞块、痰核、瘰疬、瘿瘤、结石等病证。

食积、食滞、癥瘕、痞块、痰核、瘰疬、瘿瘤、结石等病证，系由气、血、痰、湿、食等有形之邪阻滞气机、壅塞于内而成，一般情况其病势较缓，病程较长，故用消导法以渐消缓散。食积、食滞、癥瘕、痞块、痰核、瘰疬、瘿瘤、结石等病证有因气、血、痰、湿、食等病因的不同，故本法又分为消食导滞、健脾消食、消聚化积、消痞化积、软坚散结、消除瘿瘤、消除癥瘕、消痈溃坚、消石导滞、消散果实等具体治法。

四、消导法的主要作用

消导法具有导滞、化食、化积、磨积、消痞、散结、排石等直接治疗作用，亦可通过消导法达到通便、理气、下气、止痛、止呕等治疗作用。

1. **消食导滞** 通过运用消食的方法，以消除食滞、气滞等病理变化，达到导滞、恢复脾胃功能之目的。

2. **消食化滞** 通过运用消食的方法，以其消导法消化、软化食滞之作用，达到化积、化滞、导滞之目的。

3. **消导下行** 通过运用消食、导滞的方法，以其消食去积、导滞下气、消导缓下之作用，达到缓泻、泻火、下气、下痰、下虫之目的。

4. **消食和中** 通过运用消食的方法，以其消食导滞、宽中和胃之作用，达到和中、和胃、宽胃之目的。

5. **消食止呕** 通过运用消食、导滞的方法，以其消食、导滞、和胃、降逆之作用，以调整胃之和降，达到消导、和胃止呕之目的。

6. **消食止痛** 通过运用消食、导滞的各种方法，以其消食、下气之作用，以疏通胃肠气机，解除胃肠食滞、气滞的病理变化，达到止痛之目的。

7. **消食泄热** 通过运用消食、导滞的各种方法，以其消食、下气、缓泻之作用，以导其积滞、积热，达到导滞泄热、清泄积热之目的。

8. **导滞消痞** 通过运用各种消食、导滞的方法，以其行滞、化积、下气之作用，以解除肝脾胃肠气机郁滞之病理变化，达到消痞化积、泄热消痞、和中消痞之目的。

9. **导滞消石** 通过运用各种消食、导滞的方法，以其行滞、化积、下气之作用，以解除石阻气滞之病理改变，达到消石、化石、下石之目的。

10. **破积消聚** 通过运用各种消食、导滞的方法，以其行滞、化积、行气之作用，以消除气血瘀滞之病理变化，达到散结、消癥、消聚之目的。

11. **化积软坚** 通过运用各种消食、导滞的方法，以其化积、散结、行气之作用，以消除气血瘀滞之病理变化，达到散结、软坚、消癥、消瘿、消肿之目的与意义。

五、消导法的临床应用及其配伍技巧

消导法是运用具有消食、消散、软坚、散结等作用，治疗有形积滞的一种治疗方法。消导法在临床应用较为广泛。主要有消食导滞、健脾消食、消痞化积、软坚散结、消石导滞等具体治疗方法与措施。

（一）消食导滞法在临床中的应用

消食导滞法是指具有消食、导滞、和中作用，以治疗食积病证的治疗方法。消食导滞法在临床具体立法组方时，主要针对食积的成因、病机及兼夹证的不同，灵活运用各种治疗方法。通过消食导滞、化滞作用，以达到和胃、助运、减轻肠胃负担、止痛、止呕、止泻、除胀、除满、解毒等治疗目的。

针对失节之乳食种类选用消食法、药物，尽可能切中病因种类而选择用药，在消食类药物中有以消面食积滞为主的，有以消肉食积滞为主，有以消荤食积滞为主，有以消油腻积滞为主，如麦芽偏于消乳积，山楂偏于消肉积，神曲善化谷食积、消酒腐之积，莱菔子能消面积，鸡内金则能消各种食积，临证可随因、随证灵活选用。如保和散用山楂消一切饮食积滞、尤善消肉食油腻之积，神曲消食健脾、善化酒食陈腐之积，莱菔子下食消积、长于消谷面之积。他如消乳散之用神曲、麦芽，木香导滞丸之用六曲，和胃汤之用山楂、神曲，黑龙江中医药大学附属医院协定处方大安丸之用山楂、炒六神曲、麦芽、莱菔子，哈尔滨市中医院协定处方五消散之用鸡内金、焦山楂、神曲、麦芽，河南中医学院一附属医院协定处方加味三甲散之用鸡内金、焦山楂、神曲、麦芽，以及武汉市中医院张介宾教授消食散之用神曲、麦芽、谷芽、鸡内金等皆根据具体伤食种类针对性应用消食类药物。

在消食导滞法立法时，除针对性地选用各类消食药物祛因外，更应重视下法、利法、理气法、下气法的妥善配伍与应用，使食去而不伤正，既有助于祛除病因，又有助于恢复脾胃的正常生理功能。

在消食导滞法立法时，根据病情配伍应用下法及其药物。因"有积不可安养""盖浊阴不降，则清阳不升，客垢不除，则真元不复""夫食者，有形之物，伤之则宜损其谷，其次莫若消之，消之不去则攻之"（《医方集解·消导之剂第十六》）之论，临证主用消导法以消食、理气法以导滞祛因外，尚可根据食积轻重、体质强弱灵活选用下法以导滞（寒下、温下），使肠中残食、秽浊尽去，以达荡涤之功，寓有"通因通用"之意。历代医家皆重视消导法与下法兼用，以达到预期治疗目的，汪昂在《医方集解·攻里之剂第四》注释枳实导滞丸方时有"饮食伤滞，作痛作积，非有以推荡之则不行，积滞不尽，病终不除"之论。历代诸多消食导滞方剂皆消下并用，如木香导滞丸、枳实导滞丸之用大黄，木香槟榔丸之用牵牛、大黄、芒硝，以及当今加味三甲散之用番泻叶，五消散之用川军，河南中医学院附属医院协定处方消导散之用牵牛、大黄等。在临床治疗时尚应注意下法与消导法作用的差别，下法的治疗目的在于攻逐荡涤有形之实邪，而消导法的目的在于缓消缓散有形之实邪。

亦根据病情配伍应用理气、下气法及其药物。残食滞泣，壅滞胃肠，可致气机郁滞，气机郁滞又可进一步加重食滞，故行气法势在必行，不导滞行气，不足以去其滞泣，不足以伸其脾气。张景岳强调"去食莫先于理气"，陈复正在《幼幼集成·卷三·

食积证治》中云："夫饮食之积必用消导，消者散其积也，导者行其气也。"如枳实导滞丸、枳术丸、曲麦枳术丸、枳实消痞丸之用枳实，木香槟榔丸之用木香、槟榔，消乳散之用香附、陈皮，保和丸、健脾丸之用陈皮，和胃汤之用陈皮、姜炒厚朴、炒香附，大安丸之用木香、陈皮、枳实，加味三甲散之用炒槟榔，五消散之用枳壳、槟榔，消食散之用木香、槟榔、厚朴等。临证宜选行气、下气而兼导滞之品，以"因势利导"，顺应腑气下行。

在消食导滞法立法时，除选用消食以导滞、理气以导滞、通下以导滞之法外，亦需顺应腑气下行之势，妥善配伍和胃降逆之法，其一以助消食、导滞，以通肠腑；其二顺应腑气，恢复脾胃肠气机的正常功能。如保和丸、和胃汤之用半夏，消食散之用厚朴等，皆此配伍思想与特点。

又食有乳、谷之不同，乳者饮之类、无形之气，谷有糟粕、有形之气，乳形变而多水，谷有糟粕而形著，故乳滞多兼湿患，食滞多有形结，且食滞可以化生食火、湿热。故在消食导滞法立法时，尚可根据具体情况灵活应用清法、温法、化湿诸法。

食积可酿生湿热，气滞可化火生热，故临证在以消导法为主的同时，可配伍应用清法，以达标本兼顾之目的，汪昂在《医方集解·消导之剂》保和丸方后有"积久必郁为热"之论。如保和丸、大安丸之用连翘，枳实导滞丸之用黄连、黄芩，木香槟榔丸之用黄连、黄柏，健脾丸之用黄连等。

食积可郁久化生湿热，亦可酿生痰浊，故临证在以消导法为主的同时，亦可灵活配伍祛湿、化痰诸法，以达祛湿、燥湿、淡渗利湿、健脾、化痰之功。如和胃汤用燥湿之用厚朴、陈皮、半夏，运脾化湿之用苍术，芳化之用藿香；其他如保和丸、大安丸、消食散之配伍茯苓，枳实导滞丸之用茯苓、泽泻，肥儿丸之用肉豆蔻，五消散之用苍术，以及黑龙江中医药大学附属医院协定处方大安丸之用木香，消痞化积丸之用厚朴、茯苓、茵陈蒿、白术等。以及曲麦二陈汤温燥之用陈皮、半夏，淡渗分利之用茯苓，清热燥湿之用黄连，理气豁痰之瓜蒌仁等。一般祛湿之法多为淡渗分利之利法、燥湿之清法、温法，芳香化湿、运脾化湿之理气法，健脾化湿之补法等。其应用祛湿诸法的目的，其一在于祛除食积酿成的湿、痰；其二能减轻肠胃脾负担，利于脾运，以助消食、化湿、化痰；其三与理气法、降气法合用，以调整肠胃脾气机的升降功能。

或在立消食导滞法时，亦须根据病情辅以补益之法，即"所谓养正而积自除"（《幼幼集成·卷三·食积证治》），如食积日久、气机壅滞可伤及脾胃，故在以消导、理气、通腑、分利诸法为主的同时，可根据病情、正气的情况酌情应用补益脾胃、调理脾胃诸法，系通过益气健脾、运脾和胃的措施，以恢复脾胃的正常运化功能，有利于消食、导滞。如保和丸、消食散之用茯苓，和胃汤、加味三甲散之用砂仁，大安丸之用白术、砂仁，一捻金之用人参等。

（二）健脾消食法在临床中的应用

健脾消食法是指具有消食、导滞、和中作用，以治疗脾虚夹滞证的治疗方法。健脾消食法在临床具体立法组方时，主要针对食积的内外成因、病机的不同，灵活运用各种治疗方法与措施。

因脾胃虚弱（禀赋、调护、病药伤），其腐熟运化功能失健，难以腐熟运化乳食而致残食陈泣胃肠、虚实夹杂。食滞、气滞本证轻微，如有食臭、便下粗糙、苔腻（或细或薄）等；兼有或以脾虚证候为主，但其脾虚不及疳证重，无明显消瘦，如有一定程度之面黄、精神不振、食则腹胀脘闷或食困等。

脾虚夹滞证，若论治法脾胃虚弱当补益，残食陈滞当消导，其治疗健脾消食势在必行。然须密切观察脾虚与食滞之比重、程度，脾虚又有脏虚及中阳不足之别，食滞又有化热与否之差。故治有补脾、温中之分，攻补有多有少之殊，及攻补兼施、先攻后补之异。临证针对本质，灵活选用健脾益气之补法，温中散寒之补法、温法，恢复脾胃固有的运化功能，以达"养正而积自除"之目的。如枳术丸之白术，《医方集解》健脾丸之用人参、白术，《证治准绳》健脾丸之用山药、白术、肉豆蔻、人参、茯苓，枳实消痞丸之用干姜，东垣痞气丸之用川椒、吴茱萸、干姜、肉桂、川乌，肥儿丸之用肉豆蔻等。其健脾一法除选用益气健脾、温阳健脾之法外，尚可应用淡渗分利之利法、理气助消之行气法、导滞助运之消食法，以减轻肠胃脾负担利于脾运，以及燥湿运脾之化湿法、化气运脾之理气法。

脾虚夹滞，脾虚为本，食滞、气滞为标，临证在具体运用健脾消食法时须标本兼顾，以求补气而不壅滞气机、消导而不攻伐脾胃，以达中气得补、饮食得消，才能达到预期治疗目的。消食导滞可选用山楂、麦芽、谷芽、神曲等消食类药物，有脾胃虚寒又可致气机郁滞，气机郁滞又可加重脾虚，故行气、理气法导滞势在必行，一般选用木香、槟榔片、陈皮、枳壳等理气之法以导滞。如枳术丸之用枳实，《医方集解》健脾丸之用枳实、陈皮、神曲、山楂，《证治准绳》健脾丸之用木香、陈皮、砂仁，《证治准绳》健脾消食汤之用木香、厚朴花、茯苓、生谷芽、生麦芽、炒山楂、鸡内金、白豆蔻，黑龙江中医药大学附属医院协定处方健脾助消丸之用砂仁、枳壳、槟榔片、广皮、鸡内金、神曲、山楂、麦芽，健脾养胃丸之用砂仁、陈皮、神曲、山楂、麦芽等。

在临床具体运用健脾消食法时除选用温法、补法以固本，消食、理气、下气法以导滞外，尚须妥善配伍辛散之汗法，以升发脾胃清阳之气，有利于脾胃功能的恢复，如在诸多健脾消食法方剂中，均以荷叶裹烧饭为丸，其应用目的在于醒脾，以助脾运。

（三）消瘿瘤法在临床中的应用

消瘿瘤法是指具有软坚、散结、化痰、散瘀等作用，以治疗瘿瘤、瘰疬、痰核等证的治疗方法。在临床具体立法组方时，主要针对瘿瘤、瘰疬、痰核等证的成因，病机的不同，灵活运用各种治疗方法与措施。

多由湿邪、痰湿、痰浊结块，肌表、经络气血壅滞，血脉瘀阻，留滞不消而成瘿瘤、瘰疬、痰核；或邪客痰凝、气滞血阻相因为患，搏结于经络、关节，经络气血壅滞不散、循经蕴结所致。其治疗立法当以对症治疗之软坚散结为主，除用行气、活血、化痰之法，以及针对病因病机进行治疗的方法外，更主要用咸润软坚散结之法以消散结块，临证可用柴胡、郁金、青皮、夏枯草、薄荷、陈皮、枳壳等疏肝解郁、理气散结之理气法，赤芍、甲珠、莪术、三棱、郁金等化瘀通络散结之活血法，昆布、海藻、牡蛎、鳖甲等软坚散结之消法，浙贝母、胆南星、瓜蒌等化痰散结之消法，泽兰、泽泻等祛湿散结之利法，牡丹皮、生地黄、水牛角等凉血消散之清法。如消瘰丸之用贝母、玄参、牡蛎，消核散之用海藻、牡蛎，内消瘰疬丸之用海藻、夏枯草、海蛤粉等。他如海藻玉壶汤之用化痰散结之半夏、贝母，理气散结之青皮、陈皮，化瘀散结之川芎、当归，软坚散结之海藻、海带、昆布等，以及黑龙江中医药大学附属医院协定处方乳腺冲剂应用化痰散结之浙贝母、半夏，活血散结之当归、延胡索、丹参，疏肝散结之柴胡，软坚散结之穿山甲、夏枯草。临证消散结块宜用宣、通之剂以去其壅滞，自然达到消肿之目的。

在应用消瘿瘤法时，当根据病情妥善配伍各种祛邪、疏通经络之病因学、病机学治疗方法与措施。如风热之邪客犯当用清法、汗法，热毒之邪客犯当用清法、解毒法，湿浊之邪客犯当采用祛湿法、利法、清法，以祛其因。病机学治疗常用疏肝疏利之理气法、解郁疏利之理气法、通络疏利之通络法、化瘀疏利之活血法。

并通过识别瘰疬、痰核所发部位的所属经络，按所属经络的不同，佐用引经药以提高临床治疗效果，更利于肿块、结块的消散。

对于瘰疬等未溃者，可加大化痰法、消法的应用，并重视病因学、病机学治疗措施的应用，使邪去、经脉通畅、肿消、结散。对于已溃化脓者，除加大清热解毒、坚阴法外，灵活应用理血之活血法、辛散之汗法、疏利之理气法、扶正托脓之补法，以利于透脓。如蜈蚣托毒丸应用泻下毒火之大黄，活血散结之赤芍、当归，活血溃坚之穿山甲、皂角，息风散结之全蝎、蜈蚣等。

（四）消癥瘕法在临床中的应用

消癥瘕法是指运用具有消痰软坚、活血消癥等作用之法，以治疗癥瘕、痞块、石瘕、热入血室等证的治疗方法。在临床具体立法组方时，主要针对癥瘕、痞块证的内外成因、病机的不同，灵活运用各种治疗方法与措施。

寒热痰食与气血相搏，聚而成积，日久积而不散而成癥瘕、痞块、石瘕诸证。临证当妥善应用各种散结的有效方法与措施达到消痰软坚、活血消癥之作用。

散结可采用活血散结之活血法、软坚散结之消法、化痰散结之消法、疏肝散结之理气法、息风散结之治风法、消导散结之消法、分利散结之利法等对症治疗措施与方法，如枳实消痞丸、鳖甲煎丸等皆此配伍思想与技巧。他如黑龙江中医药大学附属医院协定处方炎克宁冲剂应用海藻之软坚散结，牡丹皮、赤芍之凉血散结，延胡索、赤芍之活血化瘀散结，柴胡理气散结；消癥宁冲剂应用莪术、桃仁之活血化瘀散结，瓜蒌之化痰散结，海藻之软坚散结，蜈蚣之息风散结，桂枝之温化散结，茯苓之分利散结；消癥丸应用软坚化瘀散结之水蛭、土鳖虫、鳖甲、穿山甲，活血散结之三棱、莪术、没药，理气散结之槟榔，消导散结之鸡内金，通下散结之大黄；柔肝冲剂应用软坚散结之鳖甲，行气散结之枳壳，消导散结之麦芽、山楂、神曲；以及调肝灵丸在应用软坚散结之王不留行、活血散结之三棱、化痰散结之瓜蒌、理气调经之川楝子的基础上，佐用补气、养血、调经之法，以达标本兼顾之效。

并根据具体病因病机灵活应用对因、对机治疗的各种方法与措施。如运用散寒、清热、理气、涤痰、活血、通络等诸法。

（五）消痈溃坚法在临床中的应用

消痈溃坚法是指具有散结、消肿、溃坚、清热等作用，以治疗阳痈、颈痈、疮疡等证的治疗方法。在临床具体立法组方时，主要针对阳痈、颈痈、疮疡的成因、病机的不同，灵活运用各种治疗方法与措施。

火热毒邪，风温、寒湿之邪久蕴化热酿毒，蕴阻肌肤、经络，不得外泄，气血被邪毒壅塞于皮肉之间，继而炼液成痰，经脉为邪、痰而壅滞不通，热盛酿脓。当审因审机论治，主以清热消痈之清法，疏散之理气法、活血法，消导软坚溃坚之消导法，使邪去、热清、气机通畅，则痈肿得消、溃坚得散。

在应用消痈溃坚法时，主以清法、解毒法以祛其邪、消其痈、散其壅滞。以清热消痈之清法为主，常选金银花、连翘、干重楼、板蓝根、蒲公英等，并根据邪客经络之不同灵活应用引经药，如黄连解毒汤、五味消毒散之类及龙胆草、青黛等。如仙方活命饮、消痈饮之用金银花，五味消毒饮之用金银花、蒲公英、紫花地丁等。

在祛邪消痈时，除选用清热消痈之清法外，合理应用辛散透邪之汗法，因辛有利于气机畅通、散有利于热毒向外透达，应用汗法的目的在于透邪于外，给邪以出路，利于痈肿消散，但应透邪而不能寒凝，要切中证机。如仙方活命饮之配伍防风、白芷，消痈饮之配伍荆芥、防风，托里透脓散之用白芷等。

在应用消痈溃坚法时，亦当妥善配伍各种有效措施达到溃坚的作用。临证溃坚可采用化瘀溃坚之活血法、疏通经络之通络法、软坚散结之消法、化痰散结之消法，因气血凝滞及邪火灼津为痰，气血营卫为邪、痰壅滞而为痈，活血则肿消、通络则坚溃，如仙方活命饮之配伍当归、赤芍、乳香，消痈饮之配伍赤芍、穿山甲、皂角刺，仙方活命饮之配伍贝母、天花粉等，以及黑龙江中医药大学附属医院协定处方化核丸之配伍昆布、海螺、白芥子、半夏、甲珠等。临证在应用化痰散结时尚须根据痰的性质而选用不同的化痰药物，如热痰选用瓜蒌、胆南星，寒痰选用明矾、蛤壳。

在应用消痈溃坚法时，当根据病情妥善配伍各种疏通经络之病机学治疗方法与措施，常用柴胡、郁金、青皮、夏枯草、薄荷等疏肝解郁通络之理气法，陈皮、枳壳、槟榔片等理气解郁之理气法，干地龙、僵蚕等通络解郁之通络法，三棱、莪术、乳香、没药、赤芍、甲珠等化瘀解郁之活血法。除达到溃坚的活血法外，主要佐用理气之法，因气为血帅、气行则血行，血行有利于痈消，因此，在清热解毒、消痈消肿的同时，酌情加入理气之法，以求气机畅通而增强消痈溃坚之作用，如仙方活命饮之用陈皮，托里透脓散之用青皮等。

在应用消痈溃坚法时，当红肿明显时除加大消痈之清法力度外，可根据病情酌加大黄、芒硝等下气夺热、溃痈泻火之下法，以及各种祛湿消肿之法，以减轻痈肿程度，利于疾病恢复。当正虚难溃、难腐之时，可予以补益之法，以达托毒外出之功，如托里透脓散之用人参、白术、黄芪等。

（六）消石导滞法在临床中的应用

消石导滞法是指使用化石软坚、利胆或清利膀胱、排石之作用，具有消散结石并使之排出体外的一种治疗方法，包括磨石、化石、排石等具体治疗手段。适用于胆石、石淋、肾石等诸石证。

湿浊热邪虫毒等蕴聚于肝胆、膀胱，导致肝胆疏泄失司、胆汁蕴积与邪毒凝结而成砂石，砂石又阻塞气机、加重肝胆郁滞；或湿热久蕴，煎熬尿液成石，阻滞肾系。故本证以溶石、磨石、化石、排石为主，使砂石消散，并排出体外。

溶石、磨石、化石法是通过具体运用理气、活血、消导、软坚、散结等方法与措施以消散结石，临证除选用淡渗分利之利法，通下之下法、下气法，理气散结之行气法等法外，尚应重视化瘀散结、通络散结、软坚散结、化痰散结诸法。如淡渗分利之利法，可选用栀子、茵陈蒿、金钱草、茯苓、车前子、泽泻、海金沙等；通下之下法，可选用大黄、芒硝、玄明粉、硝石等；通下之下气法，可选用厚朴、槟榔片、沉香等；理气散结之行气法，可选用香附、青皮、陈皮、木香等；化瘀散结之活血法，可选用三棱、莪术、五灵脂、王不留行、延胡索等；通络散结之通络法，可选用地龙、蜂房等；软坚散结之消法，可选用白矾、海藻、昆布、鸡内金、鳖甲等；化痰散结之消法，可选用胆南星、远志、浙贝母、半夏等诸法、药物。古今诸多方剂皆此配伍思想，如三棱汤之用三棱、莪术、木香、槟榔，三棱散之用三棱、香附、莪术、陈皮、枳壳，以及天津南开医院清胆利湿汤之用木香、郁金、茵陈蒿，清胆泻火汤之用木香、郁金、栀子，遵义医学院胆道排石汤 6 号之用枳壳、木香、延胡索、金钱草等。他如硝石矾石散、石苇散、蓬砂散、凿石丸等。

排石法是通过淡渗分利之利法、通下之下法，使消散之结石从二便而排出，达到排石于外之目的。如清胆泻火汤、胆道排石汤 6 号、清胆利湿汤等皆以利法、下法导石外出。

在应用消结石法，除灵活应用各种溶石、化石、排石法的方法与措施外，尚应审因审机论治，以达标本兼治、防石再生的作用。可灵活应用清法、祛湿法、利法、燥湿法以祛其因，并重视予邪以出路。灵活应用疏利肝胆、疏利膀胱之疏肝理气法、疏肝解郁法、分利疏利、活血疏利法，以及温补助膀胱气化法等，以达病机学治疗目的。

并根据病情配伍各种祛湿之法，既能祛其因，又有疏利肝胆、助膀胱气化作用，又给结石以出路，既有溶石、磨石、化石之功，又有排石之力。临床主以淡渗分利之利法，如常用茵陈蒿、栀子、茯苓、车前子、滑石、金钱草等；尚可应用黄芩、黄柏、龙胆草等燥湿泄火之清法，陈皮、半夏等温燥之温法，芳香化湿之藿香、菖蒲，以及蒲公英、虎杖等清肝解毒之清法。诸多消结石之方剂皆此配伍思路。

并据其各自的临床表现、体征、特征，明确结石停滞的部位，采取相应的病机学治疗方法、措施与手段，以适应临床治疗的需要。

或根据胆石症的病情需要妥善配伍疏利肝胆之法，以达病机学治疗目的。主以疏肝理气之柴胡、郁金、夏枯草、青皮等理气法，辅以分利疏导之利法、通下疏利之下法、行气疏利之理气法、化瘀疏利之活血法等。

或根据肾石、石淋的病情及治疗需要妥善配伍疏利膀胱、温补气化之法，以达病机学治疗目的。主以分利疏利之利法，辅以助膀胱气化之理气法，清心导赤之清法，温补气化之温法、补法。

（七）消果实法在临床中的应用

消果实法是指使用软坚、散结、行气、活血、消导等作用，具有消散果实并使之从大便排出体外的一种治疗方法，包括软化、散结、排泄等具体治疗手段。适用于胃石症，胃石是指因食入大量未成熟的柿子或黑枣后，在胃中结聚成石，临床以胃脘胀痞堵闷、胃脘部可触及肿块为主要表现的积聚类疾病，临床常见植物性胃石。

消果实法的配伍规律及技巧：胃石系柿、枣等黏腻难化之品恣食过量，超过了脾胃正常纳运功能，果实与食滞搏结成块，阻塞于胃口，影响脾胃气机升降。若果实积滞未去，可逐渐结聚成团、阻塞胃之通降功能。治宗《素问·至真要大论》"坚者削之，留者攻之，结者散之，客者除之"之原则，治疗关键在于消散并驱除胃内结块，果实松散消散则气机通畅，诸症缓解，并因势利导，重视下法的应用，使松散之果实排出体外。

胃内结块属有形之物，消散胃内结块当以对症软化治疗为主，佐以通下、消导、下气诸法，使之下泄，以达治疗之目的。

软化胃内结块当以软坚散结之消法、行气散结之理气法为主，临证常选鳖甲、牡蛎、瓦楞子、海藻、龟甲、昆布等消法药物，槟榔、木香、陈皮、厚朴、青皮等理气法药物；辅以三棱、莪术、穿山甲、川芎等破血软化之活血法，赤芍、川芎等化瘀软化之活血法，焦山楂、神曲、麦芽、鸡内金等消导散结之消法，瓜蒌、半夏、浙贝母等涤痰散结之消法。并通过大黄、牵牛、番泻叶等通下果实积滞之下法，茯苓、茵陈蒿等淡渗分利之利法的应用，导果实积滞下行、从二便而出，给其以出路。

临证立法遣药组方时虽以消法、理气法为主，亦须重视应用苏梗、沉香、代赭石、厚朴等调理脾胃气机之法、药物以利于胃内结块的消散。如消痞化积丸用莪术化瘀消痞、枳实行气消痞散结为主，辅以以瓜蒌、鳖甲、牡蛎化痰软坚理气以消其积，佐以三棱、桃仁、丹参活血软坚散结以消其积，郁金、川厚朴、陈皮理气散结以消其积，鸡内金、焦山楂、神曲、麦芽消食导滞而消其积，茯苓、茵陈蒿利湿而消其积，石斛、沙参敛阴佐制行气诸药、消导诸药之峻猛。长春中医药大学附属医院儿科王烈教授之消积散用瓦楞子软坚散结消积而为主，辅以三棱、莪术破血、行气、消积，导积从大便而出，佐以鸡内金健脾胃、消积滞、化胃石，泽兰活血散结、利水导积从小便而出。

又因果积亦可与胃内气血搏结成块，遏阻阳气，甚或伤及阳气，故可根据具体情况佐以温阳运脾之法、药物，如干姜、吴茱萸、高良姜、肉桂等。

当结块变小变软，甚或消散时，当用香砂六君子汤之类以助脾和胃、调理肠胃气机，恢复脾胃的正常生理功能。

六、消导法的用药时机、法度及注意事项

消导法其作用是使有形之实邪渐消缓散的一种治法，消法虽不及下法猛烈，但亦属攻邪、克伐之法，久用有破气、伤阴之虞，不宜长期或过用，以免损伤正气，故须根据具体病情、病性灵活应用。

在临床具体应用消导法时，除应掌握适应证、应用时机、药物的个性外，尚应注意以下四个方面的问题：

一是消法是采用消导、散结作用的方法与药物，使食、痰、气等聚结成块的有形之邪得以消散的一种治疗方法，主要适用于邪、食客犯脏腑、经络、体表之实证，如食滞、痞块、痰核、结石所致的病证，应用消导法的指征是病势较缓、病程较长之有形实邪所致病证，属渐消缓散之法。

二是根据病情、患者体质及治疗需要，临床在具体应用消导法时，应注重与其他治法结合应用，特别应重视消导法与理气法、下法、活血法、祛痰法、祛湿法、利法、补益诸法的配伍与应用。

三是在临证应用消导法时除应掌握其适应证、治疗时机、用药法度外，亦应权衡所治病证的寒热虚实、轻重缓急、病变部位，以及是否有正气耗伤、程度、性质。

四是消导法虽不及下法峻猛，但总属攻邪之法，不宜长期使用，可耗伤正气，不利于疾病康复。并需注意与下法的区别、联系，如朱丹溪在《丹溪心法·丹溪先生心法卷三·积滞痞块》中有："凡积病不可用下药，徒损真气，病亦不去，当用消积药，使之融化，则根除矣"。

七、消导法的研究思考

消导法与下法均为消除有形之邪的一种治疗方法与措施，亦是临床常用的治法之一，但在临床具体运用时有所区别。下法系依据"其下者，引而竭之"为原则，为攻逐、攻下之法，系通过荡涤肠胃、通腑泄浊、泻结行滞、攻逐水饮等作用使停留在胃肠的宿食、燥屎、水饮、瘀血、痰浊等实邪从下而出，适用于急病骤成、形证俱实，必须急于攻下的病证。而消导法属渐消、缓散、缓下之法，有消散、散结、软坚、融化之意。在临床具体应用消导法、下法时应根据患者病情、治疗目的、治疗效果综合考虑，应下而下、应消而消，否则应下而用消，则病重药轻，其疾难廖，应消而用下，则轻病药重，易伤正气，病反深锢。

通过对历代医疗文献的总结，历代医家在医疗实践中，系统总结了消导法的主要作用、配伍方法与思路，消导法及其方剂在中医药宝库中具有一定的特色与优势，当今对于防治老年病、儿科疾病，以及增强体质等方面均有重要意义与作用，已成为中医临床治法理论的重要组成部分。

消导法对于疾病的治疗，既有病因学、病机学治疗目的与意义，亦有特殊的对症治疗意义与价值。如通过运用消导的方法与措施，能达到消乳、消食、消石、磨石、化石、排毒、解毒、驱虫等病因学治疗作用；亦能起到导滞、化滞、下气、理气、和中、

理脾助运、降泄气机、疏利肝胆等病机学治疗作用。通过运用消导的方法与措施，亦能直接或间接达到通便、止痛、止呕、止泻、散热、泻火、消痞、散结、软坚、消聚、消癥、消瘿、消肿、消胀、除满、增纳、化痰等对症治疗作用与特点。

第三章 针对病因而治的方法临床具体运用

中医学以证测因、审证求因、审因论治,为治疗用药奠定了基础。这种针对病因进行治疗的方法称为病因学治疗。

在采取病因学治疗时尚须根据邪气性质、客犯部位不同而采用不同的治疗方法及措施。如祛寒法又分解表散寒、温肺散寒、温中散寒等不同具体治法;又如祛湿法,湿郁肌表者当祛风除湿,湿邪在里当分燥湿、利湿等不同。

第一节 祛邪法的临床运用

在针对病因而治的方法中,祛邪法在临床上最为常用、多用。祛邪法包括祛外邪、祛虫邪及祛内生之邪(内生性病理产物)。

外感疾病是危害人类健康甚至威胁生命的常见病、多发病,因而在临床上采取迅速、合理、有效的祛邪方法与措施显得格外重要。外感疾病主要因六淫、疠气、毒邪及虫邪等外邪入侵而致,不仅邪气种类较多、兼夹互见,而且发病之后具有病变广泛、变化迅速、错杂互见的特点。外邪入侵而产生邪正斗争,邪气对正气伤害(包括功能失调、损伤正气),正气亦能动地抗邪,因此,祛除病邪是治疗此类疾病的关键。在与外感疾病进行斗争的长期临床实践中,历代医家重视外邪致病因素的致病性质、特点,在实践中积累了丰富的经验,并得到逐步充实与完善,形成了外感病诊治理论,创造性地研制、创立了多种祛邪的方法、措施与方药,为中医学的发展奠定了坚实的基础。

在运用祛邪法时须根据邪气性质之不同、邪正消长情况而采用不同的治疗方法及措施,具体应用时应注意以下九方面的问题:

一是外感疾病治疗时强调祛邪的重要性。外感疾病系外邪客犯人体,邪盛于正而发病,由此产生正气御邪、功能失调甚或正气损伤等病理变化。祛邪在外感疾病治疗中占有重要的地位与意义。外感疾病治疗时以祛邪为主,在治疗此类疾病时要特别强调祛邪务早、务快、务尽。其目的在于:其一有利于病邪的祛除和疾病的痊愈,其二能及时阻断病邪的蔓延,其三减少对正气的伤害、利于正气御外托邪功能的发挥,有利于疾病恢复。

历代医家早有明训,吴又可在《温疫论·卷上·注意逐邪勿拘结粪》中指出:"大凡客邪贵乎早治,乘人气血未乱,肌肉未消,津液未耗,病人不至危殆,投剂不至掣肘,愈后亦易平复。""不过知邪之所在,早拔去病根为要耳。"吴鞠通在总结外感疾病治疗的特点时指出:"治外感如将,兵贵神速,机圆法活,去邪务尽,善后务细。"(《温

病条辨》)

二是祛邪时应辨证求因、审因论治。病邪的范围十分广泛，分清邪气的种类、性质，是祛邪泻实的首务。在运用祛邪法时除根据外邪种类的不同采用相应的治疗方法及措施外，尚须根据邪气的性质、所处的阶段、客犯的部位不同而拟定相应治疗方法与措施。

针对外感疾病复杂而多变的病情，治疗时须分清表里、脏腑、深浅、虚实，把各种治法根据需要加以综合应用，或同时应用，或先后应用，知常达变，灵活处理，以更加切合病情需要。如祛寒法又分解表散寒、温肺散寒、温中散寒等不同具体治法；如祛湿法，湿郁肌表者当祛风除湿，湿邪在里当分燥湿、利湿等不同；又如表证，引起表证的外邪有风寒、风热、风湿、湿热、燥热、凉燥等，其祛邪的方法有疏风散寒、疏风化湿、疏风清热、宣表化湿、辛凉疏表润燥、辛宣温润等多种。另外，在辨别邪气性质的基础上，尚应重视根据病邪的特征进行祛邪。

三是祛邪时应重视邪正消长盛衰的关系，要用动态的观点确定祛邪的方法与途径。邪正斗争不仅关系到疾病是否发生，而且贯穿着外感病证的始终，损害与抗损害、破坏与修复、失调与协调是同时进行的，如《景岳全书·卷之一·论治》所说："治病之则，当知邪正，当权重轻。"外感病证邪正消长的一般规律是先为邪盛阶段，而后进入正复阶段，或有后遗阶段。

邪盛阶段分初期和极期。初期邪气初盛，正气少耗，可分卫表证、表里兼证、里证。极期邪气鸱张，或化毒，多有内生之邪，正气特别是阴液已有不同程度的耗损，分中期和邪盛正衰期。中期邪（外感、内生）可客脏腑，可客气、营、血。邪胜正衰期邪气鸱张，可在同一部位、同一阶段，又可在不同部位、不同阶段，可有不同性质、种类的衰败。正复阶段有邪气减弱至消退者，有正气由耗虚逐渐恢复正常者，分邪减正虚、邪去正虚、正虚邪恋三期。后遗阶段有邪气留伏，或正气伤损不复。邪盛阶段初期、中期正伤不著，以祛邪法为主，必要时适当结合扶正之法；正复阶段多以扶正为主，并视病邪的多少而佐以祛邪，扶助正气，改变邪正双方的力量对比，以利于疾病向痊愈方向发展。总之祛邪时不能忽略正气的状态，必要时可佐以扶正；在扶正时不能忽视邪气的存在，有邪可以佐以祛邪。

在具体应用扶正祛邪法则时，还应仔细观察与分析邪正双方消长、盛衰的情况，以决定祛邪与扶正的主次与先后，或先补后攻，或先攻后补，或攻补兼施。扶正是通过增强正气的方法，达到驱邪外出的作用，即所谓"正盛邪自去"；祛邪是通过各种方法以消除致病因素对正气的损害而间接达到扶正之治疗目的，即所谓"邪去正自安"。

在制定治法、遣药组方时，必须时刻观察邪正消长盛衰情况，处处维护正气、扶助正气。另外，邪正消长盛衰所处阶段不同，祛邪方法亦不同，如风寒之邪初客肺卫，当采用疏风散寒（辛温解表）法，羌活、荆芥、防风、豆豉等药为常选，邪盛极期风寒客犯气道、肺寒炽盛，当采用温肺散寒等病因学治疗方法，常选干姜、细辛等药。

在进行临证治疗时必须用发展的、动态的眼光去观察和分析病情，了解证候的演变转化，观察药后反应，尤其注意邪正消长的动态变化，根据病情的发展变化，及时改变或调整治疗思路。在应用扶正时除应明确虚的性质、部位、程度外，亦应重视虚证的复杂性，合理应用各种补益之法，或扶正祛邪，或恢复脏腑功能，或补益正气，其目的在于促进疾病最大程度的好转以至康复。

因此，要以发展变化的动态观去认识疾病的过程，重视疾病发生、发展过程中的邪正消长盛衰变化，全面把握疾病全貌的同时，注重分期、分阶段治疗的重要性。

四是祛邪时应重视因势利导给邪以出路。《素问·阴阳应象大论》就有"其高者，引而越之；其下者，引而竭之；中满者，泻之于内；其有邪者，渍形以为汗；其在皮者，汗而发之"的论述。《温病条辨·中焦篇》云："凡逐邪者，随其所在，就近而逐之。"

外感疾病治疗时应特别重视祛邪的途径，注意使病邪外出的通道畅通，重视"分""宣""透"与"泄"等祛邪方法的应用，此亦是使邪不被阻遏于内的重要治疗法则。

所谓"分"是指运用各种治疗方法与措施将两种以上病邪分而治之，达到祛邪的目的。如叶天士在《温热论·邪在肺卫》中提出，当邪在肺卫时，"或透风于热外，或渗湿于热下，不与热相搏，势必孤矣"，"邪留三焦，亦如伤寒中少阳病也，彼则和解表里之半，此则分消上下之势，随证变法，如近时杏、朴、苓等类，或如温胆汤之走泄"，赵绍琴在《温病纵横》中提出"通太阳以利三焦，宣肺气以畅水道"等。或使用透泄宣肺之法，或使用分消走泄之法，使两种以上病邪各有消散之路，将各种合邪分开，将合邪分而治之，并通过各种治疗措施、途径直祛其邪，导邪外出或外泄。如温邪在表而兼夹湿邪；湿热相搏，在治疗时宜于辛凉解表药中加入芦根、石膏等甘淡之品，使湿从下泄，湿热分离，则热邪孤立，易于清解。又如《金匮要略·痉湿暍病脉证治》认为："风湿相搏，一身尽疼痛，法当汗出而解"，进而提出"发其汗，但微微似欲汗出者"，方能"风湿俱去也"，应用辛散发汗之法，以宣通气机，将风、湿之邪分开，以达祛风胜湿之功。

所谓"透"即通彻外泄，以导邪气由表而出，侧重于使病邪从里向外透发，常选用汗、清二法，在用药上注意运用轻清宣透之品，不仅使邪从表而解，而且使在里之邪亦有外达之机。透邪即达邪透表之意。外感表邪应透邪外出，温热邪伏阴分之虚热证在养阴的同时亦应透热外出，温病邪入营分当透热转气。如叶天士在《温热论》中提出"在卫汗之可也，到气方可清气，入营犹可透热转气"，银翘散、白虎汤、凉膈散、清营汤等著名方剂皆此配伍方法与思路。除邪在卫分、气分运用透邪法外，即使邪热入阴分、营阴受伤，仍可将邪从阴分透出，如青蒿鳖甲汤之青蒿、鳖甲等即为佐证。又如柳宝诒在评述伏温从少阴初发证治时指出"黄芩汤加豆豉、玄参为至当不易之法"（《温热逢源·卷下》），其加豆豉即为透里热、使里邪外出之意。

所谓"宣"即宣达内外，顺安正气，布散透邪，常选用汗法，以汗法中的宣肺之品宣布卫气，宣达内外，托邪外出，使邪有外达之机。宣通之法为邪气外出提供了出路，在治疗外感疾病中占有重要的地位。有时"宣"与"透"合用以宣达表里，透达邪气，以导邪气由肌出表、由脏出腑、由经出络，使邪无留滞之所而外达。因肺主气，运行营卫，职司玄府、皮毛开阖，一般临证采用宣肺之法以透解、透化外邪。借其辛味之开，不仅能散腠理、玄府之闭发表、利水，而且能开透郁闭，宣达气血，引邪外达。

所谓"泄"即侧重于使病邪从二便而出，常选导邪从后阴而出之下法、消导法、下气法，导邪从前阴而出之利法等，并应重视其在临床实际中的应用技巧。

五是要掌握祛邪的时机及法度。邪气客犯人体，正邪交争而发病，若外邪来势凶猛，不速祛其邪恐伤正甚至要危及生命，此时当急去其邪。一般情况下，应掌握时机，避其锋芒，趁其邪气暂退之际，乘机泻其邪气。如《素问·阴阳应象大论》有"其盛，可待衰而已"的论述，《伤寒杂病论》全书中有多处记载应用承气汤急下的祛邪方法，均要求在运用祛邪法时应权衡病邪的程度，掌握祛邪的有利时机。

六是及时采用截断扭转的治疗思想。可采用果断措施和特殊方法，直捣病巢，祛除病邪，截断疾病传变的途径，快速控制病情，以提高临床疗效。如清热解毒、通腑攻下、活血逐瘀、凉血逐瘀法等是重要的方法与措施。

在应用截断疗法时，要准确把握病机关键，理清邪正关系，分清标本缓急，制定不同层次救治方案，分步骤地进行截断和扭转，方可收到满意的疗效。

七是重视先证而治的治疗思想。由于外感疾病病情发展迅速，临证时应见微知著，在把握全局的情况下，根据病证的演变规律及趋势，在相应的证候形成之前预先落实治疗方法与措施，先发制病，药先于证，先证而治，顿挫病势，挽病势于欲成未成之际，防止传变，达到治病防变的目的。

八是外邪（六淫、疠气）侵入发病后，在一定条件下本身亦可以发生转化，如热化、化毒、化火、化燥。某些具有热性性质的外邪，客犯阳常有余之体，其病热当然。某些具有非热性性质的外邪，亦可化热而转为热证，如寒郁化热、湿郁化热等。某些外邪客犯发病后，邪气鸱张，则可化毒，从而除原邪为患外，又加原邪所化之毒，从而使病情更加重笃，如疫毒痢、风温化毒入血发斑等。

九是祛邪以扶正。通过使用攻逐邪气的方法，如汗法、下法、利法、吐法、消法、祛湿法、祛风法、活血法等，以祛除病邪，使邪去正复，达到祛邪以扶正、"邪去正自安"的目的。

因此，在治疗外感疾病时需密切观察，知常达变，及时、灵活采用各种治疗方法与措施，方能达到理想治疗之目的。

综上所述，在应用祛邪法时必须在"辨证求因"的原则下，各种治疗方法与措施的选择，应依外邪的性质、客犯部位、化毒与否以及邪正消长情况而定，并重视"因势利导"驱邪外出的途径。在应用祛邪法攻邪的同时，必须考虑患者正气的情况，以达祛邪不伤正之目的。

祛邪的方法主要有汗法（疏散表邪、透里邪外出）、清法（直清、清解体内热邪）、温法（温散在里之寒邪）、下法（泻里邪、泻下内生之邪）、和法（疏散半表半里之邪、透达膜原）、吐法（祛在上之邪）、活血法（消散内生瘀血之邪）、利法（分利外邪、消散内生痰湿之邪）、驱虫法（驱虫、杀虫、下虫）、消法（消散内生之邪）等。

祛邪的途径与措施主要是使邪从表、上而解，或从前后二阴（二便）排出体外，使外感、内生之邪得以消散。因此，临床具体应用祛邪法时，可灵活运用各种祛邪方法、途径与措施，直接或间接达到祛除病邪、清除病灶、清除病因、少伤或不伤正气之目的，以利于疾病的康复。

一、祛风法的临床及现代应用研究

（一）祛风法的概念

凡具有疏散外风、祛除外感风邪作用，用于治疗外风病证的治疗方法，称为祛风法，又称疏散风邪法、疏散外风法。

祛风法除具有疏风祛邪、疏风散邪、疏风润燥、疏风祛湿、祛风解毒等病因学治疗作用，以治外风、外湿、疏散里热等作用外，祛风法还具有解表、解肌、和营、透疹、清肺、通络、宣肺、通耳等病机学治疗作用，通过运用祛风法亦能达到消肿、止痒、宣痹、生发、通络、止痛、泄热、利咽、利水等不同的对症治疗目的。

（二）祛风法的适应证

风邪其性开泄，善行而数变，多从皮毛、口鼻而入，一年四季皆有，以春季为多，常中肺系，中后多从热化；其症在外为汗出、恶风、瘙痒，在里为咳、喘、吐、泻；其病为感冒、乳蛾、咳嗽、肺炎喘嗽、泄泻等。

祛风法主要适用于风邪侵袭肌表、脏腑、经络、筋骨、关节所致的各种病证，如风温、感冒、外感咳嗽、肺炎喘嗽、喉痹、痹证、湿疹、瘾疹、水肿等。

（三）祛风的方法与途径

风邪其性善动，或起病急骤，或病情多变而游走不定，《素问·阴阳应象大论》云："风胜则动。"风病的范围广泛，病情变化复杂，外风病多系风邪侵袭机体，其病变部位多在人体的头面、肌肉、关节、经络、筋骨等处，且风邪多与其他病邪合而为患，临床上当根据风邪客犯部位、证候、邪正消长及兼夹因素的不同，综合运用各种方法，以达治疗之目的。

综合历代医家的学术思想与临床经验，临床上祛风的方法和措施主要有以下五个方面：

一为疏散风邪，采用汗法，使内外通达，经络肌表营卫之风邪从汗而解，达到疏散风邪之治疗目的。

二为祛风除湿，采用汗法，用辛散发汗之法，以宣通气机，祛湿外出，又风能胜湿，收祛风除湿之功。

三为活血祛风，采用消法之活血化瘀的方法与措施，以使血脉通利，使滞留之风随之消除，如《妇人大全良方·妇人贼风偏枯方论第八》云："医风先医血，血行风自灭。"

四为搜风通络，采用消法、息风法，通过具有舒筋解痉作用的药物，使筋脉松缓，以达宣通脉络、搜筋脉之风之目的。

五为养血祛风，采用补法，通过补益气血的方法，养血润燥，和营养血，使外风随之消除。

（四）祛风法的临床配伍技巧及思路

1. 祛风法的临床配伍思路 祛风法的配伍思路主要为疏散风邪，导邪外出，其具体有以下五个方面：

一为疏散风邪，采用汗法，常用药物有麻黄、独活、羌活、防风、荆芥、白芷等辛散药物，代表方剂有麻黄汤、香苏散、川芎茶调散、大秦艽汤等。

二为祛风除湿，采用汗法、消法，常用药物有秦艽、桑枝、威灵仙、五加皮等，代表方剂有蠲痹汤、羌活胜湿汤等。

三为活血祛风，采用消法，常用药物有川芎、赤芍、莪术、乳香、没药等，代表方剂有丹参饮、消风散等。

四为搜风通络，采用消法、息风法，常用药物有全蝎、地龙、蜈蚣、僵蚕、蕲蛇等，代表方剂有止痉散、玉真散、牵正散等。

五为养血祛风，采用补法，常用药物有当归、白芍、生地黄等，代表方剂有阿胶鸡子黄汤、当归饮子、祛风地黄丸等。

2. 祛风法的临床配伍技巧与规律 风邪（外风）致病在外感疾病中占有重要地位，祛风法适用于外风所致病证，亦是祛除其他邪气的重要方法与措施之一。由于风为百病之长、六淫之首，可与其他病邪合而为患，且病变范围较为广泛，可客肌表、皮毛、头面、肌肉、关节、经络、筋骨等处，因此，临床在具体应用祛风法时，亦需根据外风客犯的部位、风邪夹杂其他邪气之不同，灵活应用祛风法的配伍方法与措施。

祛风法在目前临床上又分为疏散风邪法、疏风解表法、疏风除湿法、疏表通经法、搜风通络法、疏风消肿法、消风止痒法、蠲痹通络法、疏风透疹法等具体方法与措施。

（1）疏散风邪法：疏散风邪法是运用具有辛散、疏散之汗法及其药物为主，合理配伍其他各种治法，以达疏散风邪、解除表邪的一种治疗方法。疏散风邪法适用于外风侵袭经脉、肌肉、筋骨、关节等所致病证。

由于具有风性性质的邪气，具开泄、善行而数变之性，风为百病之长，多与其他邪气相合为患，且病变部位较为广泛。临证多选用具有辛散、疏散作用之药物为主，如麻黄、桂枝、羌活、防风、白芷、荆芥、薄荷等，以疏散风邪、达到祛邪之目的，如大秦艽汤、消风散、小活络丹、羌活胜风汤、羌活除风汤等皆含此配伍方法与思路。

因感邪有轻重，病邪有兼夹，邪气有从化，病位有不同，故疏散风邪法常根据病情需要，合理配伍温法、活血法、补益法、理气法、祛痰法等诸法，以达预期治疗效果。

或在具体运用汗法时配伍应用温法，如临证常用附子、干姜、肉桂之类温散之品，以助疏散风邪，历代诸多名方如续命汤类方、侯氏黑散、风引汤、防己地黄汤等，皆配伍温法药物，以温通经脉，利于风邪疏散。

或在具体运用汗法时配伍应用清法，如常用黄芩、连翘、黄连等清热药物，甚或应用大黄等以泻代清之下法，如羌活胜风汤之配伍黄芩，羌活除风汤之配伍黄芩、大黄等，以清除风邪所化之热，使风与热分开，利于风邪疏散。

或在具体运用汗法时配伍应用扶正之补法，一般临证多选用养血、补气之补法。如《医方集解·祛风之剂》"大秦艽汤"方后汪昂有"风药多燥，表药多散，故疏风必先养血"的论述，大秦艽汤佐以当归、白芍、熟地黄等药物，其配伍目的正如《成方切用·祛风门》大秦艽汤方后所言："养血于疏风之内，以济风药之燥也。"消风散等亦佐用当归、生地黄等养血、养阴之品，他如大、小续命汤之配伍当归、白芍，侯氏黑散之佐用当归等。一般在运用疏散风邪法时，或佐用当归、白芍之类养血之品。或在疏散外风之法、方中适当配伍补气之品，除能加强该方剂之祛风散邪作用，而且寓扶正祛风之深意，如大秦艽汤佐用白术、茯苓等健脾益气之品，小续命汤除佐用附子、肉桂等温法之品外，更佐用人参、甘草等。在祛风法配伍补气时，一般临证多用黄芪、白术、党参、太子参、甘草之类。

或在疏散风邪立法时配伍消法之理气法，如临证常用青皮、陈皮、沉香、木香之类，如《苏沈良方》之顺气匀气散之配伍乌药、沉香、青皮，羌活胜风汤之配伍枳壳等理气之品，以增强其疏散风邪之效。

或在疏散风邪立法时佐用活血之法，以加强祛风之效，如《妇人大全良方·妇人贼风偏枯方论第八》明确提出"医风先医血，血行风自灭"，《素问病机气宜保命集·中风论第十》亦言"血活则风散"。历代诸多医家研制的诸多疏散风邪方剂均体现此配伍思路，是历代诸多祛风类方剂主要的配伍形式之一，如大秦艽汤之用川芎，四物消风饮之用当归、川芎、赤芍，防风通圣散之用当归、川芎，疏风清热汤之用赤芍，羌活胜风汤之用川芎等。

（2）疏风解表法：疏风解表法是运用味辛性温或性凉之方药祛散表邪，用以治疗邪气在表的一种治疗方法。

邪客肺卫，临床通过具有疏散风邪作用的药物，达到解除表邪之目的。临床一般选用味辛之品，辛可宣郁，轻清宣上。如辛温解表之麻黄汤、桂枝汤、葱豉汤等皆以汗法为主，以达疏风散寒而祛邪、解表解肌之功；辛凉解表之银翘散、桑菊饮、升麻葛根汤等皆以汗法为主，以达疏风清热而祛邪、解表解肌之功。

临证时当根据风邪夹邪之性质，以治其因，以达病因学治疗目的。如风寒之邪所致，当以辛温汗法，以祛其邪；风热之邪所致，当以辛凉疏表为主，配伍清法，选用既清热解毒，又有透表作用的药物，如金银花、连翘等清中有透之品，以祛其邪。

病机学治疗方面为解表，应用味辛之品以发散表邪，《素问·至真要大论》有"辛先入肺"之理论，临证主要采用汗法以达解肌、解表、发表之目的。

风寒之邪客表，当以辛温之汗法以解表。风热之邪客表，当以辛凉之汗法为主以解表，佐用辛温解表法，并灵活应用少量辛温解表药，如淡豆豉、葱白、荆芥等辛而不烈、温而不燥的辛温药物，辛凉、辛温并用既可开泄皮毛，透邪外出，又增强解表力，使邪从表解，但辛凉解表药无论种类还是药量均必须大于辛温解表药。

（3）疏风除湿法：疏风除湿法是通过汗法发散通透，以收祛风除湿之效。汗法具疏风作用，亦具有疏表化湿作用，主要用于治疗湿邪在上焦卫气的病证。

湿邪为患，除用药有燥湿、化湿之分外，尚应应用汗法之疏风、宣肺化湿作用以除湿。因此，汗法之疏风、宣肺法亦为治疗湿邪的重要方法之一。临证在治疗湿邪为患时，若湿邪在表者，可主以汗法除湿，并灵活应用燥湿、利湿、化湿诸法，以达消散湿邪目的；若湿邪在里者，亦可佐用、辅以汗法除湿。

临证主用汗法除湿，如薛氏辛香解表方、藿朴夏苓汤、羌活胜湿汤、九味羌活汤、苏羌达表汤等方剂皆以汗法为主，其用药一般多为羌活、独活、防风、白芷、藁本之类，以及杏仁、桔梗之类。治疗湿滞中焦而兼脾胃清阳不升证之升阳除湿汤、升阳除湿防风汤等，亦主以汗法以除其湿。

临证佐用汗法除湿，历代祛湿方剂均有明确记载及应用，如杏仁滑石汤之配以杏仁、中焦宣痹汤之配以防己、杏仁、赤小豆，以及藿朴夏苓汤、藿香正气散、麻黄杏仁薏苡甘草汤、白虎加桂枝汤等。临证佐以汗法及其药物，其配伍意义在于导湿从表而出，达到祛邪、祛湿之目的。

（4）疏表通经法：疏表通经法是运用辛散发表之品，用以治疗邪袭头面经络之证的一种治疗方法。具有疏散表邪、舒畅经气的作用。

由于风邪侵袭于头面，阻滞经络，不通则痛，症见诸端头痛，针对病机选用疏风之汗法，深合《医方集解·发表之剂》川芎茶调散方后注："头痛必用风药者，以颠顶之上，惟风可到也。"临床常选用荆芥、蔓荆子、白蒺藜、防风、白芷、羌活、细辛等汗法药物，如川芎茶调散之荆芥、防风，菊花茶调散之荆芥、防风、白芷、羌活、薄荷，羌活除风汤之羌活、独活、麻黄、木贼骨，羌活芎藁汤之羌活、藁本、防风、白芷、麻黄等，皆以汗法为主。

在具体立法处方时尚须辨别邪客之经络，合理配伍引经药，使诸药直达病所，以增强疗效。白芷善于治阳明经头痛，川芎善于治少阳经、厥阴经头痛，羌活善于治太阳经头痛，细辛善于治少阴经头痛等。如川芎茶调散、菊花茶调散皆配以川芎、羌活、白芷、细辛，羌活除风汤配以川芎、菊花，羌活芎藁汤配以川芎、白芷等引经药，使药直达病所。

常辅以各种疏通经络之法，以达病机学治疗目的。临证常选用活血化瘀、理气、温通、化痰诸具体方法与措施以疏通经络之壅滞。临证可用活血之赤芍、川芎、当归等，理气之槟榔、陈皮、青皮等，温通之干姜、肉桂、桂枝等，化痰之胆南星、陈皮、浙贝母、半夏，燥湿之苍术、黄芩等，皆可根据具体情况灵活应用。

本法的对症治疗为止痛一法，临床上除选用息风解痉法止痛外，尚可应用疏风法、活血化瘀法以达止痛之目的。息风解痉法常用全蝎、僵蚕、钩藤、地龙等以达解除痉挛、缓解疼痛之目的；疏风法常用羌活、薄荷等，活血化瘀法常用川芎、赤芍等。

（5）搜风通络法：搜风通络法是运用辛散、通络、涤痰之品，用以治疗风邪袭络、风毒入络之证的一种治疗方法，具疏散风邪、活血通络作用。

风邪外袭，客于经脉，引起经脉气血壅滞、筋脉拘急不利，故通过运用疏散风邪之汗法，以达到疏散表邪、疏畅经气之目的。由于风邪入侵，经脉不通，筋脉拘急，当根据风邪夹寒邪、热邪、湿邪之不同，分别采用搜剔面风、疏风散寒、疏风清热、疏风祛湿之法。如牵正散之白附子，玉真散之白附子、防风、白芷、羌活，大秦艽汤之防风、白芷、羌活、独活等，其多用辛散之品，以达搜风除邪之功。

在临床具体应用搜风通络法时，应针对证机选用各种疏通经络之法，以达病机学治疗目的，临证以疏通经络为主，佐用化痰、祛风、辛散诸法，以解除筋脉拘急，疏通经络。以活血通络之法疏通经络，一般临床常用丹参、川芎、莪术等活血法，郁金、地龙等通络法，如独活寄生汤之配用当归、牛膝，大秦艽汤之配用川芎、当归等。

或在应用疏通经络之活血通络法的基础上配以化痰、祛风、辛散诸法以疏通经络，加强病机学治疗效果。

或妥善配伍化湿、化痰诸法以疏通经络。如化湿可灵活运用分利之四苓散、车前子，芳香化湿之藿香、香薷，燥湿之黄芩、厚朴，化痰主要用白附子、胆南星，如牵正散之白附子，玉真散之天南星、白附子等。

在临床应用时尚须重视其他通络法的运用，其通络方法与措施主要有：一为辛香通络，引经报使，常选辛散之汗法、芳香之理气法以及活血法；二为虫类走窜、入络搜剔之品；三者取类比象，选藤类入络之品。

应用搜风通络法，应合理配以舒筋解痉之法，以达对症治疗之目的，临证主要选用全蝎、僵蚕、蜈蚣、钩藤，如牵正散之全蝎、僵蚕等。亦可选用通络止痉、养血止痉、祛风止痉等其他止痉方法与措施。

（6）疏风消肿法：疏风消肿法是指运用疏散风邪的汗法，用以治疗肺失宣肃所致皮水、风水相搏之风水、风毒在表等证的一种治疗方法，可达到发汗利水、宣肺利水等目的。

风邪外袭，首先犯肺，肺失宣肃，水之上源功能失调，水道不利，水湿潴留，泛滥肌肤、体内，发为水肿。宗张仲景"诸有水者……腰以上肿，当发汗乃愈""病溢饮者，当发其汗"之理论，并在中医"肺通调水道"的理论指导下，历代医家均强调以汗法为主，以达宣肺利水、发汗利水、发表利水之目的，如治疗风水肿之越婢汤、溢饮之小青龙汤等皆以汗法为主。开肺气以利小便，宣肺气以通调水道，外窍通而内窍泄，上窍开而下窍利，即可达到消肿之目的。他如麻黄连翘赤小豆汤、麻黄加术汤、甘草麻黄汤、麻黄附子汤、桂枝去芍药加麻黄细辛附子汤、麻黄杏仁薏苡甘草汤、越婢加术汤等皆主用汗法，以达宣肺利水、发汗利水、发表利水之治疗目的。通过汗法既可以辛开宣肺，宣达卫气，促进百脉流通、气血周流，又可宣肺利水，以洁水源，使肺复通调，清肃得令，气行水行，则浊水下泄，达到消肿去饮之目的。汗法是治疗此类水肿的主法之一，包含宣肺利水、疏风利水、解表利水之意，在此类疾病治疗中占有重要的地位。历代医家研制了诸多主以或佐以或辅以汗法的有效方剂，应用于临床实践，取得了显著的疗效。

根据病情的需要，在宣肺利水、发表利水、发汗利水之汗法，泻肺利水之下气法的基础上，亦可佐以淡渗分利之利法，意在肃降肺气与甘渗通利并进，以疏利水道、导三焦水湿渗入膀胱，共同达到利水消肿之治疗目的。一般临证配以茯苓、薏苡仁、猪苓、苍术等药物。

在具体应用疏风消肿法时，宜应根据具体病情灵活配伍其他各种祛湿、利水消肿的方法与措施，以加强消肿之作用，一般临证配伍应用利法、祛湿法、燥湿法。临床在具体应用疏风消肿法亦时可根据兼夹邪气之不同，可佐用清法、温法、理气、活血诸法，以满足临证治疗的需要。

（7）消风止痒法：消风止痒法是通过疏散风邪、调和气血，用以治疗风毒蕴肤之证的一种治疗方法，以达到止痒为目的。

风邪走窜肌肤营卫，与气血相搏，壅滞血脉，治以透解郁滞肌肤的风毒之邪。临证在立消风止痒法时应以汗法、祛风湿法为主，如消风散之荆芥、防风、牛蒡子、蝉蜕，当归饮子之荆芥穗、防风、白蒺藜，苦参丸之白附子、白蒺藜、蔓荆子、青风藤、羌活、荆芥等，祛风地黄丸之白蒺藜、独活等，其配伍辛散之品的目的在于疏散外邪，导邪外出，疏风止痒。

在具体应用消风止痒法时，应针对病机配以各种祛湿之法，除常规应用利法、燥湿法外，尚可灵活应用疏风胜湿、通下诸法。宗治湿当利小便之旨，用利法祛湿，如消风散之用木通等，辅以燥湿之法，如消风散之用苦参、苍术，苦参丸之用苦参、苍术、牛膝等，以达淡渗、利湿、燥湿之功。

应根据病情适当佐用活血、养血之法。临证诸多消风止痒方剂或配伍活血化瘀之品，以达疏通经脉、活血止痒之功，如消风散之用当归、川芎，当归饮子之用当归、川芎，苦参丸之用川芎、当归等。或适当佐用养血之品，以达养血疏风、养血止痒之功，如消风散之用当归、胡麻仁、生地黄，当归饮子之用当归、白芍、生地黄、何首乌，苦参丸之用当归、何首乌等。

消风止痒法在临床具体应用时虽以汗法、化湿法、利法、活血法为主。若瘙痒明显者，当根据治疗需要佐以各种止痒之法，达到对症治疗的目的。临证止痒除采用疏风止痒、祛风止痒之法外，尚可根据病情需要配以凉营止痒、燥湿止痒、活血止痒、息风止痒、通络止痒、养荣止痒等其他具体的治疗措施与方法。止痒除选用地肤子、白鲜皮、白蒺藜、蝉蜕等疏风止痒药物外，可辅以牡丹皮、赤芍、生地黄等凉营止痒之法，苦参、黄芩等燥湿止痒之法，亦可应用全蝎、僵蚕、钩藤之息风止痒，赤芍、川芎、没药之活血止痒等法。

（8）蠲痹通络法：蠲痹通络法是运用疏散风邪、疏通经脉之品，用以治疗历节、行痹的一种治疗方法，可宣通痹阻。

风寒湿侵袭筋骨关节，经脉壅滞不通，筋脉拘急不利，治以祛风胜湿散寒。蠲痹通络法在立法时，常以汗法、温法为主，如小活络丹之川乌、草乌，麻黄加术汤之麻黄、桂枝，乌头汤之川乌、麻黄，独活寄生汤之肉桂等，皆有此配伍特点，其目的在于温通经络，祛风除湿，通利血脉。

在具体应用蠲痹通络法时，应针对证机配以活血通络之品，如小活络丹之乳香、没药；由于风寒湿侵袭筋骨关节，经脉壅滞不通，通过运用活血化瘀之法，以疏通血脉，既利于祛邪，又能宣痹止痛。

常需妥善配伍通络、化痰之法，化痰如小活络丹之天南星，通络如小活络丹之地龙。运用通络、化痰诸法，使经气和调通畅。

（9）疏风透疹法：疏风透疹法是运用辛散透发之品，用以治疗麻疹、风痧、奶麻、水痘等出疹性疾病的一种治疗方法。可达透疹、透毒目的。

麻疹、风痧、水痘等出疹性疾病，出疹为邪气外泄的表现形式之一，当邪有外出趋向时，应以透为顺，使邪由里透表。临证治疗出疹性疾病时主用汗法因势利导，使疹毒随汗透而散于外，而使邪不内闭脏腑气血。历代医家研制的诸多方剂皆遵循此配伍方法与思路，如宣毒发表汤、清解透表汤、透疹凉解汤、解肌透痧汤、大连翘汤、银翘散等均主用汗法透疹透邪。一般透疹之汗法宜用辛凉，忌用辛温，多选既透疹又解表作用的药物，如临证常用浮萍、蝉蜕、西河柳、薄荷、防风、白鲜皮、杏仁、桔梗等宣肺透疹之品。汗法在出疹性疾病治疗中有疏风透疹、发表透疹、宣发透疹、宣肺透疹、升阳透疹、解肌透疹等多种治疗作用，是透疹的重要措施、方法与手段之一。

要根据邪气性质之不同酌情配伍应用清法、下法、利法等其他祛邪的方法与措施，以适应病情及治疗的需要。历代诸多以透疹为治疗目的的方剂皆可为证，如宣毒发表汤、清解透表汤、透疹凉解汤、解肌透痧汤、大连翘汤、银翘散等治疗出疹性疾病的方剂除主用汗法外，还配伍应用清法及其药物。

在治疗出疹性疾病时，当根据邪客的部位不同，除选用汗法之辛散透疹、疏风透疹、解肌透疹、宣发透疹、宣肺透疹外，尚可灵活应用化瘀、凉营、凉血之清法、活血法透疹，临证常用赤芍、牡丹皮、紫草、莪术之类，如大连翘汤之配伍当归、赤芍、紫草，防风通圣散之配伍当归、白芍，连翘败毒饮佐用玄参、当归、芍药、红花等。

二、祛湿法的临床及现代应用研究

（一）祛湿法的概念

祛湿法是针对水液失调、水湿壅盛拟定的治疗方法，凡能祛除外感之湿或内生湿邪的治疗方法统称为祛湿法。祛湿法是通过疏表、通导、分消、辛燥、芳化、苦燥、淡渗、温化、宣通等具体方法来达到祛除湿邪之目的的，有调理脏腑功能、祛湿出表、渗湿于下之功。祛湿法总的作用是祛除湿邪、分利湿邪、宣散湿邪、燥湿除邪，具体包括燥湿、化湿、利湿、渗湿、化浊、温化、清化、宣化、分利、通下等不同方法。

应用祛湿法的主要目的在于消除湿邪（芳化、清化、分利、燥化、宣散、宣化、温化、渗湿），祛湿外出。祛湿法亦有和营、止带、行滞、导滞、消肿、通络、止痛、除满、散痞、止泻、止咳、化痰、平喘、缓哮、散热、宣痹、恢复脏腑功能等不同的病因学、病机学、对症治疗作用。

（二）祛湿法的适应证

具有湿性性质的邪气，其性重浊、黏滞，感人发病缓慢，病情缠绵，易阻遏气机，易损伤阳气，常盛于长夏，其他季节亦有，常与其他性质之邪气合邪为患。其症为头重如裹、困乏酸楚、麻木重痛、胸闷脘痞、苔腻；其病有着痹、水痘、顿咳、咳嗽、湿疹等。

祛湿法适用于外感湿邪及内生湿邪所致的各种病证，如顿咳、咳嗽、肺炎喘嗽、泄泻、湿温、暑温、痹证、湿疹、瘾疹、水肿、淋证、痰饮、黄疸、疟疾等。

（三）祛湿的方法与途径

纵观中医学发展史，湿病的治法研究是历代医家用心最多之处。湿为阴邪，其性重浊黏滞，易伤阳气，阻滞气机，其发病虽缓，但一经成病，便难速愈。水湿的正常疏泄，有赖于肺气的宣降、脾气的转输、肾阳的气化、心阳的温煦、肝气的疏泄，前后二阴、卫表为邪之出路。临证根据湿邪客犯的部位、证候、正邪盛衰及兼夹因素的不同，祛湿的方法与措施亦种类繁多，主要有疏表祛湿、通导湿热、清泄少阳、分消走泄、宣透膜原、宣气化湿、清热燥湿、清热利湿、分利湿邪、温阳利水等，可概括为燥湿、化湿、利湿、渗湿、胜湿、下湿、散湿等。

祛湿的方法有多种，外湿宜辛散，内湿宜燥化，淡渗分利之法是通治之法。《素问·阴阳应象大论》"其下者引而竭之"、《素问·至真要大论》"以淡泄之"等论述是立法的依据。临证除湿时，除根据湿的性质、兼夹邪气、客犯部位采取不同的治疗方法与措施以除湿、化湿、利湿、祛湿外，尚应重视给邪以出路的各种方法与措施的应用。导湿邪外出之路古有成法可循，或导湿从毛窍而出之"开鬼门"汗法，或导湿从前阴而出之"洁净府"利法，或导湿从后窍而出之"去菀陈莝"下法，使湿去而正不伤，达到预期的治疗目的。

临床上根据湿邪客犯部位、证候、邪正消长及兼夹因素的不同，祛湿的方法和措施主要有以下二十二个方面：

一为祛风胜湿，采用汗法，通过轻微发汗，使蕴于体表之湿邪随汗而解，达到祛风胜湿、祛除人体肌表湿邪之目的。由于湿邪具有黏滞之性，不易速去，风湿之治运用汗法时应注意发汗的程度，正如雷丰在《时病论》"风湿"中所说："可谓批郤导窾矣，更妙论汗之法，贵徐不贵骤。"

二为疏表利湿，采用汗法，通过汗法之解表、疏表化湿作用，使蕴结在上焦或肌表的湿邪随汗而散，以达到化湿之目的。

三为祛风散湿，采用汗法、消法，通过祛风除湿、消散湿邪的方法与措施，以达到疏风散邪、舒筋活络、止痛散湿之功。

四为宣郁化湿，采用宣肺法、汗法，以开源导流。通过疏风解表、宣肺利水、开宣肺气、宣通毛窍、通调水道的方法，使上窍开而下窍泄，以达宣郁化湿之功。

五为利湿化浊，采用利法、补法，通过淡渗分利、通利小便的方法与措施，导邪外出，使湿邪从小便而出，以达渗湿于下、湿邪透达于下之功。湿邪有重浊趋下之势，淡渗分利、通利小便是祛除湿邪最有效、最便捷、最确切的途径与措施，古人即有"治湿之法，不利小便，非其治也"（《三因极一病证方论·卷五》）之论。

六为清热燥湿，采用清法，通过苦寒清热之品，取其燥性以燥其湿、直折其湿，达到燥湿祛邪之功。清热燥湿是治疗湿邪最彻底、最有效的方法。

七为苦温燥湿，采用温法，通过苦温散寒之品，取其燥性以燥其湿、直折其湿，以达到燥湿祛邪之功。如《素问·脏气法时论》云："脾苦湿，急食苦以燥之。"

八为芳香化湿，采用理气法、温法，利用性味芳香而有化湿作用的药物，通过其芳化宣上使肺通调功能正常，水湿得去，或芳香宣化使湿邪得出，或宣化湿邪，直接达到芳香化湿之目的。

九为清热化湿，采用清法，通过清热之品，清利湿热，湿去热退，湿热分消，以达到清热化湿之功。

十为宣气化湿，采用理气法，通过芳香轻化之剂以达疏通气机、宣通气机、透化湿邪，达到宣气化湿之目的。

十一为温化水湿，采用温法、利法，通过温通阳气的药物，温阳化气，利湿行水，使水道通畅，以达扶阳化气、湿化饮去之功。

十二为化气利湿，采用温法，通过温补肾阳的方法，温阳化气，化气利水，行水利湿，使肾主水功能恢复正常，达到利水、除湿、消肿之功。

十三为升阳除湿，即风药胜湿法，采用汗法，通过使用性温味辛之风药，升腾阳气，使脾旺而清升浊降，浊阴自化，以达风能胜湿、升阳除湿之功。另外，因其气升浮，亦具有生发清阳、舒展经络的作用。

十四为通阳除湿，通阳除湿不是采用温阳法，而是应用分利法利小便，使湿邪有出路，使湿从下渗而热自退。采用利法，故古有"通阳不在温，而在利小便"（《温热论》）之说。

十五为开达膜原，采用和法，用疏利透达之品，以开达盘踞于膜原的湿热秽浊之邪，使秽浊之邪表散。此法可消除秽浊、透邪破结、攻逐伏于膜原间的疫邪。

十六为健脾燥湿，采用补法，通过健脾、补益脾气的方法，以达土旺，运化功能正常。其一，脾气旺盛，能杜其生湿之源；其二，运化水湿功能正常；可减少内生之湿邪；其三，健脾运湿燥湿，使湿邪得去，共同达到健脾、扶脾、化湿、祛湿之功。

十七为健脾渗湿，采用补法，通过健脾益气的方法，使脾胃运化功能、小肠泌别功能正常，使湿邪从内外分消，湿邪得去。

十八为运脾燥湿，采用理气法、祛湿法，通过运脾的方法，使脾胃运化功能正常，其一杜其生湿之源，其二用辛香之品运脾燥湿，使湿邪得去，达到运脾化湿、醒脾化湿之作用。

十九为温脾化湿，采用补法，通过温运脾阳的方法，温化水湿，健脾助运，使湿邪从内而消，达到祛湿之目的。

二十为通导湿热，采用下法、理气法，通过通腑泻下、通腑理气，使湿热之邪从大便而去，达到祛湿之目的。

二十一为分消走泄，采用理气法、消法，通过宣展气机、宣气化湿、泄化湿邪的方法，使湿热之邪从上下分消，达到祛湿之目的。

二十二为分清降浊，采用利法、补法，通过强化脾、肾的气化功能，强化小肠的泌别清浊功能，使水液归于膀胱，以利小便排泄湿浊，达到祛湿之目的。

湿邪黏腻重浊，易阻滞气机，阻遏阳气，惟辛香芳化、宣发肺气、淡渗分利、宣畅气机、苦寒温燥、补土助运，使湿邪易化、易消，这些皆为祛湿的重要方法。

另外，除选用温燥、苦燥等法外，尚应重视芳化、宣郁、温化、宣气等散湿的方法与手段的应用，并注重为湿邪寻找出路，应用通下、分利、汗法等导湿法。刘河间有"治湿之法，不利小便，非其治也"的论述。《证治汇补·湿症章》云："湿症总治，势轻者，宜燥湿；势重者，宜利便。在外宜微汗，在内宜渗泄，所贵乎上下分消其湿。凡风药可以胜湿，泄小便可以引湿，通大便可以逐湿，吐痰涎可以祛湿。"《银海指南·六气总论》云："风药可以胜湿，燥药可以除湿，淡药可以渗湿，泄小便可以引湿，利大便可以逐湿，吐痰涎可以却湿。湿而有热，苦寒之剂燥之，湿而有寒，辛热之剂燥之。至于脾肾皆虚，水溢为病，则须培土填精，标本兼治。"这些重要而翔实的论述，为后世更好地把握湿邪的治疗方法与措施奠定了理论基础，具有重大的理论与现实指导意义。

一般来说，祛除湿邪是治疗湿邪为病的基础，是病因学治疗方法的具体体现，但各种祛湿方法的确立，必须因证而变，因人制宜，妥善配伍，灵活运用，亦须因人、因时、因地制宜。但祛湿之法所用药物多属辛香温燥、甘淡渗利之品，最易耗伤阴津。

在祛湿时，并须重视给湿邪以出路、因势利导方法的运用。一般来说，体表之湿多采用汗法，使湿邪从毛窍而出；上焦之湿应重视治肺，即《医原·湿气论》有"湿热治肺，千古定论也"；中、下焦之湿多用利法、下法，利湿于前阴，泻湿于后窍。要特别强调湿客肾系，以淡渗分利为主的治疗方法；泄泻病证的治疗要重视分利，开支河，泌别清浊，渗前实后。

（四）祛湿法的临床配伍技巧及思路

1. 祛湿法的临床配伍思路　祛湿法主要有宣化疏利、分消走泄、导邪外出等作用，其具体有以下二十二个方面：

一为祛风胜湿，采用汗法，常用药物有独活、羌活、防风、香薷、秦艽、伸筋草、威灵仙等，代表方剂有羌活胜湿汤、苏羌达表汤、九味羌活汤等。

二为祛风散湿，采用汗法、消法，常用药物有青风藤、汉防己、五加皮、木瓜、丁公藤、雷公藤等，代表方剂有宣痹汤、新加香薷饮等。

三为宣郁化湿，采用宣肺法、汗法，常用药物有麻黄、生姜、杏仁、白蔻仁等，以轻开上焦肺气，盖肺主一身之气，气化则湿亦化，代表方剂有麻黄连翘赤小豆汤、越婢加术汤、越婢汤、茯苓汤等。

四为利湿化浊，采用利法，常用药物有茯苓、猪苓、泽泻等，代表方剂有四苓散、五苓散、八正散、程氏萆薢分清饮、萆薢渗湿汤、茵陈五苓散、甘露消毒丹、三仁汤、茵陈蒿汤等。

五为清热化湿，采用清法、利法，常用药物有车前子、滑石等，代表方剂有八正散、五淋散、石韦散、除湿汤等。

六为清热燥湿，采用清法，常用药物有黄芩、黄连、黄柏、苦参、苍术等，代表方剂有黄连解毒汤、王氏连朴饮、藿连汤等。

七为芳香化湿，采用理气法、温法，常用药物有藿香、白豆蔻、佩兰、苏叶、菖蒲等，代表方剂有藿香正气散、二加减正气散、藿朴夏苓汤、菖蒲郁金汤等。

八为宣气化湿，采用理气法，常用药物有陈皮、木香、杏仁、青皮等，代表方剂有一加减正气散、三加减正气散等。

九为宣肺化湿，采用消法，常用药物有麻黄、杏仁、桔梗、橘红等，代表方剂有华盖散、越婢加术汤、越婢汤等。

十为苦温燥湿，采用温法，常用药物有陈皮、制半夏、厚朴、草果仁、苍术等，代表方剂有二陈汤、藿香正气散等。

十一为温化水湿，采用温法、利法，常用药物有干姜、附子等，代表方剂有苓桂术甘汤、实脾散、鸡鸣散、茵陈理中汤等。

十二为化气利湿，采用温法、补法，常用药物有附子、肉桂、桂枝、杜仲等，代表方剂有十补丸、济生肾气丸、真武汤等。

十三为升阳除湿，采用汗法、补法，常用药物有葛根、升麻、防风、柴胡、羌活、独活等，代表方剂有当归拈痛汤、升阳除湿汤、升阳除湿防风汤、升阳益胃汤等。

十四为开达膜原，采用和法，常用药物有用槟榔、厚朴、草果等，代表方剂有达原饮、柴胡达原饮、雷氏宣透膜原法等。

十五为健脾燥湿，采用补法，常用药物有白术、薏苡仁、茯苓等，代表方剂有参苓白术散、资生丸等。

十六为健脾渗湿，采用补法，常用药物有白术、茯苓等，代表方剂有参苓白术散、神效黄芪汤、异功散等。

十七为运脾燥湿，采用祛湿法、消导法，常用药物有苍术、麦芽等，代表方剂有平胃散、五加减正气散、不换金正气散等。

十八为温脾化湿，采用补法，常用药物有干姜、木香等，代表方剂有温脾丹、苓桂术甘汤等。

十九为行气燥湿，采用理气法，常用药物有厚朴、陈皮等，代表方剂有平胃散、厚朴温中汤、二陈汤、五加减正气散等。

二十为通导湿热，采用下法、下气法，常用药物有皂荚子、莱菔子、厚朴、大黄、槟榔等，代表方剂有枳实导滞汤、宣清导浊汤等。

二十一为分消走泄，采用理气法、利法，常用药物有陈皮、杏仁、茯苓、竹茹、厚朴等，其用药微苦微辛，如王孟英所言："其所云分消上下之势者，以杏仁开上，厚朴宣中，茯苓导下。"代表方剂有温胆汤、黄连温胆汤等。

二十二为分清降浊，采用利法、补法，常用药物有蚕砂、车前子等。代表方剂有蚕矢汤、四神丸等。

总之，在具体运用祛湿的方法时，当根据病情需要、湿化性质、是否兼夹他邪，以及客犯部位之不同，灵活运用各种祛湿的方法。正如《临证指南医案·湿》华岫云按语所云："今观先生治法，若湿阻上焦者，用开肺气，佐淡渗，通膀胱，是即启上闸、开支河，导水势下行之理也。若脾阳不运，湿滞中焦者，用术、朴、姜、半之属，以温运之，以苓、泽、腹皮、滑石等渗泄之。亦犹低洼深处，必得烈日晒之，或以刚燥之土培之，或开沟渠以泄之耳。其用药总以苦辛寒治湿热，以苦辛温治寒湿，概以淡渗佐之，或再加风药，甘酸腻浊，在所不用。"

2. 祛湿法的临床配伍技巧与规律 祛湿之法是治疗湿邪为患的治疗大法，在临床运用时必须注意湿邪的从化，若湿从寒化，可伤及脾阳，当用温热药助阳以燥湿，除选用苦温燥湿之品外，还应配合温运脾阳之品；湿从热化，伤及胃阴，当养阴与化湿之法并用，但以清热化湿而不伤阴、生津养阴而不助湿为用药原则。

祛湿法之用药应以轻疏灵动为贵，可使湿邪得以透达，脾运得以健旺。祛湿法所用药物多为辛温、香燥、甘淡、苦燥、渗利之品，可耗伤阴液，阻滞阳气，具体应用时当注意。

临床上，由于湿邪的性质有寒热之别，所在部位又有内、外、上、中、下之异，以及兼夹病邪之不同，所以祛湿法又具体分为祛风胜湿法、温化寒湿法、清热燥湿法、清热利湿法、宣气化湿法、分利湿邪法等。

在运用祛湿法治疗外湿为患的病证时，或先祛湿，后调理脏腑功能，或祛湿与调理脏腑功能同用，或先调理脏腑功能，后祛湿，临证时应具体分析，灵活应用，以适应病情、治疗的需要，更好地达到治疗目的。因祛湿之法多为治标之法，故在具体运用祛湿法时，需配伍应用或后用调理脏腑功能之法以治其本。

（1）祛风胜湿法：祛风胜湿法是指运用解散表邪、芳香化湿药物，达到宣通气机、祛风胜湿等治疗目的，用于治疗风湿袭表、风湿痹阻关节之证。

对风湿袭表，风湿痹阻关节之证，根据"风能胜湿"理论，多用辛温香燥之品，取其辛以宣通气机，散在表之邪，香以燥化肌肤之湿滞，辛香走窜，宣达表气，临床以羌活、独活、秦艽、木瓜、细辛等汗法药物，或加用川乌等温法药物为主。历代祛风胜湿名方多以此为配伍原则，如身痛逐瘀汤之秦艽、羌活，独活寄生汤之独活、秦艽、细辛及肉桂等。

祛风胜湿法临证立法时，一般以汗法为主，或并用温法，可根据病情酌情配以活血化瘀、补益气血、搜风剔络等具体治法，以切合病机，符合临证需要。

立祛风胜湿法时，或配以活血化瘀之法，一般多选用川芎、赤芍、姜黄、乳香、五灵脂等活血法药物。其配伍目的与意义在于，一则疏通经络，有利于风湿的祛除；二则间接达到祛风之作用，深合"医风先医血，血行风自灭"之意。历代祛风胜湿方剂中多有论及，如独活寄生汤之川芎、当归，羌活胜湿汤之川芎，蠲痹汤之赤芍、姜黄、当归，身痛逐瘀汤之桃仁、红花、川芎、当归、没药、五灵脂、地龙等。

立祛风胜湿法时，或配以补益气血之法，多选用黄芪、人参、白术、当归、白芍等补法药物。其配伍补益气血法的目的与意义在于，一则补虚扶正，以助正气驱邪外出；二则加强祛风除湿之力，且达到祛邪而不伤正之目的。如独活寄生汤之配伍人参、甘草、当归、芍药，蠲痹汤之配伍黄芪、当归等。

立祛风胜湿法时，或根据病情需要佐用搜风剔络之法，特别对于顽痹、历节病，应佐用具有搜风剔络作用之蛇类、虫类药物，如临证常用乌梢蛇、全蝎、地龙、蜈蚣、僵蚕等药物。

（2）芳香化浊法：芳香化浊法是指运用芳香化浊辟秽的药物，达到芳香化湿、宣化湿浊等治疗目的，用于治疗秽浊湿邪侵袭所致的病证。

由于湿为阴邪，其性重浊黏滞，易阻滞气机，宜辛香芳化，畅达气机，宣化湿邪。一般临证常选藿香、佩兰、白蔻仁等芳香药物为主，使湿邪内散、内消，达到祛湿、化湿之目的。如藿香正气散、藿连汤之藿香，香薷饮、新加香薷饮之香薷等，诸多方剂皆遵此配伍方法。

芳香化浊法在立法时，尚应根据湿邪之湿性黏滞、易阻气机的特点，妥善合理伍用理气之法，以达气化则湿亦化之效，增其祛湿、祛邪之力。如藿香正气散之配伍大腹皮、厚朴、陈皮，藿连汤、香薷饮、新加香薷饮之配伍厚朴等，皆为理气化湿、化气祛湿。

在运用芳香化浊法祛湿时，尚应根据具体病情及治疗目的灵活应用辛散、分利、燥湿、健脾诸法，以加强祛湿之力，并予以湿邪以出路，达到祛湿、化湿之效。

立芳香化浊法，或根据病情配合辛散之汗法，辛以宣通气机、散在里湿滞，以加强其辛散宣湿之力，且有导湿邪外散之用。如藿香正气散之紫苏、白芷，藿连汤之生姜，香薷饮、新加香薷饮之香薷，藿朴夏苓汤之淡豆豉等。

立芳香化浊法祛湿时，或配伍健脾、补气之补法，因气能化湿，以增祛湿之力，如藿香正气散、实脾散之白术，五苓散之白术、茯苓等。

立芳香化浊法，或根据病情需要配合分利之利法，因湿与水异名同类，有趋下之性，故在芳香化浊法中配合利法，给邪以出路，使湿邪从小便而泄。如藿香正气散之茯苓，藿朴夏苓汤之猪苓、泽泻、赤苓等。

或在芳化、疏散、分利、渗湿等祛湿的基础上，佐用燥湿之法，使湿邪内外分消，达到祛湿之目的。如藿香正气散之厚朴、二陈，藿连汤之黄连、厚朴，藿朴夏苓汤之厚朴、半夏等。

立芳香化浊法，或根据具体情况配合宣肺之理气法，以开肺气，使肺气通畅，肺通调水道功能正常，而达到祛湿之治疗目的。历代医家研制的诸多方剂皆重视理气法、宣肺法的应用，如藿朴夏苓汤之杏仁，藿香正气散之桔梗等，皆此配伍思路。

（3）宣肺化湿法：宣肺化湿法是通过运用开宣肺气之品并与各种化湿方法配伍，通过开宣肺气，达宣化湿浊、透化湿邪、降气肃肺之目的，以治疗外湿蕴于上焦之证，亦称开源导流法。本法重在以辛散之汗法为主宣开肺气，宣气化湿，发越腠理，开启上源，通调水道，并纳芳化、淡渗、清宣于辛开苦降之中，使脏腑气机升降流通，湿随气化以除。

湿浊黏腻之邪肺犯，肺气宣降，气机不利，宜以宣肺化湿法为主，以达化浊肃肺之目的。宣肺化湿法系运用各种祛湿之法，并以化浊、宣肺为中心环节进行治疗，宣畅气机，通调水道，达到祛湿、肃肺、化痰之目的。临证化浊以车前子、竹叶、白蔻仁、茯苓等分利湿邪之利法为主，黄连、炙百部、厚朴等燥湿之清法、温法，杏仁、白前、前胡等宣肺之理气法利湿次之，佐以制半夏、冬花等温化湿邪之温法。如治疗湿邪蕴肺证之三仁汤用化浊燥湿之厚朴，分利湿邪之薏苡仁、白蔻仁、滑石、竹叶、通草，宣肺透湿之杏仁，以及温化之半夏、厚朴等。

宣肺化湿法在临床具体应用时，当利法、下气法、汗法并举，通过运用淡渗分利、宣气下气之法，以调整气机升降，间接达到宣肺之目的，通过宣肺恢复肺通调水道功能，达到化湿、利湿之作用。

宣肺化湿法其治湿重在以利法为主，燥湿法次之，佐以温化之法，并重视宣肺用祛湿，给湿邪以出路。如宣痹汤亦用宣肺之杏仁，分利之滑石、栀子、薏苡仁、蚕砂，疏散之防己、赤小豆皮等，以达宣肺化湿之功。又如顿咳散之用炙百部、白前、前胡、车前子，百咳散之用茯苓、猪苓、泽泻、车前子、黄连等。

宣肺法除有调整肺之功能外，还具有祛邪、除湿之功，如《临证指南医案·卷五·湿》华岫云按语云："湿阻上焦者，用开肺气，佐淡渗，通膀胱，是即启上闸，开支河，导水势下行之理也。"《温病条辨·上焦篇》中吴鞠通解释三仁汤时指出："惟以三仁汤轻开上焦肺气，盖肺主一身之气，气化则湿亦化也。"

下气法除有降气肃肺外，亦有畅中作用，与宣上、渗下之法配伍，以分消上下之势，为祛湿的法中之法。如三仁汤、王氏连朴饮之用厚朴，等均系此配伍方法与思路的具体体现。

宣肺化湿法以辛散之品宣畅肺气、发越腠理、宣通毛窍，亦有开启上源使气机外宣下达、三焦水道通利，湿邪下输膀胱而排出体外之作用，亦是驱邪外出的通道之一。

（4）燥湿化浊法：燥湿化浊法是以苦寒燥湿之法为主，取其燥性以直折其湿、芳香以醒脾利气，并辅以分利、芳香化湿、宣肺化湿、宣气化湿之法，达到化湿、燥湿、祛邪之功，是化湿、祛湿的重要方法与措施之一。

临证一般选用黄连、黄芩、黄柏等苦寒燥湿之凉性燥湿药物为主，取其燥性以燥其湿、直折其湿，取其寒性以清其热、直折其火。如二妙散、三妙散、四妙散之主用黄柏，王氏连朴饮之主用黄连，蚕矢汤之主用黄连、黄芩，黄芩滑石汤之黄芩，除湿汤之黄芩、黄连等；他如三加减正气散、甘露消毒丹、五加减正气散、清中汤等方剂皆此思想。

运用燥湿化浊法时，尚可根据病情配以分利、温燥、宣散、通下等法，以加强化湿除湿之力，并给湿邪以出路，柳宝诒有"须令其各有出路，勿使并合，则用药易于着手"（《温热逢源·卷下·伏温外夹风寒暑湿各新邪为病》）的重要论述，以提高临床治疗效果。

或根据病情配以淡渗分利之法，大多选用栀子、通草等药物。其配伍目的在于通利三焦、泻热利湿、导湿热从小便而出。如黄连解毒汤、王氏连朴饮之配伍栀子，四妙散之配伍薏苡仁，蚕矢汤之配伍生薏苡仁、木瓜、通草、栀子，除湿汤之木通、车前子、茯苓，苍术汤之茯苓等皆此配伍方法。

或根据病情配以辛香温燥之法，大多选用厚朴、制半夏等药物。其配伍目的主要用以加强燥湿、化湿之力，其次通利气机、下气化湿，与苦寒燥湿药物相伍苦辛并进以分解互结之湿热，如王氏连朴饮之配伍厚朴、制半夏，除湿汤之陈皮、枳壳，苍术汤之枳壳、陈皮、半夏等。另外，配伍辛香温燥之法尚有反佐之用，如蚕矢汤之用半夏、吴茱萸，其意义在大队苦寒药物中佐用少许温燥之品，既可加强燥湿之力，又可防苦寒凝滞之弊，寓相反相成之意。

或根据病情佐以宣散之汗法，临证可选用芳香辛散之品，如淡豆豉、紫苏等。其配伍意义为发表宣里、宣透湿热。如王氏连朴饮之用淡豆豉，除湿汤之用荆芥、防风，苍术汤之用升麻、白芷、生姜等。

应用燥湿化浊法时，应注意使燥湿而不助热、清热而不留湿，以达到直折其湿、湿热分消之治疗目的。

（5）清热利湿法：清热利湿法是通过清热之品，以清利湿热，使湿去热退、湿热分消，并辅以导湿外出之利法、消法、下法，以达到清热化湿之功。本法以清法、利法为主，以清利肝胆、膀胱等下焦湿热，以及肌表、关节等部位湿热之邪，熔苦寒清泄与甘淡渗利于一炉，以使湿与热分，湿化热清，达到清热利湿之治疗目的。

根据湿、热程度不同，灵活选用利法、下法、清法，如湿重于热者，加大利法药物的应用，如猪苓汤之用茯苓、猪苓、泽泻，宣清导浊汤之用茯苓、泽泻，桂苓甘露丹之用茯苓、猪苓、泽泻等；湿热并重加大清法药物的应用，并灵活运用利法，如甘露消毒丹之用茵陈蒿、滑石、木通等利法，黄芩等清法，藿香、菖蒲、白蔻仁等芳香化湿之品；他如三石汤、栀子柏皮汤等皆此配伍思想。

具体应用清热利湿法时，亦可根据病情的需要配以通下、消导、行气等法，以加强化湿之力，提高临床治疗效果。

或根据病情配以通下之下法、消导法，可选用大黄、鸡内金等药物，其配伍通下法的目的在于开湿热下行之道，使湿热从大便而出。如茵陈蒿汤之用大黄等。

或根据病情配以消导之法，可选用山楂、神曲、麦芽等药物，其与分利法、运脾法相伍，既去其肠内壅滞，使湿热从二便分消，又利于脾胃功能恢复。这样既有利于湿热之祛除，又有益于祛邪扶正、顾护脾胃。如黑龙江中医药大学附属医院协定处方加味平胃散之用山楂、神曲、麦芽、砂仁等。

（6）宣气化湿法：宣气化湿法是通过芳香理气、苦温燥湿之品，来宣通气机、透化湿邪，达到气宣、湿化之功，适用于邪遏卫气、湿重热微之证。

临证主要应用理气、宣气之调气法、汗法为主，以达气化则湿亦化之功，还有利于湿邪的分解。

临证宣气多应用辛散宣肺之汗法，可选用杏仁、桔梗等宣肺之品，以及紫苏、白芷、羌活等辛散之品，用辛香辛散以宣化湿浊、轻宣芳化以宣化水湿。

应用宣气之法的配伍意义既可借其辛散轻扬之性，发越阳气，达升阳除湿之效，如升阳除湿汤、升阳除湿防风汤等皆应用羌活、防风、独活等辛散汗法药物；又借其辛散之性，宣通气机，达气化、湿化，如越婢加术汤、越婢汤之用羌活、生姜；还借其轻扬之性，宣开肺气，宣化湿邪，如三仁汤、宣痹汤之用杏仁。如《重订广温热论·温热总论》云："湿遏热伏，其热从湿中来，只要宣通气分，气分湿走，热自止矣"；吴鞠通亦言："盖肺主一身之气，气化则湿亦化也，湿气弥漫，本无形质，以重浊滋味之药治之，愈治愈坏"（《温病条辨·上焦篇》）等均有翔实论述。

应用宣气化湿法时，尚可运用芳化、淡渗、清宣之法于辛开苦降之中，使脏腑气机升降流通，湿随气化以除。

（7）分利湿邪法：分利湿邪法是通过分利、利小便的药物使湿邪从小便而除的一种治法，临证主要用淡渗分利之利法、药物为主，利法主要作用于小肠，通过增加小便，以排出外感湿热及水湿之邪，从而达到祛湿、祛邪之治疗的目的临证；同时利法又通过强化小肠泌别功能，使水液归于膀胱（即强化"水液由此而渗入前"的作用），而且又能助膀胱气化作用，使水湿从小便而出，给邪以出路。

临证以分利法为主，由于利法的独特作用，以及利法的分利湿邪作用较之燥湿、逐湿、化湿、祛湿等法除湿更为直接、便捷，而且少伤正气。因此，历代医家均将利法视为祛湿的重要手段与措施。临床常选茯苓、猪苓、泽泻、薏苡仁、蚕砂、车前子等药物为主。

临证时须根据湿邪之从化，或湿、热之轻重，灵活应用利法、清法及其他各种祛湿方法尚，以便更适合临床病情及治疗的需要。

对于水湿或湿重于热之证，主用利法，如胃苓汤、五苓散、四苓散、扶脾止泻散、猪苓汤之类方中，均以淡渗利湿之药为君，旨在强化小肠泌别功能、强化膀胱气化功能，使水液或湿热从小便而出。可根据病情配合清法、化湿法、理气法。

对于湿热并重之证，佐用分利，无论何原因致泻，均有水谷不分、"精华之气不输化"，故而佐用淡渗利湿法，以调整泌别，如"蚕矢汤"用薏苡仁、木瓜、通草之渗利佐在蚕砂之下，佐在黄连、黄芩之后。

对于热重于湿之泄泻，在大队清热解毒、燥湿泻火药（如黄连、黄芩、连翘等药物）的基础上，佐以微利，既能祛除水湿以泻热，又能强化泌别功能。

并根据湿邪客犯部位之不同，佐用各种病机学、对症治疗的方法，以适合临证治疗的需要。

或配合应用清利膀胱之利法、理气法、温散法，若湿热之邪客犯膀胱、气化失司，除以祛邪、祛湿为主外，主要用利法，以达清利膀胱、助膀胱气化之目的，如八正散、分清散、泻心导赤散、五淋散等皆以利法助膀胱气化。亦可灵活应用理气、温化诸法，取其理气助化、温阳助化，以助膀胱气化之用，如五苓散、防己茯苓汤之桂枝等皆取其温通阳气、助膀胱气化之作用。

或配合应用安肠、和中之法，若湿热之邪客犯肠胃脾、水谷不分，除以祛邪为主外，主用利法，以达调整小肠泌别功能、以达止泻之作用与目的。

（8）温化寒湿法：温化寒湿法主要应用苦温燥湿之法为主，配伍辛散、辛温、温阳之法，主要适用于湿从寒化或阳虚气不化水所致之痰饮、水肿、痹证等病证。

湿邪有内、外之分，感邪后又有寒化、热化之异，对于湿邪寒化或阳虚生湿之证，选用厚朴、半夏等苦温燥湿法药物，以达燥湿之功；或加用附子、桂枝、干姜等温阳法药物，以达标本兼顾、温阳化湿之功。

以温阳散寒、燥湿之法为主，如甘姜苓术汤、苓桂术甘汤之用干姜，渗湿汤之用干姜、丁香，茵陈五苓散之用桂枝，茵陈四逆汤、茵陈术附汤、真武汤之用附子，实脾散之用附子、干姜等皆配以温阳法药物。他如理苓汤、茵陈术附汤、甘姜苓术汤等皆此配伍思路。

温化寒湿法在临床具体应用时，可根据病情需要配以分利、理气、辛散诸法，主水、制水、散水、利水同用，使湿邪从上、下、内、外分消，以达病因学、病机学治疗目的。

或根据病情配以淡渗分利之法，常选用茯苓、猪苓、泽泻、滑石、通草等药物。因湿之与水异名同类，湿性趋下，故每于化湿方剂之中配以利法，可使湿邪下泄、从小便而出，因势利导给湿邪以出路，以提高祛湿效果，如茯苓皮汤在用薏苡仁、大腹皮等温燥湿邪药物的同时，伍用淡渗分利之茯苓皮、猪苓、通草、竹叶，而成"淡渗分消湿浊"之方。他如胃苓汤之用五苓散，苓桂术甘汤、甘姜苓术汤、茵陈五苓散、真武汤、附子汤之用茯苓等，皆说明利法在化湿方剂中有较为普遍的配伍意义。

或根据病情配以理气化湿之法，常选用陈皮、大腹皮、厚朴等药物。温化寒湿方剂中配以理气之法，其目的在于：行气既有助于化湿，又可恢复中焦脾胃气机，有利于寒湿之邪的分解，可收行气化湿、畅中祛湿之功。如实脾饮之伍用厚朴、大腹皮，鸡鸣散之伍用紫苏叶、陈皮，平胃散之用厚朴、陈皮等，皆属此配伍思想。

或根据病情配以甘辛悦脾之品，温化寒湿方剂中常用甘辛悦脾之品为佐使，常选用甘草、大枣等以切中证机，如平胃散。

或根据病情配以汗法，常选用生姜等汗法药物。其配伍目的在于借其宣散之力，以散内外之水湿，如真武汤之用生姜等。

（9）健脾除湿法：健脾除湿法是通过补气健脾的方法，以其运脾、健脾之功，达到祛湿、除湿、渗湿之治疗目的的一种治疗方法。

由于脾虚不运，湿邪内客，可引起泄泻、水肿、带下、子满、子肿等证，通过健脾、补益脾气之补法，其一健脾燥湿，以达土旺、脾胃运化功能正常之功，既可使脾气旺盛、杜其生湿之源之效，又能使运化水湿功能正常，减少内生之湿邪，还能健脾运湿、燥湿，使湿邪得去；其二健脾渗湿，通过运用健脾、益气的方法，使脾胃的生理功能恢复正常，发挥其主运化之功能，达到健脾渗湿之作用；其三健脾利湿，通过运用健脾益胃的方法，使脾胃运化功能、小肠泌别功能正常，使湿邪从内外分消，湿邪得去，达到健脾利湿之功；其四运脾除湿，因脾喜燥恶湿，通过运用理脾助运的方法，以辛香之品运脾燥湿，使湿邪得去，达到运脾燥湿之效。历代诸多健脾除湿方剂皆遵循此配伍思想，如参苓白术散、白术散、苍白二陈汤、大安丸、小儿化湿汤、不换金正气散、异功散等皆以补法为主，健脾、补脾共用以化其湿；他如加味二妙散之苍术，茵陈理中汤之人参、白术等，虽以其他祛湿法为主，但均辅以补法，以健脾、运脾而除湿，此乃固本之法。

并根据病情配伍燥湿、芳化之法，以达醒脾、运脾之功，既恢复脾运，又有化湿之功。如苍白二陈汤之苍术、陈皮、清半夏等。

亦应根据病情及治疗的需要，灵活应用温法、清法、利法、汗法、理气法等其他各种祛湿的方法，以增强祛湿疗效，适应病情、治疗的需要。如参苓白术散、苍白二陈汤、大安丸、小儿化湿汤、不换金正气散、异功散、加味二妙散等方剂，皆辅以其他各种祛湿的方法。

（10）开达膜原法：开达膜原法主要使用疏利透达、宣散祛邪之品，以祛除膜原的湿热秽浊之邪的一种治疗方法。

湿浊蕴伏膜原证，其湿浊郁结较甚，故非一般化湿之剂所能为功，须用疏利透达、芳香祛浊之法以消除闭塞膜原之邪，透达膜原之邪，临床常以厚朴、槟榔、草果、青蒿、常山等开达膜原之品为主，如雷氏宣透膜原法、达原饮等，均主用厚朴、槟榔、草果等辛烈温燥之品，破戾气所结、除伏邪之盘踞、直达膜原，使邪气溃败、速离膜原；再佐以藿香、半夏、生姜芳香化湿、畅气和中。

另外，湿邪黏腻重浊、易阻滞气机，故在祛湿时常配伍理气药物，以增祛湿之力，以求气化则湿亦化之功，如平胃散之用厚朴、陈皮，三仁汤、王氏连朴饮之用厚朴，藿香正气散之用大腹皮、厚朴、陈皮等；或在祛湿时常配伍健脾、补气的药物，因气能化湿，以增祛湿之力，如藿香正气散、真武汤、实脾散之白术，五苓散之白术、茯苓，半夏泻心汤之人参、甘草等。

三、清热法的临床及现代应用研究

（一）清热法的概念

清热法是运用寒凉性药物，以清除邪热的一种治疗方法。清热法即清解法，清者清其热，解者解其毒。清热法主要作用于里，以达到清热、泻火、凉血、解毒之用。

清热法除用于祛除热邪、清泻火邪、泄热败毒、清泄脏腑邪热等病因学之作用外，尚有止血、止痛、调经、止带、止呕、止痢、止咳、安胎、透疹、化斑、消肿、行滞、散结、宣痹、安神、平喘、化瘀、通淋、宣泄郁热、恢复脏腑功能等病机学、对症治疗之用。

（二）清热法的适应证

清热法主要适用于邪热外侵、外邪入里化热，以及热从内生所引起的各种热性证候。应用此法时，须辨别邪热客犯的病位，灵活应用清热解毒、清气解毒、清热凉营、清热祛暑、清热除湿诸法。

具有热性性质的邪气，其性炎上、升散，易伤津耗气、生风动血，温为热之渐、火为热之甚，常盛行于夏季，他季亦有，从卫表、口鼻而入，亦可直中；其症为壮热、恶热、烦渴、汗出、脉洪、溲黄；其病有肺炎喘嗽、泄泻、暑温、外感急惊风、丹痧、麻疹及各种出血证。

应用此法时须掌握好用药时机、法度、配伍、时间，除应掌握清实热和虚热、清表热和里热之法外，尚有实火、郁热、郁火、积热之别，临证必须从整体出发，注意各种清热方法配合应用，因此法所用之药均为寒性之品，易伤脾胃功能及肾、心、脾胃之阳气。

（三）清热的方法与途径

根据邪热客犯部位、证候、邪正消长，以及兼夹邪气的不同，临证清热的方法和措施主要有以下八个方面：

一为疏散表热，采用汗法，宜散而清之，即"火郁发之""体若燔炭，汗出而散"之意，通过汗法、清法配伍使邪从表而散。

二为清热泻火，采用清法，热在气分热势浮盛于外，用辛寒之剂白虎汤因势利导、使其深盛之邪热透达肌表而解，热在气分热势内盛者治以苦寒。

三为通腑泄热，采用下法，通过运用苦寒泻下之品以导邪、热下行，并予以邪、热以出路，以达"釜底抽薪""以泻代清"之功。

四为分利泄热，采用利法，通过运用淡渗分利的方法，使邪热从小便而出，并给邪热以出路，达到祛邪泻火之目的。

五为苦寒直清，采用清法，通过运用苦寒之品直折三焦火热、直折上炎之火、直折脏腑之火热，达到直挫其邪热鸱张之势。

六为凉营凉血，采用清法、活血法，通过运用清营凉血、清热解毒之清法、活血法，以其凉营透热、凉血散瘀、清热解毒之用，达到凉营、凉血、透热之目的。

七为养阴清热，采用补法，通过运用具有滋养阴津、清热除烦作用的方法，达到"壮水之主，以制阳光"之效。

八为引火归原，采用温法，通过运用温补的方法，以达引火下行，使肾阴阳调衡，虚火不升。

临证当根据病情、邪热客犯部位、邪正消长情况之不同，灵活应用清法之清热解毒、清热泻火、清营凉血等诸具体方法，并根据邪热客犯脏腑、气营血之不同，灵活配伍汗法、利法、下法等不同的治疗措施与方法，给邪热以出路。

（四）清热法的临床配伍技巧及思路

1. 清热法的临床配伍思路 清热法主要有直清、分消走泄、导邪外出作用，其具体有以下八个方面：

一为疏散表热，宜散而清之，表热郁闭，不能用寒凉祛热，以免冰伏其邪，采用汗法，代表方剂有银翘散。

二为清热泻火，采用清法，热在气分热势浮盛于外，用辛寒之剂白虎汤因势利导，使其深盛之邪热透达肌表而解，热在气分热势内盛者治以苦寒，常用清脏腑热之方，如黄芩汤。

三为通腑泄热，采用下法，常用药物有大黄、酒军、番泻叶、牵牛子等，代表方剂有承气汤类、大陷胸汤。

四为分利泄热，采用利法，常用药物有白茅根、竹叶、泽泻、车前子、茵陈蒿等，代表方剂有茵陈蒿汤。

五为直清，采用清法直折其热，常用药物有黄连、黄芩、蒲公英、紫花地丁、野菊花等，代表方剂有黄连解毒汤、五味消毒饮。

六为凉营凉血，采用清法，常用药物有牡丹皮、赤芍、生地黄、羚羊角等，代表方剂有清营汤、犀角地黄汤。

七为养阴清热，采用补法，常用药物有鳖甲、知母、地骨皮等，代表方剂有青蒿鳖甲汤、养阴清肺汤。

八为引火归原，采用温法，在滋肾养阴药物中、佐加温散之品，以达引火归原之目的，临床常用药物有肉桂引火下行、引火归原。

2. 清热法的临床配伍技巧与规律　清热之法是治疗邪热为患的治疗大法，在临床运用时必须辨别邪热客犯的部位、邪热的性质、兼邪情况，灵活运用各种清法。此外，亦必须掌握好用法时机、法度、配伍。

（1）轻清宣气法：轻清宣气法是指运用轻清之品以透热泄邪、宣通气机，用于外感疾病邪热初入气分，或里热渐退、余热扰于胸膈，以及伤寒太阳热扰胸膈的病证的一种治法。

邪热或经表客入，或外邪化热入里，邪热初入气分，或余热扰于胸膈之证。临证用轻清之品，以透热泄邪、宣畅气机，使胸膈等气分邪热得去。如在清宣邪热之栀子豉汤、左金丸、翘荷汤等方剂中，轻清宣气法的用药以质轻性清为主，其组方清热之力平和、药性不著，不可滥投苦寒沉降之品。

在具体应用轻清宣气之法时，除在清热同时佐用辛散之汗法药物外，亦应注意宣畅气机之宣气法、理气法的应用，以利于宣发胸膈郁热、邪热。如临证一般选用金银花、连翘等既清热，又辛散的药物外，还可用薄荷、牛蒡子、桔梗、荷叶等疏散之汗法药物，亦可加入杏仁、橘红等宣气、理气之品，以加强宣散邪热之作用，达到预期的治疗目的。

（2）清气分邪热法：清气分邪热法是指运用辛寒之品以大清气分之热、透热外达，适用于伤寒热在阳明或温病热在气分的病证的一种治法。

邪热或经表客入，或外邪化热入里，热炽气分，出现正盛邪实之证。临证以辛寒或苦寒之品、清热泻火，以直清气分邪热，如白虎汤、白虎加人参汤、白虎加术汤、白虎加桂枝汤之用石膏、知母直清气分邪热，连翘败毒散之用连翘、黄芩，清热消毒散之用黄连、连翘、金银花，凉膈散、大连翘汤之用黄芩、连翘，五福化毒丹之用青黛、黄连、龙胆草，内消调经散之用龙胆草、黄连、黄芩、黄柏、连翘，牛黄散之用牛黄等，诸多清气分邪热的方剂均以直清之清法为主，以直折其热、直折其邪，达到预期治疗目的。

临证在应用清气分邪热法时，尚须辨清邪客脏腑病位，采取因势利导的治疗思路给邪以出路，以达到既祛邪，又少伤正气的目的，临证除采用直清之清法外，尚应重视汗、利、下三法的运用，一般邪热在上宜清而兼散，邪热在下宜清而兼泻。古今诸多清气分邪热的方剂皆此配伍方法与思想。

或在清气分邪热立法时佐用汗法药物，一般邪热初入气分、卫分之证未尽，或邪热留于胸膈、病位偏上，或气分无形邪热，尚有向外透解之机，在此情况下清气分邪热时可酌情配以汗法药物，不仅能兼疏卫分表邪、宣散胸膈郁热，而且更重要的作用在于能清透气分邪热、发散郁热、透气转卫，使邪热从表而散，达到透邪之目的。如汪昂在《医方集解·发表之剂》"升麻葛根汤"中云："辛能达表，轻可去实，故以升、葛辛轻之品，发散阳明表邪。"《医学衷中参西录·医方》中张锡纯云："大队寒凉之品与清轻宣散之品相并，自能排逐内蕴之热，息息自腠理达于皮毛以透出也。"在清气分邪热法立法时佐用汗法散邪、散热，导气分热从表散，历代医家均付诸实践，研制出诸多实用方剂，如银翘白虎汤之用连翘、金银花，栀子豉汤之用香豉，葱豉白虎汤之用之葱白、豆豉，羚角钩藤汤之用桑叶、菊花，甘露消毒丹之用藿香、薄荷，大连翘汤之用荆芥穗、蝉蜕、柴胡、防风，连翘败毒散之用防风、柴胡、薄荷、羌活、升麻，寒解汤之用蝉蜕，普济消毒饮之用薄荷、升麻、柴胡，小清凉散之用蝉蜕，新加白虎汤之用薄荷、荷叶等。

一般选用辛凉透表之汗法，如薄荷、柴胡、桑叶、菊花等药物；有时亦可选用辛温透表之汗法，如麻黄、藿香、羌活等药物，去其辛温之性，而存宣散透邪之用，取其相反相成之妙。

或佐用下法，一般常根据邪热炽盛的部位、性质、程度，酌情应用寒性泻下药物，以釜底抽薪，以泻代清，加强清热效果，并给邪以出路，导邪从后阴而出。典型代表方剂白虎承气汤，他如凉膈散、升降散、清化汤、增损双解散、解毒承气汤等之用大黄、芒硝，五福化毒丹之用芒硝，大黄黄连泻心汤、导赤承气汤之用大黄，大陷胸丸之用大黄、芒硝、甘遂，皆在清气分邪热方剂中，佐以下法之品，以泻代清、导热下行，具有澄本清源之功。除选用下法及其药物外，更应重视下法药物的煎煮方法，一般临证在应用时多泻下药物与清热药物同煎，与泻下方剂应用泻下药物后下的方法有原则性不同。

或佐用利法，一般对于湿热之邪客犯气分，应用利法祛湿已成常识，利法是治疗的重要方法，如甘露消毒丹之用滑石、茵陈蒿、木通，大连翘汤之用瞿麦、木通、车前子、滑石、栀子等。对于非湿邪致病，亦应根据病情选用利法药物，以导邪、气分热从小便而出，此亦是清热祛邪的方法之一，如五福化毒丹之用赤茯苓，连翘败毒散、清热消毒散之用栀子，凉膈散之用栀子、竹叶，竹叶石膏汤之用竹叶等皆此思想。

清气分邪热法在临床配伍方面，在直清、分利、通下、疏散之诸法以清气分邪热的基础上，根据病情需要妥善配伍养阴生津、顾护脾胃等法。

或配伍应用养阴生津的方法，因邪热炽盛于气分，既易消灼阴液，又多迫津外泄，故气分热盛每有不同程度的阴津耗伤的表现。如白虎汤、白虎加人参汤、白虎加术汤之用知母，冬地三黄汤之用生地黄、玄参，连翘败毒散、五福化毒丹之用玄参，清热消毒散之用生地黄等，特别是清代诸多温病学大家所研制的清气分方，均体现此配伍思想。一般针对病机选用既有清泻邪热作用，又有生津止渴作用的药物，如生地黄、玄参、麦冬、芦根等。

或伍用顾护脾胃的方法与药物，因苦寒清法药物易伤胃气，且阴津化生源于脾胃，因此，在清气分邪热方剂中合理伍用顾护脾胃的药物既可避免方药治疗弊端，又可益脾生津。如白虎汤之用粳米、甘草，竹叶石膏汤之粳米等。《医学衷中参西录·医方》"仙露汤"中张锡纯云："用粳米清和甘缓，能逗留金石之药于胃中，使之由胃输脾，由脾达肺，药力四布，经络贯通。"其在"石膏粳米汤"中有"此方妙在将石膏同粳米煎汤，乘热饮之""其稠润之汁，又能逗留石膏，不使其由胃下趋，致寒凉有碍下焦"之论，可见临证应用石膏时一般与粳米同用，是有其道理的。

（3）清营泻热法：清营泻热法是指运用清凉透泄之品以清透营分邪热，适用于温病邪热入营，而尚未入血动血之证的一种治疗方法。营分证是温热病邪内陷，劫灼营阴、心神被扰的证候，其辨证要点为：①气分病不解，传变入营，或卫分逆传入营分，或一发病即见营分证；②具有热损营阴的症状，如身热夜甚、口反不渴等；③有心神被扰的症状，如有不同程度的神志异常；④有热窜血络的症状，如斑疹隐现。

由于邪热传营，营阴被灼，故本法是用清凉透泄药物以清透营分邪热，以清营解毒、凉血救阴药物为主，同时配合轻宣泄热之品，以使营热透出气分而解。

临床一般以咸寒凉营之水牛角、玄参、生地黄、麦冬等，或甘寒凉血养阴之品为主。如犀角地黄汤之用犀角（水牛角）、生地黄，化斑汤之用犀角、玄参，千金犀角散、犀黄丸、犀角散、犀角消毒饮之用犀角，清宫汤之用犀角、玄参心，犀角解毒汤之用犀角、牡丹皮、赤芍、生地黄，犀角解毒饮之用犀角、生地黄，连翘生地汤之用生地黄、玄参等。

清营泻热法在临证具体立法时，尚须因势利导，给邪以出路，除凉营外，应重视下法、利法、清法、汗法的应用与运用，以达清营透热、透营转气、导营分邪热通过气分透达、外出之用。

辅以清法，一般选用清热泻火、清热解毒诸法以直清营分邪热，另外营分邪热多由气分传入而来，气分邪热不清、壅滞气机，又直接影响营热的外透。在清营方剂中配合清法，一方面清泄气分余热，使邪热不再内迫入营；另一方面轻清透气、宣畅气机，开营热外达之路，有利于营热透转气分而解，正如叶天士所言："入营犹可透热转气。"如犀角解毒汤、导赤承气汤之用黄芩、黄连、黄柏，犀角散之用黄连，清营汤之用金银花、连翘、黄连，化斑汤之用白虎汤，清宫汤之用连翘、黄连，神犀丹之用黄芩、金银花、连翘、板蓝根，化斑解毒汤之用知母、生石膏、黄连、连翘，千金犀角散之用黄芩、射干，连翘生地汤之用连翘、黄连、金银花等，皆此配伍思想。

并根据气分、营分热之轻重，或以清营为主、配伍清气，或以清气为主、配伍清营，或清气与清营并重。至于清气分药物的选择，一是用清气药中的轻清宣透、质地轻清、清中兼透之品，常选连翘、金银花等；二是宜用清气分热而兼清营养阴之品，常选知母、生石膏等。因此，临证在清营、祛除邪热的基础上，配伍清透气分之清法、轻宣疏散之汗法，是使营热"透热转气"的关键。

或佐用利法，营分热炽除重视清营透热、转出气分而解的方法外，亦应因势利导，配合分利之法，导心营之热从小便而出。如《温热逢源·卷下》中柳宝诒在"伏温化热内陷手足厥阴发痉厥昏蒙等证"时指出："凡遇此等重证，第一先为热邪寻出路，如在经者从斑汗解，在腑者从二便出是也。"因此，利法为营热外出的方法之一，得到历代医家的高度重视，如清营汤之竹叶，千金犀角散、犀角解毒汤之栀子，化斑解毒汤之竹叶，连翘生地黄汤之木通，清宫汤之竹叶卷心，犀角散之栀子、茵陈蒿，犀角解毒饮之灯心等，皆寓此意。但热入营分、阴血灼伤，加之苦寒清利、甘淡渗利之利法药物亦有伤阴之弊，故对利法药物的选用以兼清营养阴作用者为佳，且药味宜少、药量宜轻，以使营热清而阴不伤之用。

或根据病情及治疗需要佐用下法，因邪热入营其证治疗重在透解。对于邪热炽盛之证，可酌情辅以下法，"以泻代清"，导营热下泄，从大便而出。如千金犀角散、护胃承气汤、犀角解毒汤之用大黄，犀角丸之用大黄、黑牵牛，连翘生地黄汤缓下之用胡麻仁等。即使临时应用下法，宜小量使用，防苦寒沉降化燥伤阴之弊。

或佐用疏散轻清之汗法，以透泄邪热，导营热表散，如《温热逢源·卷下》指出："第一先为热邪寻出路，如在经者从斑汗解"。如千金犀角散、化斑解毒汤、犀角散、犀角解毒汤之用升麻，神犀丹之用豆豉，犀角消毒饮之用防风、荆芥，连翘生地黄汤之用荆芥等，皆此配伍思想。

临床配伍方面，在凉营、直清、分利、通下、疏散之法清营分邪热的基础上，根据病情需要妥善配伍活血、开窍等法。

或合理伍用活血散瘀的方法，由于邪热炽盛营分，可以煎灼营分，每兼有不同程度的瘀血存在，但因尚未入血，尚未动血迫血。因此，历代医家每在清营方剂中佐用少量活血化瘀之品，一般选用既活血、又凉血的药物，如芍药地黄汤、犀角解毒汤之用赤芍、牡丹皮，犀地清络饮之用赤芍、桃仁，神犀丹之用紫草，以及清营汤之用丹参等。

或合理伍用开窍的方法，邪热炽盛营分，心包与心营之热不能外达，可内陷心包、蒙蔽心窍。历代医家在清营方剂中根据病情酌加开窍法，但一般以清心开窍、涤痰开窍为主，如清宫汤之用莲子心，神犀丹、犀地清络饮之用石菖蒲，犀地汤之用郁金、菖蒲等。

（4）凉血散血法：凉血散血法是指运用凉血解毒、散血化瘀之品以清解血分邪热，适用于血热证的一种治疗方法。血热证，是指血分有热、邪热侵入血分而出现各种出血实热的证候，其辨证要点为：①具有外感火热之邪，或脏腑火热炽盛，火迫血妄行、动血迫血的病因病机存在；②具有火热迫血妄行的各种出血症状，如吐血、咳血、尿血、便血、紫癜等；③有一般热证的症状，如心烦、口渴，舌红，脉数等。

凉血散血法主要针对邪毒侵袭而迫及于血所设，其最基本的病理是毒热入血，动血、迫血，热入血分，则耗血动血，毒入血分、最易扰动心神。凉血散血法在立法时，选用清法药物清透血分邪热。凉血以除其热，散血以防其瘀，使血分之热直消，同时应配合轻宣泄热之品，以使血热透出而解。

临床一般以咸寒既凉血又清心之水牛角、玄参、生地黄等清法之品为主。犀角地黄汤之犀角（水牛角）、生地黄，清宫汤之犀角、玄参心等，他如神犀丹、凉血四物汤、消下破血汤、化斑解毒汤等皆以凉营凉血之清法为主。

在立凉血散血法时，大多配伍凉血散瘀之活血法。由于邪热深入血分，其一煎灼营血成瘀，其二血热迫血、离经致瘀，一般邪入血分每有不同程度的瘀血存在。对此，历代医家均强调瘀血的病机在血热证中普遍存在，《医林改错·下卷》"论痘非胎毒"中王清任云："瘟毒在内烧炼其血，血受烧炼，其血必凝。"《重订广温热论·温热总论》中何廉臣亦有"因伏火郁蒸血液，血被煎熬而成瘀"等重要见解，并在其所创的凉血散血法方剂中具体体现出来，以收瘀散热清之功，如犀角地黄汤在凉血之同时，配伍牡丹皮、芍药；芍药地黄汤中配伍赤芍、牡丹皮；神犀丹中配伍赤芍、牡丹皮、桃仁，清热调血汤之川芎、桃仁、红花、莪术、延胡索等。一般来说牡丹皮、赤芍等既有活血散瘀之作用，又有凉营凉血之作用，此类药物亦是凉血散血方剂临床常用的配伍方法与形式之一。

对于血热而兼有阴虚者，可在生地黄、玄参、牡丹皮、赤芍等凉血、凉营的基础上，佐以养阴之补法，如清血养阴汤之用白芍、女贞子、旱莲草，清经散之用白芍等。

（5）清泄肺经邪热法：清泄肺经邪热法指用辛寒之法以开宣肺气、清泄肺经，适用于邪热客肺之证的一种治法。

临证立法处方时尚须注重邪正消长盛衰情况进行分期、分阶段治疗。清泄肺经邪热法临床以直清之清法为主，以达清肺解毒、祛除肺经邪热之功，除选用黄芩、连翘、金银花等清法药物外，尚可应用泄肺之桑白皮、厚朴、葶苈子，通腑泄热、通下肺热之生大黄，分利法之车前子、茯苓，疏散之薄荷、豆豉等。如清金降火汤之用炒黄芩、生石膏；三黄石膏汤用直清之石膏、黄芩、黄连、黄柏，分利、导肺热从小便而出之栀子，疏散肺热之豆豉；清金化痰汤用直清之黄芩，泄肺之桑白皮、瓜蒌仁，分利之栀子、茯苓；清气化毒饮用直清之黄芩、黄连、连翘，泄肺之桑白皮；辛夷清肺饮用直清之石膏、黄芩、知母，分利之栀子等，皆此配伍思想。

清泄肺经邪热立法时，临证除用直清肺热之清法为主外，尚应重视利法、下法、汗法的应用，使肺经邪热从内、外分消，并给邪以出路，达到祛邪外出之目的。

在清泄肺经邪热时，应重视下法的应用。清肺解毒汤除用直清肺热之黄芩、黄连、蒲公英，泄肺之桑白皮，分利之赤茯苓外，更佐用寒性泻下之生大黄导肺热下泄，以增强清肺之效，《温热经纬·卷四·陈平伯外感温病篇》中王士雄云："温热为阳邪，火必克金，故先犯肺，火性上炎，难得下行，若肺气肃降有权，移其邪由腑出，正是病之去路。"而宣白承气汤、竹沥达痰汤之用生大黄，陷胸承气汤之用大黄、风化硝等，皆取其攻下腑实、通腑泻肺、导肺热下出之功。因此，清肺祛邪方剂中配伍下法的目的，除攻下腑实外，主要是开达肺热下行之路。如黑龙江中医药大学附属医院协定处方太极丸、醒脾养肺散之用酒军，羚羊清肺散之用生大黄等，皆此配伍思想。

在清泄肺经邪热时，亦应重视利法的应用。利法通过利小便，达到祛邪、清肺、化痰之目的，导肺热从小便而出。如清金化痰汤之用栀子、茯苓，王氏连朴饮之用栀子等，以及黑龙江中医药大学附属医院协定处方清肺口服液之用车前子，百咳散之主用四苓散、车前子，辛夷清肺饮之用栀子等。因此，清肺祛邪方剂中配伍利法的目的，除化痰外，主要是开达肺热、邪热下行之路，导肺热从小便而出。

另外，通过下法、利法，以及下气法的下行作用，以调整肺的升降功能，达到降泄气机、降泻肺气、开其肺闭的治疗目的。此亦是治疗肺气上逆、肺气郁闭、肺通调水道失职所致病证的病机学治疗的方法之一。

在清泄肺经邪热时，还应重视汗法疏散作用的应用。如《症因脉治》栀连清肺饮、《痘疹仁端录》黄芩泻肺汤之佐用薄荷，《万病回春》黄芩汤之佐用薄荷、荆芥等，辛夷清肺饮之佐用辛夷花、升麻等。因此，清肺祛邪方剂中配伍汗法的目的，除解表、散表邪外，更主要在于疏泄肺经邪热，使邪热外达。

在临床配伍方面，在直清、分利、通下、疏散之法清肺经邪热的基础上，根据病情需要妥善配伍宣降肺气、下气、化痰、安神、息风等诸法，以适合病机的需要。

在清泄肺经邪热时，或配伍应用宣肺降肺的方法，使肺的宣降有序，恢复肺气的功能。一般临床选用宣肺之炙麻黄、杏仁、桔梗，肃肺之葶苈子、前胡，下气之枳壳、厚朴、苏子，以及下法、利法的药物。因肺主气、司呼吸，主宣发、肃降，邪热壅肺，可影响肺的宣降功能。因此，在清肺祛邪方剂中配伍宣降肺气法的目的，不仅在于恢复肺气的宣降功能，而且更主要在于清宣肺热，利于肺经邪热的疏泄外达。如栀连清肺饮之配伍桔梗、杏仁，黄芩汤之配伍桔梗，黄芩泻肺汤之配伍桔梗、杏仁、枳壳，王氏连朴饮之配伍厚朴，辛夷清肺饮之配伍枇杷叶等。他如黑龙江中医药大学附属医院协定处方百咳散主用利法降肺气，化痰口服液之配伍厚朴、前胡、桔梗等，皆此配伍思想。

在清泄肺经邪热时，或伍用各种祛痰的方法，一般临床选用清化、分利、芳化、温化、下气等具体方法，以使内生之痰浊内化、内消、外泄。因肺热壅盛、可灼津炼液为痰，肺失宣肃，水液不布，酿湿成痰，而痰热互结，不仅邪热难以清除，而且可变生他病。因此，在清肺祛邪方剂中配伍祛痰法的目的，不仅能恢复肺的功能，而且可收痰热两清之功。如清气化痰丸、清金化痰汤、桔梗汤、清金保肺汤等方剂皆配伍应用各种祛痰方法。他如黑龙江中医药大学附属医院协定处方化痰清肺散之祛痰以清化为主，佐以温化、消痰、下气、利水；寒温并用，清热而不寒滞；化痰与润肺并用，祛痰而不伤阴。

在清泄肺经邪热时，或合理伍用安神、息风的方法，对于邪热壅肺之证，临床以咳嗽为突出症状。在清肺祛邪方剂中配伍各种止咳的方法，对于治疗非常重要。临床止咳除用宣肺、肃肺、下气之法外，尚可应用干地龙、钩藤、全蝎、蜈蚣等平肝息风法解痉止咳，郁金、代赭石等镇肝止咳，莪术、地龙等通络止咳，以及朱砂、龙骨、远志等镇惊止咳。历代医家均应用于临床实践，如桃花散之用朱砂，以及黑龙江中医药大学附属医院协定处方麻芩止咳糖浆、羚羊清肺散之用远志，太极丸之用僵蚕，牛黄千金散之用钩藤、全蝎、僵蚕、朱砂等，皆体现此配伍思想。

（6）清泄脾经邪热法：清泄脾经邪热是指通过清降升散以清泻疏解脾经邪热、郁热的，适用于邪热犯脾之证一种治法。

清泄脾经邪热在立法选药组方时，以清法为主，以直折其脾经之邪热，临证常用生石膏、黄连、黄芩、连翘等直清法药物，代表方剂如五福化毒丹之用青黛、黄连、龙胆草，牛黄清心丸之用牛黄、黄连、黄芩，清胃解毒汤之用生石膏、黄连、黄芩，泻脾汤之用黄柏、知母，凉膈清脾饮之用石膏、连翘、黄芩等；他如清热泻脾散、凉膈散、除风清脾饮等皆此配伍思想。

清泄脾经邪热的方法除选用直折脾热、直清之清法外，尚可佐用下法、利法、汗法等其他治疗方法，导脾经之邪热外出、外散，达到祛邪、泻火之目的。

或配以下法，其配伍目的在于开脾经邪热下泄之通路，导邪热外出，此是清泄脾经邪热的主要方法之一，且有"以泻代清"之重要治疗意义，如凉膈散之用大黄、芒硝，五福化毒丹之用芒硝，泄脾汤之用大黄、芒硝，通脾泻胃汤之用熟大黄，等皆此配伍思想。

或配以利法，其配伍目的在于应用淡渗分利之法，导脾经邪、热从小便而出，此亦是清泄脾经邪热的主要方法之一。如泻脾散、凉膈清脾饮之用栀子，清热泻脾散之用栀子、赤茯苓，通脾泻胃汤之用车前子，清脾散之用栀仁等。

或配以汗法，常选防风、藿香叶、薄荷等药物，其目的在于发散脾经之郁热伏火，有"火郁发之"之理，如泻黄散之用防风、藿香叶，通脾泻胃汤之用防风，清脾散之用薄荷叶、藿香叶、防风、升麻，凉膈清脾饮之用防风、荆芥、薄荷等。

或根据病情及证候特点佐用运脾之法，一般临床常用燥湿运脾之祛湿法、淡渗除湿之利法，以及消食导滞、理气导滞的减轻脾胃负担之消法、理气法，以达醒脾化湿、醒脾助运之功，如泄脾汤之用苍术，通脾泻胃汤之用车前子等。

或佐用引热下行之药物，如《景岳全书》玉女煎之用牛膝，其配伍意义正如张锡纯在《医学衷中参西录·药物》"牛膝解"中云："盖此等证，皆因其气血随火热上升所致，重用牛膝引其气血下行，并能引其浮越之火下行，是以能愈也。"

（7）清泄胃经邪热法：清泄胃经邪热法是指通过苦寒清泻以清胃热、散郁火，消除胃腑积热、邪热，适用于邪热犯胃之证的一种治法。

邪热在胃，火热壅盛，或灼伤脉络，或邪热攻冲。清泄胃经邪热在立法选药组方时，以清法为主，以直折其胃经邪热，以利于胃热消散，如常用黄连、黄芩等药物，如清胃散、藿连汤之用黄连等。

在运用清法时，应根据脏腑生克制化理论，采用清泄肝胆邪热的方法药物，间接达到清泄胃经邪热之目的，临床常用龙胆草、黄连、青黛等。如左金丸用苦寒之黄连，既能清肝火、使肝火得清自不横逆犯胃，又能清泄胃之邪热，使胃火得清胃气自降，且能泻心火，有"实则泻其子"之意，此一举三得之用。

临证除选用直清胃热、直清肝热之清法外，亦可佐用下法、汗法、利法等其他方法，导胃之邪热外出，达到祛邪之目的。

配以下法，其配伍目的在于开胃之邪热下泄之通路，导邪热外出，是清泄胃经邪热的主要方法之一，又有通下降气以和胃之用，如泻心汤之用大黄等。

或配以升散之汗法，常选升麻、防风、葛根等辛香升散作用的药物，其目的在于利于胃中邪热向外透达，利于邪热消散，如清胃解毒汤之用升麻，《万病回春》泻胃汤之薄荷、防风、荆芥，《脾胃论》清胃散之用升麻，清胃汤之用荆芥穗、防风等。

或配以淡渗之利法，常用栀子、茯苓等药物，其目的在于通过淡渗分利、导胃中邪热从小便而出，利于邪热之用消散，如清胃汤之用栀子等。

　　清泄胃经邪热立法时一般应妥善配伍凉血、活血之法，因胃为多血多气之腑，邪热犯胃易于内郁营血，引起血热或动血。如化斑汤中配伍犀角、玄参，清胃汤之配伍归尾，清胃散之配伍生地黄、当归，清胃解毒汤之配伍牡丹皮、生地黄等，在清泄胃经邪热法时可佐用凉血之法，以加强清泄胃热效果，达到解毒化斑之功。或配伍辛散之活血之法，既有利于血脉畅通，又有热得辛而散之用。

　　（8）清泄小肠邪热法：清泄小肠邪热法是通过苦寒清泄以清除肠腑热毒，适用于邪热客于小肠之证的一种治法。

　　邪热客犯小肠，泌别、传导失司。本证的病因学治疗为清肠道邪热，采用分利之利法为主，佐用清肠之清法。

　　分利法主要作用于小肠，通过增加小便，旨在强化小肠泌别功能、膀胱气化功能，使湿热从小便而出，从而达到病机学治疗的目的。如加味导赤散之用木通、栀子、竹叶、灯心，导赤散之用木通、竹叶、灯心等。

　　并可根据病情需要灵活应用清法、通下、健脾助运等诸法，以辅助利法发挥更大的作用，如泻心汤类方之用黄连、大黄等。

　　（9）清泄大肠邪热法：清泄肠道邪热法，主要通过清泻大肠邪热的方法，达到泻火、祛邪、止痢、止血、安肠之目的，并与理气、通下、消导、活血诸法配伍，以治疗邪热客于大肠之证。湿热客犯大肠，气血壅滞、脂膜血络损伤、腐败化脓所致。其病因学治疗当为清肠解毒之清法，祛湿之燥湿、化湿、利湿诸法，以祛肠道邪热，达到预期治疗效果。

　　并须根据病因湿、热之孰重孰轻，灵活运用清热法及燥湿、化湿、利湿诸法，以达病因学治疗目的。对于湿重于热者，当以分利湿邪之利法为主，佐以直折肠热之清法、燥湿法，以进行病因学治疗；对于湿热同重者，当以直折肠热之清法、燥湿法为主，佐以分利湿邪之利法，以进行病因学治疗；对于热重于湿，当以直折肠热之清法、燥湿法为主，以进行病因学治疗。如芍药汤、白头翁汤、黄芩汤、枳实导滞丸、木香槟榔丸、香连丸等，以及黑龙江中医药大学附属医院协定处方加味香连散、加味解毒散、止痢散等皆此配伍思想。

　　《温病条辨·中焦篇·湿温》有"痢疾久伏之邪，由内下注，若脏气有余，不肯容留邪气，彼此互争则膜，邪机向外，医者顺水推舟则愈"之论，可见给邪以出路的重要性，临证当根据病情的需要合理应用通下之下法、缓下之消导法。其配伍目的在于，其一使大肠之邪热尽从下而去，给邪以出路；其二能泻肠中热毒，消散郁热；其三下法与理气法合用，既能调整肠道气机、解除里急后重之症，又能疏通肠道气血壅结、利于疾病恢复。因此，下法、消导法与清法、化湿诸法合用，既能使湿热从内而消，又能使湿热从下而去。历代诸多此类方剂皆此配伍思想与技巧，如芍药汤、加味香连散之用大黄，木香槟榔丸之用大黄、牵牛子、芒硝，枳实导滞丸之用大黄、神曲，大黄牡丹汤之用大黄等。或在立法处方时佐用莱菔子通下泻热导滞，神曲、山楂消食导滞，使肠中湿热积滞从大便而下，此乃寓"通因通用"之意。

　　根据湿热之邪客犯大肠，导致气血壅滞、脂膜血络损伤、腐败化脓之病机，在清泄肠道邪热法时，亦应重视调气、理血之调和气血法，即张秉成在《成方便读·卷之一·攻里之剂》芍药汤方中有"故刘河间有云：行血则便脓自愈，调气则后重自除。二语足为治痢之大法"之论。

或妥善配伍理血之法，邪热侵袭大肠，有脂膜血络灼伤、迫血外溢之能，治当调理血脉，调血脉而脓血自除。理血除用和血之法外，尚可应用活血一法，如芍药汤之用芍药、当归，黄芩汤之用芍药，木香槟榔丸之用三棱、莪术，以及加味香连散之用白芍、当归，止痢散之用白芍等，皆此配伍思想。

或妥善配伍行气之法，邪热侵袭大肠，不仅灼伤脂膜血络，更能壅滞气机，使浊气不得下行而阻结。治当调理气机，除肠中壅阻气滞，即"调气则后重自除"。临证除用下法、消导法下气外，更主要应用行气法，如芍药汤之用木香、槟榔，白头翁汤、白头翁加甘草阿胶汤之用秦皮，香连丸之用木香等，以及加味香连散之用广木香、枳壳、槟榔片、大黄，止痢散之用枳实、槟榔等均佐以行气之法；或以行气之法为主，如木香槟榔丸之用木香、槟榔、青皮、陈皮、枳壳、香附子，皆此配伍思想。

调和气血法除选用理血、行气、下气诸法外，尚可选用凉血止血之法，如止痢散之用地榆、槐花，加味解毒散之用牡丹皮等。

若湿热客犯留滞、正气渐弱，或迁延日久、正气虚弱者，可在清除湿热的基础上辅以健脾益肠、健脾渗湿之药物，并可佐用涩肠止痢之固涩法，如止痢散之用椿皮、地榆炭、龙骨等。

（10）清泄心经邪热法：清泄心经邪热法是指通过苦寒清利以清泻心经实火实热，适用于邪热入心之证的一种治法。

邪热客于心，或内舍于心、影响心主血脉功能，导致心脉痹阻，甚或伤及心体（以阴、气伤为主）；或影响心主神明功能、蔽阻心包。临证以苦寒直清、凉营清心之清法为主，达到清心泻火、清心解毒、清心凉营、清心凉血之目的，如清营汤用凉营清心之水牛角、生地黄、玄参，直清（清心解毒）之黄连、莲心、金银花、连翘；《通俗伤寒论》之导赤清心汤用凉营清心之鲜生地、莲子心、粉丹皮，直清之黄连；万氏牛黄清心丸用直清之牛黄、黄连、黄芩；《万病回春》黄连汤用直清之黄连，凉营清心之生地黄、麦冬；菖蒲郁金汤用直清之连翘，凉营清心之牡丹皮，分利之栀子、竹叶、木通、灯心草等，以及清心莲子饮之黄芩、黄连、车前子、茯苓。清心解毒，除选用清法外，亦应灵活应用下法、"以泻代清"，如三黄泻心汤之大黄等。又如黑龙江中医药大学附属医院协定处方牛黄散用直清之黄连、牛黄、金银花，凉营清心之赤芍，通下之川军、二丑以泻代清。

临证尚需采用因势利导、顺其生机的治疗思路，在治疗心经邪热时的因势利导的方法，主要有利法、汗法的应用，具体包括应用竹叶、栀子、木通等分利法，导邪热下行，导心热从小便而出，以及羌活、薄荷等汗法之疏导心火外散。如万氏牛黄清心丸之用栀子、灯心草，清营汤之用竹叶、莲心，加味导赤散之用木通、栀子、竹叶、灯心及防风、薄荷，导赤清心汤之用木通、竹叶、灯心、滑石，清心莲子饮之用车前子等。

在临床配伍方面，在直清、凉营清心、分利、通下、疏散之法清心经邪热的基础上，根据病情需要妥善配伍疏通心脉、安神、开窍之法。

临证以邪客于心、内侵心脉、心脉痹阻者，尚须辨别邪热性质，有无正虚、气滞、血滞兼证及表证解否。如湿毒客心者其治疗当佐用化浊利湿之法，常选茵陈、滑石、竹叶、栀子、灯心草等分利去湿，防己、菖蒲、白蔻、玉枢丹等芳香化浊，苦参、黄芩等清热燥湿诸法。若兼有胸闷者，加全瓜蒌、郁金以理气宽胸；若脉促、结代者，加益母草、延胡索、川芎以活血复脉；若兼有水湿内停者，加茯苓、葶苈子以泄肺利水；若兼有心阳滞郁者，加桂枝、牡蛎以温振心阳、安神定志；兼有气虚者，加党参、黄芪、炙甘草以益心复脉；兼阴虚者，加五味子、石斛以养心复脉。

邪客于心、内侵心脉、心脉痹阻者，当重视疏通心脉法的应用。临床疏通心脉的方法有理气疏通、活血通络、涤痰疏利、泄肺分利、益心复脉等法。可根据病情灵活应用郁金、节菖蒲、槟榔片、青皮、陈皮等理气疏通法，白檀香、香附等芳香宽胸法，干地龙、焦山楂、莪术、益母草、延胡索、赤芍、丹参等活血通络、疏通心脉法，瓜蒌、胆南星、制半夏、竹沥等豁痰宽胸、散结疏利法，葛根等通阳疏通法，桑白皮、葶苈子、茯苓等以减轻心之负担的泄肺利水法，竹叶、灯心、滑石、栀子等分利疏利法，桂枝、薤白、细辛等宣痹温通心脉法；以及宁心通脉之炙甘草、党参、黄芪等益心复脉法，麦冬、玄参、生地黄、五味子等养心复脉法。

邪客于心、内侵心脉、心脉痹阻者，亦当佐用清心安神之法，开窍与宁神并用以复心主神明之职利于心之功能恢复。临床多选用节菖蒲、郁金，及胆南星等涤痰开窍药物与镇惊安神药物同用。如黄连清心饮之用茯神、酸枣仁、远志、石莲肉，导赤清心汤之用茯神、朱砂，以及清心莲子饮之用莲肉、茯神等。

邪客于心、湿热酿痰、蒙蔽心包者，当以祛邪、清心、泻火法为主，并重视散邪、分利等导邪外出方法的应用，如安宫牛黄丸之用麝香、薄荷，散邪外出，使邪热不再扰乱心宫，正如《温病条辨·上焦篇》"安宫牛黄丸方"方论中吴鞠通有"使邪火随诸香一齐俱散也"之论。

邪客于心、湿热酿痰、蒙蔽心包者，应重视开窍醒神与安神定志法的应用。开窍醒神除选用芳香开窍、清心开窍法外，多选用涤痰开窍法。如黑龙江中医药大学附属医院协定处方之卫生宝散，用芳香开窍之麝香、清心开窍之牛黄、化痰开窍之天竺黄，与镇心安神之朱砂、定惊安神之琥珀相伍；清热定宫丸用清心开窍之人工牛黄、涤痰开窍之郁金，与镇心定志之朱砂、珍珠相伍等，皆此配伍思想。

（11）清泄肝经邪热法：清泄肝经邪热法是指以苦寒直折火热为主，配以透热达表、导热下行、疏肝柔肝，以清泻肝火，适用于邪热入肝之证的一种治法。

本法以苦寒直折火热之清法为主，配以导邪热下行，透热达表，以及抑肝之利法、下法、汗法、理气法，共达清肝泄邪之治疗目的与作用。

由于邪热入侵、邪客于肝，当根据邪热的性质及是否夹湿之不同，采用各种治疗方法。临床常用龙胆草、黄芩、黄连、青黛、芦荟等药物，均系采用直清、分利、通下之法以清泄肝经邪热，导肝经邪热从前后二阴而出，如当归龙荟丸之用黄芩、龙胆草、黄连、黄柏、青黛、芦荟直清肝热、清邪热，用分利之栀子、通下之大黄，导肝热、邪热下行，给邪以出路；柴胡清肝散用直清之龙胆草、胡黄连、连翘，分利之竹叶、灯心、栀子；龙胆泻肝汤用直清之龙胆草、黄芩，分利之栀子、泽泻、车前子、木通；《重订通俗伤寒论》羚角荷翘汤之苦丁茶、夏枯草、连翘、焦栀皮；泻肝散中直清之龙胆草、黄芩，分利之车前子，通下之大黄、芒硝；龙胆饮中直清之龙胆草、黄芩、黄连、黄柏，分利之木通、栀子、竹叶，通下之大黄、芒硝等。可知古今临证多采用既直折肝经邪热，又入肝经之清法药物为主，并根据病情需要辅以利法、下法药物给邪以出路，导肝热下出。又如黑龙江中医药大学附属医院协定处方健肝丸之黄芩、板蓝根；乙肝丸之贯众、马勃、板蓝根、青黛、苦参、黄连等清法，大黄等下法。

针对证机可选用汗法、凉营之法，以辅助清肝热。可根据病情选用汗法药物与分利之利法、通下之下法相伍，使肝经邪热从肌表、二便透泄。如柴胡清肝散、龙胆泻肝汤之用柴胡，泻青丸之用羌活、防风，清肝达郁汤之用薄荷、柴胡、鲜橘叶，羚角荷翘汤之用薄荷、鲜荷叶、鲜青菊叶，泻肝散之用羌活，洗肝散之用羌活、薄荷、防风等，皆用汗法散肝热、散邪热，汗法是散肝热、祛邪的重要方法之一。如现代名老中医秦伯未先生立的泄肝热方中亦用桑叶、菊花、蔓荆子辛凉疏泄，导肝经邪热外出。

亦可根据病情选用凉营药物，如当归龙荟丸之用当归，柴胡清肝散之用生地黄、赤芍，龙胆泻肝汤之用生地黄、当归，洗肝散之用生地黄，龙胆饮之用犀角、玄参等，皆用凉营凉血的方法清肝热、散邪热。

在临床配伍方面，在直清、分利、通下之法清肝热的基础上，根据病情需要妥善配伍祛湿、疏肝、养肝、平肝之法。

或合理伍用各种祛湿方法，或因邪侵肝胆、疏泄失司、水湿不化，或湿热之邪客犯肝经，均可夹湿。临床在清泻肝热的同时，可配伍应用祛湿之法，临证须灵活应用苦寒燥湿、分利、芳化、通下诸法，使湿邪既能从内而消、又能从二便而出。如柴胡清肝散用苦寒燥湿之龙胆草，分利之竹叶、灯心、栀子；栀子大黄汤用通下之大黄，分利之栀子；龙胆泻肝汤用苦寒燥湿之黄芩、龙胆草，分利之栀子、泽泻、车前子、木通；当归龙荟丸用苦寒燥湿之黄芩、龙胆草、黄连、黄柏、青黛，分利之栀子，通下之大黄，芳化之木香、麝香等，皆此配伍思想。

一般当根据湿、热程度不同，灵活应用清热解毒之青黛、败酱草、大青叶，燥湿解毒之苦参、黄连、黄芩、厚朴、薏苡仁之类，化浊分利之茵陈蒿、栀子、四苓散等。

或适当配合疏肝理气之法，因肝主疏泄，若邪客于肝，可影响其疏泄功能，导致肝郁气滞，如《中国医学大辞典》中谢观云："肝胆之热，多由于郁，郁则火炽于内而不得泄，则诸病生矣"。在清泄肝经邪热中适当配伍疏肝理气解郁之法，既能畅遂肝木之性，照顾肝的生理特点，以顺应肝气；又有利于肝经郁热的清泄疏解，全面兼顾肝用条达之性。如龙胆泻肝汤、柴胡清肝散等方剂在清泻肝胆实火、清化肝经湿热的前提下，佐用柴胡、青皮疏肝胆之气，使清中兼疏、降中有升；清肝达郁汤在清利、清泄肝热的基础上，佐用柴胡、薄荷、菊花、鲜橘叶、陈皮疏肝解郁、行气解郁。

疏肝解郁之品的选用，以既疏肝而又兼清热之理气药物及辛凉汗法药物为主，使疏中兼清、清中寓散，以顾肝用条达。如常用柴胡、薄荷、防风、苏叶、橘叶之类汗法药物，茵陈蒿、栀子之类利法药物，麦芽之类消导药物，以及青皮、陈皮之类理气法药物。

临证亦可选用辛温升散之吴茱萸、川芎之品，如当归龙荟丸之用木香、麝香，左金丸之用吴茱萸，泻青丸之用川芎等，皆与大队清法相伍，取其去性存用之意。又因寒凉药有凝滞气机之弊，寒凝又不利于邪热向外向下而祛除，因此，在选药时可根据具体情况酌情运用辛温升散之温肝、疏肝药物，以期达到清肝而温且不寒凝的原则。

或妥善配伍各种养肝之法，肝火炽盛易耗伤阴血，加之诸清法苦寒泻火利湿之品，苦能化燥、利可伤阴，有伤阴耗血之疑，故清泄肝火方中常配以养肝之品，以养肝体，如《医宗金鉴·删补名医方论》"龙胆泻肝汤"方中吴谦等云："妙在泻肝之剂，反作补肝之药，寓有战胜抚绥之义矣。"如《外科枢要》之清肝解郁汤、《外科正宗》之清肝龙荟丸等皆寓四物汤之意，龙胆泻肝汤之用生地黄，《宣明论方》之当归龙荟丸、泻青丸等皆用当归。一般临床常用生地黄、麦冬、当归、白芍、鳖甲等滋阴柔肝之品，以养肝体。

或根据病情合理伍用各种抑肝的方法，对于邪入于肝、肝火炽盛、热极生风之证，在清泄肝经邪热的基础上配以平肝息风、镇肝之品，标本兼顾。如《重订通俗伤寒论》之羚角荷翘汤在直清、分利、疏散的基础上，加一味羚羊角以达平肝息风之功；《备急千金要方》之千金龙胆汤在龙胆草、黄芩清泻肝心之火，大黄泻下、茯苓利水以降泄气机的基础上，佐用钩藤、蜈螂虫息风平肝；《笔花医镜》的清热汤、镇风汤之钩藤、僵蚕、羚羊角等。临床一般选用平肝中兼清肝热、平肝中兼疏散之品，如常用钩藤、僵蚕、羚羊角、蝉蜕等药物。

（12）清泄胆经邪热法：清泄胆经邪热法是指运用苦寒清解、疏肝利胆，以清解疏散胆经实热、邪热，适用于邪热客胆之证的一种治法。

清泄胆经邪热法主要使用苦寒清解、疏利肝胆以清泄胆经邪热，清热解毒以除郁热，疏肝理气以畅少阳气机，除湿利胆以排阻壅三焦湿邪，泻下通腑以导热毒下泄，活血分利以通利胆道，从而恢复胆的清、疏、通、利功能，达到治疗目的。

邪热客胆之证以泄胆清热、降逆和胃，或疏利胆经为基本治法，清热解毒以除邪热，除湿利胆以排阻壅之湿，疏通气机以利胆，泻下通腑以导热毒下泄、通利胆道，从而恢复胆道之清、疏、通、利功能，达到清胆泄热、疏利肝胆之效。

本证的病因学治疗为泄胆解毒，泄胆以直清胆热之清法、清利胆热之利法为主，佐以通下之下法，疏散之汗法、理气法，不仅使胆热内消，而且使能胆热从外而散。临床常用黄芩、黄连、虎杖、竹茹、蒲公英、败酱草等清法药物，龙胆草、栀子等清利胆热药物，车前子、四苓散等利法药物，大黄、芒硝等下法药物，薄荷、防风等汗法药物，以及陈皮、青皮等理气法药物。如大柴胡汤、清胆行气汤、清胆泻火汤、清胆利湿汤、清胆汤等方剂，皆此配伍思想。

和胃降逆、疏利胆经亦为治疗邪热客胆证的病机学治疗，临证可灵活应用各种和胃、利胆的治疗方法。

病机学治疗之和胃降逆法在临床上以代赭石、紫石英等重镇降逆法为主，佐用苏梗、香附、陈皮、佛手等理气和胃，厚朴、枳壳等下气，柴胡、郁金、白芍等疏肝和胃，大黄、芒硝等通腑和胃，车前子、四苓散等分利和胃等具体治法；临证以清胆为主，辅以和胃降逆，使胆火、胆汁随胃气下泄。

病机学治疗之疏利胆经法主要采用茵陈蒿、栀子、车前子、金钱草等分利疏通之利法为主，佐用柴胡、青皮、郁金、九香虫等疏肝疏通之理气法，白豆蔻、黄芩等化浊疏利之化湿法，神曲、麦芽、鸡内金等消食疏利之消导法，莪术、赤芍、川楝子等通络疏利之活血法。临证应用疏利胆经法时一般采用清胆经郁热及疏通少阳经络的方法为主，清胆经郁热可选用龙胆草、青黛、夏枯草、黄连等药物；疏通少阳经络，除选用疏肝解郁法外，亦可选用理气解郁、活血散郁及通络散郁诸法。

并根据病情合理配伍调理气机之理气法，因少阳胆既主升发又主降泄，故在清泄胆经邪热法时应妥善应用调理气机之升达清气、降泄浊气之品，如此配伍既有利于邪热消散，又利于气机通畅。如小柴胡汤之配伍半夏、生姜等，皆此配伍思想。

（13）清泄肾膀胱邪热法：湿热之邪客犯肾、膀胱，邪客膀胱，气化失司，其治疗当以祛邪为主，临证当根据邪热之性质、程度，灵活运用燥湿解毒之清法、分利之利法、化湿之祛湿法。如八正散、四苓散、五苓散、龙胆泻肝汤、竹叶石膏汤、黄芩滑石汤、五淋散、分清五淋丸、三金汤、草薢分清饮等方剂，皆此配伍思路。

并根据邪气性质之湿、热比例调整治疗方法，如热重主用燥湿解毒之清法，以就地歼灭，使湿热内消。如湿重主用利法，以导邪热、湿热从小便而出。对于湿热同重，可燥湿之清法与分利之利法同用。

重视利法的应用，利法在邪热客肾、膀胱之证的治疗中有着重要的意义，其一能导肾、膀胱之邪热、湿热从下而出，是祛除肾系邪热、湿热的主要方法；其二能导肾系砂石下行，是祛石、消石的主要措施之一；其三有溶解结石之作用；其四能达到病机学治疗目的，是恢复膀胱功能的重要方法之一。临床除用祛邪法外，主要用利法助膀胱气化，如八正散、分清散、泻心导赤散、五淋散方剂等皆以利法助膀胱气化，恢复膀胱有效的化气功能。

临证恢复膀胱功能除选用利法、理气法、祛邪法外，亦可选用温运之温法，以助肾膀胱气化，如通关丸在黄柏、知母清利的同时，佐用肉桂温运之品以助膀胱气化。

（14）清三焦邪热法：邪热侵袭而肆虐三焦，邪热内扰，治当清泻三焦邪热，以清法为主，并应合理应用疏散之汗法，导邪下行之下法、利法，只有相互为用，才能达到预期之治疗效果。

临证在选用清法时，注意选用既能清上焦又能清中焦，更能清下焦之品，如黄连解毒汤之用黄连、黄芩、黄柏并用，他如普济消毒饮之用黄芩、黄连，凉膈散之用黄芩、连翘等，以及黑龙江中医药大学附属医院协定处方赛金化毒散之用黄连、雄黄、牛黄，清瘟丹之用青黛。并应辅以清法中凉血祛邪之品，如清热消毒散之配伍应用芍药、生地黄、川芎，清瘟败毒饮之用犀角、生地黄、赤芍、知母、牡丹皮，普济消毒饮之用玄参等，以及赛金化毒散之用赤芍、乳香、没药，清瘟丹之用生地黄、水牛角、玄参。

临证在主以清法祛邪的同时，应重视祛邪外出的途径与方法的应用，特别应重视疏散之汗法、通下之下法、导邪从小便而出之利法的应用。或佐用利法导邪热外出，如清热消毒散、黄连解毒汤、凉膈散之用栀子，清瘟败毒饮之用栀子、竹叶等。或佐用疏散之汗法散邪热，辛味汗法药物有利于邪热向外透达，如普济消毒饮之用柴胡、桔梗、薄荷，凉膈散之用薄荷等。或佐用"釜底抽薪"、导邪热下行之下法，如凉膈散之用大黄、朴硝等，以及赛金化毒散、清瘟丹之用大黄。

又因清法、下法虽能祛三焦邪热，但寒凉可凝滞气机，气机壅滞又不利于邪热的消散，故在清三焦邪热法立法时，应反佐温法药物，以达温通气机之效，可选用升麻等辛温之汗法药物，以及桂枝、附子、陈皮等温法药物，如普济消毒饮之用陈皮、升麻等，以及赛金化毒散之用麝香，清瘟丹之用姜黄、广木香。在应用温散法时其药物用量宜小，应恰到好处，妥善调配整个方剂用量。

（15）清热凉膈法：清热凉膈法是运用清疏胸膈邪热，适用于邪入胸膈之证的一种治疗方法。因气分邪热壅于胸膈，病不在表不可纯发汗，唯宜清泄，清上与泄下并行，以泻代清，使胸膈蕴热得解。

上、中二焦胸膈燥热充盛之证，因上焦实火浮散于上，则咽干唇燥、口舌生疮而面赤；中焦热炽则胸膈如焚、热伤津液，大便干结于下，清泄并用，胸膈自清。临证以清法为主，灵活配伍下法、利法、汗法、理气诸法，达到预期治疗目的。在选用清法时，注意选用既能清上焦又能清中焦之品，如黄连解毒汤之用黄连、黄芩、黄柏并用，他如普济消毒饮之用黄芩、黄连，凉膈散之用黄芩、连翘等，以及黑龙江中医药大学附属医院协定处方赛金化毒散之用黄连、雄黄、牛黄，清瘟丹之用青黛。并应选用清法中凉血祛邪之品，如清热消毒散之配伍应用芍药、生地黄、川芎，清瘟败毒饮之用犀角、生地黄、赤芍、知母、牡丹皮，普济消毒饮之用玄参等，以及赛金化毒散之用赤芍、乳香、没药，清瘟丹之用生地黄、水牛角、玄参。

临证在主以清法祛邪的同时，应重视祛邪外出的途径与措施的应用，特别应重视疏散之汗法、通下之下法、导邪从小便而出之利法的应用。或佐用利法导邪热外出，如清热消毒散、黄连解毒汤、凉膈散之栀子，清瘟败毒饮之用栀子、竹叶等。或佐用疏散之汗法散邪热，辛味汗法药物有利于邪热向外透达，如普济消毒饮之用柴胡、桔梗、薄荷，凉膈散之用薄荷等。或主用、佐用"釜底抽薪"、导邪热下行之下法，达"以泻代清"之目的，如凉膈散之用大黄、朴硝等，以及赛金化毒散、清瘟丹之用大黄等，皆在于加大清解之力。

（16）清热消痈法：清热消痈法是指运用清法，以其清热败毒、清热散结、清热消肿之性，用于治疗疔疮、痈疡、疖病等阳痈证的一种治疗方法。

清热消痈法的配伍规律与技巧：阳痈证的形成主要系外有热毒、内有湿热，热毒不得宣泄，郁于肌肤、经络，以致气血凝滞。在临证治疗时，当清其源、洁其流，使内蕴之热毒不再蕴结肌肤、经络，临证主要采用清热解毒之清法，如仙方活命饮之主以金银花，四妙勇安汤之用金银花，五味消毒饮之用金银花、野菊花、蒲公英、紫花地丁，银花解毒汤之用金银花、紫花地丁、连翘、黄连，通圣消毒散之用金银花、连翘、牛蒡子、大青叶，以及黑龙江中医药大学附属医院协定处方加味解毒散之用黄芩、黄连、黄柏、金银花、连翘，托消丸、百令丹之用金银花，蜈蚣托毒丸之用金银花、连翘、蒲公英、紫花地丁等诸多方剂，皆此配伍思想，临证以清法为主以直清其热毒，达到清热消痈之治疗目的。

在立清热消痈法时除主用清热解毒之清法外，祛除热毒之途径、方法尚有清热凉血之清法、清热燥湿之祛湿法，以及利、下二法使毒热从表里上下分消，达到预期的治疗效果。如仙方活命饮之用当归尾、赤芍，四妙勇安汤之用玄参、当归，银花解毒汤之用赤苓，通圣消毒散之用防风、淡香豉、薄荷、滑石、酒军、芒硝，加味解毒散之用栀子、牡丹皮、生地黄，蜈蚣托毒丸之用酒军、赤芍、归尾、乳香、没药，托消丸之用白芷、当归，百令丹之用酒军、苍术、当归等，皆此配伍思想。

在立清热消痈法时，亦应根据病情及治疗需要合理配伍辛散疏通透邪之汗法，其目的在于辛有利于气机通畅、散有利于热毒向外透达、给热毒以出路，但应注意透邪而不要寒凝过甚，妨碍邪滞邪之弊。历代医家均重视汗法的配伍与应用，如仙方活命饮之用防风、白芷，通圣消毒散之用防风、淡香豉、薄荷，托消丸之用白芷等，皆此配伍思想。

或在临证具体应用清热消痈法时，适当配伍应用理血通络之活血法、散结消肿之消法。热毒郁结不散，阻塞经络、肌肤，应用理血之法，活血利于肿消、通络利于坚溃、软坚利于散结、消痰以散结。临床常用赤芍、莪术、桃仁、乳香等活血之品，生地黄、牡丹皮、玄参等凉血之品，皂角、穿山甲、夏枯草等软坚散结之品，浙贝母、胆南星等消痰之品。如仙方活命饮之用贝母、当归、赤芍、乳香、穿山甲，四妙勇安汤之用玄参、当归，银花解毒汤之用牡丹皮、夏枯草，蜈蚣托毒丸之用甲珠、赤芍、归尾、皂角刺、乳香、没药，托消丸之用皂刺、当归等，皆此配伍思想。

或在临证具体应用清热消痈法时，适当配伍应用疏通气机之理气法，其一理气消痰、利于散结，其二行气有助于痈疡消散，以增强其消肿溃坚之力。如仙方活命饮之用陈皮，益气养荣丸之用香附、陈皮等。

并应根据疗疮、痈疡所发部位，按其所属经络之不同，佐用各种引经之药以提高临床疗效。如病在少阳经脉，可酌加柴胡、郁金、夏枯草等。

若火毒炽盛、热入营分，可在原治疗立法的基础上，加大或加重清热解毒、凉营凉血之清法药物的应用，可合用黄连解毒汤、清营汤之类方剂，或加黄芩、黄连、黄柏、紫花地丁、蒲公英，或加用大黄、芒硝等下法药物，以泻代清。

（17）清阴分余热法：清阴分余热法适用于外感热病后期，邪热未尽、阴液已伤之邪伏阴分证。

邪伏阴分证的基本病理为邪热伏于阴分，邪热与阴血相结，因其阴血已亏，不同于外感实热之证，因其邪热深伏久留不去、又与内伤阴虚内热之证不同。因此，清阴分余热法在临床上一般选用既能入阴分又能养阴清热之品，以冀达到清解阴分邪热而不伤阴、清热泻火、透热除蒸之目的。常用青蒿、秦艽、银柴胡、地骨皮等，如青蒿鳖甲汤之用青蒿、知母，以及黑龙江中医药大学附属医院协定处方醒脾养肺散之用鳖甲、青蒿等。

据《温病条辨·下焦篇》在"青蒿鳖甲汤"方中吴鞠通有"邪气深伏阴分，混处气血之中，不得纯用养阴；又非壮火，更不得任用苦燥"重要论述。在立法配伍时，须根据邪热深浅与正气受伤的程度，合理伍用透热于外、凉血清热、滋补阴血等法，以适应临证治疗的需要。

在治疗时既要考虑清解阴分余热、使邪热从内而消，又要重视透热于外方法的运用、使阴分邪热向外透达，从而达到预期的治疗效果。常用汗法之秦艽、柴胡及清法之青蒿等，以达清热透热、透热于外之功，如清骨散之用秦艽、青蒿，青蒿鳖甲汤、清经散之用青蒿，秦艽鳖甲汤之用秦艽、柴胡等皆此配伍意义。正如《温病条辨·下焦篇》中吴鞠通在自评青蒿鳖甲汤时云："此方有先入后出之妙，青蒿不能直入阴分，有鳖甲领之入也；鳖甲不能独出阳分，有青蒿领之出也。"

因余邪伏于阴分，血热亦未清，况且清血分之热亦有利于退阴分之邪热，故清阴分余热之法中配伍凉血清热之品，以增强其清热之力，有助于治疗目标的实现，可见凉血清热法在清阴分余热治疗中占有极其重要的地位与价值。如青蒿鳖甲汤之配伍生地黄、牡丹皮，清经散之配伍牡丹皮，清血养阴汤之配伍玄参、生地黄、牡丹皮等。

或佐用清解邪热之清法，若邪热较重者，可酌加黄柏、黄芩等清法药物，以加强清解邪热之力。如清经散、清血养阴汤之用黄柏等。

四、祛寒法的临床及现代应用研究

（一）祛寒法的概念

祛寒法是通过用甘温辛热的药物，具有温散寒邪、温通脏腑经络作用，以解除表寒之邪，以及脏腑经络间寒邪的治疗方法。

祛寒法主要作用于里，以达到温里、祛寒、温补阳气之目的。祛寒法属于"八法"中"汗法""温法"范畴。

通过运用祛寒法除能达到散寒、除湿、燥湿、润燥等，以解除表里之寒邪的病因学治疗作用与意义外。祛寒法亦有开音、通窍、开闭、止呕、止泻、止血、止痛、化饮、平喘、利水、利咽、利喉、宣痹、消肿、通鼻、温肠等病机学、对症治疗。

（二）祛寒法的适应证

祛寒法主要适用于表里之实寒证，具有寒性性质的邪气，易伤阳气，而主凝滞、收引，多从皮毛、鼻口而入，常以冬季为多，多侵犯肺脾；其症为恶寒、冷痛、收引；其病为感冒、咳嗽、泄泻、腹痛、痹证等。

寒邪致病，有表里之分，除表寒证系风寒之邪侵袭卫表外，里寒证之成因，一系表寒入里，二系外寒直中三阴，或因寒邪损伤阳气而兼有阳虚。

（三）祛寒的方法与途径

临床上根据寒邪客犯部位、邪正消长及兼邪的不同，祛寒的方法主要有以下三个方面：

一为辛温祛寒，采用汗法，选用味辛性温具有祛寒解表作用的药物，以其发散表寒、宣散寒邪之用，达到发汗祛寒、解除表寒之目的。

二为温里祛寒，采用温法，通过应用温热之品，以其温通脏腑经络、温里祛寒之功，解除脏腑经络间寒邪，达到温里祛寒之目的。

三为温经祛寒，采用温法、消法，通过应用温热之品，以其通利经络、血脉之用，达到温经散寒、温通血脉之目的。

（四）祛寒法的临床配伍技巧及思路

1. 祛寒法的临床配伍思路　临证祛寒法主要有疏散、温散寒邪作用，以达祛除寒邪之功，其具体有以下七个方面：

一为辛温祛寒，采用汗法，常用药物有苏叶、秦艽、豆豉、麻黄、桂枝等，代表方剂有葱豉汤、香苏散、麻黄汤等。

二为温中祛寒，采用温法，常用药物有干姜、桂枝、炮姜等，代表方剂有理中汤、良附丸、理中化痰汤等。

三为温肺祛寒，采用温法，常用药物有桂枝、细辛、麻黄等，代表方剂有冷嗽干姜汤、小青龙汤、温肺止流丸等。

四为暖肝祛寒，采用温法，常用药物有吴茱萸、桂枝等，代表方剂有吴茱萸汤、暖肝煎、大乌头煎、蜘蛛散等。

五为温胃祛寒，采用温法、汗法、理气法，常用药物有苏叶、白芷、陈皮、制半夏、藿香等，代表方剂有正气天香散、温脾汤、时症散等。

六为温经祛寒，采用温法、活血法，常用药物有肉桂、川芎、香附、小茴香等，代表方剂有温经汤、乌药汤、过期饮等。

七为通痹祛寒，采用温法、消法，常用药物有桂枝、细辛等，代表方剂有阳和汤、当归四逆汤、四逆汤等。

2. 祛寒法的临床配伍技巧与规律　从历代具有代表性的祛寒方剂进行研究与归纳，探讨祛寒法的配伍理论和配伍的主要方法与措施。主要包括温肺散寒、温中散寒、温助脾阳、温助肾阳、暖肝散寒、温助膀胱等不同治疗目的。

（1）**温肺散寒法**：温肺散寒法是指运用温肺助阳的药物，以其散寒祛邪之功，用于肺及气道实寒所见证候的一种治疗方法。温肺散寒法适用于治疗风寒袭肺、风寒闭肺之证。

风寒之邪经表而入，客犯于肺系气道及肺，肺气郁闭，风寒客肺则肺寒，其病因学治疗为温肺散寒，常选干姜、桂枝、细辛等温法、汗法为主，以达祛寒之目的，如冷嗽干姜汤之用干姜、桂枝，杏子汤之用细辛、干姜、官桂，小青龙汤之用干姜、桂枝、细辛，以及河南中医学院附属医院儿科协定处方寒咳散之用干姜，温肺定喘汤之用干姜、细辛，黑龙江中医药大学附属医院协定处方温肺口服液之用细辛、桂枝、干姜等皆以温肺祛寒之法为主。

根据其病机、证机选用宣肃之汗法、下气法、利法，以恢复肺主气司呼吸之功能。因肺主气，其气主清净宣发于上、肃降于下，若寒邪侵袭于肺，其一可阻塞肺气的正常宣肃功能，其二可郁闭肺气。临床常用麻黄、杏仁、苏叶等宣肺之汗法药物，厚朴、半夏等降逆之下气法药物，茯苓、泽泻等分利下行之利法药物。如冷嗽干姜汤之用麻黄，苏子降气汤之用半夏、前胡、厚朴、苏叶，寒咳散之用苏叶、麻黄、杏仁，杏子汤之用制半夏、茯苓等。

邪盛中期表寒已解或未尽，肺寒炽盛，肺闭不开，寒凝、津留为痰，寒痰内蕴，其对症治疗为化痰（饮）、平喘。临证化痰当以温化之温法为主，燥湿、利湿次之，辅以宣肺利水而化痰之法；平喘以宣肺之法为主。如冷嗽干姜汤、小青龙汤、苏子降气汤等方剂，皆此配伍思想。

后期邪减、肺闭得开、肺寒不甚、寒痰未尽者，治以温肺化饮为主，可佐以理肺、益肺、敛肺之品。如温肺定喘汤之配伍五味子，杏子汤之用人参、芍药、五味子等。

（2）温中散寒法：温中散寒法适用于寒邪侵犯胃肠所表现的实寒之寒滞胃肠证。温中散寒法在立法时，以温胃祛寒、温运脾寒、温通小肠之温法、汗法为主，佐以行气、消导、分利之法，以达病因学、病机学治疗目的。

临证立法时以辛热温散或佐用甘补温运之品为主，以温散寒邪，辅以辛香、行气、活血之法以疏通气机，使寒凝得以温散、阳气得以宣展。一般常以干姜、吴茱萸、桂枝、蜀椒等温法药物为主，临证常选用干姜、生姜等"姜"类药物，既能温里散寒，又能和胃降逆，再辅以辛温表散之汗法，如藿香、防风、桂枝等药物，诸配伍使寒邪得以温化、表散，如理中汤之用桂枝，桂枝人参汤之用桂枝、干姜，大建中汤之用蜀椒、干姜，吴茱萸汤之用吴茱萸、生姜，小半夏汤之用生姜，当归建中汤之用桂心、生姜，小建中汤之用桂枝、生姜等皆此配伍思想。另外，温中散寒法中配伍辛温之汗法，除用于表里俱寒之证、解表散寒之作用外，如附子麻黄汤（附子理中汤加麻黄）之麻黄；更主要借其辛温达表之性，以加强温中散寒之作用，给里寒以出路，如当归四逆汤之用桂枝、细辛，黄芪桂枝五物汤之用桂枝、生姜，当归建中汤之桂心、生姜等皆此配伍思想，他如黑龙江中医药大学附属医院协定处方小儿时症散之用苏叶、藿香、白芷。

寒邪客犯脾胃，或脾胃虚寒，可导致胃失通降，或凝阻气机等诸多病理变化，除选用温法药物为基础外，主要通过行气、汗法、消导、分利之法以调整脾胃功能、疏通气机，达到病机学治疗目的。

或在温中散寒法中配伍行气之法，以兼顾寒凝气滞，或胃失和降治疗上的需要，如厚朴理中汤之用厚朴、陈皮、木香、茴香、苏梗，枳实理中汤之用枳实，治中汤之用青皮、陈皮等，其一疏通气机，行气化滞，消胀止痛，其二行气和胃降逆。此种配伍，在选择行气法药物时，一般选用行气而兼通降之品，如厚朴、陈皮、枳实等药物，亦可选用行气而兼疏肝作用之青皮、香附等药物。

或在温中散寒法中配伍辛温汗法，以兼顾表里俱寒，或胃失和降治疗上的需要，如吴茱萸汤、小半夏汤之配伍生姜等，其配伍作用，其一能和胃降逆，其二借其辛温达表之性，增强其温中散寒之效。

或在温中散寒法中配伍消导之法，一般选用鸡内金、山楂、神曲、麦芽、谷芽等消食导滞类药物，其配伍意义在于借其下行之势，以助和胃降逆之功。如黑龙江中医药大学附属医院协定处方小儿时症散之用山楂、麦芽、神曲等。

或在温中散寒法中配伍分利之法，一般选用茯苓、泽泻、滑石、猪苓、车前子、竹叶等药物，其配伍意义在于借其下行之势，以利湿醒脾、和胃降逆。如黑龙江中医药大学附属医院协定处方小儿时症散之用茯苓、泽泻、滑石、猪苓等。

在立温中散寒法时，必须以寒邪客胃，或脾胃虚寒证为治疗适应证，以其温中祛寒、疏风散寒之作用，使里寒得除、得散，临证以温法为主、辅以汗法，配合疏通气机、下气降逆的方法以和胃。并根据中焦寒客，或虚寒的成因及兼夹症的不同，灵活配伍健脾益气、养血益阴之法，以适应病情的需要。

或因寒邪伤胃，或因脾胃夙虚，皆有中焦虚寒的一面，非温热则寒邪不除，非补益则虚弱难愈，故将温法与补益之法有机地配伍使用，才能阳以化气、气以生阳，达到兼顾其虚、扶正祛邪之目的。如理中丸之佐用人参、炙甘草，吴茱萸汤之佐用人参、大枣，大建中汤之佐用人参，黄芪建中汤之主用黄芪等。

或妥善配伍健脾之法，或因寒邪伤胃，或因脾胃夙虚，皆有中焦虚弱的一面，只有脾胃健运才能使脾胃之气源源地化生气血，甘温益气守中，与温法相伍可以增强温中散寒之力，扶助脾胃之阳，恢复脾运的作用。如理中丸、附子理中丸、桂枝人参汤之用白术，小建中汤、大建中汤之用饴糖等。

本证系感受寒邪、寒邪客胃、寒凝气机郁滞，可兼有血滞、血热。兼血滞者常选赤芍、莪术、丹参等，兼血热化腐者常选青黛、紫草、牡丹皮。

（3）暖肝散寒法：暖肝散寒法适用于寒邪侵袭肝脏所表现的实寒之肝寒气逆证、寒滞肝脉证，或阳虚肝寒证。暖肝散寒法在立法时，以温阳祛寒、散寒止痛之温法为主，佐以行气、补益之法，以达病因学、病机学治疗目的。

临证应用暖肝散寒之法，可达到疏肝、祛怯、舒筋、止痛、兴阳、暖宫、舒阴、消肿。由于寒邪侵袭于肝，肝气为寒气内扰而逆乱于上，其病因学治疗为温肝散寒、逐阴荡寒以达祛邪、复肝之用之功。如吴茱萸汤之用吴茱萸、生姜，暖肝煎之用小茴香、肉桂、乌药，橘核丸之桂心、木香，还少丹之用小茴香，天台乌药散之用乌药、小茴香、高良姜等。

暖肝散寒法在立法时，除选用温法以暖肝、散寒以祛其因外，更应重视疏通肝脉之疏肝、理气、活血诸法，以及补益肝肾之法的应用。如柴胡、川楝子、郁金、青皮等疏肝解郁、疏通肝脉，如荔枝核、延胡索、陈皮等理气散结、疏通肝脉，如桃仁、赤芍等活血止痛、疏通肝脉。如橘核丸之用橘核、川楝子、桃仁、延胡索、木香、枳实，天台乌药散之用木香、青皮、槟榔、川楝子，暖肝煎之用乌药、沉香，加味乌药汤之用木香、延胡索、香附等。对于兼有肝阳虚、肝用不足之证，应用补益肝肾之补法借以促进肝之升运生发之机，复收舒筋、祛怯、舒阴、消肿之功，如还少丹之用杜仲、巴戟天、肉苁蓉，暖肝煎之用枸杞子、肉桂等。

鉴于肝为将军之官，体阴用阳，喜条达而恶抑郁，尤易化火伤阴，故除在运用病因学、病机学治疗时注意选用辛而勿燥、温中含柔、补中寓通之品外，亦应合理配伍补气、养血之补法以养肝体、扶正祛邪，如吴茱萸汤之佐用人参、大枣及当归，暖肝煎之用当归等。

对于肝经有湿，或肝脉郁滞、血津运行受阻，可见鞘膜积液、睾丸肿硬难消等痰湿之症，可灵活应用淡渗分利之利法，以及化痰诸法。如暖肝煎之用茯苓，橘核丸之用木通、橘核、海藻、海带、昆布，还少丹之用茯苓、远志等；或在基础方的基础上加萆薢、车前子以利湿消肿，可加化痰散结之胆南星、浙贝母、炙百部，软坚散结之牡蛎、昆布，活血散结之僵蚕、莪术、三棱。

邪客肝脉，寒邪下窜，气血结聚，重在暖肝散寒、疏通经脉，以祛邪毒结滞，可适当配以散结消肿之品，则毒散、经脉通畅，自然会达到消肿止痛之目的；邪毒下窜，当用分利之品顺势导邪外出。若睾丸坚硬难消者，乃属痰瘀结聚而成，当以活血消瘀、化痰软坚散结为主，适当配以疏通经络之品，使气行血行、气化痰化，有利于结聚之消退。

（4）暖宫温经法：暖宫温经法在立法时，以温经散寒、温经通脉、暖宫止痛之温法、补法为主，特别重视温补脾肾，并灵活配伍活血、理气、导滞、疏肝、通脉、分利诸法以达温通血脉、温经活血、温经止痛之功。

暖宫温经法临证立法选方时以温法药物为主，临证常用乌药、茴香等药物，如《竹林女科》川楝汤之主用大茴香、小茴香、乌药，《沈氏尊生书》艾附暖宫丸之主用肉桂、吴茱萸，温经汤之用肉桂，温胞饮之用肉桂、附子等皆以温法为主，以达温散里寒、温经通阳、暖宫止痛之功。并根据病情及治疗需要亦可酌情配伍补肾、益气之补法，以增强祛寒、暖宫之功效，历代诸多暖宫方剂皆辅以补益之法，补肾安胎汤之配伍杜仲、狗脊；温胞饮之配伍巴戟天、补骨脂、菟丝子、杜仲补肾之品；白术、山药、人参等健脾补气之品，温经汤之配伍人参、牛膝，艾附暖宫丸之配伍黄芪、续断等皆此配伍思想。

暖宫温经法在立法时虽以温法药物为主，并辅以补肾、助阳、补气之补法，亦可根据病情需要佐用辛温之汗法，其配伍目的在于借其辛温达表之性，以增强散寒、疏通之力。如川楝汤之用麻黄、生姜，艾附暖宫丸之用艾叶等。

并可根据病情灵活配伍活血、理气、导滞、疏肝、通脉、分利诸法以疏通经络、通达血脉、暖宫止痛。如温经汤配伍养血活血之当归、牡丹皮、川芎，利湿、导湿下行之牛膝；川楝汤配伍疏肝之川楝子，理气止痛之木香、槟榔，活血散瘀、散结之乳香、延胡索等。

（5）温经散寒法：温经散寒法在立法时，以温法药物为主，佐用活血、通络、搜风、除湿、辛散等诸法，旨在伸发阳气、化凝复脉、回阳通脉，用于治疗寒滞经脉、阳虚寒凝之证的一种治疗方法。

寒滞经脉、阳虚寒凝之证系血为寒凝、阻滞血脉，闭塞不通，或阳虚、内寒蕴结所致。临证以温法药物为主，一般选用既温散寒邪，又具有温通经脉之药，以收最佳疗效。如当归四逆汤之主用桂枝、细辛，通脉四逆汤之主用干姜、附子，以及近代诸多治疗雷诺病、脱疽等疾病的经验方皆此配伍思想，使经脉通畅、寒邪去，而筋脉调和。

在立温经散寒法时，应妥善配伍各种通利血脉、疏通经脉之活血、通络、搜风、除湿、辛散等具体治疗方法。如一般辅以鸡血藤、路路通、赤芍、莪术等活血化瘀、疏通经络之活血法，地龙、僵蚕、郁金等通络、疏通血脉之通络法、息风法，金丝瓜、海风藤等祛风通络止痛之驱风法，薏苡仁、通草等通利血脉、利水导邪外出之利法，全蝎、蜈蚣等搜风通络、息风镇痛之息风法。特别是对于此类病证亦可辅以麻黄、生姜、白芷等辛温疏散之汗法，其配伍目的在于取其辛温宣散之性，以发越阳气、开泄腠理、散肌表腠理之寒凝，并与诸多温法药物相伍，以加强治疗效果，亦是治疗此类病证临证配伍方法与技巧之一，正如《外科证治全生集·治法·阴疽治法》所云："非麻黄不能开其腠理，非肉桂、炮姜不能解其凝结，此三味，酷暑不能缺一也，腠理一开，凝结一解，气血能行，行则凝结之毒亦随消矣。"

除针对证机选用温法、活血、通络、除湿诸法外，亦应合理配伍补血、补气之法，既能起到补益气血、利于散寒而不燥阴血，又能驱邪于外。如当归四逆汤、当归四逆加吴茱萸生姜汤之用当归、芍药、大枣、甘草等皆此配伍思想。

五、祛暑法的临床运用及现代研究

（一）祛暑法的概念

祛暑法是通过用祛暑的药物，具有祛暑清热、祛暑利湿等作用，以治疗暑邪为病的治疗方法。

以祛暑法为主组成的方剂，汪昂在《医方集解》中称为"清暑之剂"，吴仪洛在《成方切用》中置于"清暑门"下，从本质来看属八法中"清法"范畴。

通过运用祛暑法除能达到涤暑、清暑、祛暑、化湿等病因学治疗意义外，亦能通过运用祛暑的方法达到开闭、通窍、解表、止渴、止呕、止泻等病机学、对症治疗目的。

（二）祛暑法的适应证

具有热性性质的邪气，其性炎上、升散，易伤津耗气、生风动血，温为热之渐、火为热之甚，暑多兼夹湿邪，盛行于夏季，从卫表、鼻口而入，亦可直中；其症为壮热、恶热、烦渴、汗出、脉洪、溲黄；其病有肺炎喘嗽、泄泻、暑温、外感急惊风。

祛暑法适用于暑邪为患所引起的病证，包括暑温、暑湿、伏暑、伤暑、冒暑等。

（三）祛暑的方法与途径

临床上根据暑邪客犯部位、程度、邪正消长及兼夹邪的不同，祛暑的方法主要有以下六个方面：

一为泻火祛暑，采用清法，通过运用清热解暑作用的方法，达到祛暑清热、涤暑清热之目的。

二为通腑泄热，采用下法，通过运用通腑泄热、通下的方法，达到通腑泄热、清热解毒之目的。以通腑泄热、急下存阴，且有"存得一分津液，便有一分生机"之理。

三为分利泄热，采用利法，因暑邪的邪气性质为火热，但多夹湿，首客阳明气分，易伤津耗气。临证时在采用清热的方法的基础上，应用淡渗分利之法，导暑热、湿热从小便而出。

四为祛湿解暑，采用各种祛湿法之芳化、燥湿、分利等方法，达到祛暑利湿、化湿泄火之目的。

五为辛温祛暑，采用辛温之汗法，选用性味辛温具有祛寒解表作用的药物，以其发散表寒、宣散寒邪之作用，达到发汗祛寒、解除兼夹表寒之目的。

六为清心涤暑，采用清法，通过运用清心解暑、清热泻火的方法，达到解除暑热闭神引起的各种症状。

（四）祛暑法的临床配伍技巧及思路

1. 祛暑法的临床配伍思路　临证祛暑法主要有清热解暑、透表清暑、化湿祛暑等作用，其具体有以下六个方面：

一为泻火祛暑，采用清法，常用药物有黄连、石膏、青黛、知母等，代表方剂有白虎汤、黄连解毒汤、清暑益气汤等。

二为通腑泄热，采用下法，常用药物有大黄、芒硝等，代表方剂有调胃承气汤、礞石滚痰丸，或用大、小承气汤等。

三为分利泄热，采用利法，常用药物有西瓜翠衣、茯苓、猪苓、泽泻、车前子、通草等，代表方剂有六一散、桂苓甘露饮等。

四为祛湿解暑，采用各种祛湿法芳化、燥湿、分利等方法，常用药物有苍术、厚朴、木瓜、扁豆、佩兰、鲜荷叶等，代表方剂有碧玉散、鸡苏散、大顺散等。

五为辛温祛暑，采用辛温之汗法，常用药物有藿香、香薷、紫苏、防风等，代表方剂有香薷饮、新加香薷饮、枇杷叶散、消暑丸等。

六为清心涤暑，采用清法、利法，常用药物有石膏、竹叶、栀子、黄连等，代表方剂有黄连涤暑汤、黄连解毒汤等。

2. 祛暑法的临床配伍技巧与规律　因暑有暑热、暑湿之别，故祛暑法在临床上主要有清热祛暑法、祛暑除湿法两类。由于暑邪在疾病发展过程中，又可入营入血，引动肝风，甚或内闭心窍，为此根据具体情况可灵活配伍清营凉血、平肝息风、开窍醒神诸法。

（1）清热祛暑法：清热祛暑法适用于暑类疾病，适用于暑伤肺胃、暑客阳明之证。暑为阳邪，其性炎热升散，暑多夹（兼）湿，祛暑常用药物有金银花、连翘等辛寒清热之品，芦根、香薷、竹叶心、鲜荷叶、扁豆花、西瓜翠衣、佩兰等祛暑之品为主。代表方剂有香薷饮、新加香薷饮、清暑十全散、黄连涤暑汤等。

根据感邪轻重、兼夹不同，常配伍清气分热、化湿利湿、养阴生津、汗法等诸法。

临证配伍清气分热之清法，其目的在于清热涤暑、清解气分之热，而且有截断病邪传变之意。常选知母、石膏、青黛、黄连之类，大多清暑方剂皆配以清气分热之清法，如《宣明论方》桂苓甘露饮之用石膏、寒水石，《温热经纬》清暑益气汤之用黄连，黄连涤暑汤之用黄连、黄芩、连翘等，均体现了祛暑方剂配以清气法的重要意义。

临证配伍利法，其配伍利法的目的在于，其一暑邪伤人每兼夹外湿，祛暑方剂与利法合用，以利湿；其二利法是祛暑外出的方法之一，王纶在《明医杂著》中提出"治暑之法，清心利小便最好"，如《宣明论方》桂苓甘露饮之用六一散、五苓散，《时病论》清凉涤暑法之用滑石、泽泻、车前子，《症因脉治》十味香薷饮之用茯苓等，均体现了祛暑方剂配以利法的重要意义，正如喻嘉言在《医门法律·卷之四·热湿暑三气门》"风湿"中有"凡治中暑病，不兼治其湿者，医之过也"之论。

清热祛暑法在立法时应注重透泄之法，如在用药时除选用西瓜翠衣、鲜扁豆花、鲜荷叶、淡竹叶、金银花等利法、清法药物以助清暑透热外，一般选用香薷、藿香、紫苏、苏梗等汗法药物以开"腠理暑邪内闭"之机。历代诸多清暑方剂中皆辅以利法、汗法，如黄连香薷饮之用香薷，鸡苏散之用薄荷，桂苓甘露饮之用藿香、葛根，清暑十全散之用香薷、藿香、苏叶等皆此配伍思想与技巧。

由于暑为火热之邪，易伤阴耗气，故暑邪致病可出现气液耗伤的症状与病机，历代医家均强调在祛暑法、方剂中配伍补气、养阴生津法的重要性、必要性。如王氏清暑益气汤之用西洋参、石斛、麦冬，十味香薷饮之用人参、黄芪、白术、炙甘草等。

（2）祛暑除湿法：祛暑除湿法是指运用清法、各种祛湿的方法，达到祛暑利湿、清暑化湿之作用，适用于暑湿内蕴、暑湿证。

暑热侵袭而盛于内外，湿邪内扰而困阻内外。临证根据证机选用清解暑热之清法为主，《温热经纬·卷三·叶香岩三时伏气外感篇》有"暑为火邪，心为火脏，邪易入之，故治中暑者，必以清心之药为君"之论，临床常用石膏、黄连、知母等药物，如桂苓甘露丹之主以石膏、寒水石，甘露消毒丹之主以黄芩、连翘，王氏连朴饮之主以川黄连等，皆以清法为主以清解暑邪，达到病因学治疗目的。

并须根据兼夹湿邪的性质、程度，灵活运用各种祛湿、化湿、除湿之法，如王士雄在《温热经纬·卷三·叶香岩三时伏气外感篇》中有"治暑者，须知其挟湿为多焉"，喻嘉言在《医门法律·卷之四·热湿暑三气门》中有"凡治中暑病，不兼治其湿者，医之过也"的重要论述。临证多采用清化、燥化、芳化、分利、温化、外散之法，以使暑湿得以分消，给邪以出路，如桂苓甘露丹之用滑石、五苓散，十味香薷饮之用茯苓、苍术、厚朴、木瓜、扁豆，清暑汤之用滑石、泽泻、车前子，藿朴夏苓汤之用薏苡仁、赤茯苓、猪苓、蔻仁、泽泻、淡豆豉，十味香薷饮之用茯苓、厚朴、木瓜，二香散系香苏散、香薷散、平胃散三方组合加减而成，以及现代中成药六合定中丸、纯阳正气片、暑湿感冒冲剂等历代诸多治暑方剂皆遵循此配伍思想。

六、祛燥法的临床及现代应用研究

（一）祛燥法的概念

祛燥法是通过轻宣辛散的药物为主组成，具有轻宣外燥、滋阴润燥作用，用以治疗外燥病证的一种治疗方法。祛燥法是根据《素问·至真要大论》"燥者濡之"而立，属十剂中的"湿可去枯"范畴，陈修园《时方歌括》将祛燥法组成的方剂归入"湿可润燥"范畴。

通过运用祛燥法除能达到轻宣外燥、润燥等病因学治疗作用外，通过运用祛燥的方法亦能起到疏表、滋阴、止渴、润肺、润肤、止痒、养营、止咳等病机学、对症治疗作用。

（二）祛燥法的适应证

祛燥法适用于六淫之燥邪为患，主要适用于肺燥、外燥、咳嗽等疾病。具有燥性性质的邪气，其性干涩、其气清肃，故燥邪为病，则枯涸干劲，易伤津液，易客于肺，分温燥、凉燥，多从鼻而入，病多从肺卫始；其症为干涩固稠；其病如秋燥、咳嗽。

（三）祛燥的方法与途径

燥邪为病，属《素问·阴阳应象大论》"燥胜则干"，最易化热，伤津耗气。临床上根据燥邪（外燥）之偏性、客犯部位、证候，以及邪正消长盛衰的不同，祛燥的方法主要有以下五个方面：

一为轻宣凉燥，采用汗法、补法、温法，凉燥属次寒、小寒，用苦辛温润，具有宣散寒邪、增液润燥作用之品，以达轻宣凉燥之功，正合《素问·至真要大论》"燥淫于内，治以苦温，佐以甘辛"之理。

二为轻宣温燥，采用汗法、补法，用辛凉甘润，具清宣热邪、增液润燥作用之品，意在外以轻宣温燥、内以凉润肺金。

三为疏表润燥，采用汗法，通过运用具有解表散邪、增液润燥之作用，达到祛除外燥，适用于外燥袭表之证。

四为清肺润燥，采用清法、补法，通过运用具有清热宣肺、增液润燥之作用，以清肺润燥，适用于燥邪犯肺、肺燥郁热等证。

五为疏风润燥，采用汗法，通过运用具有疏风散邪、增液润燥之作用，达到祛风润燥、疏风润燥之效，适用于风燥袭表之证。

（四）祛燥法的临床配伍技巧及思路

1. 祛燥法的临床配伍思路　通过祛燥法之轻宣外燥、疏表润燥、清热润燥、清肺润燥、滋阴润燥、生津润燥、养血润燥之作用，达到祛除燥邪、润肺、止咳、止渴、润肤、止痒等治疗目的。

祛燥法主要有轻宣外燥、疏表润燥、清热润燥之作用，以达祛除燥邪之功，其具体有以下四个方面：

一为轻宣凉燥，采用汗法、补法、温法，常用药物有杏仁、苏叶、桔梗、陈皮等，代表方剂有杏苏散等。

二为轻宣温燥，采用汗法、补法，常用药物有桑叶、杏仁、沙参、浙贝母、麦冬等，代表方剂有桑杏汤、沙参麦冬汤、清燥救肺汤等。

三为疏表润燥，采用汗法，常用药物有防风、薄荷、桑叶、杏仁等，代表方剂有杏苏散、桑杏汤等。

四为清肺润燥，采用清法、补法，常用药物有石膏、知母、黄芩、麦冬、枇杷叶等，代表方剂有清燥救肺汤、养阴清肺汤等。

2. 祛燥法的临床配伍技巧与规律 祛燥法在临床具体应用时须首先辨别燥邪偏凉、偏温，其次辨别有无兼邪，以及客犯部位而拟定不同的治疗方法与措施。

（1）轻宣凉燥法：轻宣凉燥法是指运用散寒润燥、宣散寒邪、增液润燥作用的药物配伍，用以治疗凉燥证、凉燥袭肺证的一种治疗方法。

轻宣凉燥法是以宣散寒邪之汗法、增液润燥之补法为主，尚应根据病情配伍宣肺、理气之法，以疏散燥邪。

凉燥侵袭、外袭肌表、内伤于肺，《温病条辨·上焦篇·补秋燥胜气论》引沈目南《燥病论》曰："燥病属凉，谓之次寒，病与感寒同类。"其治疗宗《素问·至真要大论》"燥淫于内，治以苦温，佐以甘辛"之论，采用辛温汗法为主，以疏散燥邪，如杏苏散之主用苏叶、生姜、杏仁开宣表气，使凉燥表解。

亦应根据病情需要妥善配伍宣肺、涤痰、理气、温散之法，以合证机。如杏苏散配伍宣肺之桔梗、杏仁，肃肺下气之前胡、半夏，理气之枳壳、陈皮等。其配伍目的旨在通过宣肺、涤痰、理气之法调整肺之功能，使其既能宣发于外、祛燥外出，又能肃降于下，恢复肺之功能。

（2）清宣温燥法：清宣温燥法是指运用清宣热邪、增液润燥作用的药物配伍，用以治疗温燥证、温燥伤肺证的一种治疗方法。

清宣温燥法是以宣散燥邪之汗法、清热泻火之清法、增液润燥之补法为主，尚应根据病情配伍宣肺、理气之法，如桑杏汤之用石膏、杏仁、桑叶、香豉，清燥救肺汤之用石膏、杏仁、桑叶，桑杏汤之用沙参、象贝、梨皮，清燥救肺汤之用阿胶、麦冬、胡麻仁等，通过运用汗法、清法、补法以宣散燥邪、轻宣温燥。

清宣温燥法在立法时，亦应妥善配伍宣肺、涤痰、理气之法，以调整肺之功能、清金保肺。如桑杏汤之用杏仁、象贝，清燥救肺汤之用杏仁、枇杷叶等。

燥邪为病最易化热、伤津耗气，因此，在立清宣温燥法的同时，亦应根据具体情况灵活配伍清热泻火之清法、生津益气之补法，以达预期治疗目的。

七、驱虫法的临床及现代应用研究

（一）驱虫法的概念

驱虫法是指运用驱杀虫体、下气、通腑、调整脏腑功能的各种治疗方法，以达驱虫、杀虫、安虫为目的，用于治疗各种虫证的一种治疗方法。

通过运用驱虫法达到驱蛔、杀虫、下虫、消疳等病因学治疗作用，通过运用驱虫的方法亦能达到宣肺、宁神、止痒、止厥、安蛔、止咳、息风、止痛、导滞等病机学、对症治疗目的。

（二）驱虫法的适应证

驱虫法系指用驱虫药及通下药以杀灭及驱泄肠内虫体的方法，在运用驱虫药时多以空腹服药为宜，常与通腑泻下、行气、消导诸法合用，以增强临床治疗效果。驱虫法适用于治疗各种肠道虫证及虫毒结聚证。

（三）驱虫的方法与途径

临床上根据虫客犯部位、影响脏腑以及兼夹证的不同，临床上驱虫的方法主要有五个方面：

一为杀虫，当根据虫的种类灵活选用针对性强、特效驱虫药，常用药物有使君子、苦楝根皮、槟榔、南瓜子等，代表方剂有使君子散、追虫丸。

二为通腑驱虫，采用下法，通腑导下，借其通泻之功而排出虫体，达到驱虫、下虫之治疗目的，常用药物有大黄、芒硝、莱菔子等，代表方剂有使君子散等。

三为缓泻驱虫，采用消法，消食导滞与理气诸法配伍应用，借其通下、行气、缓泻之力而排出虫体，达到驱虫、下虫之治疗目的，常用药物有山楂、神曲、麦芽等。

四为行气驱虫，采用消法，通过行气法之理气行滞、行气通泻之力而排出虫体，达到驱虫、下虫之治疗目的，常用药物有陈皮、青皮、槟榔等。

五为下气驱虫，采用消法，通过下气法之破气通腑作用，且借其行气通泻之力而排出虫体，达到驱虫、下虫之作用，常用药物有枳实、厚朴、槟榔等。

（四）驱虫法的临床配伍技巧及思路

1. 驱虫法的临床配伍思路 临证驱虫法主要有驱虫、下虫、杀虫作用，以达驱虫、安虫之功，具体有以下八个方面：

一为杀虫，当根据虫的种类灵活选用针对性强、特效驱虫药物，常用药物有使君子、苦楝根皮、槟榔、南瓜子等，代表方剂有使君子散、追虫丸。

二为燥湿杀虫，采用清法、温法，常用药物有黄连、胡黄连、芦荟、苦参等，代表方剂有连梅安蛔汤、钩虫丸等。

三为通腑驱虫，采用下法，常用药物有大黄、芒硝、莱菔子等，代表方剂有使君子散、集效丸、万应丸、追虫丸等。

四为缓泻驱虫，采用消法，常用药物有山楂、神曲、麦芽、莱菔子等，代表方剂有肥儿丸、六味肥儿丸、化虫丸等。

五为行气驱虫，采用消法，常用药物有陈皮、青皮、槟榔、木香、柴胡等，代表方剂有祛虫积方、二号驱虫汤等。

六为下气驱虫，采用消法，常用药物有枳实、厚朴、槟榔等，代表方剂有万应丸、集效丸、追虫丸等。

七为健脾驱虫，采用补法，常用药物有白术、茯苓、当归等，代表方剂有肥儿丸、布袋丸、乌梅丸等。

八为安虫，采用清法、温法、理气法，常用药物有黄连、芦荟、细辛、干姜等，代表方剂有乌梅丸、连梅安蛔汤、驱蛔汤2号。

安蛔法系针对引起虫动的原因而调整脏腑功能，达到安虫的目的，待虫体安伏后再行驱蛔，根据"蛔得酸则安、得辛则伏、得苦则下"（《古今名医方论·卷四》）的特性，先予以安蛔，后择机驱蛔。

2. 驱虫法的临床配伍技巧与规律　临床除采用驱虫法外，常与下法、下气法、消导法配伍应用，临证主要分为驱虫、杀虫、下虫等不同方法。

（1）驱虫法：驱虫法系指用驱虫药及通下药以杀灭及驱泄肠内虫体的一种治疗方法，驱虫法常与通腑泻下、行气、消导诸法合用以加强驱虫效果，并佐以各种改善脏腑功能的方法与措施。

在立驱虫法时，一般以驱虫药物为主，并当根据虫的种类灵活选用针对性强、特效驱虫、杀虫药物，如驱蛔虫可选使君子、苦楝根皮、花椒、鹤风、雷丸等，驱蛲虫可选槟榔、百部、雷丸等，驱钩虫可选槟榔、榧子、鸦胆子，驱姜虫可选槟榔，驱绦虫可选槟榔、南瓜子、榧子，驱滴虫可选雷丸、鹤草冬芽、鸦胆子、大蒜。

驱虫法在临床应用时除选用各种驱虫的方法与措施外，应重视燥湿法、祛风法、解毒法、下法等杀虫方法的综合应用。《全国中药成药处方集》之五色兑金丸用黑丑、白丑、干蟾皮、雄黄杀虫驱蛔，胡黄连、黄连、石膏、大黄苦寒泄热，与黑丑、白丑相伍借其导下、下气之力以下虫体，佐以青黛、滑石、陈胆星清化痰热，神曲消食导滞、借其缓下之力以下其虫。又如祛虫积方主用牵牛子、槟榔，驱虫散之主用大乌梅肉、使君子仁、雷丸、榧子仁，五消散主用炒水红子、君子仁，消疳理脾丸主用芜荑、芦荟、君子肉等驱虫、杀虫，安虫散之胡粉、雄黄、巴豆霜杀虫下虫，炒鹤虱、白矾驱虫。

驱虫主要采用下法、消导法、理气法以及专用驱虫法及药物，下虫主要采用下法、利法、下气法、消食法、导滞法，杀虫主要采用燥湿法、理气法、通下法及专用杀虫法及药物。临证可根据不同虫证、病情需要，主用或佐用通下、消导、下气、理气之法，以加强其驱虫、下虫之力，其配伍目的与意义在于运用通下借其通泻之功而排出虫体、破气通腑，下气借其行气通泻之功而排出虫体，消导借其缓泻之功而排出虫体。如集效丸配伍下法之用大黄、下气法之槟榔，万应丸配伍下法之用大黄、牵牛子以及下气法之用槟榔，追虫丸配伍下法之用牵牛子、下气法之用槟榔，化虫丸之用玄明粉、大黄、牵牛子，驱绦验方之用生大黄，他如肥儿丸、六味肥儿丸、化虫丸等均配伍消导之用麦芽、神曲、山楂等药物。

临证在具体运用驱虫法时，还应根据具体病情进行辨证施治，合理妥善配伍其他各种驱虫之法，如下法、消导法、理气法、下气法、导滞法等，以便更好地适应临证治疗的需要，达到驱、下、杀虫体之效。

临证可根据病情的需要，合理应用各种改善脏腑功能的方法，如补法、清法、温法、汗法、调理气血法等不同方法。

（2）安虫法：安虫法系针对引起虫动的原因而调整脏腑功能，通过清热以安蛔、温脏以安蛔、理气以安蛔等不同的治疗方法，达到安虫的目的。安虫法系在热扰虫窜、肠寒虫窜，或病情急重，或蛔虫窜出肠道、扭结成团出现蛔瘕、蛔厥等变证出现的情况下，一时或暂时应用安虫一法，待病情允许或病情缓解后再运用驱虫、下虫、杀虫诸法以根除虫患。

应用安虫法的目的是使妄动的蛔虫暂时得以安定，安虫法在立法时，根据柯韵伯所言"蛔得酸则静、得辛则伏、得苦则下，信为化虫佳剂"（《古今名医方论·卷四》）的特点，针对证机选用酸味安虫药物，如乌梅丸、理中安蛔汤、连梅安蛔汤等皆以乌梅为主，以及驱蛔汤之用榧子、胆道蛔虫汤之用使君子、苦楝根皮等。

并根据引起脏腑寒热的特点，妥善配伍温法、清法，以达清热以安蛔、温散以安蛔之治疗目的。如乌梅丸用辛温之细辛、蜀椒，温散之附子、干姜、桂枝，苦寒之黄连、黄柏；理中安蛔汤用温法之川椒、干姜，连梅安蛔汤用清法之胡黄连、生黄柏，温法之川椒。以及驱蛔汤用辛热之川椒、干姜、细辛，驱蛔汤2号用分利之茵陈蒿等。

临证除选用安蛔法外，尚应重视疏通胆道气机之利法、理气法、活血法等应用，以达病机学疏利肝胆、对症止痛之目的，如驱蛔汤2号配伍理气法之柴胡、木香、郁金、枳壳，活血之郁金，分利之茵陈蒿等。

并可根据突出主症疼痛的性质与程度，灵活应用各种止痛的方法与措施，如活血止痛、柔肝止痛、缓急止痛、通络止痛、理气止痛、疏肝止痛、息风止痛诸法，以解除患者痛苦，以利于病情、治疗需要。

（3）健脾驱虫法：健脾驱虫法通过补脾益气以消除虫证，是适用于脾虚虫积证的一种治疗方法与措施。

虫居肠道日久、耗伤脾胃，治当健脾，以复脾胃运化之职为主，常用四君子汤之类，兼中阳不足者常选理中汤之类，佐以理气和胃之品。若虫积日久不去者，可酌加使君子、川椒之类以杀虫驱虫。在立法选药时应根据病情权衡虫病与正虚之间的主次轻重，或通过补脾益气以消除虫体，或补益与驱虫并重，攻补兼施。

马新云教授方化虫健儿丸中用炒使君子仁、槟榔杀虫行气而为君；臣以白术、茯苓、太子参健脾益气以培土固本；佐以麦芽、山楂消食导滞，陈皮、木香行气导滞以下虫，乌梅、白芍酸甘敛阴滋脾，且防行气杀虫诸药之辛燥。诸药合用共奏健脾和中、杀虫消积之功。

（4）驱虫消疳法：驱虫消疳法是运用驱虫、下虫、杀虫的方法与措施，并与其他治疗方法配伍应用，以达杀虫消积、理气导滞之功，用于治疗虫积所致疳积的一种治疗方法。

虫疳系虫证客居肠道，损伤脾胃，导致脾胃虚弱、气血生化乏力，或直接耗伤气液，使气液不足，不能满足机体生长发育的需要。临证在立驱虫消疳法时应用杀虫、驱虫诸法以祛除病因，审因论治，一般选用针对性强、特效驱虫、杀虫药物，如使君子、苦楝根皮、花椒、鹤虱、雷丸等；并佐以燥湿杀虫之苦参、蜜百部，下气杀虫之厚朴、青皮、槟榔片，消导下虫之山楂、鸡内金等。消疳理脾丸主用芜荑、芦荟、君子肉等驱虫、杀虫，布袋丸之用芜荑、使君子、芦荟，肥儿丸之用使君子、槟榔等。

　　在立驱虫消疳法时除采用各种方法与措施驱虫、杀虫外，亦应重视病机学治疗的措施与手段，如布袋丸之用白茯苓、白术、人参、甘草，肥儿丸之用肉豆蔻、槟榔、木香、黄连等，临证一般采用理气、燥湿、分利、消导等法以醒脾助运，补气、健脾、淡渗分利等法以健脾助运，这样诸多治法配伍应用，使虫积得去、食积得消、气滞得除、脾虚得健、内热得清，虫去正复，诸症得除，气血津液化生正常，脏腑、机体得养。

　　（5）杀虫散结法：杀虫散结法是指运用各种杀虫、驱虫的方法与措施，并与化痰、活血、理气诸法配伍应用，用于治疗虫痰互阻证的一种治疗方法。

　　绦虫卵在人体内发育成幼虫，虫与痰浊相搏结于肌肤，以痰核包裹为主症。其病因学治疗为杀虫燥湿，杀虫常选槟榔片、使君子等药物，燥湿常选槟榔片、明矾、厚朴等药物；病机学治疗为理气、化痰，理气常选槟榔片、地龙、青皮等药物，化痰除选用燥湿法外，佐以下气、辅以温化；对症治疗为软坚散结，除选用理气、化痰等病因病机学治疗方法外，亦选用活血化瘀、通络散结、软坚消散诸法。如《中国药物大全》之囊虫丸主用干漆、雷丸杀虫，水蛭、桃仁、五灵脂、牡丹皮活血祛瘀、破血散结，芫花逐水涤痰，橘红、茯苓理气祛痰、淡渗利湿，僵蚕息风散结。

　　黑龙江中医药大学附属医院协定处方之蛤矾丸用明矾为君，以燥湿解毒而化痰散结；蛤壳理气化痰、软坚散结而为臣佐。诸药合用共奏化痰燥湿、软坚散结之功，使痰散、气顺、结节消失。化核丸用白矾为君，以燥湿解毒而化痰；臣以槟榔片行气疏通、杀虫、利水化湿而化痰；佐以五爪、海螺化痰散结，清半夏、白芥子温化痰湿，昆布软坚散结，甲珠破血消瘀而散结，砂仁理气和胃、调理脾胃。诸药合用除湿清痰、活血通经、软坚散结。该方化痰以燥湿法为主，佐以下气、利水、温化；散结除选用软坚散结之对症治疗外，尚有化痰、理气、活血诸法以达散结之目的。

　　（6）化痰杀虫法：化痰杀虫法是指运用驱虫、杀虫的方法，并与化痰、息风、开窍、散结诸法配伍，用于治疗囊虫侵脑证的一种治疗方法。

　　绦虫卵在人体内发育为幼虫，虫与痰浊互结于脑，脑窍闭塞。病因学治疗为杀虫、化痰诸法以除脑络、眼之经络囊虫与痰浊，杀虫常用槟榔片、鹤虱、使君子等药物，治痰当根据痰之性质灵活选用清化痰热法（常用天竺黄、胆南星、牛黄、白矾、青礞石等药物）、温化痰浊法（如陈皮、制半夏、白芥子等药物）、涤痰（如瓜蒌等药物）及分利、通下二法以畅流，以及杀虫、理气、扶土等制源之法。病机学治疗为疏通脑络，常选治痰法、活血化瘀法（如莪术、桃仁、赤芍、川芎）、通络法（如地龙、郁金等药物）。对症治疗为软坚散结、息风止痉、开窍苏神、明目，软坚散结除选化痰散结、通络散结、活血散结外，亦可应用昆布、海藻等以散结。

　　黑龙江中医药大学附属医院协定处方之千金丸用白矾、槟榔片、鹤虱、雷丸杀虫；白矾、浙贝母清热燥湿化痰，清半夏、陈皮、桂枝温化痰浊，以祛痰化浊；乳香、没药、皂刺、川芎、赤芍、甲珠破血散瘀，以除壅滞；牡丹皮、金银花清热凉血，当归、白芍养血和血，柴胡、陈皮、槟榔片、乳香行气解郁，昆布、牡蛎、大贝软坚散结消肿；全蝎、僵蚕息风止痉，枣仁、茯神养血安神。诸药合用共奏燥湿化痰、活血软坚、安神杀虫、息风止痉之功。惊风百效散方中胆南星为君，以清化痰热、息风定惊；臣以牛黄清热解毒、化痰开窍、息风止痉，麝香芳香开窍、解毒散结；佐以牙皂、天竺黄下气降逆、涤痰开闭，法半夏下气化浊，冰片清热解毒、开窍醒神，朱砂、珍珠镇心定惊，僵蚕息风止痉，六曲消食导滞而化痰，八味为佐。方中开窍醒神与镇心安神并用以复神明之职；用清化、温化、通窍、下气诸法以除脑络之痰浊。

第二节　消食法的临床具体运用

一、饮食因素的致病机制

饮食因素在中医病因学中占有重要的地位，也就是说由饮食直接或间接造成的病证或证候在临床上常见、多见。因此，消食法在临床学治疗中占有重要的作用与意义，广泛应用于中医学临床。

通过运用消食的方法能达到消食、消石、下虫、下痰、祛邪等病因学治疗作用与意义，通过运用消食的方法亦能达到化滞、导滞、化积、消癥、运脾、减轻肠胃负担、化痰、和中、泄热、理气、消聚、散结、消癥、止呕、止痛、止泻等病机学、对症治疗目的。

（一）饮食因素致病的种类范围

1. 数量之多寡。
2. 种类之偏全、比配失调。
3. 性质之肥瘠、精劣、生熟、冷热、软硬。
4. 哺乳方法不当，如时间、数量、频率、节律、程序等。
5. 洁净度，饮食污染与否、变质与否及个人卫生。

（二）饮食因素的致病作用

1. 客阻或（及）伤及脾胃　喂养方法不当，饮食性质不适宜，过饱、偏嗜均可客阻或伤及脾胃，引起肠胃脾不和或（和）虚弱，使腐熟、运化、泌别、传导功能失健或（和）失司，导致诸多疾病，发为呕吐、泄泻、疳证、食滞等。

2. 水谷精微不足　由于饮食量少、质次、偏全等引起水谷精微摄入量不足，使脏腑失养，造成阴阳、脏腑、气血虚弱，发为厌食、疳证、血虚等。

3. 阴阳、脏腑失调　由于挑食、偏食、嗜食，饮食性质引起阴阳、脏腑、气血某一方面偏盛，另一方面则虚弱，使原本就强弱不均的阴阳、脏腑、气血更加强弱不均。如过寒伤阳、过热伤阴、过辛伤肺、甘腻伤脾等，发为厌食、哮病、痫证等。

4. 引入其他病邪　饮食被其他邪气或虫体污染后，其他邪气随饮食而入致伤人体，发为病证，此非为饮食本身致病，在这种情况下饮食只是一种媒介、引邪入里。如湿热泻、肠道虫症、痢疾、肝热病等。

二、消食的方法与途径

消食法在具体运用时须根据残食客犯的部位而采用不同的治疗方法与措施，如宿食在胃者可用吐法，宿食在胃以下者可用消法（消食导滞）、下法，如李杲在《脾胃论·卷下》强调："伤食者，有形之物也，轻则消化，或损其谷，重则方可吐、下。"

借鉴、综合历代的消食导滞类方剂的配伍方法、配伍思路与用药经验的基础上，目前消食的方法有六个方面：

一为消食化滞，采用消法，通过运用消法之消食的方法，达消食化滞、消食和中、消食止呕、消食止痛之目的。

二为行气导滞，采用消法，通过运用理气、行气的方法，达理气消胀、理气疏导、宣通气机、消食导滞之目的。如张景岳强调："去食莫先于理气。"

三为通腑导滞，采用下法，通过运用攻下的方法，达通腑导滞、泻结消食之目的，正如"盖浊阴不降、则清阳不升，客垢不除、则真元不复"（《医方集解·消导之剂》）之论。

四为破积导滞，采用消法，通过运用活血化瘀、破积散结的方法，达消散积聚、散结化滞之目的。

五为理脾消食，采用补法、温法，通过运用健脾、运脾、温脾，以及减轻脾胃负担的方法与措施，以恢复脾胃的正常功能，间接达到理脾消食之目的。

六为淡渗消食，采用利法，通过运用淡渗分利之利法，以减轻肠胃负担，利于脾胃肠功能的恢复，间接达到消食、导滞的目的。

三、消食法的临床配伍技巧及思路

消食法主要适应于食滞胃肠证、脾虚夹积证。食滞胃肠证的辨证要点：①有饮食不节、喂养不当，导致残食陈泣、气滞不行，甚或伤及脾胃的病因病机存在。②有食滞胃肠的表现：如胃之受纳、腐熟失职，故见脘腹胀满疼痛、纳差；胃失和降而上逆则嗳腐吞酸或呕吐酸馊食物；胃肠气机阻滞则泻下不爽、泻下物酸腐臭秽，腹痛欲泻、泻后痛减。舌苔白厚多腻甚或白腐、脉滑为食滞之证。③食滞化热者，可有手足心热、入夜身（腹）热、口唇暗红、舌红。④脾虚夹积者，可兼有脾胃虚弱表现，如有一定程度的面黄、精神不振、困倦乏力、食则饱胀脘闷或饭后食困。

（一）消食法的临床配伍思路

临证消食法的配伍方法主要有理气导滞、通腑导滞、理脾化滞等治疗作用，以达消食、导滞之功，具体有六个方面：

一为消食化滞，采用消法，常用药物有山楂、神曲、麦芽、鸡内金等，代表方剂有保和丸、消乳散。

二为行气导滞，采用消法，无论实证、实中夹虚证，还是虚中夹实证，行气法势在必行，以达理气消胀、消食导滞之功，常用药物有枳实、砂仁、陈皮、槟榔片、厚朴、木香、青皮等，代表方剂有木香导滞丸、枳实导滞丸、木香槟榔丸。

三为通腑导滞，采用下法，"盖浊阴不降、则清阳不升，客垢不除、则真元不复"（《医方集解·消导之剂》），常用药物有大黄、玄明粉、芒硝、莱菔子等，代表方剂有一捻金、牛黄夺命散。

四为破积导滞，采用消法，可应用破积之活血法，常用药物有桃仁、红花、三棱、莪术等，以及软坚之鳖甲等，代表方剂有槟榔四消丸、枳实消痞丸、化积丸等。

五为理脾消食，采用补法、温法、理气、下法，临证理脾时常健脾益气与运脾开胃合用，但不宜过于温燥或滋腻，补脾或温中的同时当佐以消食，常用药物有白术、党参、茯苓、枳壳等，代表方剂有健脾丸、人参健脾丸、枳术丸。

六为淡渗消食，采用利法，常用药物有茯苓、泽泻、车前子、猪苓等，代表方剂有保和散、枳实导滞丸等。

临证在具体应用消食导滞类药物治疗食滞、积滞等疾病时，在消食导滞的药物中，不同的药物各有其不同的专长与特点，如麦芽能消乳食，山楂能消肉食油腻，神曲善化谷食积滞，莱菔子能消麦面之积，鸡内金除能消各种食积外，还有开胃作用。

（二）消食法的临床配伍技巧与规律

1. 消食导滞法　消食导滞法是指运用具有消食、下食、导滞、化滞等作用的药物，以治疗食积、食滞、残食阻滞等所致病证的一种治疗方法。

消食导滞法在临床具体立法组方时，主要针对残食阻滞的部位、食积的成因，以及兼夹症的不同，灵活运用各种消食的治疗方法与措施。通过消食、导滞、化滞、下气、理气、理脾、温运、分利、通腑等具体的治疗方法与措施，达到和胃、助运、减轻肠胃负担、除胀、理脾、助运等治疗目的。

针对失节之乳食种类选用消食法药物，临证可随因、随证灵活选用。如保和散之山楂、神曲、莱菔子，消乳散之神曲、麦芽，木香导滞丸之六曲，和胃汤之山楂、神曲等。

除针对性选用消食导滞法外，更应重视下法、利法、理气法、下气法等各种方法配伍与应用，给残食、气滞以出路，使食去而不伤正。临证除主用消导法消食、理气法导滞外，亦可灵活选用下法以导滞（寒下、温下），使肠中残食、秽浊尽去，以达荡涤之功，寓有"通因通用"之意。历代医家皆重视下法的应用，历代诸多消食导滞方剂皆消下并用，如木香导滞丸、枳实导滞丸之用大黄，木香槟榔丸之用牵牛、大黄、芒硝等。并可根据具体病情及治疗的需要配伍应用理气、下气法及其药物，历代诸多消导名方皆此配伍方法与思想，如枳实导滞丸、枳术丸、曲麦枳术丸、枳实消痞丸之配伍枳实，木香槟榔丸之配伍木香、槟榔，消乳散之配伍香附、陈皮，保和丸、健脾丸之配伍陈皮，和胃汤之配伍陈皮、姜炒厚朴、炒香附等，亦有"因势利导"、顺应腑气下行之用，而且能达到调理胃肠功能、下气消食等治疗目的。

残食有乳、谷之分，故在立法时，亦可根据具体情况及兼夹症之不同灵活配伍应用清法、温法、化湿诸法。如食滞既可酿生湿热，亦可酿生痰浊，临证可配伍清法、化湿诸法，历代诸多消导方剂皆此配伍思想，如配伍清法，保和丸、大安丸之配伍连翘，枳实导滞丸之配伍黄连、黄芩，木香槟榔丸之配伍黄连、黄柏等；如配伍化湿、祛痰之法，和胃汤之配伍厚朴、陈皮、半夏、苍术、藿香，保和丸、大安丸之配伍茯苓，枳实导滞丸之用茯苓、泽泻，曲麦二陈汤之配伍陈皮、半夏、茯苓、黄连、瓜蒌仁等。

亦应根据病情辅以补益之法，以恢复脾胃的正常生理功能，达到消食、导滞、防复发之目的，如保和丸、消食散之配伍茯苓，和胃汤之配伍砂仁，大安丸之配伍白术、砂仁，一捻金之配伍人参等，皆固本理脾、运脾消食之意。

2. 理气导滞法　理气导滞法是指运用具有调理气机、疏通阻滞作用的理气法药物，以其理气疏导、理气行滞、理气导滞之作用，用以治疗残食阻滞、气滞较重之证的一种治疗方法。无论脾胃虚寒、抑或残食陈滞，皆可致成气机阻滞，气机郁滞又可加重脾虚、食滞，故在治疗残食阻滞证时行气、理气之法势在必行。

残食陈滞、气机郁滞，不导滞行气，不足以去其陈滞、不足以伸其脾气。临证当采用理气、行气之消法为主，达导滞、消食、消胀之功。无论实证、实中夹虚还是虚中夹实证，行气法势在必行，理气导滞是临床常用的一种治疗方法。临床常用药物有枳实、砂仁、陈皮、槟榔片、厚朴、木香、香附、青皮等，历代医家在其研制的具有消食类方剂中均佐以或主以理气、下气法药物，如张景岳强调"去食莫先于理气"，徐忠可在《金匮要略论注》中有"凡积必由气结，气利则积消"之论，如消导名方保和丸之用陈皮，枳实导滞丸之用枳实，健脾丸之用陈皮、砂仁、白蔻仁等诸多方剂均佐以理气之法；而木香导滞丸、枳实导滞丸、木香槟榔丸、枳实消痞丸、槟榔四消丸等以消导为主要作用功效的方剂亦主以理气、下气之法，其配伍在于行气以助消食、下气导滞以通肠腑，使残食顺应腑气下行之势，有因势利导之意。

虽以理气、下气法为主，但根据病情亦可灵活应用消食之消法、清泻郁热之清法、温运脾阳之温法、通腑导滞之下法、淡渗调整胃肠之利法等，以顺应脏腑之气，以适应临证治疗的需要。如枳实导滞丸佐以消食之神曲，通腑导滞之大黄，清热燥湿之黄芩、黄连，淡渗分利之茯苓、泽泻；木香槟榔丸佐以通腑导滞之大黄、牵牛子，清热燥湿之黄柏、黄连，活血散结之莪术；槟榔四消丸之佐以酒制大黄、炒牵牛子，三黄枳实丸之佐以黄柏、黄连、黄芩，枳实消痞丸之佐以干姜；顺气消食化痰丸佐用消食之莱菔子、神曲、麦芽、山楂，化痰之半夏、胆南星等。

3. 理脾消食法　理脾消食法是指运用具有理脾、健脾、助运、化食等作用的为主，配合消食、理气等法，达健脾消食、理气消食等治疗作用，用以治疗脾虚夹积证的一种治疗方法。

临证针对脾虚、运化乏力之本，食滞、气滞乃因虚所致的病机特点，灵活采用健脾、补脾、理脾、助运、温运脾阳之补法、温法及其药物，以及减轻脾胃负担利于脾运之利法、理气法、下气法、消导法，以使脾气充足，恢复脾胃的正常运化功能，使其腐熟运化功能正常，亦可间接起到化食、消积、下气、行滞之目的，达到"养正而积自除"（《幼幼集成·卷三·食积证治》）之治疗目的。历代诸多健脾消食类方剂均有涉及，如枳术丸之主以白术，健脾丸之主以山药、白术、肉豆蔻、人参、茯苓，橘半枳术丸之白术，枳实消痞丸之主以干姜，东垣痞气丸之主以川椒、吴茱萸、干姜、肉桂、川乌等，理脾消食亦是临床常用的一种消食导滞的方法。

脾虚夹积，健脾、理脾、消食势在必行，然脾虚、食滞各有偏胜，脾虚又有脏虚及中阳不足之别，故在临床具体运用理脾消食法时，应根据具体病情灵活应用补脾、理脾、温中之法，并遵循攻补又有兼施、先补后攻之异，以达标本兼顾之目的。

本法所治之证以脾虚为本，食滞、气滞为标，而在具体运用本法时须标本兼顾，以求补气而不壅滞气机、消导而不攻伐脾胃，但临证仍可佐以消食导滞、理气导滞、下气导滞之法，如枳术丸之用枳实，健脾丸之用枳实、陈皮、神曲、山楂，曲麦枳术之用枳实、神曲、麦芽，橘半枳术丸之用橘皮、枳实，香砂枳术丸之用枳实、木香等。

第三节　祛内因法的临床具体运用

内因所致脏热，清脏腑热的方法有清法、下法、利法、补法、汗法；内因所致脏寒，温脏腑寒的方法有温法、下法、利法、补法等。补虚时须根据虚的性质、虚的程度、虚的部位，灵活应用补法、温法。祛内因的方法与措施众多，现将临床常用的、主要的有关方法加以总结与探索，以其起到示范作用，供临证具体应用时参考。

一、内因所致肺系病证的病因学治疗

内因所致肺系疾病的病因学治疗方法众多，包括益表、益肺、清肺、泻肺、温肺、补肺、养肺等具体的治疗措施，现择其典型治法，以起到以点带面的示范作用。

（一）补表气法的临床及现代应用研究

1. 补表气法的适应证　补表气法是通过补气、健脾、益肺的方法与措施，达到补益表气、固表实卫、止汗御邪之目的，适用于表气虚、表虚不固证的一种治疗方法。

2. 补表气的方法与途径　通过对历代医家用药经验的积累，临证补表气的方法主要有补肺气以益表气，具体有以下五个方面：

一为补肺固表，采用补法，因肺主一身之气，外合皮毛，卫气之输布体表充养肌肤，全赖肺气的宣发作用。通过补肺气、益肺气的方法，使肺旺则表固卫实，间接达到益表固表之目的。

二为培土生金固表，采用补法，因脾为肺之母，通过补益脾气、健脾、理脾、助运的方法与措施，使土气旺盛、培土生金，以间接起到益肺之作用，达到肺旺表固之目的。

三为补气固表，采用补法，通过补益正气、补气益卫的方法，使表气旺盛，直接达到表固卫实之治疗目的。

四为助阳固表，采用补法、温法，通过补气助阳、温补阳气的方法与措施，使阳气充足、气阳旺盛，达到固表实卫之目的。

五为收敛固表，采用固涩法，通过运用收涩卫气、敛阴固表的方法，使表气收敛，

达到固表敛汗之目的。

3. 补表气法的临床配伍技巧 补表气法临床主要适用于肺卫气虚证、表气虚证、表虚不固证、肺虚表疏证。

（1）补表气法的临床配伍思路：根据历代医家的不断探索，临证补表气法主要有补肺气以益表气、培土生金等，其具体有以下五个方面：

一为补肺固表，采用补法，通过补肺气的方法，使肺旺则卫气自固，常用药物有党参、人参、黄芪等，代表方剂有玉屏风散、补肺汤、人参五味子汤等。

二为培土生金固表，采用补法，通过培土生金的方法，使脾旺肺足，而表固，常用药物有茯苓、薏苡仁、白术、山药、白扁豆等，代表方剂有异功散、玉屏风散、参苓白术散等。

三为补气固表，采用补法，通过补气的方法，使表气旺，而表固，常用药物有黄芪、党参等，代表方剂有四君子汤、玉屏风散等。

四为助阳固表，采用补法、温法，通过温补助阳的方法，使气阳旺盛，而固表，常用药物有干姜、砂仁等，代表方剂有补肺汤等。

五为收敛固表，采用固涩法，通过收涩卫气的方法，使表气收敛，而固表，常用药物有牡蛎、麻黄根、浮小麦等，代表方剂有牡蛎散、玉屏风散等。

（2）补表气法的临床配伍技巧与规律：肺卫气虚证又称为表虚不固、肺虚表疏证，是指表气虚而失其固摄、防御之能所表现的证候，临床以自汗、易患伤风感冒为主症。

多种原因、多种途径致成肺卫气虚、表虚不固、卫外无力，其在临证治疗时当补益肺卫之气、益表气实卫，以恢复其固表之功能。根据历代医家的论述，及研制的方剂分析，临床上对肺卫气虚的补益肺卫之气的方法与途径有三个方面，临证主要采用培土生金的方法，达到益表气之目的，因脾为肺之母，通过补益脾气、健脾、助运的方法，使土旺、培土生金，以达到肺旺表实之目的；临证时可选用白术、茯苓、山药等药物，如玉屏风散、柏子仁丸之配伍白术。其次采用补气固表，可通过一般补气的方法，使气旺、表实，达到益表气之目的；临证时可选用党参、黄芪、太子参等，一般多选用黄芪，黄宫绣在《本草求真·卷一·补剂》"黄芪"中云"入肺补气，入表实卫，为补气诸药之最"，如牡蛎散之以黄芪为主，柏子仁丸之用人参，玉屏风散之用黄芪、大枣。最后采用补肺固表，因肺主一身之气，外合皮毛，卫气之输布体表充养肌肤，全赖肺气的宣发作用，通过补肺气、益肺气的方法，使肺旺则表固卫实，如补肺汤、人参五味子汤等诸多方剂皆通过补益肺气的方法达到益表气之目的。

临证在选用培土生金法以补益肺气、益表气时亦应辅以减轻肠胃脾负担、以利脾运之法，临证常用理气、消导、下气诸法以达间接补益脾运之作用，如临床常用陈皮、山楂、鸡内金、苍术等药物。

补表气法在佐用固涩法，通过敛汗固表、敛阴止汗法药物的应用，以达收敛止汗之目的，临证时可选用牡蛎、浮小麦、五味子、白果、龙骨等药物。如牡蛎散主以牡蛎、麻黄根，柏子仁丸主以牡蛎、麻黄根等，或于补表气之方剂中佐加收敛固表之品。

补表气法在临床立法时，除主以健脾、补肺、补气诸法外，亦可配伍疏散之汗法，临证时可选用防风、荆芥等发汗较弱之品，如玉屏风散方中佐用少量防风，以收相反相成之妙，此散中寓补、补中兼疏。

（二）调和营卫法的临床及现代应用研究

1. 调和营卫法的适应证　调和营卫法是通过运用汗、和的方法与措施，达到疏风和营、调气和营，用以治疗营卫不和证的一种治疗方法。

2. 调和营卫的方法与途径　通过对历代医家用药经验的积累，临证调和营卫法的方法主要有疏风治卫、调气和营，以使营卫和调，其具体有以下三个方面：

一为疏风和营，采用汗法，通过运用疏散外邪、和营解表作用的汗法，以和营气，用于治疗风邪袭表、营卫不和证。

二为调营和卫，采用汗法，通过运用解散风邪以治卫气、收敛益阴以治营气的汗法，使营卫恢复正常协调状态，达到调和营卫之目的，用于治疗营卫不和证。

三为调气和营，采用和法、理气法，通过运用疏散气机、调和偏颇之和法，以其理气和营之作用，达到调和营卫之目的，用于治疗营卫不和证。

3. 调和营卫法的临床配伍技巧　调和营卫法是通过运用汗、和的方法，达到疏风和营之效，调气和营，用以治疗营卫不和证。

（1）调和营卫法的临床配伍思路：根据历代医家的不断探索，临证调和营卫法主要有疏散以治卫气、收敛益阴以治营气等，其具体有以下三个方面：

一为疏风和营，采用汗法，常用药物有防风、荆芥、麻黄、豆豉、羌活等，代表方剂有桂枝汤、桂枝汤类方等。

二为调营和卫，采用汗法、补法，常用药物有黄芪、白芍、防风等，代表方剂有黄芪桂枝五物汤、桂枝加芍药汤等。

三为调气和营，采用和法，常用药物有生姜、大枣、甘草、杏仁等，代表方剂有麻黄汤、葛根汤等。

（2）调和营卫法的临床配伍技巧与规律：临证调和营卫法的方法主要有疏风治卫、调气和营，以使营卫和调，达到治疗的目的。

营卫不和证的实质是营弱卫强、营卫不调，临证在立法、处方时，当以调和营卫之法为主、为急，以恢复营卫的正常生理功能，使卫外有权、营阴内守。此时当用疏散之汗法以治卫强，用收敛益阴之补法、固涩法以治营弱，二者相互配伍，联合应用，于发汗中寓敛汗之旨，于和营中有调卫之功，使之散中有收、发中寓敛。临证一般常用桂枝发汗祛风、通达经气，以治卫强，芍药敛阴和营，以治营弱，桂枝与芍药相伍，一散一收，既治卫强又治营弱，而且辛温发表调卫之桂枝与酸寒敛阴和营之芍药等量配伍应用，可有平调表里、调和营卫之作用。本法系应用汗法之发汗作用以治卫强，酸收之敛阴作用以治营弱。

并根据病情需要灵活应用解肌、益营和卫、调和脾胃之法。一般临床加用生姜、荆芥之类辛散之品发汗解肌，以疏风、解肌、发汗治卫强；加用甘草、大枣之类甘平之品以敛阴、和营治营弱。

（三）补益肺气法的临床及现代应用研究

1. 补益肺气法的适应证　补益肺气法是指运用补气、益气的方法，以补益肺气，用于治疗肺气虚弱证的一种治疗方法。

2. 补益肺气的方法与途径　通过对历代医家用方、用药经验的积累，临床上补益肺气的方法主要有补益肺气、培土益肾等，其具体有以下四个方面：

一为培土生金，采用补法，因脾胃为后天之本、气血生化之源，通过运用健脾、理脾的方法，从根本上解决气血生化之动力，使气血化生充足，间接达到补益肺气之治疗目的。

二为益气补肺，采用补法，通过运用补气、益气的方法，间接达到补益肺气之治疗目的。

三为补肾益肺，采用补法，因肾为先天之本，人体元阳、元阴之根，通过运用补益肾气的方法，间接达到补肺、益肺之治疗目的。

四为抑肝益肺，采用补法、和法、清法、下法，通过运用抑肝之疏肝、缓肝、柔肝、泻肝、清肝的方法，以调整肝肺等脏腑之平衡，间接达到益肺之治疗目的。

3. 补益肺气法的临床配伍技巧　补益肺气法是指运用补气、益气、补肺、健脾的方法，直接或间接达到补益肺气，用于治疗肺气虚弱证。

（1）补益肺气法的临床配伍思路：根据历代医家的不断探索，临证补益肺气法主要有培土以益肺、益气以益肺、培补肾气以益肺等，其具体有以下四个方面：

一为培土生金，采用补法，常用药物有茯苓、薏苡仁、山药、白术、砂仁等，代表方剂有异功散、人参五味子汤、醒脾养肺散等。

二为益气补肺，采用补法，常用药物有党参、人参、黄芪等，代表方剂有补肺汤、人参五味子汤、六君子汤、黄芪汤、黄芪防风饮等。

三为补肾益肺，采用补法，常用药物有蛤蚧、胡桃肉、肉桂等，代表方剂有人参蛤蚧散、人参胡桃汤、保元汤、温经益元散等。

四为抑肝益肺，采用补法、和法、清法、下法，疏肝常用柴胡、薄荷、郁金、麦芽等药物，柔肝常用白芍、当归等药物，平肝常用地龙、钩藤等药物，清肝常用青黛、龙胆草、黄芩等药物，代表方剂有益肺化痰冲剂、逍遥散、芍术冲剂等。

（2）补益肺气法的临床配伍技巧与规律：临证补益肺气法主要有培土以益肺、益气以益肺、培补肾气以益肺等具体措施。

或素虚，或久咳久喘耗伤肺气，或他病伤肺，或因脾虚肺失充养均可导致肺气虚弱。临证在立补肺益气法之时，常将辛苦宣肃寓于甘温益气之中，甘温补养，辛苦宣降，从而使肺虚得补、肺气充沛、宣肃正常、虚弱可愈。除采用直接补益之法外，临证多据肺主之气、来源于脾之谷气所化之理论，基于五脏相生关系予以补益之间接补益法的应用。临证当以补益正气、培土益气之补法为主、为先，以达补益肺气的治疗目的。临床选用补气之法以治肺虚，是治疗中的一个常法，是解决虚证表现的关键之一；又因脾胃为后天之本、气血生化之源，而采用健脾益气、燥湿运脾、理脾助运、培土生金之补法、祛湿法，则是从根本上解决气血生化乏力之关键问题，从而达到固本益肺之目的。历代医家研制的诸多补益肺气的方剂，皆以此为出发点，如六君子汤、人参五味子汤之用人参、白术，正元丹之用黄芪、人参、淮山药、白术，他如补肺汤、参桃汤、黄芪汤、益气聪明汤等方剂皆遵循此配伍方法与思想。

通过补益肺气、培土生金的方法，除能达到补益肺气以治其虚的目的外，亦能达到益卫固表、益气，恢复肺主气、通调水道的功能。临床常根据病情及治疗的需要，灵活配伍其他各种治疗方法与措施，以适应临证治疗的需要。

因肺主通调水道，肺气虚不能布散气津，常致津凝痰蕴湿生，故在临床具体应用补肺益气法时，多佐以淡渗分利、理脾助运之利法，疏风胜湿、宣降肺气之汗法，使补中有泻，标本兼顾。如参苓白术散之用薏苡仁、扁豆、桔梗，正元丹之用茯苓，益气聪明汤之用升麻、葛根等。

对于肺气虚而兼痰浊者，除选用健脾渗湿、宣肺利水、疏风利湿等方法外，亦应重视温化、燥化、芳化、清化等祛痰方法的应用。

或在补益肺气时，佐以下气、消食之理气法、消导法，以顾护脾胃，以助运化，此即合"填补必先理气"之论。如香砂六君子汤之用砂仁、木香，参苓白术散之用砂仁，六君子汤之用陈皮等。

在具体补益肺气时亦应根据脏腑相关理论，兼顾脾肾，健脾既能益肺，又能渗湿助运其理自明，而对于补肺的同时兼顾肾气的治法，其一肾主一身之气阳、补肾即补肺，其二"肺为气之主，肾为气之根，肺主出气，肾主纳气，阴阳相交，呼吸乃和"（《类证治裁·卷之二·喘症》），补肺益肾而恢复司呼吸之功能。

（四）补益肺阳法的临床及现代应用研究

1. 补益肺阳法的适应证 补益肺阳法是指运用补阳、益肾的方法，以补益肺阳，用于治疗肺阳虚弱证的一种治疗方法。

2. 补益肺阳的方法与途径 通过对历代医家用方、用药经验的积累，临床上补益肺阳的方法主要有补益肺阳、培土益肾等，具体有以下六个方面：

一为温助肺阳，采用汗法，通过运用温助肺阳的汗法，以其辛温之性，达到温助肺阳之治疗目的。

二为补益肺阳，采用补法、温法，通过运用具有温肺散寒、补益肺阳、培土的方法，达到补益肺阳、补益肺气之治疗目的。

三为益气温肺，采用补法，通过运用补益肺气的方法，达到补肺益肺、温助肺阳之治疗目的。

四为补肾益肺，采用补法，根据肺、肾相关理论，通过运用温补肾阳、补益肾气的方法，间接达到补肺、温肺之治疗目的。

五为温肾益肺，采用补法、温法，因肾为一身元阳之本，通过运用补益肾阳、温助肾阳的方法，达到温肾、温肺之治疗目的。

六为抑肝益肺，采用补法、和法、清法、下法，通过运用补益脾肾、疏利肝胆、抑肝、泻肝的方法与措施，以平调脏腑、调整脏腑间承亢关系，使脏腑恢复平衡，间接达到温肺、益肺之目的。

3. 补益肺阳法的临床配伍技巧 补益肺阳法是指运用补阳、益肾的方法，以补益肺阳，用于治疗肺阳虚弱证。

（1）补益肺阳法的临床配伍思路：临证补益肺阳法的方法主要有培土以益肺、培补肾阳以益肺等，其具体有以下六个方面：

一为温助肺阳，采用汗法，常用药物有桂枝、细辛、炙麻黄等，代表方剂有冷嗽干姜汤、寒咳散等。

二为补益肺阳，采用补法、温法，常用药物有干姜、肉桂、附子、肉豆蔻等，代表方剂有温肺止流丸、小青龙汤等。

三为益气温肺，采用补法，常用药物有党参、人参、黄芪等，代表方剂有补肺汤、人参养营汤、六君子汤等。

四为补肾益肺，采用补法，常用药物有蛤蚧、胡桃肉、杜仲、菟丝子等，代表方剂有人参蛤蚧散、人参胡桃汤等。

五为温肾益肺，采用补法、温法，常用药物有肉桂、附子、菟丝子、杜仲等，代表方剂有右归丸、加减驻景丸、驻景丸等。

六为抑肝益肺，采用补法、和法、清法、下法，以调整脏腑功能，常用药物疏肝之柴胡、薄荷、郁金、麦芽等，柔肝之白芍、当归等，平肝之地龙、钩藤等，泻肝之青黛、龙胆草等。代表方剂有逍遥散、镇肾决明丸、温经益元散、十味益营煎等。

（2）补益肺阳法的临床配伍技巧与规律：临证补益肺阳法的方法主要有培土以益肺、培补肾阳以益肺等具体措施。

或素虚，或久咳久喘伤肺，或他病伤肺，或因脾虚，或因肾虚肺失充养均可导致肺阳虚弱。临证在立补益肺阳法时，当在补益肺气的基础上主以温肺散寒、补益肺阳之补法、温法、汗法，一般临证常选干姜、细辛、桂枝等药物。如冷嗽干姜汤之用干姜，十味益营煎之用肉桂，桂枝去芍药加附子汤之用桂枝、附子，回阳急救汤之用附子、肉桂、干姜，加味六君子汤之用炮姜、肉桂，儿科哮病基础与实验研究课题组研制的温肺口服液之用干姜、桂枝、荜茇、细辛，温饮止哮散之用干姜、桂枝等诸多补益肺阳的方剂皆以补法、温法药物为主，以求直接达到温肺以散寒、益气之目的；或佐以温阳之法，如苏子降气汤之用肉桂，人参汤之用干姜等。临证除选用针对肺阳虚弱而采取的补益肺阳、温阳益肺的方法外，亦应根据五脏相关、肾为先天之本、脾为后天之本，以及肾阳为元阳之根的理论，灵活应用补肾、健脾之补法，疏肝、泻肝之和法、理气法、清法，以改善脏腑之间的关系，间接达到补益肺阳之目的。

因肺主气、司呼吸，若肺阳虚弱或致肺机失调，故在立补益肺阳法时，除选用温法、补法、汗法以驱寒、温阳、益肺等病因学治疗方法与补虚益肺、恢复肺之功能的病机学治疗方法外，亦应辅以宣肺、肃肺诸法以达病机学治疗目的。如参苏饮之配伍桔梗、前胡，冷嗽干姜汤之配伍麻黄，人参蛤蚧散之配伍杏仁、桑白皮，加味止喘灵之用炙麻黄、杏仁等。

由于肺主气、主通调水道，肺阳虚、阳不化水，导致内饮（寒痰）内生。临证针对此情况，除选用干姜、桂枝、细辛、附子温肺散寒，麻黄、防风疏风散寒等病因学治疗方法外，亦可灵活选用化痰、化饮诸法，临证一般以温化痰饮之温法为主，常仿二陈汤加减，或加用白芥子，以及温肺化痰化饮之干姜、桂枝、细辛等药物，佐以燥湿化痰、淡渗利湿化痰、下气化痰、宣肺利水化痰之温法、利法、理气法、汗法。如温肺口服液之用麻黄、莘苈，温饮止哮散之用制半夏、陈皮、款冬花，加味止喘灵之用炙麻黄、杏仁、半夏，参苏饮之配伍姜半夏、茯苓、木香、陈皮，加味六君子汤之用陈皮、半夏、茯苓等。

（五）润肺法的临床及现代应用研究

1. 润肺法的适应证　润肺法是指运用滋养阴液的方法为主，配合其他治法，以其润肺生津、滋养肺阴、滋阴润燥之作用，以滋补肺阴、润肺化燥，用于治疗肺阴亏虚证的一种治疗方法。

2. 润肺的方法与途径　临证润肺法的配伍方法主要有滋养肺阴、金水相生等，其润肺的措施具体有以下四个方面：

一为滋养肺阴，采用补法，通过运用味甘性凉之法，以其滋补阴液、滋阴补肺之作用，达到直接滋养肺阴之目的。

二为滋阴润燥，采用补法，通过运用生津养阴之法，以其润肺生津、滋补阴液之作用，达到滋阴润燥之目的。

三为滋肾润肺，采用补法，通过运用滋补肾阴的方法，基于肺肾相关理论，以达金水相生之旨。

四为填精润肺，采用补法，通过运用血肉有情之品以填补肾精，间接达到滋肾阴益肺阴之目的。

3. 润肺法的临床配伍技巧　润肺法是指运用滋养阴液的方法为主，配合其他治法，以滋补肺阴、润肺化燥，用于治疗肺阴亏虚证。

（1）润肺法的临床配伍思路：根据历代医家的学术探索，临证润肺法的方法主要有滋阴以补肺、滋肾以益肺等，其具体有以下四个方面：

一为滋养肺阴，采用补法，常用药物有沙参、麦冬、玄参、当归等，代表方剂有沙参麦冬汤、养阴清肺汤等。

二为滋阴润燥，采用补法，常用药物有阿胶、胡麻仁、生地黄等，代表方剂有清燥救肺汤、养阴清肺汤等。

三为滋肾润肺，采用补法，常用药物有生地黄、熟地、五味子、枸杞子等，代表方剂有百合固金汤、养阴清肺汤、两地汤等。

四为填精润肺，采用补法，常用药物有龟甲、鳖甲、鹿角胶等，代表方剂有育阴汤、大营煎、内补丸等。

（2）润肺法的临床配伍技巧与规律：临证润肺法的配伍方法主要有滋阴以补肺、滋肾以益肺等具体措施。

或素虚，或久咳久喘伤肺，或他病伤肺，或因阴虚，或因肾虚肺失充养均可导致肺阴亏虚。临证在立润肺时，当以甘润滋补之法为主，以补养肺阴、生肺津、润肺燥，有直接补益肺系阴液之效，如临证常选沙参、麦冬、玉竹、天花粉、川贝母等以滋阴润肺，使肺得阴津滋养以复肺之肃降功能，达到病因学、病机学治疗目的，如沙参麦冬汤、百合固金汤、补肺阿胶汤、琼玉膏、月华丸、麦门冬汤、清燥救肺汤、养阴清肺汤等诸多滋肺、润肺之方皆以直接滋阴、润肺之补法为主。临证亦可根据病情及治疗需要，酌情选用滋肾、填精之补法以达金水相生，间接达到润肺之目的，如百合固金汤、养阴清肺汤、两地汤、内补丸等皆配合应用补肾益精之法。

润肺法在临床具体应用时，除选用直接、间接补益肺阴之法外，尚须根据其证机妥善应用宣肺、肃肺诸法，以达病机学治疗目的。临证可佐以辛宣、辛散、宣肺之汗法、理气法，既取其辛宣辛散，利于气机畅通，防滋腻之品壅滞气机之弊，又取其轻灵平和之性，引诸滋阴之品上走高位，且通过运用辛宣之法以敷布津液，恢复肺功能。如沙参麦冬汤之配以桑叶轻宣肺气，补肺阿胶汤之配伍牛蒡子，百合固金汤之配伍桔梗，补肺阿胶汤、养金汤之配伍杏仁等。由于肺阴亏虚，以肺失润降为主，宣肺、肃肺并用，但以肃肺为主。肺阴虚、内燥产生，可出现干咳无痰或痰少而黏，可佐以润燥化痰之法，如临证常用川贝母、蜜款冬花、知母等。

（六）清肺法的临床及现代应用研究

1. 清肺法的适应证　清肺法是指运用辛寒之品以开宣肺气、清泄肺经郁热的一种治法，适用于脏气动所致之肺热之证。

2. 清肺的方法与途径　根据历代医家的探索与实践，临证清肺法的方法主要有直清肺热、导热下行等，其清肺的措施与方法具体有以下四个方面：

一为直清，采用清法，通过运用苦寒、辛寒之品，直清肺热，达到清肺解毒、祛除肺经郁热之目的，是临证清肺的主要方法之一。

二为通腑泻肺，采用下法，基于肺与大肠相表里之理论，临证采用通腑泻下之法，既达到通腑以泻肺之目的，又开达肺热下行之路、导肺热从后阴而出。

三为分利泻肺，采用利法，通过运用利法的通利小便之作用，既达到清肺泻火、化痰之目的，又开达肺热下行之路、导肺热从小便而出。

四为疏散肺热，采用汗法，通过运用辛散、疏散作用之品，直清肺热，疏泄肺经郁热，使肺热外达，间接达到清肺之目的。

3. 清肺法的临床配伍技巧　清肺法是指运用辛寒之品以开宣肺气、清泄肺经郁热，用于治疗脏气动所致肺热证。

（1）清肺法的临床配伍思路：根据历代医家的临床实践与探索，临证清肺法主要有直清肺热、导肺热外出等，其具体有以下四个方面：

一为直清，采用清法，常用药物有黄芩、桑白皮等，代表方剂有泻白散、清宁散、桑白皮汤、加减泻白散、青黛丸、清肺饮、清痰饮、桑皮散、黄芩散等。

二为通腑泻肺，采用下法，常用药物有大黄、芒硝、厚朴等，代表方剂有竹沥达痰汤、醒脾养肺散、葶苈丸、青黛丸、黄芩散、牛黄丸、小陷胸加大黄汤等。

三为分利泻肺，采用利法，常用药物有车前子、茯苓、栀子等，代表方剂有清宁散、桑白皮汤、加味泻白散、清肺饮等。

四为疏散肺热，采用汗法，常用药物有荆芥、防风、薄荷等，代表方剂有栀连清肺饮、加味泻白散、葶苈丸、桑皮散等。

（2）清肺法的临床配伍技巧与规律：临证清肺法的方法主要有直清肺热、导肺热外出等具体措施。

或积热内蕴，或肝、心有余化火，火炼津液，致成肺热内盛、肺失清肃而出现的肺经实热证候。对于此类脏气动所致之肺热证，临证当以清泄肺经郁热为主，在立法时以直清肺热之清法为主，以达清肺解毒、祛除肺经郁热，除选用黄芩、桑白皮、地骨皮、石膏等清法药物，如泻白散、清宁散之用桑白皮，桑白皮汤之用桑白皮、黄芩、黄连，加味泻白散之用桑白皮、黄芩、地骨皮，桃花散之用生石膏，青黛丸之用黄连、青黛，清肺饮、桑皮散、泻肺汤之用黄芩、桑白皮，黄芩散之用黄芩，清痰饮之用黄芩、石膏、青黛，泻肺饮之用石膏、连翘、桑白皮等，皆此配伍思想。通过清肺的手段，亦能达到化痰、平喘、利水、润燥、泻肠、止咳、止血之目的。

在立清肺法时，临证除用直清肺热之清法为主外，亦应重视利法、下法、汗法的应用，使肺经郁热从内、外分消，并给里热以出路，达到导热外出、散热于外之目的。

或重视利法的应用，利法通过利小便，达到清肺、化痰、导肺热从小便而出之目的，如清宁散之配伍车前子、赤茯苓，桑白皮汤之配伍栀子，清肺饮之配伍茯苓、车前子、栀子、木通，清痰饮之配伍茯苓、栀子，黄连天花粉丸之配伍栀子，泻肺饮之配伍木通、栀子等，以及黑龙江中医药大学附属医院协定处方百咳散之主用四苓散、车前子等。因此，在清脏气动所致肺热之方剂中配伍利法，除化痰外，更主要是开达肺热下行之路，导肺热从小便而出，间接达到清肺之目的。

或重视泄肺泻热之下气法的应用，通过运用泄肺、下气诸法，以调整肺之宣肃功能，既利于肺经郁热的清除，又能达到降泄气机、降泻肺气之目的。临证常选用桑白皮、葶苈子、杏仁等，如加味泻白散之配伍桔梗、桑白皮，清宁散、桑皮散之配伍甜葶苈子，桑白皮汤之配伍半夏、苏子、杏仁，桃花散、青黛丸之配伍川贝母，葶苈丸之配伍杏仁、葶苈子，清痰饮之配伍半夏、枳壳等，黑龙江中医药大学附属医院协定处方化痰清肺散之配伍半夏、杏仁、瓜蒌仁、桑白皮等。

或重视下法的应用，通过运用通腑泻下、消导之下法、消法，借其下行之势，先导大肠之热下行，继而导肺热下行，清肺经郁热方剂中配伍下法、消法的目的，除攻下腑实以泻里实外，更主要是开达肺热下行之路，是清泄肺热的主要形式之一。如牛黄千金散之用大黄，青黛丸之用竹沥，葶苈丸之用黑牵牛，黄芩散之用大黄，牛黄散之用黑牵牛、白牵牛、大黄，泻肺散之用大黄、芒硝，以及黑龙江中医药大学附属医院协定处方醒脾养肺散之用酒军等皆此配伍思想，皆取其攻下腑实、消导下气、通腑泻肺、导肺热下出之功。

或重视疏散作用之汗法的应用，通过运用辛散、疏散之汗法，以疏散肺经郁热，是清泄肺经郁热的重要方法之一，如《症因脉治》栀连清肺饮、加味泻白散、青黛丸之佐用薄荷，辛夷清肺饮之佐用辛夷花、升麻，桑白皮汤之佐用紫苏子，葶苈丸之佐用汉防己，桑皮散之佐用防风、荆芥、薄荷，黄连天花粉丸之佐用菊花、薄荷，泻肺散之佐用羌活，泻肺饮之佐用荆芥、防风、白芷、羌活等。因此，清泄肺经郁热方剂中配伍汗法的目的，不在于解表、散表邪，而在于取其辛散之佐用以达疏泄肺经郁热，使郁热从卫表而散。

另外，通过下法、利法，以及下气法之分利下行之作用，以调整肺的升降功能，达到降泄气机、降泻肺气的治疗目的。亦是治疗肺气上逆、肺通调水道失职所致病证的病机学治疗的主要方法之一。

清肺法在临床配伍方面，除在直清、分利、通下、疏散之法以清泄肺经郁热、散肺经郁热的基础上，根据病情需要亦可妥善配伍宣降肺气、下气、化痰、安神、息风等诸法，以适合证机的需要。

或根据病情配伍应用宣肺降肺的方法，使肺的宣降有序，恢复肺气的功能，临床常用宣肺之杏仁、桔梗，肃肺之葶苈子、前胡，下气之厚朴、苏子，如泻肺饮之枳壳。以及通下法、分利的药物，其配伍目的不仅在于恢复肺气的宣降功能，更重要在于清宣肺热，利于肺经郁热的疏泄外达，如栀连清肺饮之配伍桔梗、杏仁，加味泻白散之配伍川贝母、桔梗，桑白皮汤之配伍半夏、苏子、杏仁，辛夷清肺饮之配伍枇杷叶，黄芩散之配伍枳壳、大腹皮等。

或根据病情伍用各种祛痰、化痰的方法与措施临床可选用清化、分利、芳化、温化、下气等具体方法，使肺热灼津炼液所生之痰浊内化、内消、外泄，如清痰饮之配伍陈皮、半夏、胆南星、枳壳，牛黄丸之配伍姜半夏、胆南星、枳实等，他如桑白皮汤、加味泻白散、化痰清肺散、桔梗汤、甘桔汤等皆配伍应用各种祛痰方法。

或根据病情合理伍用安神、息风的方法与措施，以达止咳、化痰之目的，利于肺热清除，利于肺之功能恢复，临床除用宣肺、肃肺、下气法外，亦可应用干地龙、钩藤等平肝息风法解痉止咳，朱砂、龙骨、远志等镇惊止咳，如桃花散、青黛丸之用朱砂，太极丸之用僵蚕，牛黄千金散之用钩藤、全蝎、僵蚕、朱砂等。

二、内因所致脾（胃）病的病因学治疗

内因所致脾胃疾病的病因学治疗方法众多，包括清胃、泄脾、健脾、温脾、温胃、滋脾、养胃等具体的治疗措施与方法，现择其典型治法加以展开，以起到以点带面的示范作用。

（一）清泻脾胃法的临床及现代应用研究

1. 清泻脾胃法的适应证　清泻脾胃法主要具有泻脾、清降胃热、泻胃等作用的方法与措施，以清泄脾胃积热、伏火，适用于脾经积热、胃热、胃火等证候的一种治疗方法。

2. 清泻脾胃的方法与途径　综合历代医家的论述，以及历代研制的诸多方剂，临

床上清泻脾胃积热的方法主要有六个方面:

一为直清火热,采用清法,通过运用苦寒直折的方法,以其清其积热、伏火之作用,直接达到清泄脾胃积热、泻火止痛、清胃降火、清胃降逆、清胃行滞、清热和胃之目的。

二为分利火热,采用利法,通过运用淡渗分利、分利火邪的方法,导脾胃积热、伏火下行,从小便而出,给热以出路,达到降泄脾胃积热之目的。

三为通腑泻火,采用下法,通过运用通腑泻下的方法,导脾胃积热、伏火下行,从后阴而出,达到降泄脾胃积热之目的。

四为消导泻火,采用消法、理气法,通过运用消积导滞之缓下、下气、下热的方法,导脾胃积热、伏火下行,从后阴而出,达到降泄脾胃积热之目的。

五为抑肝泻火,采用清法,通过运用清肝、泻肝、疏肝的方法,以清泄肝热,间接达到泄热、清泄脾胃之目的。

六为升散郁火,采用汗法,通过运用辛散发汗之汗法,以启毛窍、开腠理,使脾胃积热、伏火外散,间接达到清泄脾胃之目的。

3. 清泻脾胃法的临床配伍技巧 清泻脾胃法主要运用具有泻脾、清降胃热、泻胃等作用的方法,以清泄脾胃积热、伏火,用于治疗脾经积热、胃热、胃火等证。

(1) 清泻脾胃法的临床配伍思路:临证清泻脾胃积热、伏火法的配伍方法主要有直折其热、导热下行、导热外出,具体有以下七个方面:

一为直清火热,采用清法,常用药物有黄芩、生石膏、胡黄连、黄连、连翘等,代表方剂有泻黄散、清热泻脾散、清胃散、左金丸等。

二为分利火热,采用利法,常用药物有栀子、赤茯苓、泽泻、车前子、竹叶等,代表方剂有泻黄散、清热泻脾散、竹叶石膏汤、火郁汤、清胃泻火汤等。

三为通腑泻火,采用下法,常用药物有酒军、大黄、芒硝等,代表方剂有一捻金、大承气汤、小承气汤、调胃承气汤、牛黄承气汤、增液承气汤之类。

四为消导泻火,采用消法、理气法,常用药物有山楂、鸡内金、莱菔子、枳实、槟榔等,代表方剂有保和丸、竹叶石膏汤等。

五为抑肝泻火,采用清法,常用药物有龙胆草、青黛、柴胡等,代表方剂有清胃散、左金丸、溃疡宁胶囊等。

六为升散郁火,采用汗法,常用药物有薄荷、防风、藿香叶等,代表方剂有清胃散、泻黄散、除风清脾饮、清胃泻火汤、火郁汤、干葛清胃汤等。

七为凉血清胃,采用清法、活血法,常用药物有生地黄、牡丹皮、玄参等,代表方剂有火郁汤、清胃泻火汤、清胃饮、干葛清胃汤等。

临证时当根据病情、患者体质,灵活应用各种治疗方法与措施。但苦寒清胃泻脾之品、通下之剂当中病即止。

(2) 清泻脾胃法的临床配伍技巧与规律:临证清泻脾胃积热、伏火法的方法有直折其热、导热下行、导热外出等具体措施。

本法是以清泻脾胃积热、伏火为核心的多种治法的综合运用。清泻脾胃法在立法选药组方时，以清法为主直折其积热、伏火，临证常用生石膏、黄连等直清之清法、药为主，从根本上解决脾胃积热、伏火，如清胃散之主用黄连，泻黄散、玉女煎之主用生石膏，连附六一散、干葛清胃汤之主用黄连，火郁汤之主用黄芩、连翘，清胃泻火汤之主用黄芩、黄连、连翘，清胃饮之主用石膏、黄连、黄芩等。

其清泻脾胃积热除采用直清之清法外，尚可根据病情、患者体质、治疗需要，灵活应用淡渗分利之利法、通腑泄热之下法、疏散郁热之汗法等，其目的在于导脾胃之积热、郁热，或从二便外出，或从肌表外散，此配伍是间接清泻脾胃积热、郁热的有效方法与措施之一。

或配以利法，通过运用淡渗分利、通利小便的方法，导脾胃积热、郁热从小便而出，达到清泻脾胃积热、郁热之目的，如泻脾散、火郁汤、清胃饮、清胃泻火汤、干葛清胃汤之配伍山栀子仁，清热泻脾散之配伍栀子、赤茯苓，玉女煎之配伍牛膝等，诸多方剂皆辅以利法以清泄脾热、胃热，导热外出。利法在此类疾病治疗中是一个重要的配伍技巧与方式。

亦可配以汗法药物，常选防风、藿香叶、葛根、薄荷等辛香升散作用的汗法药物，通过辛散、发散之作用，以发散脾胃之郁热、伏火，寓"火郁发之"之理，正如费伯雄在《医方论》所云"有风药以散伏火"之论。如泻黄散之配伍防风、藿香叶，《万病回春》泻黄汤之配伍薄荷、防风、荆芥，《脾胃论》清胃散、干葛清胃汤之配伍升麻，连附六一散之配伍生姜，火郁汤、清胃泻火汤之配伍薄荷、升麻、柴胡，清胃饮之配伍荆芥穗、升麻、藿香等，历代诸多清泻脾胃积热的方剂皆辅以汗法，汗法亦是配伍的特殊形式与特色之一。

根据病情需要，亦可佐以生地黄、牡丹皮之类凉血、凉营之法药物，如清胃散之辅以生地黄、牡丹皮，清胃泻火汤之辅以生地黄、玄参，清胃饮之辅以生地黄，干葛清胃汤之辅以牡丹皮、生地黄等，其一因胃为多气多血之腑，胃热每致血分亦热，《医宗金鉴·删补名医方论》罗谦甫在论清胃散时有："阳明胃多气多血，又两阳合明为热盛，是以邪入而为病常实"之论，应用凉血之法以清血分积热；其二亦是临证清胃热的又一措施与方法。

或佐用引热下行之药，如《景岳全书》玉女煎之用牛膝，其作用正如张锡纯在《医学衷中参西录·药物》"牛膝解"云："盖此等证，皆因其气血随火热上升所致，重用牛膝引其气血下行，并能引其浮越之火下行，是以能愈也。"

（二）健脾法的临床及现代应用研究

1. 健脾法的适应证 健脾法主要具有健旺脾胃、益气助运、益胃等作用，主要适用于脾胃气虚证及脾气下陷等证。

2. 健脾的方法与途径 通过对历代医家用方、用药经验的积累，临床上健脾的方法主要有补益脾气、益肾理脾、减轻脾胃肠负担利于脾运等，临床上健脾的方法有以下五个方面：

一为补益健脾，采用补法，通过运用补益脾胃的方法，以其甘温之性、以鼓舞化生之力，达到健脾、补脾、助运之作用与目的。

二为益气健脾，采用补法，通过运用补气的方法，以其甘温之性、补益正气，达到补气、健脾之作用与目的。

三为运脾健脾，采用消法、利法、理气法，通过运用消导、理气导滞之法以消食醒脾，渗湿分利之法以利脾运，诸法配伍以减轻肠胃脾负担、利于脾运，间接达到健脾、理脾之目的。

四为温肾健脾，采用补法，通过运用补益肾气的方法，以求补火生土之性，达到补益脾气、健脾助运之目的。

五为升阳理脾，采用汗法，因脾主升清，通过运用升阳举陷的方法，以升提脾气、调整升降功能，达到升阳益气、健脾助运之目的。

3. 健脾法的临床配伍技巧　健脾法主要具有健旺脾胃、益气助运、益胃、抑肝等作用，用于脾胃气虚证及脾气下陷证。

（1）健脾法的临床配伍思路：根据历代医家的不断探索，临证健脾法的方法主要有补益脾气、培补肾气以益脾、理脾助运等，其具体有以下五方面：

一为补益健脾，采用补法，常用药物有白术、茯苓、薏苡仁等，代表方剂有异功散、参苓白术散、健脾丸、健脾养胃丸等。

二为益气健脾，采用补法，常用药物有黄芪、党参、人参等，代表方剂有四君子汤、人参养荣汤、加味四君子汤等。

三为运脾健脾，采用消法、利法、理气法，常用药物有神曲、麦芽、鸡内金、山楂、茯苓、车前子、猪苓、陈皮、青皮等以减轻肠胃脾负担利于脾运，代表方剂有参苓白术散、健脾丸、曲麦枳术丸、调脾散、不换金正气散等。

四为温肾健脾，采用补法，常用药物有肉桂、桂枝、干姜等，代表方剂有右归丸、右归饮、缓肝理脾汤、崔氏八味丸等。

五为升阳理脾，采用汗法，常用药物有升麻、柴胡、葛根等，代表方剂有七味白术散、升阳举陷汤等。

（2）健脾法的临床配伍技巧与规律：临证健脾法的方法主要有补益脾气、培补肾气以益脾、理脾助运、抑肝理脾等具体措施。

本法常甘温内寓辛燥，借甘温以鼓舞中州之气、激发化生之力，用辛温苦燥以除脾湿，辛窜调畅中焦气机，理气消导以减轻脾胃肠负担利于脾运，直接或间接达到健脾之治疗目的。气虚自当补气，气之所以虚，乃由脾虚不运所致，临证一般以既补气又健脾的药物为主，通过补气来达到健脾之目的，反之脾得健、化生有力则气自充，多选人参、白术、党参、茯苓、黄芪、山药等药为主，如四君子汤、六君子汤、人参养荣汤、加味四君子汤、异功散、参苓白术散、六神散等名方，皆体现这一配伍思想与法则。其中四君子汤为补气健脾之代表方剂，方中用人参性温味甘、能益气健脾养胃而为君，臣以白术苦温、健脾燥湿、益气助运，佐以茯苓甘淡、渗湿健脾，炙甘草甘温、益气和中、调和诸药为使，诸药合用共奏益气健脾之功。以此加味而成的异功散、六君子汤、香砂六君子汤皆是临床常用方，广泛应用于脾胃气虚诸证。而黑龙江中医药大学附属医院协定处方加味异功散系四君子汤加陈皮、木香、砂仁（亦即香砂六君子汤去清半夏）而成，用四君子汤益气健脾以复脾运，白术、茯苓甘淡分利、调整泌别，陈皮、砂仁、木香行气导滞与甘淡分利合用以祛肠中壅滞、减轻脾胃肠负担，利于脾之强健。

临证亦可通过温阳、温肾的方法与措施，达到健脾之目的，如常用炮姜、肉桂、桂枝、干姜等药物，如缓肝理脾汤以四君子汤加山药健脾益气，山药、扁豆、大枣顾护脾胃之气，另加桂枝、煨姜、陈皮以温运脾阳，间接达到健脾之目的。他如《寿世保元》之三白散用炒干姜等。

临床除用益气健脾、补益健脾、温肾健脾等直接健脾的方法外，多用消法、利法、理气法诸法以祛其肠中壅滞、减轻脾胃肠负担，利于脾之强健，恢复肠胃脾功能常用助运法（常用苍术等），去肠中壅滞以减轻肠胃负担（常用山楂、神曲、麦芽、鸡内金等消食法及陈皮、木香、砂仁、槟榔片、青皮等行气法），减轻脾脏负担之分利法（常用白术、茯苓、车前子、猪苓等），可间接达到健脾之目的。如参苓白术散、健脾丸、曲麦枳术丸、调脾散、不换金正气散等健脾方剂皆系通过其他各种方法，间接达到健脾之目的。

脾胃位居中焦，为后天之本，气血生化之源，人体气机升降之枢纽。脾气的作用特点是"主升"，这具体体现在脾主运化、脾主升清的功能中；胃为阳土，其主要生理功能是主受纳、腐熟水谷，主通降，以降为和。小肠主泌别清浊，大肠主传导。脾胃二者经脉互相络属，互为表里，共同完成水谷的受纳、腐熟、运化、输布、泌别、传导。临证在应用益气健脾、温运健脾、运脾健脾法时，每配以醒脾利气的砂仁、木香、陈皮、枳壳之类，如香砂六君子汤之用陈皮、砂仁、木香，异功散、缓肝理脾汤之用陈皮，三白散之用姜炒厚朴等，其一脾虚不运，可致因虚而滞，补中寓通，使已虚之脾得以健运、已滞之气得以疏畅；其二在于通过分利、通下行气与鼓舞清阳之品合用旨在使水谷精微由脾输布到全身、糟粕从二便而排出，达到升清降浊之目的，使脾气得升、胃气得降，理顺脾胃升降之功能，利于脾气的恢复。临证除常用分利之茯苓、白扁豆、薏苡仁、车前子等，通气、行气、下气之枳实、厚朴、焦山楂、神曲、麦芽、鸡内金、陈皮等，亦应选用升清之葛根、升麻、柴胡、防风等，这对于脾气下陷、中气下陷、肠滑失禁、带下之证的治疗亦具有重要的意义，如《兰室秘藏》升阳除湿汤佐以羌活、防风鼓舞脾胃清阳之气，且能祛风胜湿，升麻、柴胡升举脾胃清阳之气；《小儿药证直诀》七味白术散在四君子汤补其中气、以治其本的基础上，加藿香芳香化浊祛湿、木香行脾胃之气、葛根鼓舞脾胃之气上行。他如举元煎、升陷汤之用升麻等。故古有调理脾胃莫精于升降之说。

基于中医传统理论，通过健脾的方法与措施，除能巩固或加强脾胃固有的功能外，亦能达到补气、益气、益肺、和胃、止泻、化痰、利水、化浊、化湿、止呕、消食、燥湿等治疗作用。

（三）滋脾养胃法的临床及现代应用研究

1. 滋脾养胃法的适应证　滋脾养胃法主要具有滋脾养胃、滋养胃阴、润降和胃等作用，主要适用于脾胃阴虚，慢性脾胃病有热象、燥象等证候的一种治疗方法。

2. 滋脾养胃的方法与途径 通过对历代医家用方、用药经验的积累，临床上滋脾养胃的方法有滋脾养胃、滋养胃阴、润降和胃等作用，具体有以下两个方面：

一为滋养脾阴，采用补法，通过运用养阴生津、滋脾阴的方法，达到滋养脾阴之目的。同时，亦当注意益阴养胃生津而不滋腻碍脾，同时适加助运开胃之品，以达滋脾不滞运之目的。

二为滋养胃阴、润降和胃，采用补法，通过运用滋养胃阴的补法，使脾胃之阴得滋，亦可达到润降和胃之目的。

3. 滋脾养胃法的临床配伍技巧 滋脾养胃法主要通过滋脾养胃、滋养胃阴、润降和胃等作用，用于脾胃阴虚，慢性脾胃病有热象、燥象等证。

（1）滋脾养胃法的临床配伍思路：根据历代医家的不断探索，临床上滋脾养胃的方法有滋阴以养脾、滋阴以养胃、养胃以润降等，其具体有以下两个方面：

一为滋养脾阴，采用补法，常用药物有火麻仁等，代表方剂为养胃增液汤等。亦当注意益阴养胃生津而不滋腻碍脾，同时适加助运开胃之品，如加陈皮、枳实调气助脾运，鸡内金、谷芽和中开胃。

二为滋养胃阴、润降和胃，采用补法，常用药物有石斛、麦冬、玉竹、沙参等，代表方剂有养胃增液汤、一贯煎、益胃汤、五汁饮等。若阴虚内热者，加胡黄连、莲子以清热养阴。

（2）滋脾养胃法的临床配伍技巧与规律：临证滋脾的方法有滋阴以养脾、滋阴以养胃、养胃以润降等具体措施。

脾胃处于中焦，升降相宜，燥湿相济，用药不宜过偏，脾恶湿喜燥，胃恶燥喜润，故治疗时应注意脾胃燥湿相济，治疗脾胃病证时须注意这一特点，贵在运健以加强和恢复脾胃固有的运转功能，忌用妄攻、壅补之品。胃喜润恶燥，胃阴不足，胃腑失润，受纳、腐熟功能失职，故见食少而多饮；胃失润降则干呕；皮肤干燥失润、舌红少津系胃不能游溢精气、脾气无由散精所致。用沙参、石斛、玉竹、麦冬滋养胃阴、润降和胃；陈皮、枳实调气助脾运，鸡内金、谷芽和中开胃；山药补脾助运。若兼有气虚舌红不甚者，加扁豆、党参、白术补气健运；若大便秘结者，加火麻仁、瓜蒌仁润肠通便；若手足心热、口干舌红者，加胡黄连、莲子以清热养阴。

脾胃阴虚证亦当注意益阴养胃生津而不滋腻碍脾，同时适加助运开胃之品，但应注意理气助运而不过于温燥、和中开胃而不过于消削。

三、内因所致心系病证的病因学治疗

（一）清心法的临床及现代应用研究

1. 清心法的适应证 清心法是指运用清泄心火之清法为主，辅以利法、下法，主要具有清降心热、导热外出等作用，主要适用于心火炽盛、小肠实热等证候的一种治疗方法。

2. 清心的方法与途径 临床上根据内热客犯部位、证候的不同，临证清心的方法主要有以下四个方面：

一为苦寒直清，采用清法，通过运用苦寒之品直折心经积热、直折上炎之心火，达到直挫其积热之目的。

二为通腑泄热，采用下法，通过运用苦寒泻下之品以导心经积热下行，并给积热以出路，以达"釜底抽薪""以泻代清"之功。

三为分利泄热，采用利法，通过运用淡渗分利的方法，使心经积热从小便而出，并给积热以出路，达到清心泻火之目的。

四为凉营清心，采用清法，通过运用清营凉血、清热解毒之清法、活血法，以其凉营透热、清热解毒之作用，达到凉营、清心、透热之目的。

3. 清心法的临床配伍技巧 心火炽盛、小肠实热多系胎禀心热，或心经蕴热，或病后心热未除，或他脏内热相传所致，临证立法组方时除直清其热外，要给积热以出路，达到积热去而正气少伤为目的。

（1）清心法的临床配伍思路：临证清心经积热法主要有直清、导热外出等作用，具体有以下四个方面：

一为苦寒直清，采用清法，常用药物有黄连、黄芩、莲子心、青黛等，代表方剂有导赤散、泻心汤、洗心汤、黄连天花粉丸等。

二为通腑泄热，采用下法，常用药物有大黄等，代表方剂有泻心汤、洗心散等。

三为分利泄热，采用利法，导心火从小便而出，常用药物有竹叶、白茅根、车前子、猪苓、栀子等，代表方剂有泻心导赤散、导赤散、泻心汤、洗心汤、洗心散。

四为凉营清心，采用清法，常用药物有生地黄、玄参、赤芍等，代表方剂有导赤散、泻心汤、洗心汤、洗心散等。

（2）清心法的临床配伍技巧与规律 清心法是以清泻心经积热为核心的多种治法的综合运用。

在立清心法时，以苦寒入心或甘寒入心之清法为主，以直折其心经积热，临证常用黄连、莲子心、黄芩等药物为主，如泻心汤、洗心散之主以黄芩、黄连，清心莲子饮之主以黄芩，洗心汤之主以黄连等。在直清心经积热时除选用直折其热之清法外，亦应重视凉营清心法药物的应用，如导赤散、加味导赤散、泻心导赤散、黄连汤、黄连清心饮之配伍生地黄，清心莲子饮之配伍石莲子，洗心散之配伍赤芍、玄参等皆此配伍思想，此亦是临证清心的主要措施与技巧之一。

其清心经积热的方法除选用直清之清法外，尚可灵活选用分利法、下法等，给积热以出路，导心热从二便外出，以达到清心经积热、导心火下行之治疗目的。或配伍分利法，常选淡渗分利、利水通淋之车前子、木通、滑石、竹叶、灯心等，如导赤散之用木通、甘草梢，加味导赤散之用木通、栀子、竹叶，清心莲子饮之用车前子、白茯苓，洗心汤之用木通、栀子，泻心汤之用车前子等。或根据病情酌情选用下法及其药物，其目的在于导心火从后阴而出，如泻心汤、洗心散之配伍大黄，导赤承气汤之配伍生大黄、芒硝等。

在运用清心法时，亦可佐用汗法，其目的在于导心火、内郁之火外散，亦是散心经积热的一个途径，如加味导赤散之用防风、薄荷，泻心汤之用荆芥、薄荷、菊花，洗心散之用荆芥穗、防风之类。

（二）温心法的临床及现代应用研究

1. 温心法的适应证　温心法主要运用具有温扶心阳等作用之温法为主，主要适用于心阳虚、心阳虚衰等证候的一种治疗方法。

2. 温心的方法与途径　通过对历代医家研制的方剂的总结，临床上温心的方法有四个方面：

一为温补心阳，采用补法、温法，通过运用温阳益气、温阳散寒的方法，以恢复阳气的功能、恢复心主血脉功能，达到温补心阳、温通心脉之目的。

二为温补元阳，采用补法，通过运用温肾阳、补命火的方法，以恢复耗散之元阳，间接达到温补心阳、温通心脉之目的。

三为温肾助阳救逆，选用温法，通过运用辛温大热、温肾助阳之品，达到温心阳、回阳救逆之功。

四为通阳回阳，选用芳香开窍法，通过运用芳香开闭之品，以交通阴阳之气，以加强通阳复脉之力，达到通阳回阳之目的。

3. 温心法的临床配伍技巧　临证温心法除审因论治、祛除阳虚阳脱之因外，主要有温补气阳、温补元阳、通阳复脉等作用。

（1）温心法的临床配伍思路：临证温心法的方法主要有温补气阳、温补元阳、通阳复脉等作用，具体有以下五个方面：

一为温补心阳，采用补法，常用药物有桂枝、干姜、薤白等，代表方剂有桂枝甘草汤、瓜蒌薤白汤等。

二为回阳固脱，采用补法，常用药物有附子等，代表方剂有参附汤、四逆加人参汤等。

三为温肾助阳，采用温法，常用药物有附子、干姜、肉桂、补骨脂等，代表方剂有回阳救逆汤、回阳救急汤、四逆汤等。

四为益气回阳救逆，采用补法，常用药物有人参、炙甘草等，代表方剂有参附汤、六味回阳饮、四味回阳饮等。

五为通阳开窍回阳，采用芳香开窍法，常用药物有葱白、麝香等，代表方剂有白通汤、回阳救急汤等。

（2）温心法的临床配伍技巧与规律：温心法是指运用温法、补法，并与其他疗法配合应用，以其温补心阳、温通心脉之作用，用于治疗各种原因引起的心阳虚，甚或虚衰证。

心阳虚，其治疗当为温补阳气、温阳散寒，常用桂枝、干姜、细辛等，甚或附子，如参附汤、参附龙牡救逆汤之用附子，桂枝甘草汤之用桂枝，温经益元散之用附子、肉桂、丁香等。或为增加温补之力，可佐用益气、健脾、补肾之法，如参附汤、参附龙牡救逆汤之用人参，助阳和血汤之用黄芪、炙甘草，温经益元散之用人参、黄芪、白术、鹿茸等。

温心法虽以温养心阳之温法为主，亦须配伍滋阴养血之法，如麦冬、白芍、当归等，在于既能滋养已虚之阴血，又能制约诸辛热温阳药温燥之性，还能滋阴以助心阳，体现扶阳不忘益阴之制方原则。如助阳和血汤之用当归，六味回阳饮之用熟地黄、当归，救逆汤之用生白芍、麦冬、阿胶等。

肺主气和心主行血之间关系密切，肺心任何一脏有病均可导致心血运行受阻、气血瘀滞，甚或心阳虚衰。一般均兼有血瘀、血滞之证，因此，在立温心法时可佐用丹参、赤芍、莪术等活血化瘀之法，既活血疏利、利于阳气的回复，又利于心阳的输布。如急救回阳汤之用桃仁、红花等。

（三）补心气法的临床及现代应用研究

1. 补心气法的适应证　补心气是指运用补益心气的药物为主，辅以疏通心脉、安神定志的方法，主要具有补益心气、疏通心脉、养心安神等作用，适用于心气虚等证候的一种治疗方法。

2. 补心气的方法与途径　通过对历代医家研制的方剂的总结，临床上补心气的方法有三个方面：

一为补益心气，采用补法，通过运用益气、补气的方法，以恢复耗伤之心气，恢复心主血脉功能，达到补益心气、疏通心脉之目的。

二为养心安神，选用补法，通过运用补益心气、安神益智之品，达到益气、安心神之功。

三为疏通心脉，选用活血法、理气法，通过运用活血通络、理气调气之品，以达通阳复脉之功。

3. 补心气法的临床配伍技巧　临证补心气法除审因论治、祛除气虚之因外，主要有补益心气、疏通心脉、安神益智等作用。

（1）补心气法的临床配伍思路：临证补心气法主要有补益心气、疏通心脉、安神益智等作用，具体有以下三个方面：

一为补益心气，采用补法，常用药物有炙甘草、黄芪等，代表方剂有炙甘草汤、养心汤等。

二为养心安神，选用补法，常用药物有大麦、远志、黄芪、党参、人参、白术、生龙骨等，代表方剂有养心汤、桂枝甘草龙骨牡蛎汤、甘麦大枣汤、定志丸等。

三为疏通心脉，选用活血法、理气法，常用药物有瓜蒌、郁金、赤芍、陈皮等，代表方剂有养心汤、定志丸。

（2）补心气法的临床配伍技巧与规律：补心气法是指运用补法为主，并与其他疗法配合应用，以其补益心气、疏通心脉、安神益智之作用，用于治疗各种原因引起的心气虚、心脾不足证。

心气虚病其治疗当为益气养心、健脾养心之补法为主，临床常用四君子汤、黄芪、人参、党参、炙甘草之类益气、补气法以养心气，白术、山药、茯苓之类健脾益气之类以养心气，以及浮小麦、酸枣仁、茯神、远志之类安神以养心。如炙甘草汤、养心汤、桂枝甘草龙骨牡蛎汤、甘麦大枣汤、定志丸、补心丹、柏子养心丸等方剂皆此配伍思想。

心气不足、心神失养，临证可用茯神、远志养心安神益脑，小麦濡润养心脾之气与开窍醒脑之石菖蒲相伍，甚或加用生龙骨重镇安神、平肝潜阳。常镇心安神与开窍醒神并用以复神明之职，镇心安神除选用养血宁神之当归、夜交藤、白芍、茯神、酸枣仁等外，亦可用重镇之磁石、牡蛎等；开窍醒神常选菖蒲、郁金等，亦可选用化痰开窍之制半夏、陈皮等。

心气不足、血运无力、心脉因虚而滞，临证除选用益气养心、健脾养心的方法外，配合各种疏通心脉之法，常选青皮、陈皮、槟榔之类理气疏通，丹参、赤芍之类活血化瘀、疏通心脉，地龙、郁金之类通络复脉，半夏、瓜蒌、陈皮、浙贝母之类涤痰散结之法。

四、内因所致肝胆病证的病因学治疗

（一）疏肝法的临床及现代应用研究

1. 疏肝法的适应证　疏肝法是指运用具有疏通肝气、解肝郁等作用的理气法、和法为主，适用于肝气郁结、肝郁气滞、肝旺脾虚等证候的一种治疗方法。

2. 疏肝的方法与途径　通过对历代疏肝类方剂的总结，临床上疏肝的方法有理气疏肝、调节脏气不平、扶土抑木等，其具体方法有四个方面：

一为理气疏肝，采用理气法，通过运用理气法之疏通郁结、解除郁滞作用，以使肝气条达舒畅、气机通畅，达到疏肝理气、行滞解郁之治疗目的。

二为调和肝脾，采用和法，通过扶弱制亢、协调阴阳、抑肝理脾、调理气机，达到疏肝理脾、疏肝健脾、抑肝扶脾等作用，使肝脾协调、脏气功能平衡。

三为疏利肝胆，采用和法，通过利胆荡热、疏和少阳、宣展气机的作用，达到疏利肝胆之目的。

四为扶土抑木，采用补法，通过运用各种补益脾气的方法，以扶土抑木之作用，达到疏肝理脾、疏肝健脾、抑肝扶脾等目的。

3. 疏肝法的临床配伍技巧　临证疏肝法临床除审因论治外，主要有理气疏肝、疏肝和胃、疏肝解郁、疏肝理脾等作用。

（1）疏肝法的临床配伍思路：临证疏肝法主要有理气疏肝、平肝抑肝、扶土抑木、安神益智等，具体有以下四个方面：

一为理气疏肝，采用理气法，常用药物有陈皮、青皮、川楝子、槟榔等，代表方剂有柴胡疏肝散、逍遥散、芍术冲剂等。

二为调和肝脾，采用和法，常用药物有柴胡、白芍等，代表方剂有痛泻要方、逍遥散、芍术冲剂等。

三为疏利肝胆，采用和法、利法，常用药物有郁金、柴胡、陈皮、青皮等，代表方剂有柴胡疏肝散、逍遥散、芍术冲剂等。

四为扶土抑木，采用补法，常用药物有白术、茯苓、山药等，代表方剂有缓肝理脾汤、逍遥散、芍术冲剂等。

（2）疏肝法的临床配伍技巧与规律：疏肝法是指运用理气、平调肝脾之理气法、和法为主，以其理气疏肝、疏肝和胃、疏肝解郁、疏肝理脾、疏利肝胆之作用，用于治疗各种原因引起的肝气郁结、肝郁气滞、肝旺脾虚、肝气犯胃、肝气犯脾证的一种治疗方法。

对于肝气郁结之证，临证当以理气之法以疏肝，常用陈皮、青皮、川楝子、槟榔之类理气法，柴胡、白芍之类和法为主，历代研制的疏肝解郁方剂，如柴胡疏肝散、逍遥散、芍术冲剂、调气汤等方剂皆此配伍思想。或佐以健脾益气之法以复脾运、以扶土抑木，临床常用四君子汤、白术之类，如缓肝理脾汤等。但肝旺不可过泻，除选用扶土抑木法外，灵活选用疏肝、养肝、缓肝法，尚可少佐平肝法，若肝热甚者可佐泻法，亦可应用消食导滞法、分利法以减轻肠胃脾负担、利于脾运。如逍遥散用白术、茯苓健脾益气助运、扶土抑木；柴胡、薄荷、郁金疏肝解郁、理气助运，白芍、当归养血柔肝，地龙平肝，用扶土、疏肝、柔肝、平肝法以抑肝旺；炒神曲消食化滞、减轻脾胃负担以利脾运。若肝郁较重，伴胁痛者，加青皮、姜黄；若腹痛明显者，加枳壳、大腹皮；若内热甚者，加胡黄连、青蒿、地骨皮。

（二）清肝法的临床及现代应用研究

1. 清肝法的适应证　清肝法是指运用苦寒清泄之清法为主，配伍分利、通下、疏散之法，以清解疏散肝经郁热、郁火，用于治疗肝郁化火、肝经郁热证的一种治疗方法。

2. 清肝的方法与途径　通过对历代清泄肝火方剂的总结，临床上清肝的方法方要有直清肝火、导肝热下行、疏散肝热等，其具体方法有四个方面：

一为直清肝热，采用清法，通过运用清热解毒之清法，以其苦寒之性直折肝热、肝火，达到清肝、泻火之目的。

二为导热下行，采用利法，通过运用淡渗分利、利湿泻火作用之利法，导肝热从小便而出，达到清肝、泄热之目的。

三为通腑泻肝，采用下法，通过运用通腑泻火、导热下行作用之下法，导肝热从大便而出，达到清肝、泄热之目的。

四为疏散肝热，采用汗法，通过运用辛散透热、导热外散作用之汗法，导肝热从表而出，达到清肝、散火之目的。

3. 清肝法的临床配伍技巧　清肝法以苦寒直折火热之清法为主，配以通腑泻下、分利下行、发表透热之法，以及各种抑肝之法，主要具有清肝、泻火等作用，用于肝经实火、肝经郁火之类证候。

（1）清肝法的临床配伍思路：临证清肝法主要有直折肝热、导肝热下行、疏散肝热等，具体有以下四个方面：

一为直清肝热，采用清法，常用药物有龙胆草、青黛、黄芩、牛黄、黄连等，代表方剂有左金丸、泻青丸、泻肝汤、菊花决明散、平肝清火汤等。

二为导热下行，采用利法，常用药物有栀子、竹叶、泽泻、车前子、茯苓等，代表方剂有竹叶泻经汤、泻肝汤、泻肝散、洗肝散、柴胡清肝散等。

三为通腑泻肝，采用下法，常用药物有酒军、生大黄、芒硝等，代表方剂有泻肝汤、清肝汤、洗肝散、竹叶泻经汤等。

四为疏散肝热，采用汗法，常用药物有防风、羌活、薄荷等，代表方剂有洗肝散、泻肝散、泻青丸、竹叶泻经汤等。

（2）清肝法的临床配伍技巧与规律：清肝法以苦寒直折火热之清法为主，配以通腑泻下、分利下行、透热达表，以及疏肝、柔肝之法，主要具有清肝、泻火等作用，用以治疗脏气动所致肝热证候。

由于肝郁火旺系肝气郁结、郁而化火，或肝旺化风所致。其治疗当以清法为主，临床常用龙胆草、黄芩、黄连、青黛、芦荟之类清法药物，以直折其肝热，以达到病因学治疗目的，如泻青丸之用龙胆草，泻肝汤之用地骨皮、知母，泻肝散之用龙胆草、黄芩，竹叶泻经汤之用黄连、黄芩，芍药清肝散之用石膏、黄芩、知母，洗肝散之用龙胆草。历代医家临证多采用既直折肝经郁热又入肝经之清法、药物为主，并根据病情需要辅以利法、下法药物给邪以出路，导肝热下出。

针对证机及肝热成因，在直清肝热的基础上亦可灵活选用淡渗导热下行之利法、通腑泻火之下法、疏散肝热之汗法，导肝热外散、下行、内消，给肝经郁热以出路。或佐以汗法、药物以疏散透热外出，如泻青丸之用羌活、防风，清肝达郁汤之用薄荷、柴胡、鲜橘叶，泻肝散之用羌活，清肝汤之用防风，竹叶泻经汤之用羌活、升麻，芍药清肝散之用防风、荆芥穗、薄荷、羌活等，历代诸多医家在清泻肝经郁热时均佐用汗法以散肝热、散郁热。或佐用淡渗导热下行之利法、通腑泄热之下法，使肝经郁热从二便而出，给郁热以出路，间接达到清泄肝热之目的，临证常用车前子、竹叶、栀子、泽泻、茯苓淡渗分利之利法，厚朴、大黄、芒硝通腑泄热之下法，如芍药清肝散之用滑石、栀子、芒硝，竹叶泻经汤之用栀子、茯苓、泽泻、竹叶、车前子、大黄，泻青丸之用栀子、大黄，泻肝汤之用车前子、玄明粉、大黄，泻肝散之用车前子、大黄、芒硝，洗肝散之用栀子、木通、泽泻等，历代医家研制的清泄肝经郁热方剂中皆重视利法、下法的应用。

或根据病情及治疗需要妥善配伍疏肝、养肝、柔肝、平肝之法，以适应不同疾病、不同治疗的需要。或适当配合疏肝解郁之理气法，如清肝达郁汤在清利、清泄肝热的基础上，佐用柴胡、薄荷、菊花、鲜橘叶、陈皮疏肝解郁、行气解郁；他如芍药清肝散之用柴胡、薄荷、川芎、芍药，竹叶泻经汤之用柴胡、赤芍、草决明，平肝清火汤之用柴胡、白芍、当归、夏枯草，泻青丸之用当归、川芎，洗肝散之用赤芍、石决明，清肝汤之用柴胡、芍药、当归尾、夏枯草等。

五、内因所致肾（膀胱）病证的病因学治疗

肾病多虚，宜"培其不足、不可伐其有余"，故治肾之方药，宜滋腻重浊，剂量要大，吴鞠通云："治下焦如权，非重不沉。"（《温病条辨·卷四·治病法论》）肾与膀胱互为表里，膀胱虚寒证候，多与肾阳不足、气化失司有关，当以温肾化气为法；膀胱实热证候，宜清利下焦湿热。肾与各脏有生克制化关系，若相生关系发生病变，则当补母泻子；相克关系发生病变，则视其太过及不及，或泻本脏本腑，或泻他脏他腑。

（一）培元补肾法的临床及现代应用研究

1. 培元补肾法的适应证　培元补肾法是指运用补益元阳、补肾填精之补法为主，用于治疗如解颅、五迟、五软、遗尿、哮喘、癃闭、尿浊、阳痿等疾病见肾虚等证候的一种治疗方法。

2. 培元补肾的方法与途径　通过对历代培元补肾方剂的总结，临床上培元补肾的方法有补益肾精、补肾助阳等，其具体方法有两个方面：

一为补肾助阳，采用补法，通过温补阳气的方法与措施，温热甘补以激发命门、引动少火、升发元阳，并与血肉有情之品配伍，以达温肾壮阳、温补命火、温补元阳之作用。

二为滋补肾阴，采用补法，通过运用滋阴的方法与措施，用咸寒阴柔静补之品，以滋阴增损、填补培植肾中元阴，达到滋阴补肾之治疗目的。

3. 培元补肾法的临床配伍技巧　培元补肾法以滋补先天之本之补法为主，配以其他各种治疗之法，主要具有补肾填精、补肾助阳等作用，用于肾虚证之类证候。

（1）培元补肾法的临床配伍思路：临证培元补肾主要有补肾填精、补肾助阳等，具体有以下两个方面：

一为补肾助阳，采用补法，常用药物有附子、肉桂、鹿茸、仙灵脾、巴戟天等，代表方剂有理中丸、右归丸、肾气丸、加味桑螵蛸散等。

二为滋补肾阴，采用补法，常用药物有熟地黄、山萸肉、龟甲、鳖甲等，代表方剂有三才封髓丹、大补阴丸、石斛夜光丸、左归饮、左归丸、地黄饮子、河车八味丸等。

（2）培元补肾法的临床配伍技巧与规律：临床上培元补肾法主要适用于胎禀不足，肾气虚弱及肾不纳气之证，如解颅、五迟、五软、遗尿、哮喘等。一般情况下常见肝肾同病、脾肾同病或肺肾同病，治疗时应配合养肝、健脾、补肺之品。

基于阴阳相关理论，临证多采用阴阳并补以治疗肾虚证，即或补阳，或补阴同时并进的一种治疗方法。因阴阳之间彼此密切相关，或补阳，或补阴诸法在临床具体应用时，实际上是通过阴阳，或阴血，或气阳并补来体现与实现的。或根据病情需要，辅以利法、安神法、疏通诸法。一般用菟丝子、覆盆子、益智仁温脾暖肾、固涩小便，党参、山药补益脾肾之气，龙骨收涩小便、镇心安神，萆薢分清泌浊、安脬固肾，茯神、远志、夜交藤、大麦养心安神、益心开窍。

如黑龙江中医药大学附属医院协定处方加味桑螵蛸散用桑螵蛸甘咸入肾，以补肾助

阳、固涩小便而为君；臣以龟甲、玉竹、寸云、石斛、杞果以滋肾益阴，破故纸、益智仁、乌药温补肾阳，阴中求阳、阳中求阴，以培其本；佐以龙骨镇心安神、收涩小便，配合茯苓、远志、节菖蒲养心宁神、开心窍，人参、山药补中畅中，当归养血和血。诸药合用补肾固本、养心安神、交通心肾。黑龙江中医药大学附属医院协定处方补肾地黄丸，方系《医宗金鉴》补肾地黄丸去牛膝，加杞果而成，又为钱氏六味地黄丸加杞果、鹿茸而成，方中用六味地黄丸调肾，鹿茸温肾，杞果补肾填精。

（二）清利膀胱法的临床及现代应用研究

1. 清利膀胱法的适应证　清利膀胱法是以淡渗分利之利法为主，辅以各种祛邪、祛湿之法，以达到祛除肾、膀胱之邪等治疗作用，用于治疗湿热下注肾、膀胱所致病证的一种病因学治疗方法。

2. 清利膀胱的方法与途径　通过对历代清利膀胱类方剂的总结，临床上清利膀胱的方法有燥湿、利湿、化湿等，其具体方法有三个方面：

一为燥湿解毒，采用清法、温法，通过运用清热燥湿、温燥的方法，以燥其湿邪，达到燥湿解毒、清利膀胱之目的。

二为利湿助膀胱气化，采用利法，通过运用淡渗分利的方法，以其分利湿邪、通利膀胱之作用，达到清利膀胱之目的。

三为祛湿助膀胱气化，采用祛湿法，通过运用各种祛湿的方法，以其利湿、化湿、燥湿、通利膀胱之作用，达到清利膀胱之目的。

3. 清利膀胱法的临床配伍技巧　清利膀胱法系通过运用燥湿、利湿、化湿、祛湿的各种方法与措施，以其就地歼灭、给湿以出路之作用，达到清利膀胱之目的。

（1）清利膀胱法的临床配伍思路：临证清利膀胱主要有燥湿、祛湿、化湿、利湿诸法，具体有以下三个方面：

一为燥湿解毒，采用清法、温法，常用药物有黄芩、黄连、黄柏、半夏等，代表方剂有黄连解毒汤、分清散、泻心导赤散等。

二为利湿助膀胱气化，采用利法，常用药物有茯苓、车前子、猪苓、泽泻、木通等，代表方剂有八正散、分清散、泻心导赤散等。

三为祛湿助膀胱气化，采用祛湿法，常用药物有陈皮、藿香、佩兰、白蔻仁等，代表方剂有猪苓汤、宣清导浊汤、桂苓甘露丹、藿香正气散等。

（2）清利膀胱法的临床配伍技巧与规律：临证内因所致膀胱湿热，系湿热内蕴膀胱，或肝胆湿热下注，或心经积热下移。临证对于湿邪内蕴膀胱之证，当以燥湿法为主，辅以各种祛湿、化湿、利湿之法，以直燥其湿，或导湿外出，达到病因学治疗目的。并通过运用祛湿、化湿、利湿之法以清利膀胱，达到病机学治疗目的。

临证当根据湿、热之程度，灵活运用燥湿、分利诸法，常用黄柏、薏苡仁等药物为主。并根据湿、热之程度灵活添加清法、利法药物或药量，以直燥其湿，或导湿外出，达到病因学治疗目的。并根据湿、热比例调整利法、清法药物的药量，如热重主用燥湿解毒之清法，临证常用黄连、黄柏、黄芩、厚朴等药物以就地消灭。如湿重主用分利之利法，临证常用四苓散、车前子、滑石、竹叶、栀子等药物以导邪从小便而出，给邪以出路，如八正散之用车前子、滑石、木通等，八正散之用方以清利膀胱为中心，佐以车前子清肺肃上源，木通降心火利小肠，大黄泄湿热走大肠，该方疏利下焦而不专于治下、三焦同治。对于湿热同重，可燥湿之清法与淡渗分利之利法同用，如黑龙江中医药大学附属医院协定处方分清散之用黄芩、黄连燥湿，车前子、滑石、竹叶、木通、茯苓、泽泻分利湿热；泻心导赤散之用黄连燥湿，竹叶、木通分利等。

临证根据病情灵活运用其他病机学、对症治疗之方法与措施。病机学治疗之助膀胱气化，因系湿客所致，除用祛湿法外，主要用淡渗分利之利法助膀胱气化，如八正散、分清散、泻心导赤散、五淋散等皆以利法为主助膀胱气化；亦可灵活应用理气、温化诸法以助膀胱气化，达到病机学治疗目的，如五苓散、防己茯苓汤之用桂枝等皆取其温通阳气、助膀胱气化之作用。

六、其他综合性病因学治疗方法

（一）补气法的临床及现代应用研究

1. 补气法的适应证　补气法是通过健脾、益气、补益元气的方法，达到恢复气的正常功能，以治疗气虚证的一种治疗方法。通过补气、益气，除能补虚、补益脏腑外，尚能达到化湿、祛湿、生血、升提、生津、回阳、利水、明目、固脱、固脬、固涩、止血、摄血、统血、活血、祛瘀、养血、祛痰等其他方面的治疗作用。

2. 补气的方法与途径　通过对历代医家用方、用药经验的积累，临证补气的方法主要有健脾、益气、补肾，具体有以下五个方面：

一为健脾补气，采用补法，因人身之气源于中焦，通过运用健脾和胃、补中益气的方法与措施，以固护后天之本脾胃，使其化生功能正常，达到补气、益气之目的。

二为补虚扶弱，采用补法，通过运用直接益气、补益元气的方法与措施，达到补气、益气之目的。

三为助运补气，采用利法、消导、下法，通过运用淡渗分利、消食导滞、通腑泻下、下气降气的方法与措施，以减轻脾胃之负担，使脾胃运化功能恢复，达到补气、益气之目的。

四为培元益气，采用补法，通过运用血肉有情之品，以培补肾之元气，通过补益先天之本的方法，达到补气、益气之目的。

五为温阳益气，采用补法，通过运用温补阳气的方法，以阳化气，达到补气、益气之目的。

3. 补气法的临床配伍技巧　临证补气的方法主要有健脾、补气、补肾等具体措施，尚需审因论证，解除引起气虚之因。

（1）补气法的临床配伍思路：根据历代医家的不断探索，临证补气法主要有补肺气、培土、健脾等，其具体有以下六个方面：

一为健脾补气，采用补法，通过运用健脾、补中益气的方法，达到补气之目的，常用药物有山药、白术等，代表方剂有资生丸、四君子汤、异功散等。

二为补虚扶弱，采用补法，通过运用补益的方法，达到补气之目的，常用药物有人参、黄芪、党参、红参等，代表方剂有四君子汤、补中益气汤等。

三为培元益气，采用补法，通过补肾培元的方法，达到补气之目的，常用药物有巴戟天、杜仲、蛤蚧等，代表方剂有保元汤、人参蛤蚧散、补肾地黄丸、补骨脂丸等。

四为温阳补气，采用温法、补法，通过运用温阳、补益阳气的方法，达到补气之目的，常用药物有附子、肉桂等，代表方剂有参附汤、参苓散、附子理中汤等。

五为渗湿补气，采用利法，通过运用淡渗分利的方法，以减轻脾胃负担，达到补气之目的，常用药物有茯苓、薏苡仁等，代表方剂有参苓散、参苓白术散等。

六为理助补气，采用理气法，通过运用理气、下气的方法，以减轻脾胃负担，达到补气之目的，常用药物有陈皮、木香等，代表方剂有六君子汤、香砂六君子汤等。

（2）补气法的临床配伍技巧与规律：气虚，则气的推动、温煦、固摄、防御、气化等功能减退，出现诸多症状。临床上通过补气、益气的方法达到补气化湿、补气升提、补气生血、补气生津、补气回阳、补气利水、补气固脱、补气固脬、补气固涩、补气活血、补气祛痰、补气摄血等治疗目的，是中医治疗疾病的基本法则之一。

补气一法除选用人参、黄芪等直接补气之法外，多采用健脾益气的方法以达补益元气的目的，因人身之气源出中焦，特别对于气的生成不足的病证应重视调理脾胃肾，历代医家创制的补气方剂，如异功散、六君子汤、四君子汤、补中益气汤、保元汤等均以白术、茯苓、党参等健脾、益气法为主。

针对气虚的病理变化与脏腑的相互关系，合理应用补脾、补肾之法。气是生命活动的基本物质，后天水谷之气以及自然界之清气是气的主要来源，气的生成与肺脾肾的关系最为密切。肺主一身之气，脾为后天之本，肾为先天之本，调补脾胃是治疗气虚证的基础与中心环节，或因脾胃虚弱引起气虚，可有脾虚的表现，另外脾胃主腐熟运化，为气血生化之源，水谷之精微皆由脾胃依水谷之气以化生，故健脾固本，以期水谷精微化生充足。故补气主要是补益脾肾肺之气，又因脾为肺之母，为后天气血生化之源，故尤以培补中气为主。如资生丸、六君子汤、参苓白术散、参苓散、补中益气汤等皆此配伍思想。

临证在治疗气虚证时，除重视先后之本的补益，补益元气、健脾益气、补益肾气的方法外，尚应重视行气、消导、分利、下气等减轻脾胃负担的方法应用。或配伍淡渗分利之法，对于气虚之证应用利法药物，历代名方均有明示，如四君子汤、参苓白术散等均配伍茯苓等药物。其配伍意义在于：其一，气虚不能布水、水湿内停，如张景岳云"水化于气"，应用分利之法使水湿下渗；其二，应用淡渗分利之法，以减轻肠胃负担，以利于脾之运化，间接达到健脾益气之目的；其三，淡渗通利可以制约诸补药之滋腻碍脾之弊。或配伍行气之法，因气虚证往往伴有不同程度的脾胃虚弱、运化功能减弱的表现，而诸补气之品易于困脾碍运，故在补气方中均须佐用少量行气之品，使补而不滞，《古今名医方论·卷一》中柯韵伯论补中益气汤的配伍时云："用陈皮以理之，且以散诸甘药之滞。"他如异功散之用陈皮。另外，有些行气法、药偏燥，具有行气化湿、醒脾助运之功，古有"脾健不在补而贵在运"之说，如常用砂仁、木香等。或配伍消导之法，临床常用神曲、鸡内金、麦芽等。消导与分利、行气诸法配伍，以减轻脾胃、肠胃负担，以利于运化，间接达到健脾益气之目的。

由于气虚累及的脏腑不同，可出现肺、脾、心等脏腑虚弱的症状，临证时可根据不同情况，灵活应用。由于治疗目的的不同，临证可灵活配伍升阳、升提之汗法，各种化湿之法、固涩之法，以发挥气的正常功能，发挥气的推动、温煦、固摄、防御、气化、固脱、生血等功能。

若气虚升举无力，或清阳之气下陷可引起气陷证。在治疗立法时，须在治疗气虚证的前提下，根据《素问·至真要大论》："下者举之"的理论，补气与升阳举陷并用，否则气虽足而下陷之气亦难升提。补气通过补益元气，健脾、助运（运脾）、减轻脾胃负担（消导、分利、行气）等以助其生化之源，从根本上达到培土益气之用。对于因中气下陷所致的久泻、久痢、脱肛、子宫脱垂、尿频等各种疾病，多从升脾阳入手，以升提中气、升阳举陷之功。应注重汗法中升提类药物的应用，以适应脾气上升的生理特点。如补中益气汤是益气升阳法的代表方剂，方中在黄芪、人参、白术、甘草等补气、健脾益气的基础上，佐用少量柴胡、升麻等轻清升散之品，以提升下陷之中气。他如举元煎、升陷汤，以及治疗各种气陷类病证之升阴丸、升均汤、升桔汤、升发二陈汤、升阳补气汤、升阳举经汤、升阳汤、回阳升陷汤、理郁升陷汤、醒脾升陷汤等方剂在配伍时均佐用具有升提作用之汗法、药物，以达升阳举陷之功。对于气虚下陷、清阳不升引起的其他疾病，采用气陷者升提的方法。治疗宜于补气之中加用升提之品，以开提清气、升阳举陷，常用药物有升麻、荆芥穗之类。如治疗带下病完带汤之用黑芥穗、柴胡以辛散、升发脾胃清阳之气，保产神效方之用荆芥穗、羌活、艾叶，以及天仙藤散之用紫苏叶等皆取其发散、升举清阳之用。

若元气不足，气虚而失其固摄之能所表现的虚弱证候，临床除一般气虚的表现外，兼见自汗、出血、尿频等不固的表现。气不固证系在气虚证的基础上，由于气虚、失其固摄之能所致。故气不固证在治疗立法时，须在治疗气虚证的前提与基础上，灵活应用固涩之法，并根据具体脏腑、组织之不同，采用相应的固本之法。补气时应在补益元气的基础上，重视脾与肾的补益，如临床除用党参、人参外，尚应重视补益肺气、补益脾气、补益肾气的方法与措施。如表虚不固者，除通过健脾、补肺、益气等措施以益表气，使表气足而自固。并根据病情的需要佐用固涩之法，通过收涩敛汗固涩之品，以达收敛表气之目的。临证时可选用牡蛎、浮小麦、五味子、白果、龙骨等。如牡蛎散主以牡蛎、麻黄根，柏子仁丸主以牡蛎、麻黄根等。如气不摄血者，除采用各种措施与途径补益元气，使气足、脾健，则能发挥气为血帅、脾主统摄的正常功能，使血在气的率领下循脉运行，而不致妄行。并根据病情的需要佐用理气、固涩、理血之法，以恢复气的统摄功能。如肾气不固者，除应用补益元气、补益肾气法为主，以增强肾固摄约束膀胱的功能外，遵《读医随笔·卷一·证治总论》"升降出入论"之"散于外者，敛而固之"的理论，合理应用固涩之法。以补肾、益气以治其本，固肾缩泉以治其标，并佐以益气之法以增其效。如菟丝子散、桑螵蛸散、鹿茸补涩丸、膏淋汤等皆此配伍特点与思想。并根据病情佐用安神定志之品，以交通心肾、固肾缩泉，如桑螵蛸散之配伍茯神、远志、菖蒲，金锁固精丸之用龙骨等。如冲任不固者，当以补肾之菟丝子、杜仲，健脾之白术、茯苓等固本之法为主，辅以固崩止带之煅龙骨、煅牡蛎、海螵蛸、五倍子、茜草，以固涩冲任。并根据病情需要佐以滋阴清热、清热利湿之补法、清法，如固经丸之白芍、黄柏、黄芩，易黄汤之龟甲、黄柏及车前子等。

若多种原因而致元气虚脱、真气急骤外泄，临床以突然面色苍白、口唇青紫、汗出肢冷、呼吸微弱，舌淡脉细为常见症的危急证候。本证以元气虚脱、真气急骤外泄为突出机制，其治疗当通过固摄正气、补益正气之品，以急救虚脱之正气。阳气浮于外，当用固摄正气之涩法，如加入龙骨、牡蛎等，如参附龙牡救逆汤等皆配伍涩法。当以益气固本为主，可选补气法，以及健脾益气法，如四逆汤、四逆加人参汤等。或配以温阳之品，或配以酸甘敛阴之品。

（二）补血法的临床及现代应用研究

1. 补血法的适应证　补血法是指运用各种补养血液作用的方法与措施，达到养心、养肝、复脉、舒筋、固脱等功用，以治疗血虚证的一种治疗方法。通过补血、养血，除能补虚、濡养脏腑外，尚能达到益气、养心、养肝、柔肝、固脱、止痒、润肤、润肠、调经、和血、安胎、止痛、生发、复脉、舒筋、和络、退热、宣痹、止血、安神等其他作用。

2. 补血的方法与途径　通过对历代医家用药经验的积累，临证补血的方法主要有调节饮食、扶助固本、积极治疗原发病证等，具体有以下三个方面：

一为补气生血，采用补法，基于气血相关理论，通过运用补益正气、补脾益气的补气之法，使气旺而助血化生，达到补血、养血之目的。

二为补脾生血，采用补法、理气法、祛湿法，通过运用补脾、健脾、理脾、运脾之法，使其"受气取汁，变化而赤"的功能恢复正常，达到补血、养血之目的。

三为补肾生血，采用补法，基于肾藏精生髓、精血同源之理论，通过运用补益肾精、温养肾阳的方法，使肾气旺盛，达到补血、养血之目的。

3. 补血法的临床配伍技巧　临证补血的方法主要有调节饮食、扶助脾肾、积极治疗原发病证等具体措施，应特别重视对脾肾、气的强化。

（1）补血法的临床配伍思路：根据历代医家的不断探索，临证补血法主要有补气生血、调整脏腑功能等，其具体有以下三个方面：

一为补气生血，采用补法，基于血之生必依赖于气、血不能速生而气可以速至、气血同源、气能生血之传统理论，古有"有形之血不能自生，生于无形之气"、阳生阴长之说，因此，通过补气的方法，达到补血、养血之目的。常用药物有党参、黄芪等，代表方剂有当归补血汤、归脾汤、人参养荣汤、滋血汤等。

二为补脾生血，采用补法、理气法、祛湿法，历代医家强调"脾胃主腐熟运化、为气血生化之源"，通过运用培土、理脾、助运的方法，改善或恢复脾之功能，使血化生有力。常用药物有白术、茯苓、薏苡仁等，代表方剂有圣愈汤、补肝汤、养心汤、当归补血汤、人参养荣汤等。

三为补肾生血，采用补法，通过运用补益肾精、温养命门的方法，改善或恢复肾之功能，使血化生有力。常用药物有熟地黄、紫河车、枸杞子、淫羊藿等，代表方剂有四物汤、圣愈汤、补肝汤、养心汤、人参养荣汤、紫河车丸等。

（2）补血法的临床配伍技巧与规律：补血法是治疗一切血亏虚病证的方法。血虚一证，补血是其常法、通法；然在临床治疗血虚时必须审因论治。

补血是治疗血虚的常法、通法，而气与血，一是血之生必依赖于气，二是血不能速生而气可以速至，三是气血同源、气能生血、血能载气。故补血必以补气，临证常用党参、人参、黄芪之类，以益气生血，或配伍健脾助其生化之山药、茯苓、白术之类。如补血法的代表方剂当归补血汤即是以此为配伍思想，主用黄芪。或如归脾汤、人参养荣汤、滋血汤等方皆佐以或辅以补气之法、药。治疗血虚证，历代医家研制的四物汤、圣愈汤、胶艾汤、滋血汤、两地汤等有效方剂，除采用直接补血的方法与措施外，更多采用审因论治的方法，重视对生血脏腑的调理，并应按照血生成的生理特点，结合临床实践，灵活运用各种补血养血之法及措施。除加强营养、积极治疗原发病外，临证以恢复生血动力为主，拟定温肾补肾、健脾益气之补法，以达化生正常。

或配以温阳之温法，对于补血法立法时，根据病情所需，适当配伍少量温法药物，有着重要意义。如十全大补汤之用桂枝，人参养荣汤之用肉桂等，十全大补汤、人参养荣汤等补血方中配以桂枝或肉桂，乃取其补阳气而化生阴血、养心化赤以生血之意。或配以填精之补肾法，因精血同源，补肾填精以达生血之功，如紫河车丸之配以紫河车等，古今皆在养血方中广泛加入紫河车、枸杞子、淫羊藿等补精之品。

第四章　针对病机而治的方法临床具体运用

自《黄帝内经》倡导"审机定治"以来，历代先贤都致力于发掘新理论、新学说，针对发病机制及病理改变进行遣药组方，体现中医治疗精髓。病机是一个综合性的病理概念，从横的方面看，它涵括了病邪、病性、病势、病位等要素；从纵向看，它以正邪斗争为主线，反映了疾病从发生、发展到传变及结局整个病程的动态变化规律。正如唐代医家孙思邈提出："夫欲理病，先察其源，候其病机"（《备急千金要方·卷第一·诊候第四》），现代名医岳美中亦提出："见症状要进一步追求疾病的本质，不可仅仅停留在寒热虚实的表面上……务期细密，才能丝丝入扣，恰合病机。"

辨证时应首先洞察病证的发病机制及病理改变，然后据此来拟定治疗方法及措施。如外感泄泻的主要病机是肠功能障碍，故病机学治疗为调整泌别、调理气机，当首选李中梓提出治泻九法之首——淡渗分利法。因利法通过强化小肠泌别功能，使水液归于膀胱，即强化"水液由此而渗入前"的作用，而使留于或渗于肠的水液减少。利法通过去其肠内之壅滞，通过分利下行，使脾胃降下正常，从而调整脾胃升降功能之目的。又如，外感急惊风、心肝客热、气机逆升、气血（津液所化之）湿浊皆随之而升之证，隋唐时期已认识到清心泻肝、降泄气机等病机学治疗，《备急千金要方》立"千金龙胆汤"，用龙胆草、黄芩等清解在心肝之邪热，茯苓利水去祛湿浊，大黄泻有升不降之气机，合茯苓使热、湿浊、热势得以从二便而去，以达降泄气机之目的。又如，肺气郁闭为肺炎喘嗽的主要病理机制，故肺炎喘嗽的病机学治疗主要是开肺（开其肺闭），临证组方时须针对引起肺气郁闭的主要病理因素考虑开肺的形式（途径、方法），灵活选择宣肺法、肃肺法、利法、下法、行气法、化瘀法、通络法、治痰法等诸法，然后再根据具体情况优选几种开肺方法进行遣药组方。

如脾虚引起的泄泻、厌食。脾虚致泻机制为脾虚运化失司、水谷不运、内留于肠、枢机不利，胃虚则不能腐熟，小肠虚则泌别失司、清浊不分，大肠虚则不聚，其主要机制为泌别异常、功能失健，且当辨其虚位（脾、胃、肠），次辨虚性，再辨有无乘侮，治疗除选用健脾益气、利湿等病因学治疗外，还用病机学治疗方法，病机学治疗除健脾和胃助运外，主要针对水谷不化、精华之气不能输布，拟定利湿调整泌别，主用利法。脾虚致厌食，其机制为运弱，治疗除选用健脾益气之病因学治疗方法、药物外，病机学治疗主要为助运、醒胃，助运除用健脾益气外，尚可选运脾法、减轻脾胃负担（多用淡渗利湿、消食）、醒脾开胃诸法。

第一节　肺系病证的病机学治疗方法与途径

肺居胸中，上连气道、咽喉，开窍于鼻，外合皮毛，合称肺系。肺叶娇嫩，不耐寒热，易被邪侵，故称为娇脏。肺的主要生理功能是主气司呼吸，朝百脉主治节而辅心血运行，通调水道促进水液输布和排泄，肺的这些功能主要依赖于肺气的推动、肺阴的濡养及肺阳的温煦，且与脾肾诸脏密切相关，肺与大肠相表里。

肺系病证主要表现在呼吸功能活动障碍或减退，津液输布排泄障碍，以及卫外功能失职等方面。如肺卫的腠理闭塞、表虚不固，气道的邪客气道、痰阻气道、气道挛急，肺本脏的肺气郁闭、肺虚。在肺系病证的发生发展过程中，要注意肺与脾、肾、心、肝、大肠的联系。肺主诸气，肺的病变多宜治气，气有宣发和肃降功能，故升降兼施以纠其偏。肺为娇脏，清虚而处高位，故选方用药宜轻清不宜重浊，应重视肺与其他脏腑的生克制化关系，积极防治兼夹证及变证的发生，积极治疗原发病证。

一、表卫失调证的病机学治疗

（一）解表法

1. 解表法的适应证　解表法是指通过疏泄腠理、透邪外出，清除在表之邪，以治疗邪客肌表证的一种病机学治疗方法。解表法的作用是开腠理、透邪泄热，其具有的发汗、宣湿、透疹、散邪等作用功效，以达到病机学治疗目的。主要用于外感病邪侵犯肺卫、体表所致的各种表证。由于感邪性质、程度各异，患病种类、证候有异，发病时节、地域环境不同，患者体质差异，解表法在临床具体应用时有多种治疗手段与措施。

2. 解表的方法与途径　通过对历代医疗文献的总结，临床上解表的方法主要有以下七个方面：

一为辛凉解表，采用汗法，通过运用味辛性凉、疏散风热作用的药物，使郁于肌表的邪毒从汗而解，直接达到解表之目的与作用。

二为辛温解表，采用汗法，通过运用味辛性温、疏风散寒作用的药物，使郁于肌表的邪毒从汗而解，直接达到解表之目的与作用。

三为疏散解表，采用汗法、清法、祛湿法，通过运用祛散表邪的药物，使郁于肌表的外邪从汗而解，直接达到解表之目的与作用。

四为解肌发表，采用汗法，通过运用祛除、外散表邪的药物，以解除郁于肌表之邪，达到解表、发表之目的与作用。

五为通阳解表，采用汗法、温法、利法，通过运用通阳的疏散、温通、淡渗药物，以解除肌表郁遏之阳，间接达到解表之目的与作用。

六为通经疏表，采用汗法、和法、通络法，通过运用辛散、活血、通络、理气之疏通经络药物，以达到舒畅表气、疏散表邪之作用。

七为补益解表，采用补法，通过运用补气、养血、滋阴、助阳药物，使正气恢复，间接达到解表、固表之作用与目的。

3. 解表法的临床配伍技巧及思路　解表法系通过疏泄腠理、透邪外出之汗法，清除在表之邪，以解除表闭或表郁之象，是治疗邪客肌表证的病机学治疗方法。

（1）解表法的临床配伍思路：临证解表法主要有辛散外邪、宣化疏利、御邪外出等作用，具体有以下七个方面：

一为辛凉解表，采用汗法，选用性味辛凉、具有疏风解热作用的药物，使郁于肌表的邪毒从汗而解，常用药物有金银花、牛蒡子、薄荷、桑叶等，代表方剂有银翘散、牛蒡解肌汤等。

二为辛温解表，采用汗法，选用性味辛温、具有疏风散寒作用的药物，使郁于肌表的邪毒从汗而解，常用药物有麻黄、桂枝、防风、白芷、紫苏、荆芥等，代表方剂有麻黄汤、桂枝汤、疏风败毒散、败毒散、葱白七味饮等。

三为疏散解表，采用汗法、清法、祛湿法，常用药物有羌活、防风、藿香、连翘、荆芥等，代表方剂有银翘散、藿香正气散、羌活胜湿汤、疏风败毒散等。

四为解肌发表，采用汗法，常用药物有柴胡、葛根、秦艽等，代表方剂有柴葛解肌汤、桂枝加葛根汤、加味香苏散、九味羌活汤、牛蒡解肌汤等。

五为通阳解表，采用汗法、温法、利法，常用药物有葱白、桂枝、附子等，代表方剂有葱豉汤、桂枝汤、桂枝加葛根汤、葱白七味饮等。

六为通经疏表，采用汗法、和法、通络法，常用药物有赤芍、延胡索、香附、柴胡等，代表方剂有《伤科补要》之桂枝汤及加味香苏散、羌活胜湿汤、疏风养血汤等。

七为补益解表，采用补法，常用药物有黄芪、人参、沙参、附子、当归等，代表方剂有黄芪桂枝五物汤、荆防败毒散、加减葳蕤汤、再造散、麻黄附子细辛汤、葱白七味饮、人参败毒散、参苏饮等。

（2）解表法的临床配伍技巧与规律：解表一法，当应用味辛之品以发散表邪，如《素问·至真要大论》"辛先入肺"理论，临证主要采用汗法以达解肌、解表、发表之目的，达到病机学治疗意义。《素问·痿论》提出了"肺主身之皮毛"，《素问·五脏生成》有"肺之合皮也、其荣毛也"之理论，肺主气，职司玄府、皮毛开阖之用，以其宣肺之用布卫气、托邪外出，以其辛味之开，散玄府、腠理之闭，引邪外达。

临证在立解表一法时多用汗法为主，汗法具有发散、通透、升浮的特性，其善驱在表、初起、偏上之邪，由于汗法是通过毛窍以驱逐邪气的，而毛窍又是外邪的主要出路之一。邪客肺系卫表，风热客表证，此时主以汗法祛邪，风热在表证有银翘散、柴葛解肌汤等，银翘散虽为解表剂，并非发汗之剂，而是以其辛凉轻解之功，使药力达表，疏透风热，令表郁解而肺气宣，则腠理调达、营卫调和、津液得布，自然病解而汗出，是不发汗而得汗，正所谓叶天士之"在卫汗之可也"。

风寒袭表证，此时主以汗法祛邪，风寒在表证有麻黄汤、桂枝汤、葱豉汤等。葱豉汤中葱白与豆豉相伍，针对表寒轻证，以葱白辛温通阳发表，豆豉解表宣郁，为通阳发汗之剂。

在临床具体应用解表法时虽仍以汗法为主，但并非以发汗为治疗目的，一般来说，风寒束表，或表郁较重之表证无汗者，当发汗以疏泄腠理、发汗解表、透达表邪，使邪从汗出，但应注意应用解表法的时机与法度，对于表证而有汗者则不必强发汗，注重宣解或微发其汗，对于某些特殊邪气（如风湿在表）亦应注意应用解表法的法度，防过汗伤正之弊。解表法在使用时亦必须注意患者的体质、病邪之性质、兼夹情况，并注重与其他各种疗法联合应用。

（二）固表法

1. 固表法的适应证　固表法是指通过运用补益表气、调和营卫、固涩肺卫的方法，达到固护表气作用的一种治疗方法，适用于肺卫气虚、表虚不固、肺虚表疏证，临床一般以易自汗出、易患伤风感冒、轻微怕风为主要表现。

2. 固表的方法与途径　通过对历代医学文献的总结，临床上固表的方法主要有以下六方面：

一为补气固表，采用补法，通过运用补益正气的方法，使气足，达到益卫、固表之目的与作用。

二为培土固表，采用补法，通过运用补益脾土的方法，使脾土旺盛，培土生金，肺主气功能恢复正常，达到益肺、固表之目的与作用。

三为调和营卫固表，采用和法、汗法，通过运用解散风邪以治卫气、收敛益阴以治营气的方法，使营卫恢复正常协调状态，达到营卫调和、固表之目的与作用。

四为补肺固表，采用补法，通过运用补益肺气的方法，使肺的生理功能恢复正常状态，达到固表、止汗之目的与作用。

五为扶阳固表，采用补法、温法，通过运用温补阳气的方法，而达到固护肌表之目的。

六为收敛固表，采用固涩法，通过运用酸涩收敛、敛肺敛汗的方法，达到固表、敛汗之目的。

3. 固表法的临床配伍技巧及思路　固表法系通过运用补益表气、补益肺气、培土生金、调和营卫、固涩肺卫的方法，达到固护表气、固护腠理的一种病机学治疗方法与措施。

（1）固表法的临床配伍思路：通过对历代医学文献的总结，临床上固表主要有补益肺气、培土生金、固护卫表、敛肺固表，主要体现在以下六个方面：

一为补气固表，采用补法，常用药物有黄芪、党参、人参等，代表方剂有玉屏风散、加味益气丸、神效黄芪汤、和营养卫汤、独参汤等。

二为培土固表，采用补法，常用药物有白术、茯苓、薏苡仁、山药等，代表方剂有玉屏风散、加味益气丸、神效黄芪汤、和营养卫汤、四君子汤、牡蛎散等。

三为调和营卫固表，采用和法、汗法，常用药物有白芍、桂枝、生姜、大枣等，代表方剂有黄芪桂枝五物汤、加味益气丸、神效黄芪汤、和营养卫汤、桂枝汤等。

四为补肺固表，采用补法，常用药物有黄芪、党参、人参等，代表方剂有玉屏风散、加味益气丸、神效黄芪汤、和营养卫汤等。

五为扶阳固表，采用补法、温法，常用药物有桂枝、生姜、肉桂等，代表方剂有神效黄芪汤、和营养卫汤、黄芪桂枝五物汤等。

六为收敛固表，采用固涩法，常用药物有麻黄根、牡蛎、山药、五味子等，代表方剂有白龙汤、桂枝加龙牡汤、柏子仁丸、牡蛎散、二加龙牡汤等。

（2）固表法的临床配伍技巧与规律：历代医家通过缜密的观察与实践，提出了"肺主身之皮毛"（《素问·痿论》），该理论的形成，对于外感疾病的诊治与预防均具有重要的价值。其一，肺输精于皮毛，在生理状态下肺气充足、宣发之机运健，"熏肤、充身、泽毛"（《灵枢·本脏》），不仅使皮毛润泽，而且肌表固则邪不能害；其二，肺卫司腠理开合、调节汗液排泄；其三，皮毛助肺散气、调节体温的作用。肺卫气虚、表虚不固、肺虚表疏诸证，在临床上不仅易感、多感外邪，而且可引起诸多临床症状。因此，固表法是临床常用的治疗方法与措施之一。

肺卫气虚、表虚不固、肺虚表疏诸证的实质是表气虚而失其固摄、防卫作用，卫外无力可致津液外泄。临证对于表虚、表气不固之证，当审因论治，以补益之法为主，以顾其本。固表除能行肌表、调节卫分、固护腠理、御邪外出外，尚有敛汗、止汗等治疗作用，除适用于表气虚、表虚不固、营卫不和证之外，亦可用于阴虚不能制阳、阳热迫津外泄之盗汗。

临证补益表气的方法与措施有二，一为补益肺气，因肺卫之气来源于肺，所以固表法以补益之法来达到补气益肺、肺旺卫实，一般临床选用黄芪、党参、人参之类，如玉屏风散、牡蛎散、黄芪散、黄芪汤之主以黄芪，加味益气丸之主以黄芪、党参，神效黄芪汤、和营养卫汤之主以黄芪、人参等；其二培土生金，因肺主卫表，脾为肺之母，临证多采用培土生金之法，使土旺肺实表固，多用白术，内可大补脾肺之气，外可固表实卫，使气旺表实，则汗不外泄，外邪也不易内侵。其他，常用山药、茯苓等，如加味益气丸之用山药、陈皮，和营养卫汤之用白术、茯苓，玉屏风散之用白术，神效黄芪汤、黄芪汤之用陈皮等。

对于表气不固之证除采用补气法、补肺法、培土生金法等固本的方法外，亦应合理配伍疏散、调和营卫之法，如玉屏风散、加味益气丸、和营养卫汤等方中佐用防风之类汗法药物，以收相反相成之妙，此即张秉成在《成方便读·卷之一·补养之剂》所言"此散中寓补，补内兼疏"。如加味益气丸之用当归，神效黄芪汤、黄芪桂枝五物汤之用白芍，和营养卫汤之用当归、白芍、桂枝、生姜、大枣等敛阴、和营而固表，临证有欲使营卫和调，必用桂枝、白芍、生姜、大枣类之说。

临证根据病情、治疗、方剂配伍的需要，或辅以或佐以收敛之固涩法，以达固表、止汗等对症治疗之目的，临证常选用牡蛎、浮小麦、五味子、白果、龙骨等药物。如白龙汤辅以煅龙骨、煅牡蛎，桂枝加龙牡汤之辅以龙骨等。而牡蛎散主以煅牡蛎、麻黄根、浮小麦，二加龙牡汤主以牡蛎、龙骨等，以图标本兼顾，更好地适应临证治疗的需要。

二、肺主气失司的病机学治疗

（一）宣肺法

1. 宣肺法的适应证 宣肺法能使肺气向外宣发，有升提发表、宣布发散之意，是指运用各种方法与措施，恢复肺之宣发卫气、布散津液、司呼吸之功，直接或间接达到宣肺祛邪、宣通鼻窍、宣肺利气、宣肺平喘、宣肺利水、宣肺开闭等治疗目的的一种治疗方法。

宣肺法是指运用宣通肺气的方法与药物，以治疗肺气不利的一种治疗措施。常用于咳嗽、痰饮、哮喘、肺炎喘嗽、鼻塞、多涕、喉痹等肺系疾病，以及水肿、癃闭等与水液代谢有关的疾病。

2. 宣肺的方法与途径 欲使外感之邪从表散、欲使失调之功能恢复正常、欲使气血津液之升降出入协调有序，均宜宣肺。通过对历代医疗文献的总结，临床上宣肺的方法主要有以下三个方面：

一为辛散宣肺，采用汗法，通过辛散宣通，凭汗法药物之气轻味薄，用其祛邪散壅、宣通窍闭、辛散利肺之用，使肺金得展、宣发有权，自然达到止咳、宣窍、利喉、平喘等治疗目的与作用。

二为理气宣肺，采用理气法，通过运用理气法之理气行滞的作用，以达理气宣肺、宣通气机，间接达到宣肺之作用与目的。

三为祛痰宣肺，采用祛痰法，通过运用祛痰的方法，以去除肺内痰浊，达到宣发肺气之目的与作用。

3. 宣肺法的临床配伍技巧及思路 宣肺法在临床应用广泛，通过宣肺能达到化痰、祛痰、化饮、降逆、降气、解郁、开音、利水、平喘、止咳等治疗作用，亦是祛邪的有效方法与途径之一。

（1）宣肺法的临床配伍思路：通过对历代医疗文献的总结，临床上宣肺主要有辛散宣发、理气而宣肺、祛痰而宣肺，主要体现在以下四个方面：

一为辛散宣肺，采用汗法，常用药物有麻黄、辛夷、紫苏、杏仁等，代表方剂有麻杏甘石汤、宣肺散、华盖散、大小青龙汤等。

二为理气宣肺，采用理气法，常用药物有陈皮、青皮、柴胡等，代表方剂有宣肺散、华盖散、大小青龙汤等。

三为祛痰宣肺，采用祛痰法，常用药物有茯苓、紫菀、款冬花、半夏、瓜蒌等，代表方剂有宣肺散、华盖散等。

四为泻肺宣肺，常用药物有桑白皮、葶苈子等，代表方剂有宣肺散、华盖散等。

（2）宣肺法的临床配伍技巧与规律：临证应根据治疗的目的不同，选用不同的宣肺方法与途径。根据宣肺的治疗作用，有以下几方面配伍目的，其一调整肺之功能，疏肺以洁水源、宣肺利水而化痰、消肿；其二可使痰饮随汗而解，达到化痰、祛痰之目的；其三亦有宣肺止咳、宣肺平喘之功；其四因肺为华盖而居高位，辛散轻扬之品可达病所，金令得展，宣发有权，以解除肺金不宣所引起的各种症状；其五通过宣肺法所用药物的辛散轻扬之性，给肺脏邪气以出路，亦是祛邪的方法之一。

临证在立宣肺法时，一般用麻黄配杏仁、苏叶、辛夷等，宣降相因，其配伍意义，一为宣通肺气、止咳平喘，二为可外应皮毛而有助于发汗祛邪，三为复借其一宣一降，恢复肺的宣肃功能，四为宣肺、通调水道而达利水、化痰之目的。历代医家研制的诸多以宣肺为治疗目的的方剂，多遵从此配伍方法与思想，如麻杏甘石汤类方、参苏饮、华盖散等。宣肺利水名方之越婢加术汤、越婢汤、麻黄连翘赤小豆汤、防己黄芪汤、防风羌活汤、升阳除湿防风汤等亦然。

根据治疗的病证不同，除采用辛散之汗法宣肺外，亦可根据具体情况，灵活运用理气解郁之理气法、祛痰化痰之祛痰法，以间接达到宣肺之目的。如《辨证录》宣肺散之配伍紫菀、款冬花、茯苓、白芥子，以祛痰、化痰、利痰，华盖散之配伍理气之陈皮，祛痰之茯苓、陈皮，泻肺之桑白皮等。

他如，苏子降气汤在集中大量降气平喘、纳气归肾的药物基础上，佐用生姜、苏叶等汗法药物，取其发表之性，使整个方剂有宣有降、上下兼顾。

（二）肃肺下气法

1. 肃肺下气法的适应证　肃肺下气法是指运用肃降肺气、下气肃肺、通腑泻肺、分利降气等治疗方法与手段，使肺气功能恢复正常，常用于治疗咳嗽、痰饮、哮喘、肺炎喘嗽、鼻窒、多涕、喉痹等肺系疾病。

2. 肃肺下气的方法与途径　通过对历代医疗文献的总结，临床上肃肺下气的方法主要有以下四个方面：

一为肃降肺气，采用汗法、理气法，通过运用泻肺、降气、辛散的方法，使上逆之肺气得降，恢复肺主气之功能，使肺宣肃协调。

二为下气肃肺，采用理气法，通过理气法的行气降逆作用，以解除气机逆升的病理改变，达到行气降逆、肃肺降逆之治疗目的。

三为通腑泻肺，采用下法，通过通利大便，排出肺、大肠及其他脏腑之湿浊（外感、内生）及滋生之痰浊，以达到祛邪化浊、降气化痰、肃肺、泻肺之目的。

四为分利肃肺，采用利法，通过分利下行，调整肺之升降功能，使其恢复正常，而达到降气肃肺之目的。同时，利法通调水府、疏利水道、开下行之路，排出湿浊（外感、内生）及滋生之痰浊、痰饮，以达到化浊、化痰之目的。

3. 肃肺下气法的临床配伍技巧及思路　肃肺下气法是通过肃降肺气、下气肃肺、通腑泻肺、分利降气等治疗手段，使肺主气功能恢复正常，对于多种肺系疾病的治疗具有重要的作用与意义。

（1）肃肺下气法的临床配伍思路：临证肃肺下气除用肃肺法外，尚可选用下气、分利、通下诸法。临床上肃肺下气有以下四个方面：

一为肃降肺气，采用汗法、理气法、泻肺法，常用药物有桑白皮、厚朴、前胡、苏子等，代表方剂有苏子降气汤、清宁散、清肺饮、葶苈丸、桑白皮汤等。

二为下气肃肺，采用理气法，常用药物有苏子、沉香、葶苈子、厚朴等，代表方剂有苏子降气汤、清肺饮、葶苈丸、桑白皮汤等。

三为通腑泻肺，采用下法，常用药物有大黄、芒硝等，代表方剂有滚痰丸、竹沥达痰丸、茯苓丸、羚羊清肺散等。

四为分利肃肺，采用利法，常用药物有车前子、茯苓、泽泻、猪苓、栀子、木通等，代表方剂有清宁散、清肺饮、葶苈丸、桑白皮汤、王氏连朴饮、清金化痰汤、清金降火汤等。

（2）肃肺下气法的临床配伍技巧与规律：根据治疗的目的、所治病证的病机不同，临证要灵活应用肃降肺气，以及下气、分利、通下诸法，以间接达到肃肺之目的。

应针对气逆的虚实，灵活选用宣发肺气、肃降肺气、下气肃肺、通腑泻肺、强肺、滋阴润肺等治疗方法，但升降兼施立足于降。一般选用桑白皮、厚朴、前胡、苏子、葶苈子等肃降肺气、下气肃肺的方法为主，如苏子降气汤、清宁散、清肺饮、葶苈丸、桑白皮汤等肃肺方剂皆以此为配伍方法与思想。对于虚证引起者，还要选用强肺、益肺之补法，并重视与宣肺法的配合应用。

根据治疗目的及病情的需要，或配合应用下法，基于肺与大肠相表里的理论，通过其通腑泄热、降泄气机之作用，以达宣肺开闭、肃肺下气、调整肺机之目的，一般可采用下法，亦可配伍应用下气法、分利法、消导法。如滚痰丸、竹沥达痰丸之用大黄，茯苓丸之用芒硝，羚羊清肺散之用大黄，清肺散之用大黄、玄明粉，葶苈丸之配伍黑牵牛等，或配伍应用利法，通过分利下行、调整肺之升降功能，达到降气肃肺之目的，如百咳散主用白术、茯苓、猪苓、泽泻、车前子等，旨在通过淡渗分利、下行之性，达到祛痰化饮、降气肃肺。

他如，王氏连朴饮之配伍栀子，清金化痰汤之配伍栀子、茯苓，桑白皮汤之配伍栀子，清宁散、清金降火汤之配伍赤茯苓、车前子，华盖散之配伍赤茯苓，导痰汤、清气化毒饮之配伍白茯苓，贝母瓜蒌散之配伍茯苓等。

（三）开肺法

1. 开肺法的适应证　开肺法是指针对引起肺气郁闭的原因及机制，采取各种治疗方法与措施，开其肺闭，达到恢复肺主气司呼吸功能，用以治疗肺炎喘嗽等病证的病机学治疗方法之一。

2. 开肺的方法与途径　通过对历代医疗文献的总结，临床上应针对引起肺气郁闭的原因及机制，拟定开肺的形式、方法、途径，临床上开肺的方法，除祛邪、清肺热、温肺寒外，主要有以下七个方面：

一为宣肺以开肺，采用汗法、理气法，通过辛散宣通，凭汗法药物之气轻味薄，用其祛邪散壅、宣通窍闭、辛散利肺之功，使肺金得展、宣发有权，达到开肺之目的。

二为肃肺以开肺，采用汗法、理气法，通过运用泻肺、降气、辛散的方法与措施，使上逆之肺气得降，恢复肺主气之功能，使肺宣肃协调，达到开肺之目的。

三为分利以开肺，采用利法，通过分利下行，调整肺之升降功能，使其恢复正常，而达到开肺之目的。

四为通下以开肺，采用下法，通过通利大便，排出肺、大肠及其他脏腑之湿浊（外感、内生）及滋生之痰浊，以达到祛邪化浊、降气化痰、开肺之目的。

五为行气以开肺，采用理气法，通过运用降气、下气的方法与措施，使上逆之肺气得降，恢复肺主气之功能，使肺宣肃协调，达到开肺之目的。

六为化瘀以开肺，采用活血法，通过运用活血化瘀、通经活络的方法与措施，以解除肺气之瘀阻，达到开肺之目的。

七为治痰以开肺，采用祛痰法，通过运用祛痰的各种方法与措施，以去除肺内痰浊，达到开肺之目的。

3. 开肺法的临床配伍技巧及思路 临床上应针对引起肺气郁闭的原因及机制，采取各种治疗方法与措施，开其肺闭。

（1）开肺法的临床配伍思路：临证遣药组方时，病因学治疗当根据邪气性质、客犯部位不同而拟定不同的治疗方法及措施，可灵活选用祛邪（温肺、清肺）、宣肺、肃肺、行气、分利、通下、活血化瘀诸法。临床上开肺有以下七个方面：

一为宣肺以开肺，采用汗法、理气法，常用药物有麻黄、辛夷、紫苏、杏仁等，代表方剂有麻杏甘石汤、宣肺散、华盖散、大小青龙汤等。

二为肃肺以开肺，采用汗法、理气法，常用药物有桑白皮、厚朴、前胡、苏子等，代表方剂有苏子降气汤、清肺饮、葶苈丸、清气化毒饮、清金化痰汤等。

三为分利以开肺，采用利法，常用药物有车前子、茯苓、泽泻、猪苓、栀子、木通等，代表方剂有清肺饮、葶苈丸、王氏连朴饮、清金化痰汤、清金降火汤等。

四为通下以开肺，采用下法，常用药物有大黄、芒硝等，代表方剂有滚痰丸、竹沥达痰丸、羚羊清肺散、小儿保元丹等。

五为行气以开肺，采用理气法，常用药物有陈皮、青皮、厚朴等，代表方剂有宣肺散、大小青龙汤等。

六为化瘀以开肺，采用活血法，常用药物有赤芍、莪术、桃仁、红花、丹参等，代表方剂有丹参饮、桃红四物汤等。

七为治痰以开肺，采用祛痰法，常用药物有茯苓、紫菀、款冬花、半夏、瓜蒌、胆南星等，代表方剂有宣肺散、滚痰丸、竹沥达痰丸、羚羊清肺散等。

（2）开肺法的临床配伍技巧与规律：肺气郁闭是肺系疾病的主要病机之一，临证当采用各种方法与措施开其肺闭，根据肺主气司呼吸的生理特点，临证多采用宣肺、肃肺之法以开肺，又肺气郁闭是气滞的表现形式之一，气与血之间密切相关，故行气、活血化瘀法亦是开肺的途径之一，分利下行、通腑泻肺亦能调整肺之升降功能，亦是开肺的重要途径之一。临证时亦应审因论治，其病因学治疗当根据邪气性质、客犯部位不同而拟定不同的治疗方法及措施。对症治疗主要采取解热、止咳、化痰、平喘诸法。解热当采用汗、清、利、下四法，通过发汗、直清、利小便、通大便的方法，使邪、热、毒分消；止咳除选用宣肺止咳、肃肺下气止咳法外，尚可应用解痉止咳、镇肝止咳、疏肝止咳、通络止咳等方法；化痰当从滋生痰涎的因素考虑，去其生痰之因，即病因、病机学治疗方法，对已形成之痰要辨其性质，采取清化、温化、消痰、下气、分利、通络诸法。

风寒闭肺证系风寒之邪经表而入，客犯于肺，肺气郁闭，风寒客肺则肺寒，初起属表里俱寒，其病因学治疗为温肺散寒、疏风解表法，常选干姜、桂枝、细辛、防风等，病机学治疗为开肺，常选温肺、宣肺等法。邪盛中期表寒已解或未尽，肺寒炽盛，肺闭不开，寒痰内蕴，此时以里寒为主，其病因学治疗为温肺散寒，亦选干姜、桂枝、细辛，甚或附子，病机学治疗为开肺，常选温肺、下气、宣肺等法，下气法常选厚朴、制半夏等。对症治疗为化痰（饮）、平喘，化痰以温化为主，燥湿、利湿次之。后期邪减、肺闭得开、肺寒不甚、寒痰未尽，治以温肺化饮为主，可佐以理肺、益肺之品。如《仁斋直指方》冷嗽干姜汤用麻黄、桂枝疏风解表、温肺散寒，干姜、细辛温肺开肺。河南中医学院一附院儿科协定处方寒咳散之用干姜温肺散寒以祛邪而为主，辅以麻黄、杏仁宣肺平喘以开肺闭，佐以清半夏温肺化饮，茯苓甘淡利湿以降气、祛痰、化饮，陈皮理气开肺、燥湿化痰，苏叶疏风散寒以解表。河南中医学院郑颉云主任医师之温肺定喘汤用温肺化痰定喘开闭之细辛、干姜为主；辅以麻黄开肺定喘，杏仁宣肺开闭；佐以苏叶、薄荷疏风解表，使邪从表解。《易简方》之杏子汤用干姜、官桂、细辛温肺散寒以祛寒、化饮，杏仁宣畅肺气，制半夏燥湿化痰、下气止咳，茯苓淡渗利湿以降气、祛饮，五味子、芍药收涩肺气，人参、甘草健脾强肺。

对于风热闭肺证肺炎喘嗽，临床上根据感邪轻重、肺闭轻重、肺热轻重、有无内热伤津证候而分轻、重二型。轻证除肺炎喘嗽的主证外，兼有肺热、表热证候；重证除肺炎喘嗽的主证外，兼有肺热、伤阴，甚或兼有营分证。临证处方时尚应注重邪正消长盛衰进行分期治疗。轻证初期，邪气初盛、肺闭不著、肺热不甚，兼有表证，病因学治疗为清肺解毒、佐以疏风清热，常用黄芩、连翘、金银花、干重楼等，病机学治疗为开肺，常用清肺法、宣肺法、肃肺法、行气法、治痰法以开其肺闭，对症治疗为解表、利咽、化痰。轻证中期肺闭、肺热较著、痰热内盛，组方时除清肺解毒以治其因，开肺以治其机外，对症治疗主要用化痰、平喘、止咳。轻证后期肺闭开、痰热未尽、外邪将去，当以清化痰热、复肺气为主。重证初期、极期邪盛肺闭、痰热壅盛、肺热伤津，病因学治疗为清肺解毒，除选用黄芩、连翘、金银花外，尚可应用泻肺通腑（如桑白皮、厚朴、葶苈子、生大黄等）、分利法（如车前子、茯苓等），病机学治疗为宣肺（如桔梗、杏仁、麻黄）、肃肺（如前胡、桑白皮、葶苈子、白前等）、行气（如厚朴、瓜蒌、枳实等）、通腑（如生大黄、芒硝等）、活血（如莪术、赤芍、丹参等）以开其肺闭，对症治疗为止咳、平喘、治痰、解热，止咳除用宣肺、肃肺法外，尚可应用解痉止咳（如干地龙、钩藤、全蝎、蜈蚣等）、镇肝止咳（如龙骨、代赭石等）、疏肝止咳（如郁金等）、通络止咳（如莪术、地龙等），平喘除用麻黄外，尚可应用息风解痉平喘、通腑下气、肃肺等法，治痰以清化为主，佐以消痰、下气、分利、通络、温化，解热须灵活应用汗、清、利、下四法，并酌以养阴生津之品。如清气化毒饮方中用黄芩、黄连、连翘清热解毒，兼清肺热为主，辅以前胡、杏仁、桔梗宣畅肺气而开闭化痰，桑白皮泻肺开闭，瓜蒌仁润燥涤痰、泻肺开闭；佐以玄参、麦冬养阴清热，芦根清肺化痰；甘草解毒为使。三黄石膏汤用黄连、黄芩、黄柏、山栀子苦寒泄热解毒、直折三焦之火而为君；臣以宣肺定喘、利水而化痰之麻黄；佐以生石膏清泄肺胃之热且生津，豆豉清热透表。

对于痰热闭肺证肺炎喘嗽，系邪（热）客于湿重、肺虚较著之体，邪入于肺，邪热与内蕴痰湿胶结，肺气郁闭、气道不利而形成痰热闭肺证。临床上又分痰火闭肺与痰湿闭肺两型。初期以邪实为主，后期则邪减正伤。痰热闭肺邪盛期除肺炎喘嗽主症外，兼见阵发喘憋、喉间哮鸣、烦躁、溲黄便干、舌质红、苔黄，治以泄热涤痰、下气开肺、息风定喘，选用黄芩、连翘、干重楼等清肺解毒法以祛病因，葶苈子、大黄等以泄热下气、涤痰，病因学、病机学治疗兼顾，麻黄、杏仁等宣肺开闭；对症治疗除泄热外，尚有平喘、息风诸法，泄热除选下法外，尚可用利法，平喘除用宣肺平喘外尚可用下气法、息风法（干地龙、钩藤、僵蚕）。痰湿闭肺邪盛期除肺炎喘嗽主证外，兼见阵发喘憋、喉间哮鸣、泛吐痰涎、口唇紫暗、舌质淡、苔腻、脉弦、指纹青，治以温肺涤痰、开肺泄浊、息风定喘，常用三子养亲汤加干姜、麻黄，以温肺化饮、开闭定喘，以治因、治机，加干地龙、钩藤、僵蚕以息风止咳平喘、通络化痰，治痰以温化为主，佐以利法。如羚羊清肺散所用羚羊角咸寒，入肝、心、肺经，具有清心凉肝、清肺平肝息风、清热解毒之功，"羚羊清乎肺热"而为主药；辅以黄芩清热解毒、燥湿以化痰，辅羚羊角清肺之邪热，川贝母化痰止咳、清肺散结，又性凉而甘润肺脏并护阴；生大黄釜底抽薪，大泻肺热，生石膏清肺胃之热，二味以泻胃脾，羚羊角、大黄、川贝母、朱砂以清心，羚羊角、大黄、青礞石以清肝，黄芩、大黄、羚羊角、生石膏、川贝母、青礞石以清肺，大黄下气消痰，羚羊角、朱砂、青礞石镇心安神，从而大黄、生石膏、朱砂、青礞石为佐药；甘草健脾益气、润肺止咳为佐，又能调和诸药为使。

（四）疏通气道法

1. 疏通气道法的适应证　疏通气道法是指运用调气、理肺、治痰、活血诸法以疏通气道壅塞，用于治疗邪客气道、气道壅塞之证的一种病机学治疗方法。

2. 疏通气道的方法与途径　通过对历代医学文献的总结，临床上疏通气道的方法主要有以下四个方面：

一为调气疏通气道，采用理气法、汗法，通过运用肃肺下气、宣通肺气的方法，以达到疏通气道之目的与作用。

二为理肺疏通气道，采用理气法、补法，通过运用调整肺机、补益肺气之法，以解除因实而滞、因虚而滞之原因，达到疏通气道之目的与作用。

三为治痰疏通气道，采用祛痰法，通过运用化痰、涤痰、下痰之法，以解除痰壅气道之因，达到疏通气道之目的与作用。

四为活血疏通气道，采用活血化瘀法，通过运用活血法、通络法，以解除瘀阻气道之因，达到疏通气道之目的与作用。

3. 疏通气道法的临床配伍技巧及思路　疏通气道法系通过运用调气、理肺、治痰、理脾、活血、通络之法，以疏通气道之壅塞，达到疏通气道之目的与作用。

（1）疏通气道法的临床配伍思路：临证遣药组方时，根据引起气道壅塞之因，审因论治，临证疏通气道的方法、措施主要有祛邪、调气、理肺、治痰、理脾、活血、通络诸法，其具体有以下四个方面：

一为调气疏通气道，采用理气法、汗法，常用药物有苏子、前胡、沉香、葶苈子、桑白皮、厚朴等肃肺下气之品，麻黄、杏仁、桔梗等宣通肺气之品，代表方剂有麻杏甘石汤、苏葶丸、苏子降气汤、定喘汤、葶苈散等。

二为理肺疏通气道，采用理气法、补法，常用药物有太子参、党参、黄芪等补益肺气之品，白术、茯苓等培土生金之品，柴胡、白芍、郁金等抑木之品，代表方剂有逍遥散、芍术冲剂、益肺化痰冲剂、六君子汤、芍药清肝散等。

三为治痰疏通气道，采用祛痰法，常用药物有天竺黄、胆南星、桑白皮等清化之品，制半夏、陈皮、冬花等温化之品，厚朴、苏子、葶苈子等下气之品，车前子、茯苓等分利之品，代表方剂有清金化痰汤、化痰清肺散、礞石滚痰汤、二陈汤等。

四为活血疏通气道，采用活血化瘀法，常用药物有桃仁、红花、川芎、赤芍、莪术等活血化瘀之品，干地龙、郁金等通络之品，代表方剂有丹参饮、桃花四物汤、芍术冲剂、益肺化痰冲剂等。

（2）疏通气道法的临床配伍技巧与规律　疏通气道法系通过运用调气、理肺、治痰、理脾、活血、通络之法以疏通气道之壅塞，达到疏通气道之目的与作用。

气道壅塞之证，系外感浊邪，其性黏滞重浊，过肺卫，而壅滞、黏着于气道。此期为邪盛痰壅、气道壅塞，以顽固性、痉挛性咳嗽为主。临证当以疏通气道壅塞为主，辅以病因学、对症治疗。病机学治疗之疏通气道法可灵活应用调气（如苏子、前胡、沉香、葶苈子、桑白皮、厚朴等肃肺下气之法，麻黄、杏仁、桔梗等宣通肺气之法）、理肺（如太子参、党参、黄芪等补益肺气之法，白术、茯苓等培土生金之法，柴胡、白芍、郁金等抑木益肺之法）、治痰（如天竺黄、胆南星、桑白皮等清化之法，制半夏、陈皮、冬花等温化之法，厚朴、苏子、葶苈子等下气之法，车前子、茯苓等分利之法）、活血（如桃仁、红花、川芎、赤芍、莪术等活血化瘀之法）、通络（如干地龙、郁金等通络之法）之法，病机学治疗之降泄气机法可通过利法（如车前子、竹叶、茯苓等淡渗分利、降泄气机之法）、下法（如厚朴、大黄等下气、通下之法）、宣肺（如杏仁、桔梗等宣通肺气之法）、肃肺（如前胡、葶苈子、苏子等肃肺下气之法），以及重镇降逆（如代赭石等降逆之法以降胃逆）以达降泄气机之目的。历代研制的诸多方剂皆此配伍特点与思想，如苏葶丸、苏子降气汤、定喘汤、葶苈散、清金化痰汤、化痰清肺散、三仁汤、顿咳散、王氏连朴饮、化痰口服液、百咳散、痉咳方等。

辨治要紧紧把握浊壅气道这一基本病机，以化浊解毒、降泄气机为基本治则。辨证时须从病程、主证来辨别邪正消长盛衰，按邪盛初期、邪盛极期、邪减正复期来进行分期、分阶段治疗。临证在病机学治疗的同时，亦应重视其病因学治疗、对症治疗手段的选择。邪盛初期邪在卫气，其主要病机为浊邪初客气道，其病因学治疗为祛除湿浊之邪，祛邪方法以分利化浊为主，燥湿法次之，佐以温化、下气通腑，亦可佐以宣透，使邪从二便、肌肤而去，且有直清作用，分利可选用车前子、四苓散、竹叶、白蔻仁等，化浊可选用炙百部等，燥湿解毒可选用黄连、黄芩等，温化可选用厚朴、冬花、制半夏等，解毒宣透可选用金银花、连翘；对症治疗主要为解表（可选用辛温之羌活，辛凉之薄荷、射干，辛温芳化之藿香、香薷）及退热（可选柴胡、青蒿、白薇等）。邪盛极期浊壅气道，以顽固性、痉挛性咳嗽为主，此期病因学治疗当为化浊燥湿解毒，化浊以燥湿法为主，利湿（分利）法次之，邪热炽盛者可选用龙胆草、青黛等清肝燥湿，用大黄通下；降泄气机亦为病机学治疗手段之一，除选用前胡、葶苈子、桑白皮等泻肺肃法外，尚可选用通腑泻下法（如厚朴、大黄等）、通利小便法（如车前子、竹叶等）及降逆重镇法（如代赭石、旋覆花等）；对症治疗为镇痉止咳，若痉咳频重者除祛邪、化浊、下气法外，可加平肝息风解痉之白僵蚕、钩藤、蜈蚣，舒肝之郁金，活血通络之莪术、赤芍及镇咳之龙骨，若咳而呕吐者，除祛邪、化浊、下气法外，可加降逆之制半夏，重镇之代赭石，消痰利水降逆之旋覆花，若有鼻衄者除祛邪、化浊、下气法外，可佐加白茅根、三七，化痰以燥湿、清化、分利为主，佐以下气、温化、通络诸法。恢复期外邪（浊邪）已减，气道壅塞渐开，唯有痰热未尽、肺气不利，故此期治疗当以祛痰止嗽为主，佐以利肺益肺，祛痰以清化为主，佐以分利、消痰、下气、消导、行气、温化、通络，化痰与益肺并用，祛痰而不伤正，利肺即去其气道壅塞，除化痰诸法外，尚可灵活应用肃肺降气、宣畅肺气、活血通络等法。

第二节　脾胃肠病证的病机学治疗方法与途径

肠胃脾病证是指在感受外邪、内伤饮食、惊恐情志、脏腑失调等病因作用下，发生在脾胃、肠道的一类病证。

脾胃位居中焦，为后天之本，气血生化之源，人体气机升降之枢纽。脾为阴土，其生理特点是"喜燥恶湿"，脾气的作用特点是"主升"，这具体体现在脾主运化、脾土升清的功能中。此外，脾具有统摄血液的功能，其主四肢肌肉，开窍于口，其华在唇。胃为阳土，其生理特点是"喜润恶燥"，主要生理功能是主受纳、腐熟水谷，主通降，以降为和。小肠的主要生理功能是主受盛和化物，主泌别清浊。大肠的功能可概括为"传导"与"变化"两个方面。脾胃二者经脉互相络属，互为表里，共同完成水谷的受纳、腐熟、运化、输布、泌别、传导。总之，脾与胃在生理上，是纳运结合、升降相宜、燥湿相济。故一切肠胃脾病证的发生，总是由于各种原因致成燥湿不济、纳运失调、升降失司、泌别失司、传导失职，临床表现出胃纳、脾运、泌别、传导、升降失常的各种症状。脾胃处于中焦，升降相宜，燥湿相济，用药不宜过偏，治宜以调理为法。脾气宜升，胃气宜降，故调理脾胃莫精于升降。脾恶湿喜燥、胃恶燥喜润，故治疗时应注意脾胃燥湿相济，治疗脾胃病证时须注意这一特点，贵在运健以加强和恢复脾胃固有的运转机制，忌用妄攻、壅补之品。

一、脾胃病证的病机学治疗

（一）理脾助运法

1. 理脾助运法的适应证　理脾助运法是指运用祛邪、扶正的各种方法与措施，以恢复脾之运化功能为主要目的，用于治疗脾虚不运、运化失司、运化失健为主要病机的一种治疗方法。

理脾助运法主要适用于脾虚证、运化水谷失健或失司、运化水湿失健或失司所致的多种脾胃疾病，如厌食、积滞、疳证、呕吐、腹痛、泄泻、嗜食症等，以及血虚、水肿、咳嗽等。

2. 理脾助运的方法与途径　通过对历代医学文献的总结，运脾法具有补中寓消、消中有补、补不碍滞、消不伤正的特点，临床上理脾助运的方法主要有以下六个方面：

一为燥湿醒脾运脾，采用消法、祛湿法，通过运用燥湿、化湿、调理的方法，以达燥湿运脾、渗湿运脾、调理运脾，以利脾之振奋和强健，直接达到理脾助运之目的与作用。

二为健脾助运，采用补法，通过运用补益的方法，以其益气健脾，补其不足，复脾之运化功能，达到健脾益气、健脾助运之目的。

三为下气助运，采用消法、理气法，通过运用下气、理气、通下的方法，以其下行、通下之作用，旨在理顺脾胃升降的正常关系，加强和恢复脾胃固有的生理功能，间接达到理脾运脾之目的。

四为利助脾运，采用利法，通过运用淡渗分利、淡渗利湿的方法，以其分利下行、渗湿醒脾之作用，达到运脾、理脾之目的。

五为消食助运，采用消导法，通过运用消食开胃、消食导滞、消导下气、缓下利气的方法，以减轻脾胃肠负担，去其肠内壅滞，利于脾运，达到理脾、运脾之目的。

六为抑肝助运，采用和法、理气法、补法，通过运用疏肝、缓肝、柔肝、平肝、泻肝的方法，以调整肝脾之间关系，间接达到抑肝理脾、抑肝运脾之目的。

3. 理脾助运法的临床配伍技巧及思路

（1）理脾助运法的临床配伍思路：欲健脾者，旨在运脾；欲使脾健，则不在补而贵在运也。运脾之法贵在标本兼治，除用直接运脾的方法外，尚有去因、减轻负荷、饮食调护等措施。通过对历代医家研制的运脾方剂的总结，临床上理脾助运法主要有健脾助运、渗湿助运、燥湿助运、理气助运等，其具体有以下六个方面：

一为燥湿醒脾运脾，采用消法、祛湿法，以利脾之振奋和强健，常用药物有苍术、砂仁、佩兰、白蔻仁等，代表方剂有曲麦枳术丸、调脾散等。

二为健脾助运，采用补法，益气健脾以复运化，常用药物有生晒参、人参、党参、黄芪、白术等，代表方剂有参苓白术散、白术散、四君子汤、补中益气汤等。

三为下气助运，采用消法、理气法，常用药物有陈皮、厚朴、木香、砂仁、枳实、槟榔等，代表方剂有曲麦枳术丸、调脾散、六君子汤等。

四为利助脾运，采用利法，常用药物有茯苓、泽泻、白术、车前子等，代表方剂有参苓白术散、调脾散、藿香正气散、不换金正气散等。

五为消食助运，采用消导法，常用药物有焦山楂、神曲、麦芽、鸡内金、莱菔子等，代表方剂有曲麦枳术丸、调脾散、不换金正气散等。

六为抑肝助运，采用和法、理气法、补法，常用药物有郁金、白芍、柴胡、薄荷、钩藤、青皮、陈皮等，代表方剂有逍遥散、柴胡疏肝散、芍术冲剂等。

（2）理脾助运法的临床配伍技巧与规律：治疗脾病，南京中医药大学中医儿科教授、著名老中医江育仁先生曾提出"脾健不在补，而贵在运"的治疗法则。因脾主"运化水谷，输布精微，分化水湿，其精华之气，经脾气之升发，散精于五脏，敷布于六腑"这一系列的过程，无一不是脾的"动而不息"的作用，"脾具坤静之德而有乾健之运"，小儿本身（包括脾胃）又处在不断发育健全的"动"态之中，故应注意其"动"的特点，鼓舞脾胃之气，使之生化有济。因此，调和脾胃、扶助运化、理顺脾胃升降的正常关系，加强和恢复其固有的运转功能，达到运脾助运、运脾渗湿之目的。运脾之法贵在标本兼治，除用直接运脾的方法外，尚有去因、补益虚弱、减轻负荷等具体措施。

临证在辨别诸多脾运失健、失司的疾病中，首先应审因论治、辨别其致病因素，根据具体病因审因论治；其次辨别脾运失健、失司之虚实，即运迟、运弱，再辨有无乘侮。临证在治疗此类疾病时应以运脾助运法为主，一般选用燥湿理脾、渗湿理脾之法为主，如曲麦枳术丸之用苍术或苍术与白术同用，曲术丸之用苍术，调脾散之用苍术、佩兰，不换金正气散之用苍术、藿香，逍遥散之用白术，参苓白术散之用薏苡仁、白扁豆、砂仁，加味异功散之用白术、砂仁等，以及黑龙江中医药大学附属医院协定处方芍术冲剂之用白术、健脾养胃丸之用砂仁、江育仁教授调脾散之苍术等，诸多方剂皆此配伍思想与技巧。临床常用苍术（或与白术同用）、砂仁、白豆蔻、佩兰、薏苡仁等，偏于脾虚不运者多用白术、砂仁、薏苡仁等，通过运用燥湿、渗湿之法，以达运脾之目的，并可根据病情需要合理应用山楂、神曲、麦芽、鸡内金、谷芽等消食导滞法以助脾运，陈皮、槟榔、香附等理气法以助脾运，四苓散、车前子、茯苓、薏苡仁等淡渗分利法以助脾运，厚朴、清半夏、枳实、枳壳等下气和胃之法以助脾运，莱菔子、酒军等通腑泻下之法以助脾运。其应用消导法、利法、下气法、通腑法的目的在于通过去其肠内壅滞的方法，减轻肠胃脾负担以间接达到理脾、运脾之目的；应用理气法旨在理顺脾胃升降的正常关系，加强和恢复脾胃固有的功能；应用利法既能减轻肠胃负担，合乎脾喜燥恶湿之性，又能调整肠胃脾气机，轻利调整小肠泌别清浊功能。历代研制的运脾方剂，如曲麦枳术丸、参苓白术散、调脾散、藿香正气散、曲术丸、益黄散、不换金正气散等，皆辅以或佐以利法、消导法、理气法，以舒展脾气、恢复脾运。

对于运弱所致疾病当以健脾益气之四君子汤的基础上，佐加理气助运之陈皮、香附，消食助运之神曲、鸡内金，渗湿助运之薏苡仁、白蔻仁，淡渗分利助运之茯苓、白术、猪苓，燥湿运脾之苍术、佩兰，使健脾益气而不壅补碍胃滞运、滋阴养胃而不滋腻碍脾、助运开胃而不可过于消削，标本兼顾。兼有脾阳稍弱者，可佐加煨姜、炮姜以温运脾阳。如加味异功散、参苓白术散、健脾养胃丸、滋脾散等皆遵循此配伍思想。

临证亦可选用辛香理气之法药物，明代贾所学《药品化义》有"香能通气，能主散，能醒脾阴，能透心气，能和合五脏"之论。因香性燥烈，而又入脾胃，故能化湿浊而醒脾胃，香入脾胃，脾胃喜芳香，则能健胃悦脾，有助运化。常选木香、陈皮、槟榔等。

对于五脏关联失常所致之脾运失司者，除选用补益、分利等健脾助运之白术、茯苓、黄芪、党参、山药以扶土抑木外，常选柴胡、薄荷、麦芽、郁金等疏肝之和法、理气法，当归、生地黄等养肝之补益法，白芍等缓肝之补法，钩藤、地龙、全蝎等平肝之息风法，龙胆草、青黛、黄芩等泻肝之清法，并根据病情需要酌情选用消导助运、淡渗分利诸法，以减轻肠胃脾脏负担，利于脾运方法的运用，如逍遥散、芍术冲剂、和肝散、调中进食汤、疏肝健脾养胃汤、柴胡疏肝散等皆此配伍思想与方法。

（二）和胃降逆法

1. 和胃降逆法的适应证　和胃降逆法是指通过运用行气降逆、顺气降逆、理气和胃的方法与措施，达到行气以和胃、和胃以降逆之目的，用于治疗胃气上逆所致呕吐、呃逆等病证的病机学治疗方法。

2. 和胃降逆的方法与途径　通过对历代医学文献的总结，临床上和胃降逆的方法主要有以下六个方面：

一为行气降逆以和胃，采用理气法，通过运用行气、顺气、理气的方法，使上逆之胃气得降，达到降逆、和胃之目的。

二为平冲降逆以和胃，采用理气法，通过运用重镇下气、理气降逆的方法，使气逆上冲之胃气得降，达到降逆、和胃之目的。

三为理气宽中以和胃，采用理气法，通过运用理气行滞、行气宽中、理气除满的方法，使上逆之胃气得降，达到降逆、和胃之目的。

四为平肝降逆以和胃，采用理气法、补法、和法，通过运用各种抑肝的方法，以调肝理气、潜镇降逆之作用，达到降逆、和胃之目的。

五为通下下气以和胃，采用下法、理气法、消导法，通过运用通腑泻下、下气、消导缓下的方法，使上逆之胃气得降，达到降逆、和胃之目的。

六为补益胃气以和胃，采用补法，通过运用补益胃气、滋养胃阴的方法与措施，以解除因气虚而上逆、阴虚不得润降之病理，达到降逆、和胃之目的。

3. 和胃降逆法的临床配伍技巧及思路　对于胃失和降、气逆于上所致病证，临床上首先要辨别胃内、胃外因素引起的。胃内因素实证系邪食客阻，积热内蕴，内生诸邪（湿、火、瘀）引起胃之通降受其阻塞、伤损，加之胃气驱邪食外出，胃气上逆所致；虚证系胃气虚则受纳，通降失司，气虚而上逆，或胃阴虚则不得润降，胃失和降所致。胃外因素系肝气犯胃或气机逆乱夹胃气上逆。因此，在审证求因的基础上，胃内因素引起者当以和胃降逆为主，虚证者当佐用润降、益气诸法，胃外因素引起者当以疏肝或降气为主，佐用和胃法，并重视证候之间的虚实转化及相兼夹。

（1）和胃降逆法的临床配伍思路：胃司受纳、主乎通降。常见的原因有外邪犯胃、内伤饮食、惊恐等，均导致客阻、火炎、胃虚、气乱，可由胃本身病变引起，也可由其他脏腑疾病导致脾胃功能紊乱，引起胃失和降、反降为升，胃气上逆则不纳降。临证当根据胃内因素、胃外因素的不同，灵活运用各种和胃降逆之法。

一为行气降逆以和胃，采用理气法，常用药物有陈皮、青皮、槟榔、木香等，代表方剂有和胃汤、藿香正气散、定吐丸等。

二为平冲降逆以和胃，采用理气法，常用药物有半夏、代赭石等，代表方剂有黄连温胆汤、定吐丸等。

三为理气宽中以和胃，采用理气法，常用药物有柴胡、陈皮、青皮、槟榔、木香等，代表方剂有和胃汤、藿香正气散、吴茱萸汤、丁萸理中汤、定吐丸等。

四为平肝降逆以和胃，采用理气法、补法、和法，常用药物有钩藤、丁香、龙胆草、夏枯草、白芍、薄荷等，代表方剂有逍遥散、解肝煎、柴胡疏肝散、定吐丸等。

五为通下下气以和胃，采用下法、理气法、消导法，常用药物有厚朴、大黄、葶苈子、山楂、神曲、莱菔子等，代表方剂有承气汤类、保和丸、凉膈清脾饮等。

六为补益胃气以和胃，采用补法，常用药物有人参、吴茱萸、沙参、麦冬等，代表方剂有吴茱萸汤、丁萸理中汤、益胃汤等。

（2）和胃降逆法的临床配伍技巧与规律：胃司受纳、主乎通降。呕吐、呃逆多由胃本身病变引起，但亦有其他脏腑影响所致。故当辨别胃内、胃外，外邪、乳食、胃寒、胃热、胃阴亏虚所致者，属胃内因素所致。肝气犯胃及惊恐呕吐，属胃外因素所致。

临证当根据胃内、胃外因素的不同，灵活运用各种和胃降逆的方法与措施。

胃内因素所致者，当以和胃降逆为主，辅以各种对因治疗的方法与措施。对于诸外邪（如风、寒、湿、暑、秽）皆可客犯，或经表、或直中、或由其他脏腑传入，外邪客犯于胃，致成外邪阻塞胃气下降，加之胃气驱邪外出而致者，以祛邪和胃降逆为法，风寒湿所致以疏风散寒化湿、和胃降逆为法。如藿香正气散方中用苏叶、白芷、生姜疏风散寒、兼解表，陈皮、制半夏、藿香、厚朴化湿行气、和胃降逆，茯苓、白术健脾祛湿。若表寒已解，以里寒为主者，可用正气天香散加减。暑邪所致者，治以祛暑清热、和胃降逆，用王氏连朴饮加减，方中用黄连芳香化浊、清热祛暑、下气降逆；佐以金银花、连翘清热祛暑，厚朴、陈皮、制半夏、代赭石降逆和胃止呕。感受秽浊之邪而呕吐、胸闷、心慌者，治以辟秽解毒，用玉枢丹方中用麝香芳香开窍、行气止痛，山慈菇清热解毒、消肿散结，大戟、千金子霜、雄黄、朱砂，一为直下开泄气机，二为辟秽解毒，三为消肿散结。对于伤食者，乳食不节，残食陈泣，阻塞胃气下降，甚或损伤胃气，以及驱食外出，故见呕吐，呕吐物为未消化之乳食而嗳腐，舌苔厚白。有形之乳食陈滞于胃，故脘腹胀满闷室、不思乳食，治以消食导滞，和中降逆，用保和丸，方中用山楂消肉积，神曲、麦芽消乳积、面积，枳实、莱菔子消食导滞、宽中行气，陈皮、制半夏和胃降逆止呕。若舌红苔黄厚、食滞化热者，加胡黄连、竹茹、黄芩；若大便秽臭或干结者，加大黄；若面白舌淡者，可加灶心土、丁香温胃止呕。对于胃热者，或过食辛辣，或积热不散，或食滞化热，致成热积胃中，热阻及驱热外出，故有呕吐；胃热（火）上冲，故有呕吐频作、食入即吐；胃热炽盛，则有面红唇赤、舌红苔黄、溲黄便结。治以清热和胃，降逆止呕，选黄连温胆汤加减。方中用黄连、黄芩清胃泻火，枳实通腑泄热；陈皮、制半夏、竹茹、枳实行气和胃，降逆止呕；茯苓健脾渗湿，麦冬和胃护阴。若夹食滞者，加山楂、神曲、麦芽；若胃热较盛而见身热、汗出、脉洪者，加生大黄以泄热；若兼有舌红少苔等胃阴不足者，去茯苓、黄连，加石斛、天花粉。对于胃虚寒者，脾胃虚弱则腐熟、运化失司，胃虚无力通降，加之寒自内生或乳食陈滞，阻塞胃气下降，故而胃气虚逆而吐，吐势较缓，食久方吐，吐物为不化之乳食、涎水，治以温中散寒，和胃止呕，选丁萸理中汤加减。方中用干姜、丁香、吴茱萸温中散寒、助运，与陈皮、制半夏相伍，以和胃降逆止呕；党参、白术益气健脾复运。若脘痞虚胀者，加广木香、青皮；若夹食滞而见脘腹胀满者，加山楂、神曲、鸡内金；若四末不温、呕吐清涎明显者，加肉桂、白豆蔻、砂仁；若便溏者，加山药、茯苓健脾渗湿。对于胃阴匮乏者，胃阴不足则胃失濡润，润降失司，加之阴虚火炎，致成呕吐，其吐势较缓、时作；胃燥不能腐熟，故知饥不食；胃阴不足、阴虚火炎，故见口渴咽干，舌红欠润，治以滋阴益胃、降逆止呕，选益胃汤加减，方中用沙参、麦冬、玉竹、天花粉滋阴生津、润降胃气，与枇杷叶相伍，以降胃气；山药、白扁豆益气养胃。若热病胃燥者，可伍用五汁饮；若大便干燥者，可加生地黄、玄参、瓜蒌仁，以润燥通便、降逆止呕；若气阴两伤兼见多汗气短者，加党参、大枣、生姜、制半夏，以益气降逆。

胃外因素所致者，当以调理脏腑功能为主，辅以和胃降逆之法，对于惊骇者，卒受惊恐，则引起气机逆乱，胃气上逆，故见呕吐、吐物清涎。因惊恐而引起心神不安，故见睡卧惊惕，治以安神镇惊、降逆止呕，选定吐丸加减，方中用全蝎、茯神、远志安神镇惊，丁香、制半夏理气和胃、降逆止呕。若指趾蠕动或屈指如数者，加龙骨、牡蛎、钩藤；若兼有心经有热而见舌红、烦躁者，加黄连、竹叶；若兼心气不足而见气短、舌淡者，加党参、黄芪；若兼心阴虚者，加麦冬、炒枣仁、柏子仁。对于肝气犯胃者，或禀赋，或所欲不遂，或环境改变，致使肝气郁结，肝气犯胃而见呕吐。因禀赋所致，其呕吐多呈发作性，因所欲不遂者，多有诱因。肝郁横逆、夹胃气上行，故见呕吐酸水、嗳气频频。肝气郁结则见精神郁闷、胁肋胀痛，治以疏肝理气、降逆止呕，选解肝煎加减，方中用白芍养血以缓肝之急，苏叶、郁金、节菖蒲舒肝胃之气，厚朴理气宽中，陈皮、制半夏降逆和胃止呕。若气逆较甚，嗳气频作者，加旋覆花、代赭石、柴胡；若气虚神怯者加定志丸；若气郁化火者加左金丸。

二、肠道病证的病机学治疗

（一）调整泌别清浊法

1. 调整泌别清浊法的适应证 调整泌别清浊法是指通过运用调整小肠的泌别清浊功能，达到止泻、利水、利湿目的的一种病机学治疗方法，主要适用于泄泻、尿频、淋证、水肿、黄疸、肝热病等疾病。

2. 调整泌别清浊的方法与途径 通过对历代医学文献的总结，临床上调整泌别清浊的方法主要有以下三个方面：

一为分利调整，采用利法，通过运用利法强化小肠泌别功能，使水液归于膀胱，即强化"水液由此而渗入前"的作用，从而使留于、渗于肠或体内的水液减少，达到利湿、消肿、止泻、退黄、化痰之目的。

二为祛湿调整，采用理气法、利法，通过运用强化脾肾气化功能之分利、理气诸法，恢复气的生理功能，以达分利泄浊之目的。

三为升阳调整，采用汗法，通过运用辛散轻扬的方法，以达发越阳气、辛散升阳、升提中气、升提清阳之作用，以达调整泌别清浊之目的。

3. 调整泌别清浊法的临床配伍技巧及思路 对于泄泻、水肿等与水液代谢、水道有关的疾病的治疗，通过强化小肠泌别功能，使谷道内水液归于膀胱，从而消除水肿、退黄、利水、利湿、止泻之目的，达到病机学治疗作用。

（1）调整泌别清浊法的临床配伍思路：通过对历代医学文献的总结，临证调整泌别清浊主要有三个方面：

一为分利调整，采用利法，常用药物有茯苓、车前子、猪苓、泽泻、萆薢等，代表方剂有四苓散、五苓散、百咳散、扶脾止泻散等。

二为祛湿调整，采用理气法、利法，常用药物有木香、藿香、陈皮、苍术等，代表方剂有藿香正气散、二陈汤、曲术丸、葛根芩连汤、黄连解毒汤等。

三为升阳调整，采用汗法，常用药物有葛根、防风、薄荷等，代表方剂有升阳除湿汤、葛根芩连汤、润肠丸等。

（2）调整泌别清浊法的临床配伍技巧与规律：对于与水液代谢、水道有关的疾病，利法主要作用于小肠，通过强化小肠泌别功能，使谷道内水液归于膀胱，从而达到病机学治疗作用与意义，而且还是治疗此类疾病中的一个治疗技巧，由于此类疾病的特殊病变部位，以及利法的奇妙作用，对泄泻、水肿、癃闭、淋证、咳嗽等疾病有特殊治疗效果与意义。

由于中医传统理论对人体水液代谢有独特的认识，从而对于与水液代谢、水道有关的疾病，在临证立法遣药组方时均重视调整小肠泌别清浊的病机学治疗手段，在发病上强调小肠及其泌别功能、正气驱邪外出在此类病证中的重要地位和作用。

临证主用利法，利法主要作用于小肠，通过强化小肠泌别功能，使谷道内水液归于膀胱（即强化"水液由此而渗入前"的作用），而使留于或渗于肠的水液减少，从而达到调整泌别清浊之病机学治疗作用。利法通过分利下行使降下顺和，则有利于脾之升清。历代诸多治疗泄泻、水肿、淋证、尿频、癃闭、黄疸、肝热病类方剂皆以利法为主，以调整小肠泌别清浊的功能，达到止泻、消肿、止淋、退黄、祛邪之治疗目的；或辅以祛湿、理气、补益之法，通过强化脾肾气化功能，以加强分利泄浊、调整泌别之作用；或配伍升举之汗法，升可去降，清者化而上升，浊者化而下降，脾升胃降构成气机升降之枢纽，有助于小肠泌别清浊功能的正常，汗法中的升提类药物又可用于理顺脾胃升降功能，以收"欲降先升""清升浊自降"之效。汗法及其药物在与水液代谢、水道有关的疾病的治疗中亦具有重要作用与意义，亦是临证配伍的一种技巧。

（二）安肠止痢法

1. 安肠止痢法的适应证 安肠止痢法是指运用清法、活血法、下气法为主，具有调和气血、助肠传化、安肠止痢之作用，用于治疗湿热客滞大肠证的一种病机学治疗方法。

2. 安肠止痢的方法与途径 通过对历代医疗文献的总结，临床上安肠止痢的方法主要有以下四个方面：

一为清热燥湿安肠，采用清法，通过运用清热燥湿解毒的方法，以祛肠中湿热，达到安肠止痢之目的。

二为通下安肠，采用下法、消导法，通过运用通下泻热导滞、消食导滞的方法，使肠中湿热积滞从大便而下，此乃"通因通用"之法，间接达到安肠止痢之目的。

三为理气安肠，采用理气法，通过运用行气导滞的方法，以祛除肠中壅阻之气滞，即"调气则后重自除"，达到安肠止痢之目的。

四为理血安肠，采用清法、活血法、补血法，通过运用补血、凉血、活血的方法，使气血调和，此即"行血则便脓自愈"，达到安肠止痢之目的。

3. 安肠止痢法的临床配伍技巧及思路 对于湿热客滞大肠之证，临床多以清热解毒、燥湿解毒之法以去其因，凉血、和血以调血，行气、下气以调气，恢复大肠传化功能，以达病机学治疗目的。

（1）安肠止痢法的临床配伍思路：通过对历代研制的诸多止痢类方剂的总结，临床上安肠止痢主要有以下四个方面：

一为清热燥湿安肠，采用清法，常用药物有黄芩、黄连、黄柏等，代表方剂有白头翁汤、香连散、止痢散、黄连解毒汤等。

二为通下安肠，采用下法、消导法，常用药物有莱菔子、神曲、山楂、大黄等，代表方剂有香连散、止痢散、儿宝止痢散、黄连解毒汤等。

三为理气安肠，采用理气法，常用药物有槟榔、厚朴、陈皮、木香、枳壳等，代表方剂有加味香连散、止痢散等。

四为理血安肠，采用清法、活血法、补血法，常用药物有白芍、当归、生地黄、栀子、牡丹皮等，代表方剂有加味香连散、止痢散等。

（2）安肠止痢法的临床配伍技巧与规律：湿热客滞大肠，气血壅滞，肠道传化失司，脂膜血络损伤，腐败化脓所致，治当清热燥湿解毒、调气行血为主，以达安肠止痢之目的。

湿热疠气客滞大肠，气血壅滞，脂膜血络损伤，腐败化脓。其治疗以清热解毒、燥湿法为主，当据湿热孰重孰轻，灵活运用清热法、燥湿法、利湿法、化湿法，以祛其因，达到病因学治疗目的。对于湿重于热者，治当清肠化湿、调气行血，选用白头翁汤加厚朴、苍术、薏苡仁、滑石；对于湿热同重者，治当清肠解毒、燥湿和血，选用黄连、黄芩、大黄清肠化湿解毒，兼以推荡积滞，当归、芍药、甘草行血和营，木香、槟榔理气导滞；对于热重于湿，且兼表者，用葛根芩连汤加金银花、连翘、竹叶，若热重于湿，无表证者，可用黄连解毒汤合白头翁汤。

湿热客滞大肠，气血壅滞，肠道传化失司，脂膜血络损伤者，除选用清法、祛湿法、利法以祛其因外，更应重视病机学治疗，以调和气血、安肠止痢为主，除用木香、枳壳、槟榔片、枳壳等行气、下气，莱菔子通下泄热导滞，神曲、山楂消食导滞，使肠中湿热积滞从大便而下，此乃"通因通用"之法，行气导滞、除肠中壅阻之气滞，即"调气则后重自除"。白芍、当归等和血法，使气血调和，此即"行血则便脓自愈"，亦可选用凉血、活血之法。如加味香连散之用广木香、大黄、枳壳、槟榔片、白芍、当归，儿宝止痢散之用当归、山楂、木香、莱菔子、神曲、酒芍、枳壳、槟榔，加味解毒散之用生地黄、牡丹皮，止痢散之用白芍、槐花、地榆炭、枳实、焦槟榔等。

第三节　肝心病证的病机学治疗方法与途径

一、肝系病证的病机学治疗

肝系病证是指在外感或内伤因素影响下，造成肝之功能失调和病理改变的一类病证。肝的生理功能，古人将其概括为"肝主疏泄"与"肝藏血"两方面，而且肝的特性为将军之官，其性刚强，主动主升。

肝的病变具有肝阳易亢、肝阴易亏、肝风易动的倾向。邪犯肝心、热极、阴虚、阳虚、血虚均可引起肝风内动。

肝病多实，治疗时宜疏肝、泻肝、利肝、平肝、息风，特别对于小儿肝常有余是稚弱之有余，故以疏肝、柔肝、缓肝为主；肝虚之证，宜补其不足。

（一）疏利肝胆法

1. 疏利肝胆法的适应证　疏利肝胆法是指运用分利、疏肝解郁、活血通络等法为主，以达疏利肝胆之作用，用于治疗黄疸、胎黄、肝热病、积聚等病的一种病机学治疗方法。

2. 疏利肝胆的方法与途径　通过对历代医学文献的总结，临床上疏利肝胆的方法主要有以下五方面：

一为分利疏利，采用利法，利法作用在肝胆，通过利法之分利下行、祛除湿浊、疏通气机之作用，以达疏利肝胆、疏肝理气、理气散结之目的。

二为行气解郁、疏肝解郁，采用理气法，通过理气法的疏散、疏通之意，以其疏肝理气、利胆排郁之作用，达到疏利肝胆、行滞解郁之治疗目的。

三为活血疏利，采用活血法，通过运用辛散活血之品，以祛除肝胆脉络之瘀滞，使瘀血得去，以达化瘀和营、疏通肝脉之目的。

四为化浊疏利，采用祛湿法，通过运用各种化湿的方法，以其宣化湿邪、宣通痹阻、疏通经络之作用，从而达到疏利肝胆之目的。

五为消食疏利，采用消导法，通过运用消食、导滞的方法，以其消食去积、导滞下气、消导缓下之作用，达到疏利肝胆之目的。

3. **疏利肝胆法的临床配伍技巧及思路** 疏利肝胆法是运用淡渗分利之利法为主，辅以理气解郁、疏肝解郁、活血通络等法，以达疏利肝胆、疏通肝脉之作用。

（1）疏利肝胆法的临床配伍思路：临证疏利肝胆主要有分利疏利、理气疏利、解郁疏利、活血疏利、化浊疏利、消导疏利等具体措施，主要有以下五个方面：

一为分利疏利，采用利法，常用药物有茵陈蒿、车前子、茯苓、栀子等，代表方剂有茵陈蒿汤、四苓散、消疸饮、茵陈理中汤等。

二为行气解郁、疏肝解郁，采用理气法，常用药物有柴胡、陈皮、青皮、槟榔、枳壳、夏枯草等，代表方剂有茵陈蒿汤、柴胡疏肝散、消疸饮、健肝丸、化积汤、消痞化积丸等。

三为活血疏利，采用活血法，常用药物有丹参、赤芍、莪术、郁金、桃仁、红花等，代表方剂有丹参饮、血府逐瘀汤、和肝散、健肝丸、化积汤、消痞化积丸等。

四为化浊疏利，采用祛湿法，常用药物有藿香、白豆蔻、菖蒲等，代表方剂有藿香正气散、消痞化积丸等。

五为消食疏利，采用消导法，常用药物有山楂、麦芽、莱菔子、鸡内金等，代表方剂有健肝丸、化积汤、消痞化积丸等。

（2）疏利肝胆法的临床配伍技巧与规律：湿热疫毒客阻或（和）伤损肝胆，导致疏泄失司，或失健，或不能，胆汁泛滥，甚或兼有气滞血瘀。临证治疗除祛除病邪外，主要针对其病机，采取各种疏利肝胆的方法与措施。

对于湿热疫毒客阻或和伤损肝胆，导致疏泄失司或失健，胆汁泛滥，甚或兼有气滞血瘀者。病因学治疗为祛除病因，即化浊燥湿解毒，临证根据湿、热程度不同，灵活运用清热解毒、燥湿解毒、化浊燥湿、分利湿邪四法，常用板蓝根、败酱草、大青叶、贯众等清热解毒之品，苦参、黄连、黄柏、黄芩、厚朴之类燥湿解毒之品，茵陈蒿、龙胆草、栀子、四苓散之类化浊利湿之品。病机学治疗为疏利肝胆、健脾益肝，疏利肝胆除采用祛邪之法外，主要采用分利、疏肝解郁、活血通络等法，常用茵陈蒿、栀子、四苓散、车前子之类分利之品，藿香、白蔻仁、石菖蒲等化浊疏利之品，柴胡、郁金、夏枯草等疏肝解郁之品，丹参、赤芍、莪术、郁金等活血通络之品，青皮、陈皮等行气解郁之品，鸡内金、焦山楂等消食疏利之品，健脾常用党参、白术、山药之类，益肝滋阴柔肝常用生地黄、麦冬、白芍、鳖甲等。对症治疗为退黄、泄热、散结，退黄主要用分利法；泄热除清法外，主要用分利、通下（如大黄）法；散结除选用疏肝解郁散结、活血散结、行气散结、消导散结外，尚可佐用软坚散结之牡蛎、鳖甲、贝母、瓜蒌等。若湿热未尽、肝脾不和者，可仿芍药白术散化裁，药用白芍、石斛、生地黄、甘草养肝柔肝助疏泄，白术、茯苓、党参健脾益气，茵陈清利湿热，合柴胡、郁金、陈皮疏利肝胆。

对于湿热疫毒客阻或伤损肝胆，肝胆疏泄失司或不能，均可导致气机郁结，气滞则血瘀。治当辨别是以气滞为主，还是以血瘀为主，是否兼有肝虚、脾虚，湿热之邪是否留恋。气机郁结为主者，治当疏利肝胆为主（主要采用分利法、疏肝解郁、活血通络等法），佐以活血散结、消导散结；气机郁结兼虚者，治当疏利肝胆，佐以益脾益肝；瘀血阻滞为主者，治当破瘀散结、活血化瘀为主，佐以疏肝散结、行气散结、消导散结、软坚散结，若兼见胁下痞块较硬者，可酌加穿山甲、昆布等以软坚散结。

（二）降泄气机法

1. 降泄气机法的适应证　降泄气机法是指运用清心泻肝、降泄气升上盛之势，以达降泄息风之目的，用于治疗邪犯肝心证的一种病机学治疗方法。

2. 降泄气机的方法与途径　通过对历代医学文献的总结，临床上降泄气机的方法主要有以下四个方面：

一为通下降泄，采用下法，通过下法的通腑下行之势，以降泄气机之逆升，使气机恢复正常，通过降泄气机之方式，解除气闭、湿闭、气升上盛之势，达到止抽、开窍之目的。

二为分利降泄，采用利法，通过利法去其肠内之壅滞，使气机得以通畅，以及通过分利下行的方法而调整气机升降功能，达到降泄气机之目的。

三为清心泻肝降泄，采用清法，通过运用直清之清法，清除脏腑之邪热，以解除肝心病升、气升上盛之势，达到降泄气机之目的。

四为下气降泄，采用理气法，通过运用降泄气机之理气法、下气法，使升逆之气机得降，上壅之痰浊、瘀血、外邪随气而下降，达到降浊、开窍、醒神、止抽之目的。

3. 降泄气机法的临床配伍技巧及思路　对于或因其邪气性质炎上，或因肝心病升，皆可形成气机升多降少，或只升不降，从而血、津液、痰、邪生之毒，皆随气升而上壅，形成气升上盛之势，正如"血之与气，并走于上，则生大厥"之证，以降泄气机为治疗大法。

（1）降泄气机法的临床配伍思路：临证对于邪犯肝心、气机逆升之证，其病机学治疗为降泄气机，气降则血、湿、痰浊不升，达到预期的治疗目的。临床主要采用下法、利法、下气法以降泄气机，具体有以下四个方面：

一为通下降泄，采用下法，常用药物有大黄、芒硝等，代表方剂有千金龙胆汤、承气汤类方、定风散、镇惊百效散等。

二为分利降泄，采用利法，常用药物有车前子、茯苓、滑石、栀子等，代表方剂有千金龙胆汤、清热散、镇惊百效散等。

三为清心泻肝降泄，采用清法，常用药物有黄芩、黄连、龙胆草、牛黄等，代表方剂有千金龙胆汤、清热散、镇惊百效散、定风散、小儿回春丹等。

四为下气降泄，采用理气法、祛痰法，常用药物有竹沥、前胡、青礞石、枳实等，代表方剂有千金龙胆汤、清热散、镇惊百效散、定风散、小儿回春丹等。

（2）降泄气机法的临床配伍技巧与规律：外感六淫及疠气，或经表而客犯肝心，或直犯肝心，气机升多降少，或只升不降，从而血、津液、痰、邪生之毒，皆随气升而上壅，形成气升上盛之势。

对于邪犯肝心、气升上盛，血、津液、痰、邪生之毒随气升而上壅之证，其病机学治疗为清心泻肝及降泄气机，降泄其气升上盛之势可通过利小便、泻大便的办法来达到。临证诸多方剂皆此配伍思路，如千金龙胆汤、清热散、镇惊百效散、定风散、小儿回春丹等，气机升多降少，或只升不降，"血之与气，并走于上，则生大厥"，则可形成气闭、湿闭，而出现气升浊闭变证时，可加用二丑、大黄、枳实、厚朴、芒硝等下法的药物以降泄气机，气降则血、湿不升。

祛除病因是本证的基本治法，祛邪以邪气性质，兼及部位而定，如祛暑、清热解毒、祛湿及原发病的治疗。解热、息风、涤痰、开窍是不可缺少的对症治疗，载药上行的引经药、活血法在本证的治疗中也有一定作用。邪气客伤肝心，气阴耗损，则可出现窍络闭阻或窍络弱闭等变证，临证组方时可适当选用涤痰、通络、益气、开窍、补益肝肾等治法。如千金龙胆汤之用龙胆草、黄芩、钩藤皮、蜣螂虫，清热散之用朱砂、琥珀、钩藤、柿霜，小儿回春散之用胆星、钩藤、琥珀、全蝎、朱砂、皂角、白僵蚕、天麻、天竺黄、竹沥、麝香、牛黄、梅片、珍珠、蜈蚣，镇惊百效散之用麝香、蜈蚣、珍珠、梅片、羚羊角、雄黄、朱砂、胆南星、钩藤、全蝎，定风散较之用麝香、蜈蚣、珍珠、雄黄、朱砂、胆南星、钩藤等。

若兼风热表证者加金银花、连翘、薄荷、豆豉；若兼风寒表证者加防风、荆芥；若兼表湿者合用新加香薷饮；若感受暑邪者可合用甘露消毒丹；若系湿热痢继发者加白头翁、贯众、玉枢丹。若邪入营血者，合用犀角地黄汤；若兼神昏者合用紫雪丹；若昏迷狂躁者，加服安宫牛黄丸；若神志昏愦不语、舌蹇者，加郁金、竹沥。

二、心系病证的病机学治疗

心系病证是指在外感或内伤因素影响下，造成心（脑）功能失调和病理改变的一类病证。

心为君主之官，其生理功能包括推动血液运行和主管精神活动，古人概括为"心主血脉""心藏神"两方面。心的病变主要反映在心脏本身、血脉运行障碍及神志精神活动障碍。至于心的病变除引起心主血脉异常外，尚有心窍闭塞、元神失健。心（脑）病虚证，当补其不足，兼以养心宁神复脉；心主神明、脑为元神之府，故神机受累，元神失健、失控，故宜醒神开窍。

（一）疏通心脉法

1. 疏通心脉法的适应证　疏通心脉法是指运用理气疏通、活血通脉、通络复脉、涤痰散结的方法与措施，达到疏通心脉、通脉复脉之作用，用于治疗心瘅、心痹等病证的一种病机学治疗方法。

2. 疏通心脉的方法与途径　通过对历代医学文献的总结，临床上疏通心脉的方法主要有以下六方面：

一为理气疏通，采用理气法，通过运用行气、理气的方法，以其疏通心脉之郁滞、气滞之作用，达到疏通心脉之目的。

二为活血疏通，采用活血法，通过运用活血化瘀的方法，以其通利血脉、疏通心脉瘀滞之作用，达到疏通心脉之目的。

三为通络复脉，采用活血法、理气法，通过运用活血化瘀、辛香走窜的方法，以其疏通经络、疏利心脉之作用，达到疏通心脉、通络复脉之目的。

四为涤痰疏通，采用祛痰法，通过运用各种祛痰的方法，以其豁痰、消痰、化痰、涤痰之作用，使痰浊得除、心脉通畅，达到疏利心脉、宽胸定悸之目的。

五为补气复脉，采用补法、温法，通过运用甘温以培补心气的方法，以其宣通心脉、养心宁神之作用，解除心脉之虚滞，使气足、神安、血行，心主血脉功能得以恢复，达到养心复脉、疏通心脉之目的。

六为养心复脉，采用补法，通过运用各种补血的方法，以其补心之体、疏通心脉之虚滞之作用，既使血充养血脉，又能恢复心主血脉功能，以达到宁心复脉、疏通心脉之目的。

3. 疏通心脉法的临床配伍技巧及思路　疏通心脉为临床常用的病机学治疗方法之一，临证除选各种祛邪、补虚的方法与措施，以解除心脉郁滞之因外，更主要运用通络疏利、理气疏通、活血化瘀复脉、涤痰疏利、泄肺利水、温阳助运诸法，以达疏通心脉、宁心复脉之治疗目的。

（1）疏通心脉法的临床配伍思路：临床上疏通心脉主要有理气疏通、活血疏通、通络疏通、补虚复脉等，具体有以下六个方面：

一为理气疏通，采用理气法，常用药物有柴胡、陈皮、青皮、槟榔等，代表方剂有柴胡疏肝散、调气散等。

二为活血疏通，采用活血法，常用药物有莪术、益母草、延胡索、赤芍、桃仁等，代表方剂有丹参饮、血府逐瘀汤等。

三为通络复脉，采用活血法、理气法，常用药物有槟榔、陈皮、青皮、干地龙、郁金等，代表方剂有瓜蒌薤白半夏汤、菖蒲郁金汤等。

四为涤痰疏通，采用祛痰法，常用药物有瓜蒌、胆南星、陈皮、清半夏、浙贝母、远志等，代表方剂有瓜蒌薤白半夏汤、菖蒲郁金汤、涤痰汤等。

五为补气复脉，采用补法、温法，常用药物有黄芪、党参、炙甘草、桂枝等，代表方剂有黄芪桂枝五物汤、炙甘草汤等。

六为养心复脉，采用补法，常用药物有五味子、麦冬、寸冬、沙参等，代表方剂有生脉散、养心汤等。

（2）疏通心脉法的临床配伍技巧与规律：邪盛期当根据发病季节、起病诱因、临床表现，辨别邪热犯心证其外邪性质，如有烦躁溲黄、舌红苔薄黄，或伴风热表证者，系风热犯心、内侵心脉；若有发热困倦、胸闷腹胀、恶心呕吐、腹泻、纳差、舌苔厚腻或黄者，系湿毒客心、内侵心脉。邪盛期尚须辨有无正虚、气滞、血滞兼证。邪恋正虚期当按正伤性质分为阴虚邪恋、气虚邪恋、气阴两虚邪恋，如兼有神疲乏力、面色萎黄、纳差、舌淡苔白、脉虚者为气虚邪恋；如兼有低热、盗汗、少寐多梦、脉细软等则为阴虚邪恋；而兼有气虚、阴虚者则为气阴两虚邪恋。正虚邪恋期尚须辨别有无气滞、血滞、痰浊兼证。邪去正虚期当根据正伤性质而分气阳、阴津虚，气阳虚又分为心气虚、心阳虚弱证，阴津虚又分为心阴虚及气阴两虚，尚须辨别有无兼气滞、血滞兼证。

外邪内舍于心，使心主血脉功能障碍，导致心脉痹阻，甚或伤及心体。无论邪客心脉、内生痰浊痹阻心脉，还是正虚而滞，皆可导致气滞血瘀、心脉瘀滞，邪盛期当以祛邪通脉为主，正虚邪恋及正虚期亦当佐以疏通心脉之法，故在各阶段的治疗中均应主以或佐以疏通心脉法，以通脉养心，利于心肌功能恢复。邪盛期疏通心脉为病机学治疗，除选祛邪法外，尚可灵活运用活血通络法（如丹参、山楂、干地龙等）、理气疏通法（如郁金、菖蒲、槟榔片、青皮等）、活血化瘀复脉法（如莪术、益母草、延胡索等）、涤痰疏利法（如瓜蒌、胆南星、制半夏等）、泄肺利水法（如桑白皮、葶苈子、茯苓等）、温阳助运法（如桂枝、薤白等）。正虚邪恋及正虚期亦当佐用疏通心脉法，灵活运用益心复脉、养心复脉及邪盛期疏通心脉诸法。

脉律异常亦为其主要临床表现之一，其脉象表现或数或促或迟或缓，或乍疏乍数，并以结脉、代脉、涩脉等常见。部分患者迟脉、结脉、代脉、涩脉顽固不愈，成为本病难点之一，对于此类患者的病情应综合分析，除心体耗伤（心气、心阳、心阴不足）外，气滞痰阻血瘀是其常见原因，因此，在治疗时除选用各种补心体、养心复脉的方法外，宜灵活运用通阳豁痰、化瘀通络、涤痰散结、理气疏通诸法。

（二）醒脑利窍法

1. 醒脑利窍法的适应证　凡具有苏醒、回苏等为主要作用，用于治疗脏气不平、心肝闭塞证的一种病机学治疗方法，称为醒脑利窍法。

2. 醒脑利窍的方法与途径　通过对历代医疗文献的探索，以及研制方药的总结，临床上醒脑利窍的方法主要有以下五个方面：

一为清心利窍，采用清法，通过运用清泄心经邪热的方法，以其清泻心火、开窍安神之作用，使热去、气通、机窍开，达到醒神、利窍之功。

二为辛凉利窍，采用汗法，通过运用辛凉发散的方法，以其发散、宣透之作用，达到清热开窍、利窍之功。

三为芳香利窍，采用理气法、消法，通过运用芳香辟秽的理气、消法，以其芳香香窜、宣闭开窍之作用，达到醒神、利窍之功。

四为涤痰利窍，采用消法，通过运用各种祛痰的方法，以其涤痰、化痰、豁痰、消痰之作用，达到涤痰利窍之功。

五为活血利窍，采用消法、活血法，通过运用活血化瘀的方法，以其化瘀通络之作用，达到通窍、利窍之功。

3. 醒脑利窍法的临床配伍技巧及思路　临床上醒脑利窍的方法主要有清热开窍、芳香开窍、豁痰开窍、温散开窍、通瘀开窍等具体的方法，临证在治疗脏气不平、心肝闭塞等疾病时，根据病情、治疗、配伍的需要，灵活运用。

（1）醒脑利窍法的临床配伍思路：临证醒脑利窍法有开窍苏神、安定神志等作用，临床除审因论治，解除引起窍闭之因外，具体有以下五个方面：

一为芳香利窍，采用理气法、消法，常用药物有麝香、郁金、石菖蒲、冰片等，代表方剂有菖蒲郁金汤、苏合香丸等。

二为清心利窍，采用清法，常用药物有黄连、牛黄、栀子等，代表方剂有紫雪丹、安宫牛黄丸、护心至宝丹等。

三为清热利窍，采用清法，常用药物有黄芩、石膏、连翘心等，代表方剂有至宝丹、神犀丹、牛黄化风散等。

四为涤痰利窍，采用祛痰法、消法，常用药物有胆南星、竹沥、半夏等，代表方剂有定痫散、牛黄千金散、涤痰汤、竹沥达痰丸等。

五为活血利窍，采用消法，常用药物有赤芍、桃仁、川芎等，代表方剂有通窍活血汤、通瘀煎、牛黄安宫丸等。

（2）醒脑利窍法的临床配伍技巧与规律：辨治时须紧紧抓住心肝失调、元神失控这一病机关键，以开窍苏神、养心宁神为基本治法，注意证候之间的相兼、互见问题。明确以息风、开窍为主，辅以病因学、病机学治疗。牛黄化风散之朱砂、琥珀、全蝎、白僵蚕、血竭、麝香、牛黄，定痫散之海螺、二丑、酒军、朱砂、琥珀、全蝎、胆星、羚羊角、石决明，牛黄千金散之牛黄、川连、钩藤、薄荷、全蝎、僵蚕、二丑、朱砂、麝香、梅片、天竺黄、胆南星、甘草、天麻，中国中医科学院西苑医院赵心波老中医化痫止抽Ⅰ号方之胆南星、白僵蚕、白矾、白附子、红花、法半夏、全蝎、桃仁、天竺黄、天麻、黄连、蜈蚣。

中国中医科学院西苑医院赵心波老中医化痫止抽Ⅱ号方，方中用生大黄、二丑泻下攻积、泻火涤痰、下气泻肝而为君；臣以石菖蒲开心窍以苏神、化痰；佐以青礞石、胆南星、白矾清化痰热、息风镇惊，制半夏燥湿化痰、并制清化痰热诸药之寒滞，全蝎、天麻、地龙、钩藤平肝息风以止痫，人工牛黄与胆南星、二丑、大黄相伍以清心泻肝，沉香降气，助石菖蒲开窍醒神，桃仁、红花活血通络，与息风平肝药相伍以助息风止痫之力，取"医风先医血、血行风自灭"之意。本方祛痰以下气逐痰为主，佐以清化、温化；涤痰开窍与芳香开窍合用以醒神苏神。

他如，太极丸之用胆南星、天竺黄、僵蚕、川军、梅片、麝香，醒脾散之用人参、白术、茯苓、橘红、炙甘草、天麻、石菖蒲、清半夏、全蝎、僵蚕、木香、胆南星、石莲子。

中国中医科学院西苑医院赵心波老中医之化痫止抽Ⅲ号方，方中用没药、乳香为君，以活血化瘀、散结消肿、行气；臣以当归既助君活血散结，又养血、缓和活血药之峻烈；佐以丹参、三七、血竭活血散瘀，与君臣相伍，以除脑络、心窍之血滞而达到开窍苏神之目的，青阳参益气助运，以除血涩。

第四节　肾脏病证的病机学治疗方法与途径

肾膀胱病证是指在外感或内伤因素的影响下，造成肾与膀胱功能失调和病理变化的一类病证。作为综合性功能单位的肾，其生理功能范围较广，包括主管生长发育、主管水液代谢、主管纳气和温煦脏腑等方面，这些功能是肾精、肾气、肾阴、肾阳共同作用的结果。肾的病变主要以藏精、蒸化、开阖功能失职，致使水液代谢异常、生长发育迟缓、脏腑经络失于濡养温煦为主要病理改变。膀胱病多在某些致病因素的作用下，导致了膀胱气化不利，或气虚固摄无权，使贮尿、排尿功能失常而产生的病理变化。要领会肾主骨、藏精、主水这一生理特点，并重视与脾、肺、肝等脏腑的关系。

肾病多虚，宜"培其不足，不可伐其有余"，故治肾之方药，宜滋腻重浊，剂量要大。吴瑭云："治下焦如权，非重不沉。"肾与膀胱互为表里，膀胱虚寒证候，多与肾阳不足，气化失司有关，当以温肾化气为法；膀胱实热证候，宜清利下焦湿热。肾与各脏有生克制化关系，若相生关系发生病变，则当补母泻子；相克关系发生病变，则视其太过不及，或泻本脏本腑，或泻他脏他腑。

一、助膀胱气化法

1. 助膀胱气化法的适应证　助膀胱气化法是指运用淡渗分利之利法为主，辅以温阳化气诸法，用于治疗膀胱气化失司所致病证的一种治疗方法。

2. 助膀胱气化的方法与途径　通过对历代医学文献的总结，临床上助膀胱气化的方法与措施主要有以下两个方面：

一为分利，采用利法，通过运用淡渗分利之利法，以其分利下行、通调水道、疏通气机之作用，以助膀胱气化，达启癃通闭、通淋止淋、排石之作用。

二为温阳化气，采用温法，通过运用温阳散寒之温法，以其温阳化气之作用，以助膀胱气化，达启癃通闭、通淋止淋之作用。

3. 助膀胱气化法的临床配伍技巧及思路　临证对于膀胱气化失司所致病证，应首先辨别虚实，然后审因论治。

（1）助膀胱气化法的临床配伍思路：临证助膀胱气化的方法主要有淡渗分利、温阳化气等，具体有以下两个方面：

一为分利，采用利法，常用药物有茯苓、车前子、泽泻、猪苓、萆薢等，代表方剂有四苓散、五苓散、百咳散、八正散等。

二为温阳化气，采用温法，常用药物有桂枝、肉桂、黄芪、补骨脂等，代表方剂有缩泉丸、补肾地黄丸等。

（2）助膀胱气化法的临床配伍技巧与规律：临证要紧紧抓住因邪而致膀胱气化失司或失职这一基本病机，以恢复膀胱气化功能（分利、温化）为基本治则。

湿热之邪客犯膀胱，膀胱气化功能失司，病因学治疗为燥湿解毒、清热利湿，病机学治疗为助膀胱气化，对症治疗为止淋。临证时应首先分辨湿、热程度、比例，灵活选用燥湿、分利法，以黄柏、薏苡仁为主，根据湿热比例调整用量，并灵活运用燥湿解毒，如黄连、厚朴等就地歼灭，淡渗分利，如四苓散、车前子、滑石、竹叶、栀子等以导邪从小便而出；病机学治疗之助膀胱气化，因系邪客所致，除用祛邪法外，主要用分利法。若日久不愈或反复发作，损伤正气（气、阴），湿热留恋，成虚实夹杂证候，当分清虚实孰多孰少，灵活运用补虚（益气温阳、滋阴）、清利诸法。对于气虚邪恋之证选用缩泉丸，方中用山药、益智仁温补脾肾、益气固涩；乌药、肉桂温经助阳、行气化湿、助膀胱气化；车前子、茯苓分利，既导湿热余邪从小便而出，又与温阳诸药合用以复膀胱气化功能。若以脾虚为主者，可合用参苓白术散以健脾渗湿；若以肾阳虚为主者，当合用真武汤以温补肾阳。

二、调理冲任法

1. 调理冲任法的适应证 调理冲任法是指通过调理冲任二脉的气血，以治疗妇科经、带、胎、产诸疾的一种治疗方法，适用于冲任不调所致的妇科诸疾。

2. 调理冲任的方法与途径 通过对历代医学文献的总结，临床上调理冲任的方法主要有以下三个方面：

一为固护冲任，采用补法，通过运用补肾固精以固护冲任、补脾生血以资血海、补肝敛阴以固冲脉之补益之法，使带脉约束有权，达到固护冲任之目的。

二为固肾固冲，采用补法，通过运用补益肾气、滋养肾阴的补益之法，以恢复肾之固藏之功，达到固护冲任之目的。

三为调摄冲任，采用和法、补法、理气法，通过运用调理冲任气血之法、补益冲任气血之法、疏肝解郁之法，达到调整冲任之目的。

3. 调理冲任法的临床配伍技巧及思路 妇人以血为本，奇经八脉隶属于肝肾，故调理冲任亦应从肝肾、气血入手，并根据引起冲任失调的病因、病机不同，灵活运用各种调理之法。

（1）调理冲任法的临床配伍思路：临证调理冲任主要有固护冲任、补益肝肾、抑肝理脾等，其具体措施有以下三个方面：

一为固护冲任，采用补法，常用药物有海螵蛸、乌贼骨、芡实、山药、五味子等，代表方剂有固冲汤、安冲汤、补肾固冲汤、固精丸等。

二为固肾固冲，采用补法，常用药物有桑螵蛸、菟丝子、韭子、金樱子、肉苁蓉、附子、肉桂等，代表方剂有左归丸、内补丸、大补元煎、消带汤、寿胎丸、温冲汤、温肾调气汤等。

三为调摄冲任，采用和法、补法、理气法，常用药物有柴胡、郁金、白芍、醋制香附、川楝子等，代表方剂有清热止带汤、清经散、清热固经汤、清肝引经汤、白带丸、苍附导痰丸、三妙红藤汤等。

（2）调理冲任法的临床配伍技巧与规律：调理冲任法是指运用补益、调理、抑肝理脾之法为主的方法，以调理脏腑、冲任功能，适用于冲任不固的一种治疗方法。

对于脏腑虚弱，或气血功能失调，冲任不足，胞脉失养所致月经失调、闭经、崩漏、胎漏、小产、不孕之证，临证一般选用补益、调理之补法、和法为主，以调补冲任，补肾固精、补脾渗湿，固护冲任二脉，使冲任固、带脉约束有权，以达预期的治疗目的，如大补元煎、左归丸、温冲汤、寿胎丸等诸多方剂皆此配伍特点。他如，完带汤之主用土炒白术、山药、人参健脾固冲，收涩止带汤之菟丝子、杜仲、续断等。

对于气虚冲任不固、统摄无权的月经先期、月经过多、崩漏、带下、胎漏、小产、滑胎、产后恶露不绝之证，临证一般选用益气、滋阴之补法、固涩法，以固摄冲任，使冲任固、约束有权，如安冲汤、补肾固冲汤、鹿角菟丝子丸等诸多方剂皆此配伍思想。他如，固冲汤之主以白术、黄芪、山萸肉、白芍益肾、健脾固冲，健固汤之人参、茯苓、白术、薏苡仁、巴戟温肾、健脾固冲，银杏汤之主用熟地黄、山萸肉滋肾固冲等。

对于冲任瘀阻所致的月经先期、月经后期、痛经、崩漏、闭经、恶露不绝之证，临证一般选用活血化瘀、活血通络、行气疏利之活血法、理气法以调畅冲任，如化瘀止血方、桂枝茯苓丸、血府逐瘀汤等方剂皆以活血、理气之法为主而调畅冲任。

对于冲任痰湿凝滞所致的月经不调、崩漏、痛经、带下、不孕之证，临证一般选用涤痰、化痰、化浊、活血、化瘀之祛痰法、活血法，以调畅冲任，如少腹逐瘀汤、三妙红藤汤、苍附导痰丸、银甲丸等方剂皆以祛痰、活血之法为主以调畅冲任。

对于热扰冲任、血海不宁所致的月经先期、月经过多、经期延长、崩漏、胎漏、产后恶露不绝、带下之证，临证一般选用清热解毒、利湿、化湿之清法、利法为主，以清利冲任，如清经散、两地汤、地骨皮饮、清肝引经汤、清热固经汤等皆以清法、利法、祛湿法为主以清利冲任。亦须根据病情需要，除选用补气健脾、滋阴益肾以固冲的方法外，更主要通过收敛固摄之固涩法以固冲，临床常用怀山药、芡实、椿根皮、五倍子、乌药等，尤以怀山药、芡实最为贴切，既收涩止带，又有健脾渗湿之力，乃标本同治之理。如完带汤之佐以炒山药，固冲汤之佐以煅龙骨、煅牡蛎、海螵蛸、棕炭、五倍子固涩安冲，固经丸之佐以椿根皮固经安冲等。

第五节　其他病证的病机学治疗方法与途径

一、透疹法

（一）透疹法的适应证

透疹法是运用辛散透发之汗法、凉营凉血之清法、凉血化瘀之活血法为主，以达透疹、透毒之目的，用以治疗麻疹、风疹、奶麻、水痘等出疹性疾病的病机学治疗方法。

（二）透疹的方法与途径

通过对历代医学文献的总结，临床上透疹的方法主要有以下十一个方面：

一为发表透疹，采用汗法，通过运用疏风解表的方法，以疏散肌表、透邪外出，达到透疹之目的。

二为解肌透疹，采用汗法、清法，通过运用清热解毒、疏散肌表的方法，以解除郁于肌表之邪，达到透疹之目的。

三为疏表透疹，采用汗法、理气法，通过运用疏散表邪、舒畅经气的方法，解除疹毒束表、经气不利之象，达到透疹之目的。

四为宣肺透疹，采用汗法，通过运用宣通肺气的方法，以发散郁于肺卫之邪毒，达到透疹之目的。

五为和解透疹，采用和法，通过运用调和气机、发表透邪、宣散祛邪的方法，使邪气由里向表透达，达到透疹之目的。

六为清热透疹，采用清法，通过运用寒凉、辛凉之品，引邪热向外透达，达到透发疹毒、透疹之目的。

七为升阳透疹，采用汗法，通过运用升阳发散的方法，使郁于肌表之疹毒外散，达到透疹之目的。

八为凉营透疹，采用清法，通过运用清热凉营之清法，使热盛而透发不畅之疹毒外透，达到透疹之目的。

九为凉血透疹，采用清法，通过运用清热凉血、解毒化斑之作用，达到化斑、透疹之目的。

十为活血透疹，采用活血法，通过运用活血化瘀、疏通经络之作用，达到化斑、透疹之目的。

十一为扶正透疹，采用补法，通过运用补益正气的方法，使正气能发挥正常的能动性，间接达到透疹之目的。

（三）透疹法的临床配伍技巧及思路

对于外邪由表入里，然后邪气由里出表的出疹性疾病，当邪有外出趋向时，应以透为顺，使邪由里透表，灵活运用发表、解肌、疏散、和解、凉营、凉血、活血诸法，使疹毒从里而透、邪毒透散于外，直接或间接达到透疹之目的。

1. 透疹法的临床配伍思路 临证以汗法、和法、清法、活血法、补法为主，配伍应用，使疹毒从里而透、邪毒透散于外，达到既透疹毒，又不伤正气的目的。其具体有以下八个方面：

一为发表透疹，采用汗法，常用药物有浮萍、荆芥、防风、薄荷、怪柳、芫荽、羌活等，代表方剂有解肌透疹汤、宣毒发表汤、清解透表汤、银翘散等。

二为解肌透疹，采用汗法、清法，常用药物有葛根、柴胡、羌活等，代表方剂有解肌透疹汤、柴葛解肌汤等。

三为宣肺透疹，采用汗法，常用药物有前胡、桔梗、牛蒡子、杏仁等，代表方剂有宣毒发表汤、清解透表汤、透疹凉解汤等。

五为和解透疹，采用和法，常用药物有柴胡、葛根、陈皮、当归、白芍等，代表方剂有防风通圣散、连翘败毒饮、柴葛解肌汤等。

六为升阳透疹，采用汗法，常用药物有葛根、升麻等，代表方剂有柴葛解肌汤、升阳透疹汤等。

七为凉营透疹，采用清法，常用药物有紫草、赤芍、牡丹皮等，代表方剂有化斑汤、化斑解毒汤、大连翘汤等。

八为凉血透疹，采用清法，常用药物有牡丹皮、赤芍、红花等，代表方剂有犀角地黄汤、化斑解毒汤、透疹凉解汤等。

2. 透疹法的临床配伍技巧与规律 临证对于疹毒有外出趋向时，应以透为顺、因势利导，使疹毒从里而透、邪毒透散于外，直接或间接达到透疹之目的与治疗意义，而使邪不内闭脏腑气血。

麻疹、风痧、水痘等出疹性疾病系外邪由表入里，出疹为邪气外泄的表现形式之一，当邪有外出趋向时，应以透为顺，使邪由里透表，临证对于邪在卫气之证主用汗法因势利导，使疹毒从汗出而透、邪毒随汗透而散于外，直接达到透疹之目的与治疗意义，而使邪不内闭脏腑气血。历代医家研制的诸多透疹类方剂皆遵循此配伍方法与思想，如宣毒发表汤、清解透表汤、透疹凉解汤、解肌透痧汤、大连翘汤、银翘散等均主用汗法透疹透邪，一般透疹之汗法药物宜用辛凉，忌用辛温，多选既具有透疹，又解表作用的汗法药物，如临证常用浮萍、蝉蜕、西河柳、薄荷、防风、白鲜皮等，以及杏仁、桔梗等，宣肺透疹之汗法。汗法在出疹性疾病治疗中有疏风透疹、发表透疹、宣发透疹、宣肺透疹、升阳透疹、解肌透疹等多种治疗作用，达到透疹、祛邪、解表之治疗意义，是透疹的重要措施、方法与手段之一。根据邪气性质之不同，除主用汗法治疗外，亦可酌情配伍应用清法、下法、利法等其他祛邪的方法与措施，以清解疹毒，适应病情及治疗的需要。历代诸多以透疹为治疗目的的方剂皆可论证，如宣毒发表汤、清解透表汤、透疹凉解汤、解肌透痧汤、大连翘汤、银翘散等治疗出疹性疾病的方剂，除主用汗法外，更主要配伍应用清法及其药物，以达病因学治疗目的。

在治疗以透疹为目的的疾病时，当根据邪客的部位不同，邪在卫气证当以汗法、和法、清法为主；当邪在气营或邪在营血时，除选用汗法之辛散透疹、疏风透疹、解肌透疹、宣发透疹、宣肺透疹外，尚可灵活应用化瘀、凉营、凉血之清法、活血法透疹，与汗法配伍应用，以达透疹之目的，临证常用赤芍、牡丹皮、紫草、莪术、犀角、生地黄之类，如大连翘汤之配伍当归、赤芍、紫草，防风通圣散之配伍当归、白芍。他如，连翘败毒饮在疏散之汗法的基础上，佐用玄参、当归、芍药、红花等其他透疹之法，以达疏风透疹之目的与作用。

二、接骨续筋法

（一）接骨续筋法的适应证

接骨续筋法是运用活血化瘀、接骨续筋之品，以接续筋骨，治疗筋伤骨折的一种治疗方法。适用于损伤初起及中期骨位已正、筋已理顺，尚有瘀血未去、新血不生，而骨不能合、筋不能续的情况。

（二）接骨续筋的方法与途径

通过对历代医疗文献的总结，临床上接骨续筋的方法主要有以下七个方面：

一为活血接骨，采用理血法，通过既活血，又接骨的药物应用，使瘀去、骨合，达到接骨续筋之目的。

二为活血化瘀，采用理血法，通过活血法，使瘀血消散，气血运行畅通，达到接骨续筋之目的。

三为伸筋活络，采用理气法、消法、补法，通过理气、通络、养血柔肝的方法，达到伸筋之目的。

四为舒筋活络，采用汗法、利法，通过祛风除湿、分利水湿的方法，达到舒展筋脉之目的。

五为补肾壮骨，采用补法，因肾主骨，通过补益肾之精气的方法，充分发挥肾主骨的功能，达到壮骨之目的。

六为疏通经脉，采用温法、理气、汗法，通过温阳、辛香、辛散的方法，疏通经脉，恢复气血流通，达到接骨续筋之目的。

七为补肝强筋，采用补法，因肝主筋，通过补益肝体，恢复肝主筋功能，达到接骨续筋、强筋之目的。

（三）接骨续筋法的临床配伍技巧及思路

1. 接骨续筋法的临床配伍思路 接骨续筋法是随着接骨续筋药物的不断发现和对筋骨损伤机制的不断认识与深化而形成并逐渐趋于完善的。临床上接骨续筋法是调节脏腑经络功能、促进筋骨生长修复，主要表现有以下七个方面：

一为活血接骨，采用理血法，常用土鳖虫、自然铜、接骨木等药物，代表方剂有自然铜散、接骨丹、活血丸、接骨丹 2 号等。

二为活血化瘀，采用理血法，常用桃仁、红花、川芎、蒲黄、没药、姜黄等药物，代表方剂有活血丹、活血散、跌打丸、活血止痛散等。

三为伸筋活络，采用理气法、消法、补法，常用陈皮、木香、苏木、槟榔等理气药物，地龙、五加皮等通络药物，当归、白芍等柔肝药物，代表方剂有接骨丹、活血散、补损续筋丸、活血丹等。

四为舒筋活络，采用汗法、利法，常用防己、威灵仙等汗法药物，木通、泽兰等利法药物，代表方剂有祛瘀止痛汤、跌打丸、活血丹等。

五为补肾壮骨，采用补法，常用药物有川断、补骨脂、牛膝、杜仲等，代表方剂有活血散、活血丸、接骨紫金丹、接骨丹等。

六为疏通经脉，采用温法、理气、汗法，常用桂枝、干姜、草乌、肉桂等温法药物，麝香、丁香等辛香理气药物，白芷、辛夷等汗法药物，代表方剂有活血丸、接骨丹等。

七为补肝强筋，采用补法，常用白芍、熟地、当归等药物，代表方剂有活血丹、活血散、祛瘀止痛汤等。

2. 接骨续筋法的临床配伍技巧与规律 跌仆损伤，致骨折筋伤。早期属于瘀滞筋骨之证，骨折后脉络受损，气机凝滞，阻塞经络、筋肉，不通则痛，故见伤处出现不同程度的疼痛，且痛有定处。骨折后局部血脉、筋脉损伤，血离经脉、阻塞络道，积于肌肉、筋骨之间，况血为有形，故伤处可见肿胀；又因骨居筋内、筋位骨外，故骨折同时可伴不同程度的伤筋、筋断、筋裂、筋走、筋翻之证。

骨折早期以骨断、筋失其位为本，以气血壅滞为标。经复位、固定、手术后，应以活血化瘀为主，使瘀血得以消散，尽快恢复气血的畅通。《疡医大全·跌打损伤门主论》曰：

"内治法宜活血祛瘀为先，血不活则瘀不去，瘀不去则骨不能接也。"作为理论指导，据《素问·阴阳应象大论》的"血实宜决之""留者攻之"而立理血祛瘀法，以活血化瘀、活血接骨方法为主，以疏通筋脉，达到接骨续筋之目的。活血化瘀常用川芎、桃仁、红花、姜黄、乳香、没药、五灵脂等药物，《疡医大全》之活血丹主用乳香、没药、桃仁、红花、三棱、莪术、赤芍、川芎、延胡索等活血药物为主，又如接骨紫金丹、自然铜散之用乳香、没药、血竭，活血散之用三七、川芎、乳香、没药、红花、血竭等。他如，接骨丹1号、2号，以及活血丸、七厘散等，皆以活血法为主。接骨续筋法为病机学治疗方法与手段，除采用活血法外，更应重视活血接骨法的应用，常用土鳖虫、自然铜、接骨木等，如活血丹之土鳖虫，活血止痛散、接骨紫金丹、接骨丹1号之土鳖虫、自然铜等。

根据病情需要，亦可灵活选用攻下逐瘀之酒军、芒硝等，如活血丹、活血散、接骨紫金丹、接骨丹2号之用酒军等，皆取其荡涤肠胃、推陈出新之功。

在立接骨续筋法时除重视活血法、通络法、逐瘀法的运用，尚应根据骨折、筋伤的不同时期，灵活应用其他各种治疗方法与措施，达到续筋、接骨之治疗目的，以促进筋骨生长修复。

骨折早期，筋脉、经络壅滞而致气滞，又气为血帅，故当配合应用各种调气的方法与措施，如理气之陈皮、青皮、木香、香附，下气之槟榔、厚朴，理气通络之延胡索、路路通、川楝子、郁金等，使气畅血行以利瘀血消散。

骨折中期，筋断骨折处初步连接，但瘀滞尚未消散、筋脉欠通、筋骨未固，当以伸筋、舒筋为辅，伸筋通过理气、活血、通络等措施来实现，如舒筋汤、接骨丹之用陈皮，活血丹之用五加皮、威灵仙，活血丸、接骨丹1号之用炙马钱子等。舒筋通过活血、祛风湿、分利等措施来实现，如舒筋汤之用伸筋草、木瓜，新伤续断汤之用泽兰，祛瘀止痛汤之用泽兰、木通等。

骨折中期，如筋骨已接，以接骨续筋、祛瘀生新、强筋壮骨为主，强筋壮骨是通过补益肝肾来达到的，如川断、补骨脂、牛膝、杜仲等，理伤接骨续筋之要药，如活血散之川断、骨碎补，活血丸之用川断，接骨紫金丹用之骨碎补、硼砂，接骨丹2号之用杜仲、鹿角霜、醋蟹，接骨丹之用龙骨、骨碎补、续断、破故纸等。如尚以气滞血瘀为主者，以活血化瘀、温通经脉、和营止痛为辅，温通经脉通过辛散、辛香、通络等措施来实现，如活血丸之用白芷、骨碎补，正骨紫金丹之用丁香、木香，接骨丹1号之用骨碎补、制半夏，接骨丹之用麝香、冰片、方海，补损续筋丸之用丁香，新伤续断汤之桑枝等。如瘀滞未尽、筋脉粘连或筋脉挛缩者，当以舒筋活络、养血柔筋为辅，养血柔筋通过养血、补肝等措施来实现，如活血止痛散、舒筋汤之用当归，接骨紫金丹之归尾，补损续筋丸之用当归、熟地、白芍等。

骨折后期，筋骨续接，但尚未坚固，并常伴气血虚弱、经脉欠畅等，故以补肾壮骨、补肝壮筋、调养气血、疏通筋脉为治疗重点，使脾健肾旺、气血化生充足，以充养筋骨、滑利关节。如《备急千金要方》云，"肾应骨，骨与肾合""肝应筋，筋与肝合"。因此，骨折后期特别要重视补益肝肾之补法的应用与运用，充分发挥肾主骨、肝主筋的作用，以促进筋骨修复，逐步达到愈合的目的。

第五章 针对主症治疗的方法临床具体运用及现代研究

主症不仅是辨证的主要依据，也是患者最痛苦的主诉；既是疾病本质的外现，也是医生认识疾病的航标和纽带。主症不仅是辨病与辨证的重要依据，有的还成为病变中诊疗的关键，而且在疾病发展过程中还会出现某些兼变症及并发症。症状的出现既是疾病本质的外现，也是临证认识疾病的航标和纽带，对深化疾病的认识有着重要的作用。

临证在制订治法及处方遣药时，在对因治疗、对机治疗优先的前提下，在总的治法、处方中针对患者的突出主症，用一些以减轻患者痛苦、不适为目的的治疗方法及措施是非常必要的。因此，针对主症进行治疗与处理是临床不可缺少的治疗方法与措施之一，是"急则治标"的具体体现，与"缓则治本"相对而言，在标症甚急的情况下，应及时救治标病，同时或待病势缓和、病情稳定的情况下再固本。而且在应用对症治疗时亦应遵循中医的整体观、动态观原则。

针对突出症状进行治疗亦体现应急性的特点，对于喘促、痰涌、高热、尿闭、神昏、抽搐、急性失血、剧痛等危急症时，亦当急者为先，主以或佐以治标的方法以解决紧急情况，但其不同于"头痛医头、脚痛医脚"的治疗思路，而且针对突出症状立法组方用药亦有一定的灵活性、针对性、实用性的特点。

针对症状进行治疗的方法，主要有止血、止咳、止汗、止痛、止呕、止泻、止痢、止渴、止痒、止痉、止带、止涕、止崩、止遗、止淋、平喘、缓哮、定悸、定痫、通鼻窍、通便、利咽、开音、开窍、固齿、固脱、摄精、消肿、散结、生肌、安胎、安神、息风、祛痰、化饮、化斑、回阳救逆、退热、除满、消痞、排脓、明目、通耳、利耳等。

第一节 针对主症常用治疗的方法与途径

一、止血法的临床应用及现代研究

（一）止血法的概念

凡制止血溢脉外，具有调理血行、收敛止血或制止出血为主要作用，以治疗出血病证的一种对症治疗方法，统称为止血法。

止血法属中医理血法中的一类，其具有收敛、凝固、凉血、止血等作用。根据止血法药物性质、作用特点及适应证的不同，可将止血法分为凉血止血、收敛止血、化瘀止血、温经止血等具体治法。

（二）止血法的适应证

止血法主要适用于血溢脉外而出现的不同部位、不同性质的各种出血证，广泛用于内、外、妇、儿各科，如咳血、吐血、鼻衄、齿衄、紫癜、尿血、便血、崩漏等诸种出血、失血证候，以及胃疡等病证。

（三）止血的方法与途径

临床上止血的方法除审因论治、针对病因病机进行治疗外，主要体现在以下十个方面：

一为固涩止血，采用固涩法，通过运用收敛固涩的法、方、药，以其温涩收敛之性，使血固而不出，达到止血之目的。固涩止血法属对症治疗方法与措施之一，主要适用于慢性出血不止，或急性出血标急时。

二为凉血止血，采用清法、利法、下法，通过运用既凉血又止血的药物，或于其他止血方、法中加入清热凉血药物，以澄本清源而顾其本，适用于热性出血、血热出血之证。张景岳在《景岳全书·卷之三十·杂证谟·血证》中指出："凡治血证，须知其要，而血动之由，惟火惟气耳。"亦体现了"见血休止血"，不治血而治其出血之因的辨证论治精髓。

三为祛瘀止血，采用消法，通过运用既活血又止血的药物，通过其活血行滞、畅达血脉之功能，瘀化血活、离经之血复归经脉，瘀去新血生、新血归经而血止，达到止血之目的，临床除用于血瘀证外，对于血热、血寒、气滞等因素所致之出血亦可应用。唐容川在《血证论·卷二·吐血》中云："经隧之中既有瘀血踞住，则新血不能安行无恙，终必妄走而吐溢矣，故以去瘀为治血要法。"

四为益气摄血止血，采用补法，基于气与血之关系，通过运用健脾益气的药物，使元气恢复，自能统摄血行于脉内，使血和、血归经而不外溢，达到止血之目的。《血证论·卷一·脉证生死论》有"人之生也，全赖乎气"等重要论述。

五为温阳摄血止血，采用补法，因阳主温煦与统摄作用，基于阳气与血之关系，通过运用温阳之药物，以补益、改善全身之阳气来达到固摄血液而达宁络止血之目的。《血证论·卷一·药物论》云："经云脾统血，血之运行上下，全赖乎脾，脾阳虚则不能统血。"

六为和络止血，采用活血法、理气法、通络法，通过运用活血、理气、通络等药物，以和调脉络、疏通经脉，达到和络、止血之目的的一种治疗方法。适用于营气不和、经络不利所致出血的病证。

七为固经止血，采用和法、固涩法，通过运用收敛固涩、固涩经气药物，达到固崩止漏、固冲摄血、和血止血之功，是治疗妇科月经淋沥不止或崩漏等病的重要方法与措施之一。

八为养血止血，采用补益之法，通过运用养血和血药物，以使血液充足、血归原位，达到止血目的的一种治疗方法。

九为固冲止血，采用固涩法，通过运用固崩止漏、固护冲脉之固涩法药物，达到固经止血之目的，是治疗妇科月经淋沥不止或崩漏等病的重要方法与措施之一。

十为调理止血，采用补法、和法，临证通过调理脾、肝、心三脏（因肝藏血，有约束、固摄、收摄之意，肝能防止出血是肝气摄血作用的具体体现，《卫生宝鉴》有"夫肝摄血者也"；又因脾主统血，有统摄、控制之意，通过脾的统血、生血、行血而达到人体统血功能正常的发挥。可见血在脉中正常运行还有赖于肝脾之正常功能的发挥），补虚复原、治病求本，达到止血、控制复发之功，是治疗血证的重要方法与措施之一。如赵献可在《医贯·卷之三·绛雪丹书·论血症》中有"凡治血证，前后调理，须按三经用药"之旨，从心、肝、脾三脏入手调理，柔肝以宁其血之妄动，肝不藏血之证可蠲，虚风之眩晕可平；健脾以统其血之循行，脾不统血之症息，气血之化源足；养心以调其血之动势，心悸不宁之症可除，有火者亦可清之。唐容川在《血证论·卷一·阴阳水火气血论》有"治血者必以脾为主""调血者求之于肝"之论。

（四）止血法的临床配伍技巧及思路

1. 止血法的源流　早在《黄帝内经》中就对多种出血性疾病的症状、病机、转归进行了描述，但未列方药，如《素问·阴阳应象大论》所云"定其血气，各守其乡"是止血法组方用药的理论依据和止血方剂应用原则。《神农本草经》已记载了多种具有止血作用的药物，如阿胶、白及、龙骨、牡蛎等。汉代张仲景在《伤寒杂病论》治疗血证时强调审因论治，载有诸多止血专方，如用柏叶汤治疗吐血、黄土汤治疗便血等，其所载的泻心汤、柏叶汤、黄土汤、胶艾汤堪称止血方剂之鼻祖。

唐宋以后医家随着对血证辨证论治的深入研讨，使止血法、方、药用得更广，且给药途径除口服外又有多种外用法，如许叔微《普济本事方》载槐花散治肠风下血，陈自明《妇人大全良方》载四生丸治衄血、呕血，其组方严谨堪为后世的楷模。明清时期对止血法又有了进一步的认识，不仅研制出诸多方剂如十灰散等，而且对炒炭止血的认识更深入，并对止血法的内涵及作用有了更明确的认识，如唐容川在《血证论·卷二·吐血》中有"所谓止血者，即谓此未曾溢出，仍可复还之血，止之使不溢出"，"故以止血为第一法"；柯琴在《名医汇粹》中系统总结了前贤治疗血证的独特经验与实践，从而使止血法、方剂在配伍理论及临床应用方面趋于完备。

现代在应用传统止血方法与经验的基础上，通过内镜等微观检查，进行微观辨证立法、用药，已取得了较显著的疗效，值得进一步研究与探讨。

2. 止血法的临床配伍原则　临证止血的方法主要有塞流制止出血、调理血行、澄本清源，其在临证时有以下十六个方面：

一为固涩止血，采用固涩法，常用药物有参三七、仙鹤草、炒槐花、侧柏炭、蒲黄炭、棕榈炭、白及、血余炭等，代表方剂有十灰散等。

二为凉血止血，采用清法，常用药物有玄参、水牛角、牡丹皮、大蓟、生地黄、白茅根、泽泻等，代表方剂有犀角地黄汤、化斑解毒汤、槐花散、四生丸、咳血方、小蓟饮子等。

三为滋阴凉血止血，采用补法、清法，常用药物有玄参、生地黄、沙参等，代表方剂有大补阴煎、青蒿鳖甲汤、宁血汤等。

四为清热止血，采用清法、利法、下法，常用药物有黄连、黄芩、青黛、栀子、竹叶、大黄等，代表方剂有泻心汤、化斑解毒汤等。

五为祛瘀止血，采用消法，常用药物有茜草、蒲黄、槐花、大蓟、小蓟、赤芍、丹参等，代表方剂有失笑散、丹参饮、十灰散等。

六为益气摄血止血，采用补法，常用药物有黄芪、人参、党参、白术、山药等，代表方剂有归脾汤、人参养荣汤等。

七为理脾止血，采用补法、温法、和法、理气法，常用药物有灶心黄土、白术、陈皮、苍术等，代表方剂有黄土汤、小建中汤等。

八为温阳止血，采用温法，常用药物有附子、干姜、艾叶等，代表方剂有柏叶汤等。另外，血得温则行、遇寒则凝，临床多在病因病机治疗的基础上配伍使用温阳、温经之品，以加强疗效，如艾叶、炮姜等，以加强其温散行血之力。

九为和络止血，采用活血、理气、通络等方法，常用当归、丹参、白芍、莪术等药物，代表方剂有丹参饮、血安宁冲剂等。

十为固崩止血，采用固涩法，常用龙骨、陈棕炭、血余炭、贯众炭等炭类药物，代表方剂有断红丸、逐瘀止崩汤等。

十一为固冲摄血，采用固涩法，常用龙骨、牡蛎、乌贼骨等药物，代表方剂有温冲汤、固冲汤等。

十二为止血防瘀，防瘀是止血法的又一重要的用药法则，除突然大出血或病情危重急需止血外，一般应少用寒凝收涩止血药物，以防寒凉凝血致瘀之弊，或选用既止血又活血的药物，或适当配伍祛瘀活血之品，使其血既止而又无瘀滞之弊。临床常用茜草、牡丹皮、蒲黄、赤芍、大蓟等，正如唐容川在《血证论·卷二·吐血》中提出的："凡治血者，必先以去瘀为要。"如十灰散之配伍牡丹皮、大黄等活血化瘀之品，这种配伍可以起到有瘀可消、无瘀可防之效，达到止血而不留瘀、活血而不动血之功，是治疗血证的配伍技巧之一。

十三为根据出血部位合理配伍引经药。对于上部之出血，一般忌用升提之品，可根据病情适当配以少许引血下行、引热下行、重镇潜阳、降泄气机、釜底抽薪之品。对于下部之出血，一般忌用沉降之品，可根据病情适当配以少许升提、举陷之品。一般对于咳血者应配合应用收涩敛肺之品，如咳血方之配伍诃子之类。对于尿血者应配合应用利水通淋之品，如小蓟饮子之配伍栀子、竹叶、滑石、木通之类利法，以增强其止血效果，提高疗效。

十四为若出血过多，气随血脱者，如果单用止血法缓不济急，当大补元气以固脱。补阳还五汤等诸多补益名方皆取气血同治之意。

十五为止血法在临床应用时多塞流与澄源并用、标本兼顾，并应掌握标本缓急。塞流即是应用止血法以制止出血，澄源即是针对出血的原因予以固本清源。

十六为临床应用止血法时仍可遵循止血类中药"炒炭存性"的传统炮制方法与经验，以加强其止血之力。如《十药神书注解》陈修园注释十灰散时指出："各药一经火炼，色虽变易，而本来之真性俱存，所以用之有效。"张秉成《成方便读·卷之二·理血之剂》在注释十灰散时亦云："此方汇集诸凉血涩血、散血行血之品，各烧灰存性，使之凉者凉，涩者涩，散者散，行者行。"用炭药治病在我国有着悠久的历史，早在汉代《金匮要略》就有"乱发烧"的记载，已经开始使用血余炭；明代《十药神书》研制了十灰散等名方，集十种炭药于一身以加强其止血之力。

炒炭是中药炮制法中清炒的一种，用武火炒至表面焦黑，部分炭化，中心焦黄或焦褐色，体质酥脆，但仍有药物本来气味者称炒炭。炒炭除能缓和药性、降低副作用外，更能增强其收敛止血的功效。

3. 止血法的临床配伍技巧与思路　血证颇为复杂，病因有外感与内伤之别，病性有寒热与虚实之差，部位有上下与内外之分，病情有轻重与缓急之异，因此，止血法的应用须因证制宜，具体问题具体分析。实性血证多因邪客血热妄行、血不循经引起，宜用凉血止血法治疗；因邪客血寒凝滞、血不循经引起，宜用温经止血法治疗；亦有因瘀血阻滞，或离经之血，宜用活血止血法治疗。虚性血证多因气不摄血、脾不统血、阴虚火旺等引起，因此，止血法可与补气、健脾、养阴、清热等法配合应用。《素问·阴阳应象大论》中"定其血气，各守其乡"是止血法立法组方用药的理论依据。

临床应用对症治疗时，止血法为治疗血证之标，临证还须针对引起出血的原因采取各种治本之法，只有标本兼治，才能取得最佳效果。

（1）收涩止血法：收涩止血法是指运用固涩法为主，使外溢之血暂得宁息、血固而不出，从而达到止血目的的一种治疗方法。

以收涩止血法为主，固涩营血，堵截急流，使外溢之势暂得宁息而达止血之目的。适用于出血势急难止或淋沥不止之证，本法宜暂时应用，不可久用，待出血之势得以控制，当改用他法以收功，否则有留瘀之弊。

收涩止血法立法组方时以对症收涩止血法药物为主，常选用三七、仙鹤草、大蓟、小蓟、炒槐花、侧柏炭、蒲黄炭、棕榈炭、白及等药物。如十灰散、茜梅丸、花蕊石散、止血黑荣絮等主用收涩止血法药物，四生丸、咳血方、小蓟饮子、乌梅丸等佐用收涩止血法药物，溃疡出血可用溃疡丸或乌及散。

应用收涩止血法时亦应佐以固本之法，常配以寒凉清降之法以清火热或血热，或温纳助阳之法以温补阳气，或活血化瘀之法以祛除瘀滞，或补益气血之法以扶正。

（2）凉血止血法：凉血止血法是指通过清法清热凉血以制止血液溢出脉外的一种治疗方法。本法以清法为基础，澄本清源以除出血之因，并根据出血部位选择固涩之法以塞流，少佐活血化瘀之法以防血遇寒则凝而致血瘀血滞，再根据气血相关理论配以调气之法以恢复气机正常功能，使血清气顺血止而不留瘀，适用于血热所致的各种出血证。

　　本法适用于外感或脏气动所致的血热证出血。血热证的基本病理为邪热灼伤脉络，血因热迫而妄行，故临证在应用凉血止血法时，应以清热凉血法为基础，澄本清源以除出血之因，临证常用生地黄、大蓟、小蓟、牡丹皮等，如四生丸、槐花散、小蓟饮子、咳血方、青黛海石丸等皆以清热凉血之清法为主，体现了此配伍思想与方法。

　　应根据不同部位出血选择适宜的、有效的止血药物，塞流以治其出血，临证少佐活血之法以防留瘀之弊，并根据气血、气阳相关理论合理妥善处理。临证常选三七、大蓟、小蓟、炒槐花、侧柏炭、蒲黄炭、棕榈炭、白及等既固涩又凉血之药物，以及赤芍、三七、坤草等活血化瘀药物。如四生丸之用生侧柏叶、生荷叶、生艾叶，槐花散之用炒槐花、炒侧柏叶，小蓟饮子之用小蓟、炒蒲黄、藕节，咳血方之用诃子、青黛等。这样配伍既凉血以清其热又收敛止血，既止血又消瘀，于止血之中寓以凉血，于止血之中寓以化瘀，标本兼顾。

　　凉血止血法除选用收敛、固涩止血法药物外，须选用清热凉血之清法、利法，清热祛邪之清法、下法、利法、汗法、补法等，以求固本，使邪去热清、血不妄行，从而从根本上解决引起出血的原因，达到固本止血之目的。

　　临证选用凉血法时，一般选用既清热又凉营之品，可选用犀角地黄汤、玉女煎、牡丹皮、玄参、白茅根、益母草等方药。如十灰散配伍牡丹皮、白茅根，小蓟饮子、四生丸之配伍生地黄，槐花散之配伍炒槐花等，诸多凉血止血法方剂的配伍即是按此思想与方法的。

　　临证选用清热法时，一般除选用清气分热、清营凉血等法外，亦可灵活应用利法、"釜底抽薪"之通下诸法导血中之热从二便而出，以及散热外出之汗法导血中之热从表而出，给热以出路。在《血证论·卷七·仲景泻心汤》中唐容川提出："泻心即是泻火，泻火即是止血。"在《金匮要略浅注》中陈念祖云："尤妙在大黄之通……且釜底抽薪，而釜中之水自无沸腾之患。"皆明确了顾本之法的重要地位与意义，充分体现了"见血休治血"而治出血之源的辨证论治精神与实质。如十灰散之用大黄、山栀子、白茅根、荷叶，四生丸之用生荷叶、生艾叶，咳血方之用青黛、山栀子，小蓟饮子之用滑石、山栀子、木通，槐花散之用荆芥穗等。

　　邪热迫血而动血者，应用下法、利法的目的与意义在于，既能使血热从内而消，又能使邪热从下而夺。历代诸多凉血止血方剂中，均有翔实的记载，如咳血方其配伍旨在清火而不在止血，盖肝火清而肺得安宁、肃降有权，自然达到"不用治血之药者，火退则血自止也"（《医方集解·理血之剂》）之作用；他如十灰散配伍通下之大黄，分利之栀子；小蓟饮子配伍分利之竹叶、栀子、滑石；泻心汤配伍通下之大黄，清热之黄连、黄芩等，此皆是针对出血之源进行治疗之法。

　　凉血止血法、方中，配伍清热法药物时，亦可采用"烧炭存性"的方法，系取类比象之论，正如唐容川所言："血之为物，热则行，冷则凝，见黑则止。"（《血证论·卷二·吐血》）其目的在于既能去其大寒凉遏滞血之性，又能加强止血之功。

　　或配伍疏散之汗法、理气之消法，其配伍目的在于，一为散热外出，导血中之热从肌表而出；二为疏散与理气合用，升中有降，调整气机；三为取其性温兼防凉遏之偏。

如常用防风、荆芥穗等汗法，以及枳壳等理气法。如槐花散之配伍荆芥穗、枳壳，槐角丸之配伍防风等。

若因阴虚内热引起的血热者，除选用收涩止血、凉血止血法外，亦应通过咸寒滋润以养阴敛阳，潜降虚火以制止出血。佐以滋阴降火之品，阴柔滋润内寓寒凉降泄，借阴柔滋润以滋阴壮水、敛潜虚焰，寒凉沉降以降升浮之火气，使阴液足而虚火降，血宁内守而血止。

（3）摄血止血法：摄血止血法是指通过补益脾气的方法为主，以增强脾主统血功能而达到止血之效，适用于脾不统血证、气不摄血证的一种治疗方法。

通过补气健脾，增强脾气统血功能，使气能统摄血行而达止血之目的。临证立法时除应用收涩、固涩止血之法外，主要运用固本健脾、补气之补法，使气足脾旺，以发挥气能摄血、脾能统血之功能，达到固本止血之目的，如归脾汤、固本止崩汤、圣愈汤等方剂配伍皆以补法为主，他如黑龙江中医药大学附属医院协定处方止血宁 1 号冲剂之主以黄芪、党参，血安宁冲剂主以人参、黄芪等。

临床在应用补气法时，除应用直接补益元气之黄芪、党参外，更主要应用健脾以益气的方法与措施。应用补气、健脾之品，以增强脾气统血之功能，以达止血之目的。如归脾汤之主以黄芪、党参、白术益气、健脾之品。

（4）温阳止血法：温阳止血法是指通过温法以温补阳气，使阳气固涩有权，而达到止血目的，适用于阳虚内寒、固摄无权所致的各种出血证的一种治疗方法。

通过温补阳气、固摄阴血而达止血目的。阳虚证的基本病理为阳气虚弱，失其统摄之权，不能维系阴血，血不固而溢出。临证立法时以对症收涩止血法药物为主，对于阳虚出血者，其止血主药可选灶心黄土、艾叶等，如柏叶汤之用柏叶、艾叶，黄土汤之用灶心黄土，侧柏理中汤之用侧柏叶、炮姜炭等皆此配伍思路。

并针对其病因选用温阳之温法药物，使阳气恢复，发挥气阳的正常功能，自能统摄血行。临证常用人参、附子、干姜等，如治疗阳虚出血的黄土汤之用附子、灶心黄土，柏叶汤之用干姜等，皆温经助阳、益阳统血，他如断红丸等。

在对症止血法、对因温阳法的基础上，或根据病情需要妥善配以健脾、养血、反佐之品，以调整脏腑功能，更好地适应错综复杂的临床表现，适应临证治疗的需要。

或佐以健脾之法药物，如黄土汤之用白术等，应用健脾法药物的目的在于使脾气健运，脾气旺盛，则能统摄血行于脉中，恢复脾主统血之功。

或酌情选用反佐之品，如黄土汤少佐寒凉止血之黄芩以监制诸温燥药，防温燥太过而致动血之弊。他如断红丸、温冲汤等皆此配伍思想。

（5）固冲止血法：固冲止血法是指通过收敛固护冲脉，达到止血固经目的，适用于月经量多不止、冲任不固之崩漏等证的治疗方法。

月经量多不止、冲任不固之崩漏证的基本病理为冲任不固，不能制约经血。临证须灵活应用塞流、澄源二法。塞流即是止血，月经量多不止、冲任不固之崩漏临床以失血为突出主症，止血乃当务之急，在具体应用止血法时，还要掌握治崩宜固摄升提，不宜辛温行血，治漏宜养血行气，不宜偏于固涩，以防血止成瘀。

临床以对症止血为主、为先，常用十灰散、云南白药、紫地宁血散、海螵蛸、龙骨、牡蛎等方药。如安冲汤之用海螵蛸、龙骨、牡蛎、茜草根，育阴汤之用海螵蛸、炒地榆、牡蛎，固冲汤之用煅龙骨、煅牡蛎、海螵蛸、棕榈炭、五倍子，清热固经汤之用牡蛎粉、藕节、陈棕炭、地榆，逐瘀止崩汤之用龙骨、牡蛎、乌贼骨等。他如固本止崩汤、补肾固冲丸等皆此配伍思想与特点。

澄源即是求因治本，针对引起冲任不固的具体原因，采取健脾、清热、理气、化瘀等方法，使冲任得固，从根本上解决其致病之因。如治疗气虚冲任不固之安冲汤佐用补气之黄芪，健脾之白术，养血敛阴之生地黄、白芍，补肾之续断；固冲汤佐用补气之黄芪，健脾之白术，养血敛阴之白芍；逐瘀止血汤之配伍枳壳，逐瘀止崩汤之配伍川芎、没药、丹参等。他如清经散、清化饮、清热固经汤、清热安胎饮之配伍清法。一般塞流、澄源并用，以达标本兼顾之用。另外，黑龙江中医药大学附属医院协定处方止血宁1号方（主治气虚证）在炒地榆固冲止血的基础上，佐用补气之黄芪、党参，补肾之续断、女贞子；止血宁2号方（主治血热证）在贯众炭、墨旱莲固冲止血的基础上，佐以凉血止血之生地黄、牡丹皮，补益气血之黄芪、白芍；止血宁3号方（主治血瘀证）在地榆炭、茜草、三七固冲止血的基础上，佐用活血之五灵脂、鸡血藤，补肾之山茱萸、补骨脂。

或根据病情佐以升阳举陷之汗法，如举元煎、寿脾煎、固本止崩汤、补肾固冲丸等均配以补气举陷之品。

（6）化瘀止血法：化瘀止血法是指通过运用活血化瘀、和调脉络的方法，达到止血目的，适用于血瘀引起的出血等证的一种治疗方法。

由于多种原因引起血行失常，离经之血未能及时排出体外，反而留滞于脏腑经脉之间，瘀血不去则出血不止，而出现各种出血之证。唐容川有"经隧之中既有瘀血踞住，则新血不能安行无恙，终必妄走而吐溢矣，故以去瘀为治血要法"（《血证论·卷二·吐血》）的观点，认为当以活血化瘀法为主，以使瘀血去而血自止。如化血丹主以三七、煅花蕊石，七厘散之主以乳香、没药、红花、血竭，他如失笑散、生化汤等方剂皆以活血法药物为主；或在其他方法止血的同时，佐用活血之法以利于消瘀，如小蓟饮子之用生地黄、小蓟、蒲黄，十灰散之用牡丹皮、大黄，逐瘀止血汤之用桃仁、赤芍等；以及现代研制的血塞通注射液、云南白药中成药皆主以三七等。其主用或配伍化瘀之活血法的目的在于有瘀可消、无瘀可防，达到止血而不留瘀之功。

并根据病情及治疗需要，除选用活血法以化瘀外，亦可辅以固涩止血之法，以达活血祛瘀、祛瘀止血之目的。如化血丹之配伍血余炭，七厘散用既活血又止血之血竭，以及收涩止血之儿茶，生地黄汤之用三七、墨汁等。

鉴于出血系邪客、脏腑功能失调所致，亦应根据引起瘀血的原因，灵活应用清热泻火之清法、温经散寒之温法、温阳益气之补法、疏通气机之理气法、清热凉血之清法，以固本，达到标本兼顾之原则。如生地黄汤之用生地黄、牡丹皮、黑栀子、玄参、麦门冬、白芍、牛膝等，云南白药之草乌等。

综上所述，在应用对症止血法时，除应根据具体病情合理配伍应用各种治法外，在立法遣药组方时尚应注意以下问题：

一是无论何种止血方法，其治疗当以止血为主，以止血为先，充分体现"急则治标"的原则与方法。因此，止血法立法组方时一般是以对症收涩止血法药物为主。主以收涩止血药物，如十灰散之侧柏叶、棕榈皮；或佐以收涩止血法药物，如四生丸之生柏叶，咳血方之海粉，小蓟饮子之蒲黄、藕节等。

二是在应用止血法时，还应分清出血的部位、病变的部位，合理配伍使用引经药，以发挥其最大止血效果，适应于临床治疗的需要。一般对于上部之出血，忌用升提之品，可根据病情适当配以少许引血下行、引热下行、重镇潜阳之品，引血下行之牛膝，重镇潜阳之龙骨、牡蛎，引热下行之大黄等，如玉女煎之配伍牛膝，柏叶汤之配伍马通汁即属此类。对于下部之出血，忌用沉降之品，可根据病情适当配以少许升提举陷之品，如槐花散之用荆芥穗，槐角丸之用防风等。气随血脱者当大补元气以固脱。

三是止血法在临床应用时尚应根据审因、审机的结果采取治本澄源之法。运用止血法时要分清出血的原因、性质，一般出血大多与火和气有关，正如《景岳全书·杂证谟·血证》谓："凡治血证，须知其要，而血动之由，惟火惟气耳。"但气虚、外伤等也可导致出血，只有去其出血之因，才能达到止血治疗之目的。因此，临床应用止血法时，必须辨证论治、审因求治。

四是在应用止血法时尚须防止止血而留瘀之弊，除突然大量出血以止血法为主、为先、为急外，一般在运用止血法时，可适当配伍一些活血化瘀之品，使血止而不留瘀。在选择药物时多选用既止血又有化瘀作用的药物，以达到既止血又不留瘀之效，如十灰散佐用牡丹皮、茜草根，小蓟饮子佐用蒲黄等。

五是鉴于出血之证多由脏腑功能失调所致，立法时当标本兼顾。因此，止血法又可与清热、凉营、凉血、活血、分利、通下、汗法、补益、温法等诸法配伍应用，方能达到预期的治疗目的与效果。因此，对止血法的临床配伍，应根据具体病情，结合病因辨证、脏腑辨证的结果，进行综合治疗，冀以提高临床诊疗水平，真正体现止血法的价值与意义。

（五）止血法的现代研究进展

新中国成立以来，借助现代科学技术，在止血法的实验和临床运用方面进行了广泛而深入的研究，取得了丰硕的成果，充分肯定了止血法的临床价值与作用。

一方面通过止血法方药作用的实验研究初步探索出该法的现代药理作用，已证实止血法有促进血液凝固或止血、抗病原微生物、抑毒杀虫等作用。另一方面对中药部分止血类方药的止血机制及止血活性成分进行了较深入的研究与探讨，但还仅仅限于促进血液凝固、改善血管功能等方面，而且有些中药的止血活性成分、止血机制尚未完全阐明或确定。

1. 现代研究

（1）对血液系统的影响：止血法方、药具有促进血液凝固或止血作用，其止血作用机制主要体现在促进血液凝固和抑制纤溶两方面。

三七、茜草、灶心土、白及等可促进凝血酶的生成，仙鹤草可促进凝血因子的生成；三七、蒲黄、紫珠、白及、仙鹤草、羊蹄根及云南白药等，可增加血小板数量；三七、小蓟、紫珠、白及、血余炭等通过血小板黏附性、聚集性，促进血液凝固；大蓟、小蓟、水牛角能缩短出血时间，地榆、槐花可缩短出血时间和收缩血管，三七、小蓟、紫珠、槐花等可收缩血管、加强止血；槐花、地榆、花蕊石等可降低血管通透性，或改善血管壁功能，增强毛细血管抵抗力，预防出血；三七、茜草等能促进纤维蛋白原或纤维蛋白的生成，大蓟、小蓟、紫珠、灶心土、仙鹤草等可促进纤维蛋白稳定因子活性，抑制纤溶酶活性。

蒲黄、仙鹤草、艾叶可抑制血小板聚集，或使血小板聚体解聚，三七、蒲黄等可促进纤溶，防止血栓形成或促进血栓溶解；部分止血药物具有双向调节作用，这些止血药同时含有止血和活血两种活性成分，在总体上呈促凝作用或局部加强止血作用，对人体血液凝固状态或水平起双向调节作用，符合传统中医在治疗血证时的"活血止血""止血不留瘀"的用药原则。

（2）有抗病原微生物、抑毒杀虫作用：动物实验表明，止血法中药有抑制病原体、去除出血原因的作用，如大蓟、小蓟、蒲黄、侧柏叶、白及能抑制结核杆菌，仙鹤草对原虫有触杀作用，小蓟、地榆对细菌性痢疾的良好治疗作用早已被实验和临床所证实，十灰散对多种致病菌有不同程度的抑制和杀灭作用。

（3）有抗溃疡、镇痛作用：对止血类中药药理作用研究的同时，发现这类中药亦具有其他治疗作用，如三七、槐花、白及等对多种溃疡模型有抑制作用，三七、仙鹤草、蒲黄、云南白药具有镇痛作用，侧柏叶、小蓟等有镇静、抑制中枢神经作用，白及还能抑制胃酸分泌、改善血液循环、增强黏膜屏障作用。

因而临床应用这些止血类药物治疗消化道溃疡、疼痛等病证取得了满意的疗效，扩大了临床应用范围，并为这类病证的治疗提供了药理学依据。

（4）有收涩止血作用：现代药理研究表明，固涩法药物中的鞣质成分具有收涩作用，可使出血创面的蛋白质凝固，成为不溶解的化合物，能阻塞小血管，并形成一层薄膜覆盖于创面，而达止血作用；或鞣质与局部出血组织、胃溃疡等创面接触，与血液凝固，堵塞出血口，有助于局部创面止血；同时收敛成分还能使局部小血管收缩，产生明显的止血作用。

如五倍子、赤石脂、禹余粮、石榴皮、明矾等固涩法药物中的鞣质等成分具有收涩止血的作用；白及因其黏合吸附作用保护血管壁，又有促凝、抗纤溶作用。

另外，有的收涩止血药物可通过影响血液的凝固因子，而达到止血之作用。

（5）其他方面的作用：茜草、地榆等能改善白细胞低下状态，茜草尚有抗辐射作用，大蓟能提高白细胞的吞噬作用，云南白药增强肝、脾单核-吞噬细胞吞噬能力，仙鹤草有促进淋巴细胞转化等作用。

（6）初步验证了止血类中药炒炭存性的传统炮制理论与经验：大量的临床治疗及动物实验研究证实，十灰散及多种止血中药炒炭入药时的止血效果更明显，疗效更确切，符合并证实了传统中医理论"黑能胜红""红见黑止""血热则行，血冷则凝，见黑则止"的传统理论与实践经验，并初步证实了炒炭存性具有一定的物质基础和科学道理。

如原山东省中医研究所曾对炭类药的止血作用进行了对比研究，无论在出血时间，还是凝血时间等方面，炭类药物均比生药作用明显，初步证实了止血类中药炒炭存性的传统炮制方法的价值与作用。

2. 临床实践研究 在临床实践中，止血法及其方、药的临床研究亦取得了一定成果，展示了止血法的临床治疗学价值、优势与特色。特别是近50年来，在传统的用药、用法经验基础上，借助现代先进的科学技术、手段，对止血法的临床应用及实验研究等方面进行了广泛而深入的研究，取得了丰硕的成果，具体体现在以下四个方面：

一是止血法、方、药在临床上广泛应用于各种出血性疾病及支气管扩张、过敏性紫癜、消化道溃疡、消化道感染性炎症，以及妇科崩漏、眼底出血，并发掘出一些有效药物、新制剂、新方剂。

二是随着诊治方案、诊疗经验的逐步完善，给临床遣药用方提供了广泛的思路与新的治疗方法和途径，并取得了可喜的成绩，如血宁冲剂、大黄制剂、紫地合剂等用于治疗上消化道出血，多种剂型、多种给药途径的云南白药广泛用于外伤出血、消化道出血、产科出血等，丰富了临床用药方法与措施。

三是对部分中药进行了有效成分的研究，已初步明确了其止血成分，如仙鹤草中目前已知其含的仙鹤草素、鞣质、维生素 K，能影响止血、凝血过程。

四是对止血方剂进行了剂型改进研究，因出血证多为急症，具有突发性、不可预测性的特点，目前已开发出地榆凝胶海绵、大黄糖浆、宫血宁胶囊、地榆槐角丸、八宝治红丸、安榆止血粉、紫地宁血散、断血流片及胶囊、侧柏叶片、止血宁片及注射液、血宁糖浆、云南白药气雾剂等多种剂型、多种给药途径的中成药，基本满足了临床需要。

（六）止血法的研究展望

根据止血法的研究现状，可以看出止血法有着广泛的研究前景。因此，今后应进一步加强以下八个方面的研究，以展示止血法的特色与优势：

一是现代研究表明，中药止血作用机制要比凝血因子止血的观点更广，对临床防治出血性疾病更全面、更有利，具有广泛的前景，由于中药止血方药往往对止血过程的不同环节有不同的影响，加之止血机制复杂多样。因此，今后应着重其止血机制的药理、临床应用研究。

二是今后应进一步扩大止血法的基础与实验研究的范围，改变目前复方研究较少的不平衡的现状，逐步探讨复方药物的综合作用效应。

三是对有代表性的古典、实效方剂，如槐花散、小蓟饮子、胶艾汤等进行深入研究，揭示其止血机制、止血成分，为临证精简处方、研发新药提供药理学基础。

四是进一步开展止血类方药的止血机制及止血活性成分的研究，阐述止血法、方、药治疗疾病的现代原理。

五是在系统整理历代医籍及现代临床诊疗经验的基础上，重视具有代表性的古方、验方的研究与开发，开发出高效、速效止血，多途径给药，便于急救的注射液、气雾剂、外用等新剂型，以满足临证急救的需要。

六是从药效学、药理学等多学科、多角度出发，结合实验动物模型，进行止血类方剂的配伍、拆方研究，探讨止血方药的有效成分或部位及其作用特点，对指导临床合理用药、推动止血方药的开发具有重要的理论与现实指导意义。

七是今后应从炮制学角度，探讨各种止血药物的炮制条件、方法对止血作用及成分的影响，从而确定最佳炮制条件，"炒炭存性"需要考虑治疗目的、讲究炮制要领、掌握火候，这样才能促进止血方药的研究。

八是虽然炭类药物止血的原理已发现与活性炭样吸附作用、浓集有效成分、内在成分改变等方面有关，今后应在继承历代医家学术经验的基础上，深入研究止血药炒炭后其药物成分是否发生变化，有关成分的变化与止血、凝血过程的联系，揭示"炒炭存性"的实质与本质，更好地为临床服务。

二、止咳法的临床应用及现代研究

（一）止咳法的概念

凡具有减轻咳嗽次数、程度，或制止咳嗽为主要功效，以减轻患者痛苦为目的的一种治疗方法，称为止咳法。

咳嗽是气逆痰动的临床表现之一，而且亦包含着肺气驱邪外出的一种形式。因此，古人有"咳无止法"之说。广义的止咳是指使邪去正安、痰去咳止，并不是专指酸涩收敛止咳法。因咳嗽外邪未尽，不予解表祛痰，误用酸涩收敛，致使肺气闭郁、痰留胸膈，酿成痰哮而终生不愈，正如喻嘉言在《医门法律·卷五》云："邪盛咳频，断不可用劫涩药。"应根据不同病情、证候，施用不同的治法，使邪去正安、痰去咳止，去其致咳之因，从根本上达到止咳之目的，断不可妄用酸涩收敛药物，张子和《儒门事亲·卷三·嗽分六气毋拘以寒述二十五》云："然则枯矾、干姜、乌梅、罂粟壳，其误人也，不为少矣。呜呼，有人自幼咳嗽，至老不愈，而亦不死者，余平生见此等无限。"

（二）止咳法的适应证

止咳法主要适用于久咳不止的虚证咳嗽，亦可用于剧烈咳嗽、夜间咳嗽影响正常生活或睡眠时的暂时对症治疗的一种方法与措施，待症状缓解后再固本去因，以达标本兼顾之治疗目的。

（三）止咳的方法与途径

通过对历代医疗文献的总结，当根据邪客部位、邪气性质、邪正消长及兼夹因素的不同，临床上止咳的方法主要有以下九个方面：

一为宣肺止咳，采用汗法、理气法，通过调理宣通肺气，使肺的宣发、肃降功能正常，从而达到止咳平喘之功。

二为敛肺止咳，采用固涩法，通过酸涩收敛、主入肺经的药物，收敛肺气、防肺气耗散，以达止咳平喘之功。

三为解痉止咳，采用息风法，通过平肝息风的药物，舒缓气道、息风缓哮、解除气道挛急，以达解痉止咳之功。

四为舒肝止咳，采用理气法，通过疏肝解郁、理气解郁的药物，以达抑肝理肺、镇肝止咳、舒肝止咳之功。

五为通络止咳，采用活血法，通过活血化瘀的药物，疏通肺络、消除肺络瘀滞，以达止咳之功。

六为泻肝止咳，采用清法，通过清泻肝火的药物，使肝火得泄、抑肝理肺、肺气恢复正常而宣肃功能正常，以达镇肝止咳之功。

七为镇惊止咳，采用安神法，通过运用镇惊安神的方法，以其镇惊之作用，达到镇咳、止咳之功。

八为化痰止咳，采用祛痰法，通过祛除痰浊的药物，祛除痰浊，使气道及肺通畅，达到止咳之功。

九为泻下止咳，采用下法，因肺与大肠相表里，通过运用通腑下气之下法，以使腑气通畅、浊气下行，恢复肺之宣肃功能，达到止咳之功。

另外，临床上除选用上述止咳之对症治疗的方法、药物、措施外，亦可针对咳嗽的证机进行审因论治、辨证论治，如采取清热、散寒、燥湿、祛燥、通腑、祛痰、益气、滋阴等病因学治疗方法与措施，以及宣肺、肃肺、下气、通下、分利、下气等病机学治疗方法与措施，以达标本兼顾。

（四）止咳法的临床配伍技巧及思路

1. 止咳法的源流 临床上止咳法是指使邪去正安、痰去咳止，自然达到邪去咳止、痰去咳止之目的，并非单指酸涩收敛止咳法，故前贤有"咳无止法"之说，历代医家对止咳的方法与措施进行了多方面的探讨与研究，有许多理论、方法与经验。

并对敛肺止咳法的危害进行了深入研究，对当今临床实践亦具有重要的指导意义，对于咳嗽外邪未尽，不予解表祛痰，误用酸涩收敛，致使肺气闭塞、痰留胸膈，幼年酿成痰哮而终生不愈，正如喻嘉言在《医门法律·卷五》"咳嗽续论"中云"邪盛咳频，断不用劫涩药"；张子和在《儒门事亲·卷三》中云："然则枯矾、干姜、乌梅、罂粟壳，其误人也，不为少矣。"

2. 止咳法的临床配伍原则 对于以咳嗽为主要症状的疾病，临证时应根据病情、病因、病机的不同，施用不同的治法，去其致咳之因以达到止咳之目的。对于虚证咳嗽可酌情使用敛肺止咳之固涩法，对于实证咳嗽或邪恋未解者不可妄用酸涩收敛法，以免碍邪滞痰之弊。

临证止咳的方法主要有制止咳嗽、去其致咳之因等作用，除审因论治、审机论治外，具体表现为以下九个方面：

一为宣肺止咳，采用汗法、理气法，常用药物有麻黄、杏仁、桔梗等，代表方剂有麻杏甘石汤、止嗽散、麻芩止咳糖浆等。

二为敛肺止咳，采用固涩法，常用药物有乌梅、罂粟壳、诃子、五味子等，代表方剂有九仙散、五味子汤、人参五味子汤、补肺汤等。

三为解痉止咳，采用息风法，常用药物有钩藤、地龙、全蝎、僵蚕等，代表方剂有小儿化痰丸、息风缓哮雾化吸入液、半夏白术天麻汤、升降散等。

四为舒肝止咳，采用理气法，常用药物有郁金、柴胡、青皮、白芍、薄荷等，代表方剂有牛黄散、止咳灵等。

五为通络止咳，采用活血法，常用药物有地龙、赤芍、莪术、川芎等，代表方剂有血府逐瘀汤等。

六为泻肝止咳，采用清法，常用药物有青黛、龙胆草、酒军、栀子等，代表方剂有清热宁嗽化痰定喘丸、青黛散等。

七为镇惊止咳，采用安神法，常用药物有龙骨、远志、茯神、朱砂等，代表方剂有桃花散、牛黄镇惊丸等。

八为化痰止咳，采用祛痰法，常用药物有陈皮、半夏、胆南星等，代表方剂有二陈汤、清金化痰汤等。

九为泻下止咳，采用下法，常用药物有大黄、芒硝、厚朴等，代表方剂有承气汤类方、千金牛黄散、牛黄散等。

3. 止咳法的临床配伍技巧与思路　临床选用止咳法时除对于久咳不止的虚证咳嗽可以采用敛肺止咳法外，对于邪盛、邪未尽之证尽量不用。对于剧烈咳嗽、夜间咳嗽影响正常生活或睡眠时，暂时给予对症止咳治疗的一种方法与措施之一，待病情缓解后再图固本。

临证除常用敛肺止咳、解痉止咳、镇惊止咳法外，亦有化痰止咳、宣肺止咳、肃肺止咳等其他的止咳方法与措施。

（1）敛肺止咳法：敛肺止咳法是以收敛肺气以消除咳嗽的一种治疗方法，本法熔敛肺、补肺、宣肺为一炉，补中有宣、宣中有敛，主要适用于内伤咳嗽，或外感咳嗽日久邪去、肺气耗散不敛之证；另外对于咳嗽剧烈、影响夜间睡眠者，亦可一时应用。

对于久咳不止的虚证，临床上针对虚证之本，根据虚的性质、部位进行相应的治疗，如补益肺之气阴、补脾、补肾等法，若属肺气虚而久咳不已者当用补益肺气之法，如益气补肺、补益肺气、培土生金等具体方法与措施；若久咳伤阴者当用养阴润肺之法，如滋阴润肺、养阴润肺、清肺养肺、滋补肝肾而润肺等具体方法与措施。如六君子汤之用人参、白术、茯苓、甘草以补益脾肺之气，沙参麦冬汤之用沙参、麦冬、玉竹、天花粉养阴润肺润燥，九仙散之用人参、阿胶、川贝母，以及黑龙江中医药大学附属医院协定处方醒脾养肺散之用人参、茯苓、甘草益气补脾益肺，沙参、款冬花、青蒿、麦冬、鳖甲滋养肺阴等，他如五味子汤、人参五味子汤、补肺汤等皆此配伍思想。

除此之外，当根据病情灵活配伍应用酸涩收敛之固涩法药物，以达对症止咳之作用与目的，以治其标。临证常配伍应用酸涩收敛之乌梅、五味子、诃子、罂粟壳等药物，如人参五味子汤之五味子，九仙散之乌梅、罂粟壳等，均佐用敛肺止咳之法。又如黑龙江中医药大学附属医院协定处方百部止咳糖浆（止咳灵）主治表邪不著、肺热不盛、久咳不止之证，系在祛痰之百部、款冬花、紫菀、瓜蒌、桔梗、陈皮，清肺之芦根，肃肺之前胡等治因治机的基础上，佐用收敛之白芍、炙罂粟壳，以达肃肺化痰、顺气止咳之功。

敛肺止咳药物亦有不同特点，临证时须结合具体情况灵活应用。如罂粟壳的敛肺止咳作用最强，但该品有毒、且可成瘾，故不宜久用及过量应用；五味子上能敛肺止咳、下可滋肾涩精，主要适用于肺虚久咳及肺肾不足的喘咳；乌梅主要适用于肺虚久咳、痰少之证；诃子既能敛肺下气，又能苦降泄火，且有利咽开音之功，主要适用于肺虚喘咳，对于久嗽失音者更佳；五倍子敛肺降火，主要适用于肺虚久咳兼有虚热者。

（2）解痉止咳法：对于咳嗽剧烈、痉咳、顿咳影响正常生活或睡眠时，特别对于顿咳、支原体肺炎引起的咳嗽。临床上治疗的关键在于控制咳嗽次数、程度，特别是减轻或缓解患者痛苦。

解痉止咳法主要采用平肝息风的方法，以缓哮、解除气道挛急，达到止咳之目的，临床常选用干地龙、白僵蚕、蜈蚣、钩藤等药物。

解痉止咳法在应用时，除针对咳嗽的病因病机进行有效的治疗与处理外，应灵活应用下气肃肺、通腑泻下、分利诸法，其目的在于以降泄气机为主，以达到止咳之目的。可选用下气肃肺之前胡、葶苈子、苏子等，通腑泻下之大黄、厚朴等，分利之车前子、竹叶、茯苓等。

可根据病情的需要，灵活选用其他各种有效的止咳方法与措施，以达减轻或缓解临床症状，减轻患者痛苦之目的。如痉咳频重、气不得续者，除祛邪、下气法外，可加解痉止咳、舒肝止咳、通络止咳等对症止咳法。

或佐用舒肝止咳，临床主要采用疏肝解郁的方法，以抑木平肺，间接达到止咳之目的，临床常选用郁金、柴胡、夏枯草、薄荷等药物。

或佐用泻肝止咳，临床主要采用清泻肝热的方法，以抑木理肺，间接达到止咳之目的，临床常选用龙胆草、青黛、黄芩等药物。

或佐用通络止咳，临床主要采用活血法，能疏通气道、缓解气道挛急，达止咳之目的，临床常选用活血化瘀之莪术、桃仁、赤芍、丹参等药物。

若痉咳伴呕吐频作，或时有泛吐痰涎者，除祛邪、下气药外，可加和胃降逆之制半夏，重镇降逆之代赭石、磁石，消痰利水降逆之旋覆花，以达缓解咳嗽、呕吐之功。

若痉咳伴两胁胀痛、两目红赤者，可加龙胆草、青黛、酒军、栀子等以清肝泻火止咳，如清热宁嗽化痰定喘丸之用青黛，止喘灵注射液之用洋金花。

对于此类咳嗽，待咳嗽减轻或缓解后，再着重顾本进行病因病机学治疗，以体现"急则治标"之治疗思想。

（3）镇惊止咳法：对于夜间剧烈咳嗽、顿咳影响正常睡眠时，临床上治疗的关键在于控制咳嗽次数、程度，特别是能减轻夜间咳嗽，减轻患者的痛苦。

镇惊止咳法在应用时，除针对咳嗽的病因病机进行有效的治疗与处理外，应灵活应用下气、通下、分利诸法，其目的在于以降泄气机为主，以达肺宣肃有权、自然止咳之目的。

夜间剧咳影响睡眠者，可仿《医宗金鉴》桃花散之朱砂配伍意义与思想，临证治疗时可酌加远志、龙骨、夜交藤、朱砂等镇惊安神药物，以达镇惊止咳之功。如桃花散之用朱砂，麻芩止咳糖浆之用制远志等皆以安神法为主，以达镇咳、止咳之功。

或配伍解痉止咳、舒肝止咳、通络止咳等对症止咳诸法，与镇惊法合用，以图达到缓解症状之目的。

（五）止咳法的现代研究进展

新中国成立后通过对止咳法的研究与运用，一方面通过止咳法方药的作用机制的实验研究初步探索出该法的现代药理作用，已证实镇惊安神法有止咳、镇咳的作用。另一方面，止咳法的配伍研究较前扩大。

1. 现代研究

（1）对呼吸中枢有抑制作用：如苦杏仁、枇杷叶所含苦杏仁苷被苦杏仁酶分解，或在下消化道被肠道微生物酶分解，产生微量氢氰酸，对呼吸中枢有抑制作用，而达到镇咳效应。

（2）有镇咳作用：如五味子对氨水喷雾所引起的动物咳嗽有镇咳作用，罂粟壳含有吗啡、可待因和罂粟碱，吗啡、可待因有强大的镇咳作用。

2. 临床实践研究　在临床实践中，止咳法及其方、药的临床研究取得了一定成果，显示了中医治疗学的优越性，主要表现在以下两个方面：

一方面止咳法、方、药在临床上广泛应用于各种原因引起的慢性咳嗽，特别对于咳嗽剧烈、夜间咳嗽剧烈影响正常生活或睡眠时效果更加明显，并发掘出一些有效药物、新制剂，丰富了临床治疗学的内容。

另一方面对止咳方剂进行了剂型改革研究，如将远志制成多种制剂，远志流浸膏、远志糖浆、远志酊等。目前已开发出多种糖浆、片、胶囊及注射液、气雾剂等多种剂型、多种给药途径的中成药，以满足临床治疗的需要。

（六）止咳法的研究展望

根据止咳法的研究现状及历史进行回顾，其蕴涵着广泛的研究前景与价值。因此，今后应进一步加强以下四个方面的研究：

一是通过系统整理历代医籍及临床诊疗经验，挖掘、归纳止咳法的常用药物、有效方剂，深化对症止咳治疗方法的途径、配伍规律的研究，更好地为临床治疗服务。

二是通过整理历代医籍及现代临证经验的基础上，对止咳的方法与措施进行深入研究与探讨，并加强止咳法的配伍规律进行研究，明确临床止咳的方法和途径，以便更好地为临床实践服务。

三是加强止咳法方药有效成分及作用机制的实验研究，从药效学、药理学等角度评价止咳法、药物、方剂作用机制的科学性，为研制新方奠定基础。

四是通过系统整理历代医籍及现代临床诊疗经验的基础上，重视具有代表性的古方、验方的研究与开发，开发出高效、速效止咳剂型，多途径给药的新剂型，便于应用的口服液、片、胶囊、注射液、气雾剂等新剂型，以满足临证治疗的需要。

三、止汗法的临床应用及现代研究

（一）止汗法的概念

凡利用酸涩收敛，或配伍益气固表、益阴敛汗的方法与药物，以达固护卫阳、减轻或制止汗出过多为主要功效的一种治疗方法，称为止汗法。

（二）止汗法的适应证

止汗法主要适用于中医学自汗、盗汗、黄汗等汗证，以及西医学反复呼吸道感染、佝偻病等以多汗为主症的病证。

（三）止汗的方法与途径

通过对历代医疗文献的总结，当根据其虚实寒热、在表在里、在阴在阳、在气在血的不同，临床上止汗的方法主要有以下六个方面：

一为发汗止汗，采用汗法，卫气虚弱不能固护营气外泄而汗出。通过味辛发散之法，发散外邪、固护正气，以宣卫气、调控玄府，以达发汗止汗之功。

二为收敛止汗，采用固涩法，通过酸涩收敛入心、肺二经，固涩肺金而径行肌表、以实卫气、调控玄府，以达固表敛汗之功。

三为发表止汗，采用汗法，由于外邪侵袭为太阳中风证，病机是卫气虚弱而不能固护营气外泄则汗出，通过发汗而祛邪解表、固涩而固护正气，以达发表止汗之功。

四为清热止汗，采用清法、汗法，邪热或积热内蕴、迫津外泄而汗出，通过清热祛邪或清泄积热，使邪热或积热得去，以达清热止汗之功。

五为益气固表止汗，采用补法，汗液的代谢主要受卫气的控制和调节，因气主固摄津液，气虚不能固护于外、津液外泄则汗出，通过益气固表，使气实能固护于外，发挥卫气"温分肉、充皮肤、肥腠理、司开阖"的作用，以达固表止汗之功。

六为滋阴止汗，采用补法，"阴在内，阳之守也"，因阴虚而不制阳，阳亢而不守阴，通过滋阴之法，滋阴潜阳，以达滋阴止汗之功。

（四）止汗法的临床配伍技巧及思路

1. 止汗法的源流　早在《黄帝内经》已阐述了固涩法的应用原则、立法依据，但未列方药。《神农本草经》已记载了诸多收涩敛汗的中药。隋唐以后固涩法可用于汗泄不止等病证，如《备急千金要方》载牡蛎散治汗出不止；宋代《太平惠民和剂局方》载牡蛎散，迄今仍广泛应用于临床实践。

明代《景岳全书·卷之五十·新方八阵》中重申审因论治的意义与重要性，并提出"汗泄不止者，宜固其皮毛"的重要论述，使敛汗法在配伍理论方面更加完善，在临床应用方面更加丰富。

2. 止汗法的临床配伍原则 临证止汗法主要有制止汗出过多、去其致汗之因等作用，临床除审因论治外，具体有以下六个方面：

一为收敛止汗，采用固涩法，常用药物有煅牡蛎、麻黄根、浮小麦、煅龙骨等，代表方剂有牡蛎散等。

二为调和营卫止汗，采用汗法、和法，常用药物有桂枝、芍药、生姜等，代表方剂有桂枝汤、黄芪桂枝五物汤等。

三为发汗止汗，采用汗法，常用药物有麻黄、桂枝、荆芥、防风等，代表方剂有麻黄汤、葱豉汤等。

四为清热止汗，采用清法、利法，常用药物有生石膏、黄芩、栀子、车前子等，代表方剂有泻黄散、清热泻脾散等。

五为固表止汗，采用补法，常用药物有黄芪、白术、党参等，代表方剂有玉屏风散、补肺汤等。

六为滋阴止汗，采用补法，常用药物有生地黄、山茱萸、麦冬、白芍等，代表方剂有当归六黄汤等。

3. 止汗法的临床配伍技巧与思路 对于汗出异常的病证，当根据不同病因、病机，施用不同治法，在临证时应注意不可见汗止汗，而以辨证治本为主。对于多汗证的治疗，对症以止汗法为主，临床常见固表止汗、和营止汗、泻热止汗等具体治法。

（1）固表止汗法：固表止汗法适用于表虚不固、营卫不和等证。

固表止汗以对症收涩止汗为主，在治病求本的原则下，妥善配伍治标止汗专药，如常用浮小麦、麻黄根、牡蛎、五味子等。如《太平惠民和剂局方》中牡蛎散之用麻黄根、煅牡蛎、浮小麦，《备急千金要方》中牡蛎散之用牡蛎，二加龙牡汤之用牡蛎、龙骨，柏子仁丸之用煅牡蛎、麻黄根、麦麸、柏子仁等均选用固涩法药物为主。

收涩止汗药物亦有不同特点，麻黄根收敛行于表分，功专止汗，适用于各种汗证；煅牡蛎、煅龙骨具有育阴潜阳、收敛固涩之功，主要适用于气虚、阳虚汗证；浮小麦具有益气、除热、止汗之功，主要适用于气虚、阴虚汗证；山茱萸主要适用于体虚欲脱、汗出不止之证。

在应用固表止汗法时，须根据辨证的结果，针对引起汗出过多的病因病机选用治疗表虚的方法与措施，其治疗方法有，一为实卫固表，使气旺表实，能守护营阴则汗不外泄；二为益肺固表，通过补肺的药物，以固卫表；其三为补脾固表，通过培土生金的措施，使金旺表实。

表气虚、表虚不固者当补卫气、固表气，因肺主卫表、脾为肺之母，临证治疗表虚多用益肺的方法。益肺主要采用培土生金法，使土旺肺实表固，因此，治疗表虚不固的方剂中，配合应用补气、健脾诸法，是较为普遍的配伍方法。

其对补气法的选用，其一宜用大补元气之品，如用人参等，《普济本事方》中柏子仁丸之用人参（或党参），参苓枣仁汤之用党参等；其二宜用补气固表之品，如当归六黄汤、《太平惠民和剂局方》中牡蛎散之用黄芪等，但更为主要的是应用培土生金、金实表固之品，如《备急千金要方》中牡蛎散、玉屏风散、柏子仁丸之用白术，参苓枣仁汤之用茯苓等。

或根据病情及治疗需要佐以温法药物，以达温养阳气、助阳固表之功。如二加龙牡汤之用炮附子、生姜等；如兼有营卫不和者，当调和营卫，佐用桂枝、芍药，如桂枝汤、黄芪桂枝五物汤之类等。

或根据病情佐用汗法及其药物，于固表止汗方中合理配以疏散之汗法药物，以收相反相成之妙。如玉屏风散、《备急千金要方》牡蛎散等均佐用防风，其配伍意义，如《古今名医方论·卷四》中柯韵伯所云："以防风之善驱风，得黄芪以固表，则外有所卫；得白术以固里，则内有所据，风邪去而不复来。"

（2）和营止汗法：和营止汗法适用于营卫不和证。

和营止汗法临证立法、处方时，应以调和营卫之法为主、为急，常用桂枝通达经气，以治卫强，芍药敛阴和营，以治营弱，桂枝与芍药相伍，一散一收，既治卫强，又治营弱。如和营止汗法的代表方剂桂枝汤、黄芪桂枝五物汤、白龙汤、桂枝加龙牡汤之主用桂枝、白芍等，系应用汗法之发汗作用以治卫强、酸收之敛阴以治营弱。

并根据病情辅以收敛固涩之止汗法，临证常用龙骨、牡蛎、麻黄根、浮小麦等，如白龙汤、桂枝加龙牡汤之用龙骨、牡蛎等。

或根据病情灵活应用解肌、益营和卫、调和脾胃之法，如白龙汤之配以炙甘草、大枣，桂枝加龙牡汤之用炙甘草、生姜、大枣。

（3）泻热止汗法：泻热止汗法适用于脾胃湿热证。

泻热止汗法临证伍时须遵循治病必求本的原则，妥善配伍治标止汗的药物，如浮小麦、龙骨、牡蛎等。并在治标的基础上，主用各种清泻脾胃、清利湿热的方法，以达标本兼顾之治疗目的。

临床清泻脾胃的方法有四个措施，除直清外，尚有分利、通下、疏散诸法，直清多选用黄连、黄芩、石膏等清法的药物，以直折其热，如泻黄散之主用生石膏，清热泻脾散之主用黄连、黄芩、石膏等；并可根据病情的需要妥善配伍分利、通下之法，导脾胃积热从二便而出，如泻黄散之用栀子、车前子，清热泻脾散之用栀子、赤茯苓等皆配伍利法药物，通下一般选用大黄等下法药物，如调胃承气汤类。并可根据病情佐用汗法及其药物，如薄荷、荆芥、防风、羌活、柴胡等汗法药物，以导积热外散。

临床清利湿热的方法有三方面，除选用清热燥湿之黄芩、黄连、黄柏等清法药物外，多选用淡渗分利、芳香化湿之法，导湿热从小便而出。如泻黄散之伍用栀子、车前子、泽泻，清热泻脾散之伍用栀子、赤茯苓等。

（五）止汗法的现代研究进展

新中国成立后止汗法的研究与运用取得了一定的进展，通过对止汗法的研究，一方面通过止汗法及其方、药的作用机制的实验研究初步探索出该法的现代药理作用，已证实止汗类药物有抑制腺体分泌、敛汗、抑菌等方面的作用。另一方面，止汗法的临床配伍方法与规律研究较前明确，临床应用较为广泛。

1. 现代研究

（1）抑制腺体分泌作用：现代研究表明，固涩法中收涩药含大量鞣质，鞣质味涩是收敛作用的主要成分，鞣质的收敛成分可使汗腺的分泌腺细胞的蛋白质凝固引起分泌抑制，如五味子、五倍子、浮小麦、麻黄根等均有此作用。

收涩药中的某些非收敛成分对腺体的分泌亦有抑制作用，如麻黄根的生物碱能抑制低热和烟碱所致的发汗作用。

（2）抑菌作用：现代研究表明，固涩法中收涩药对多种细菌有抑制作用，如五倍子等对金黄色葡萄球菌、链球菌、变形杆菌、铜绿假单胞菌等有抑制作用。

2. 临床实践研究 临床实践中，止汗法及其方、药的临床研究取得了一定成果，一方面止汗法、方、药在临床上广泛应用于汗证、反复呼吸道感染、佝偻病、积滞、感冒等病证；另一方面已研出多种剂型、多种给药途径的中成药，广泛用于临床治疗。

（六）止汗法的研究展望

根据止汗法的临床实践应用情况、现代研究现状及发展趋势，今后应进一步加强以下三个方面的研究与探讨：

一是通过系统整理历代医籍及临床诊疗经验，挖掘、归纳止汗法的常用药物、有效方剂，深化对症止汗治疗方法、途径、配伍规律的研究，为临床治疗服务。

二是加强止汗法方药有效成分及止汗法方药的作用机制的实验研究，从药效学、药理学角度评价止汗法、药物、方剂作用机制的科学性，为研制新方奠定基础。

三是进行剂型改革研究，在临床实践、疗效确切的基础上，加强止汗法方的最佳剂型研究，研制出多种给药方法、途径的新剂型，更好地满足临床的需要。

四、化痰法的临床应用及现代研究

（一）化痰法的概念

化痰法是指运用排除、祛除、消除或消散痰饮为主要作用，以消除脏腑、经络、皮膜及肢节中的痰液、痰核，用于治疗痰浊为病的一种治疗方法，属重要的对症治疗手段与措施之一。属于"消法"范畴。

（二）化痰法的适应证

痰证临床表现颇为复杂，有形之痰和无形之痰之分，有形之痰，既有包括排出体外之痰浊，又有凝结于躯干肢体局部呈有形之痰核、痰块；无形之痰主要为流注于内脏或经络之间，症状表现为痰征，如精神异常、抽动、关节疼痛、哮鸣等。

化痰法适用于各种痰证，祛痰法广泛用于咳嗽、肺炎喘嗽、哮喘、颈痈、痰核、痄腮、头痛、心悸、遗尿，以及中风、癫痫、眩晕、惊风等肝心病证。至于妇科之产后缺乳、月经病、不孕等亦可从痰论治。

（三）化痰的方法与途径

通过对历代医疗文献的总结，临床上化痰是从滋生痰涎的因素考虑，去其生痰之因；对已形成之痰，辨其性质，采取"因势利导、顺其生机"的各种化痰方法，驱痰外出；亦可应用利法、下法使痰从前后分消，活血通络法有助于痰液的稀释和排出。因此，临床上化痰的方法可概括为"制源""畅流"两个方面内容：

其一，化痰治疗时的"制源"，主要从滋生痰涎的各种因素考虑，采取相应的治疗方法，调整脏腑功能、去其生痰之因。因痰的产生与肺、脾、肾、三焦密切相关，金元明清医家在临床实践中提炼出脾为生痰之源、肺为贮痰之器、肾为生痰之本说，成为中医理论的重要组成部分，如王旭高《环溪草堂医案》中有："痰之标在肺胃，痰之本在脾肾，肾虚则水泛，脾虚则湿聚，二者均酿痰之本也。"同时痰之生成亦与肝、心、三焦等其他脏腑的功能失调有关。痰是在多种因素的综合作用下产生的，其生痰之因除取决于脏腑功能失调外，亦与饮食因素、七情因素、外感因素有关，如《仁斋直指方·痰涎》中杨士瀛有"风搏寒凝，暑烦湿滞，以致诸热蒸郁，啖食生冷、煎爆、腥膻、咸藏动风发气等辈，皆能致痰"之论。

化痰治疗时的"制源"，应重视调理脾肾的功能，包括补益肺脾肾、调整肺脾肾功能。灵活运用祛邪、消食、补虚等治疗方法，即《景岳全书·杂证谟·痰饮》"善治痰者，惟能使之不生，方是补天之手"，特别重视调理脾肺肾及三焦，即《景岳全书·杂证谟·痰饮》"脾主湿，湿动则为痰，肾主水，水泛亦为痰，故痰之化无不在脾，而痰之本无不在肾"之论，又近代丁甘仁谓"痰饮生源于土湿，土湿本源于水寒，欲化其痰，先燥土湿，欲燥土湿，先温水寒"等论述，此皆治本之法。《临证指南医案》中亦有"善治者，治其所以生痰之源，则不消痰而痰自无矣"的固本之法。

其二，化痰治疗时的"畅流"，系针对已形成之痰，首先辨别痰的性质，采取化痰、消痰、涤痰三大法则，热痰宜清之，寒痰宜温之，燥痰宜润之，湿痰宜燥之，风痰宜散之，郁痰宜开之，顽痰宜软之，灵活运用燥湿、芳化、淡渗、温化、润燥等具体方法；并针对病位采取"因势利导、顺其生机"的原则，重视各种祛痰途径的方法运用，除用利法、下法驱痰，从前后分消，亦应重视活血通络法的应用。如方隅《医林绳墨·痰》中有"热痰则清之，湿痰则燥之，风痰则散之，郁痰则开之，顽痰则软之，食痰则消之，在上者吐之，在中者下之，在下者提之"的重要论述。

痰之所生，除正气不和、脏腑功能失调外，多本于正虚，而痰之已成，停于体内，常为实证。其表现除实证外，以本虚标实之证多见，治痰应掌握脏腑虚实、标本缓急，急则先治其痰，以化痰、消痰、涤痰为主，缓则治其本，以调治肺、脾、肾为主。

综合历代医家的论述与临床实践，临床上在具体应用化痰法对症治疗疾病时，其化痰的方法主要有以下十七个方面：

一为宣肺化痰，采用汗法、理气法，通过宣通肺气，调整肺通调水道功能，去其生痰之因，以达杜其生痰之源之功。

二为清热化痰，采用清法，通过运用清热祛邪之法，以解除邪热灼津为痰之因，以达杜其生痰之源之功。

三为清金化痰，采用清法、宣肺法，通过清泄肺经邪热的方法，使肺热得清、肺之宣肃有权，以达杜其生痰之源之功。

四为温肺化痰，采用温法，通过温阳祛寒类药物，以温散肺经寒邪或虚寒，使肺寒得温肺之宣肃有权，以达杜其生痰之源之功。

五为温脾化痰，采用温法、理气法，通过温养脾经寒邪，或温散脾经虚寒之法，使脾运化功能正常，水液按序输布，以达杜其生痰之源之功。

六为健脾化痰，采用补法，通过运用益气健脾、健脾助运的方法，恢复脾主运化水湿之功能，既杜其生痰之源、又有"畅流"化痰之功。

七为温肾化痰，采用温法，通过温助肾阳之法，以助肾阳蒸化功能，使水液输布正常，以达杜其生痰之源之功。

八为温化寒痰，采用温法、补法，通过运用具有祛寒、温阳、化痰作用的方法，以温散痰饮，正合"病痰饮者，当以温药和之"之意，达到化痰、祛痰等"畅流"之功。

九为燥湿化痰，采用清法、温法、祛湿法，通过运用苦寒、苦温之性的药物，以燥湿化痰，达到"畅流"之功。

十为渗湿化痰，采用利法，通过淡渗分利的方法作用于三焦、肠、肺，以其通调水腑、疏利水道、开下行之路之功能，排出内生之痰浊、痰饮，而且有化浊祛痰作用，以达到"畅流"化痰之的目的。

十一为通腑化痰，采用下法，通过运用通腑泻火、荡涤肠腑、攻下热结的方法，既有宣肺开闭、调整肺机之作用，以制其生痰之源；又通腑下气，使肺通调水道功能正常，达"畅流"化痰之功。

十二为化浊化痰，采用祛湿法，通过运用祛湿的方法，以驱化湿浊，达到"畅流"化痰之功。

十三为泻火化痰，采用清法，通过运用具有清热降火作用的清法，以清火涤痰、泻火化痰，达到"畅流"化痰之功。

十四为润燥化痰，采用补法，通过运用具有增液润燥、滋阴清热作用的补法，以润肺化痰、润化燥痰，达到"畅流"化痰之功。

十五为软坚化痰，采用消法，通过运用具有消散、软化痰结作用的方法，以软坚散结、消散痰结，达到"畅流"化痰之功。

十六为通腑涤痰，采用下法，通过运用通腑下气、通利二便之下法，使痰邪从前后二阴分消、排除，达到"畅流"化痰之功。

十七为降气化痰，采用理气法、下气法、消导法，通过运用具有疏通气机、降气行滞作用的方法，以理气解郁、降气行滞，达到"畅流"化痰之功。

（四）化痰法的临床配伍技巧及思路

1. 化痰法的源流　中医对痰饮致病因素的认识，萌芽于战国，兴盛于宋金元，成熟于明清，近现代则取得长足进步。随着对痰饮的认识，其化痰治疗亦随之而发展。汉代张仲景不仅首倡了"病痰饮者，当以温药和之"的化痰法则，而且创研了诸多经典化痰方剂，开创了化痰方剂应用之先河。宋代杨士瀛明确提出了"疗痰之法，理气为上，和胃次之"的治疗法则，史载之在《史载之方·治涎诸方》提出"善除荆棘者，先断其根；善治风痰者，先顺其气"的化痰治疗原则；严用和在《严氏济生方》提出理气为先，强调祛痰时须用理气法、药的重要意义，朱佐在《类编朱氏集验方》中提出了"疗痰之法，调气为上，和胃次之"等著名论点。

金元时期张子和创立了上涌之"撩痰"法化痰；秦景明提出了以燥治润、以润治燥、润燥同施的化痰法配伍规律。朱丹溪倡导治痰之法，"以顺气为先，分导次之，而实脾土、燥脾湿，又是治其本也"，在上用吐法，在中用消法，在下用利、下的治疗原则。朱丹溪倡导的化痰原则，后经明清医家的不断充实形成了化痰之固本、制源理论与实践，如喻嘉言提出的"实脾、燥湿、降火、行气"祛痰四法，主张探本求源、治病求本，"必顺其性因其势而疏导"的原则，王纶提出"痰生于脾土，宜实脾燥湿、顺气分导"理论，李梴提出治疗"常法顺气与分导，坠下温中润肺家"，刘纯提出"补脾胃、清中气"乃痰病治本之法，王节斋立补肾化痰之法，万密斋立治痰通气、调理五脏之法，后张景岳加以完善形成培补脾肾以杜生痰之源的求本理论，《景岳全书·杂证谟·痰饮》云："温脾强肾以治痰之本，使根本渐充而痰将不治而自去矣。"清代尤在泾在《金匮翼》提出攻逐、消导、温补、温化、清化、清润诸具体方法以化其痰。叶天士、唐容川明确提出痰瘀相关、同源互衍理论，提出"治痰必用瘀"的化痰方法。叶天士总结出泻火截痰、芳香宣窍、甘寒润痰、搜络祛痰、固本蠲痰等具体化痰方法，明确宣通郁遏治其标，以固摄肝、脾、肺、肾治其本的原则。

随着温病学与温补学派的兴盛与发展，使化痰法无论在理论、立法配伍方法方面，还是在临床应用、方剂运用方面逐步完善，特别是对疑难杂症"从痰论治"取得了独特疗效，积累了丰富的经验。

2. 化痰法的临床配伍原则　狭义的肺系之痰涎，治疗当采用化痰宣肺、化痰降气，又分宣肺化痰、清热化痰、燥湿化痰、润肺化痰、治风化痰、祛寒化痰等具体方法；广义的痰，通过化（涤、祛、豁）痰，达到宽心、开窍、息风、软坚、消瘀、消瘿、散结等作用，以达到治疗无形之痰之目的。化痰法是根据《素问·至真要大论》"结者散之，留者攻之"而确立的方法，属八法中的"消法"范畴。

临证化痰法的配伍原则与方法主要有"制源"以杜其生痰之源，"畅流"使已成之痰消散，并灵活应用"因势利导、顺其生机"给痰出路的治疗措施。其具体有以下六个方面：

一为调理脏腑功能、固本"制源"，杜其生痰之源。临床上见痰休治痰，应辨证求源，在治疗时应针对生痰的原因加以矫正，从多方面入手，阻断生痰之源。因此，临床上针对生痰之因和病情的变化灵活遣药组方，而不是见痰治痰，或将治痰的方法，或将固本之法，巧妙地配伍于各种化痰方剂的配伍之中，起到标本兼顾之作用。历代研制的以化痰为主要作用的方剂临床配伍除用补虚诸法外，亦大量应用祛邪、消食、调理脏腑功能等法以达固本制源之目的，如清气化痰丸、贝母瓜蒌散等配伍健脾渗湿之茯苓，六君子汤之用人参、白术、甘草，温肺汤、温中化痰丸、冷哮丸、冷嗽干姜汤等配伍温法药物，清气化痰丸、清金化痰汤、小陷胸汤等配伍清法药物，清气化痰丸、清金化痰汤、冷哮丸、冷嗽干姜汤等方剂均配伍宣肺法药物以达宣肺化痰之功。正如朱丹溪治痰善于理气健脾，其云"治痰法，实脾土，燥脾湿，是治其本也"。张景岳在《景岳全书·杂证谟·痰饮》中云："善治痰者，惟能使之不生，方是补天之手。"故化痰法在临床具体立法时，常以调理脏腑功能为基础，并针对病因、病机、病性之不同而予以变化，以绝生痰之因。

二为"畅流"化痰之法，化痰法在临床中应用最为普遍，其作用较平和，主要是根据痰之性质，采用化解、稀释、排出痰液的方法，据痰的不同性质，可采用燥湿化痰、温化寒痰、清化热痰、润燥化痰、宣肺化痰、搜风化痰、芳香化痰等具体治疗方法；有二陈汤、小青龙汤、苓桂术甘汤、清湿化痰汤、导痰汤、清气化毒丸、清金化痰汤、贝母瓜蒌散、半夏白术天麻汤等方剂。

三为"畅流"消痰之法，祛痰之消痰法则能消散、软化痰结，善治痰阻经络、肌腠之痰核、瘰疬、瘿瘤、疰腮等病证。其因多系外邪窜于经络、肌腠，邪壅经络致气血痰湿郁滞而见肿块、结节，其治疗除选用病因病机学治疗方法外，亦可选用理气散结、通络散结、活血散结诸疏通经络之法，及软坚散结之昆布、牡蛎、海藻，消痰散结之浙贝母、夏枯草、胆南星、天南星等对症治疗的方法。对于热退邪减、肿块坚硬不消者，此多系痰瘀结聚所致，当以化痰消瘀、理气散结为主，可用消瘰丸合海藻玉壶汤。他如海藻丸、消瘰丸、消瘿散、消瘿玉海饮等。

四为"畅流"涤痰之法，祛痰之涤痰法，其所用方药较为峻猛，主要用于久积不化之顽痰、老痰，常与下法、下气法合用，以驱逐痰液，其代表方剂为礞石滚痰丸等。

五为疗痰应注意从治血、理气、淡渗入手。化痰时当与其他疗法配合应用，如常配以理气、分利、化瘀诸法。其一为理气祛痰，有治痰必治气、气顺则痰消之说。化痰应先理气，由于痰随气升、气壅则痰聚、气顺则痰消；另外治气应针对气滞、气逆、气虚进行舒气以顺之、调理以顺之、补气以顺之，冀以气机通顺、津液四布、流行无阻、痰涎消散，故化痰法方剂中常配伍理气法药物以助化痰，前贤多有论及，经庞安常、严用和、朱丹溪、万全、李时珍等医家的不懈探索渐趋成熟，如王肯堂《证治准绳·第二册·诸气门·痰饮》云："善治痰者，不治痰而治气，气顺则一身之津液亦随气而顺矣。"《杂病源流犀烛·卷十六》云："气道顺，津液流通亦无痰，故曰：治痰必理气。"赵彦晖《存存斋医话稿·卷一》云："余谓'不治痰而治气'一语，为治痰妙谛。"如二陈汤之用陈皮，温胆汤、导痰汤、清气化痰汤之用陈皮、枳实。其二为分利祛痰，又因痰饮常因湿聚而成，如《诸病源候论·卷二十·痰饮》云："痰饮者，由血脉闭塞，津液不通，水饮气停在胸府，结而成痰。"故化痰法方剂中又常配伍治湿（利湿、芳香化湿、燥湿）之品，使湿去痰消；如二陈汤、清气化痰汤、贝母瓜蒌散之用茯苓，温胆汤、涤痰汤之用白茯苓等。黑龙江中医药大学附属医院协定处方之百咳散（其组成为黄连、白术、茯苓、猪苓、泽泻、车前子），用淡渗分利法以利湿、祛痰、祛饮、降气。其三为活血祛痰，有善治痰者，必先治气，同时也要治血。并据痰瘀相关理论，为临床提供了"痰瘀互治"原则，治痰勿忘祛瘀、祛痰勿忘逐瘀，唐容川主张疗痰应从活血、行血、化瘀入手，如《血证论·卷六·咳嗽》云："须知痰水之壅，由瘀血使然，但去瘀血则痰水自清，宜代抵当丸加云茯苓、法半夏，轻则用血府逐瘀汤加葶苈、苏子。"因此，疗痰应从治血、行血、化瘀入手。

六为根据痰停的部位不同，选用相应的具体治疗方法与方剂。如痰阻于肺，选用苇茎汤、清金化痰汤等；痰蒙清窍，选用导痰汤、苏合香丸等；痰蕴脾胃，选用平胃散、六君子汤等；痰郁于肝，选用四七汤等；痰动于肾，选用济生肾气丸、金水六君煎等；痰留骨节经络，选用软坚消结、通络化痰之四海舒郁丸、指迷茯苓丸等。

3. 化痰法的临床配伍技巧与思路　临证在治疗痰证或痰病时，应以化痰一法对症处置为主、为急，以迅速消除、廓清体内痰浊停滞、蓄积的基础上，并灵活应用其他各种治疗方法达到预期的治疗目的与作用。痰证的治疗，一方面当采用理肺益脾、降气化痰、扶正固本诸法，达到祛除有形之痰之目的；另一方面通过化、涤、祛、豁痰诸法，以祛除无形之痰，达到宽心、开窍、息风、软坚、定痫、缓哮等作用。

在具体应用各种化痰方法时，应根据辨证论治的结果灵活、合理选用，知常达变，否则非但不能达到预期的疗效，反而后患无穷，如过用发散力大或燥湿化痰之品则易上耗肺气、下拨肾根。

（1）温化寒痰法：温化寒痰法是指运用温法为主，以化除痰浊或寒痰，达到祛除寒痰为主要作用，适用于寒痰证的一种治疗方法。

温化寒痰法的配伍规律与技巧：该法以温化寒痰为主，常选温法的药物以温化寒痰，不仅化痰蠲饮，深合"病痰饮者，当以温药和之"之意，而且还能固本温散里寒、杜其生痰之因，达到制源畅流之目的，如冷嗽干姜汤、小青龙汤之用干姜、细辛，温肺汤之用干姜、肉桂，苓桂术甘汤、苓甘五味姜辛半夏汤之用干姜、细辛、桂枝，射干麻黄汤之用细辛，二陈汤之用半夏，温中化痰丸之用干姜，冷哮丸之用细辛、蜀椒、川乌等，皆以温法为主，以求温化寒痰而畅流、温里散寒而固本。

临床具体立温化寒痰法时，虽以温法为主，但须根据证机合理配伍理肺、理气、健脾渗湿、解表、活血等诸法，并与温法药物合用，既治其本又治其标，既制源又畅流。

或佐用理气之法，由于痰随气升，气壅则痰聚，气顺则痰消，故常在化痰法中配伍理气法、药物以助化痰，既杜其源又有畅流之用，如导痰汤、涤痰汤之用陈皮、枳实，二陈汤之用陈皮，茯苓丸之用枳壳，三仙丹之用香附，运痰丸之用沉香、木香等，皆此配伍思想，有"治痰必理气"之意。

或佐用理肺之法，应用宣肺、肃肺、下气、分利之法，其目的一为上下分消痰涎，导痰从二便、气道而出，予痰以出路，其二调理脏腑功能，杜其生痰之源，如射干麻黄汤之用麻黄、款冬花，止嗽散之用白前、桔梗，冷哮丸之用麻黄、杏仁、款冬花，冷嗽干姜汤、小青龙汤之用麻黄等。

或佐用健脾、淡渗分利之法，既能渗湿、助运畅流以助化痰之力，又健脾杜其生痰之因以制源。临证常用茯苓、白术、泽泻等，如六君子汤之用白术、炙甘草、茯苓，二陈汤、导痰汤、茯苓丸、贝母瓜蒌散之用茯苓，半夏白术天麻汤之用茯苓、白术，运痰丸之用白术、甘草等，历代诸多温化痰饮方剂均配伍应用健脾助运之补法、淡渗利湿之利法，既能渗湿、运湿以化其痰，又可健脾益气以杜其生痰之源。

或佐用活血之法，根据痰瘀互治理论，采用活血化瘀法，以消痰水，如活络丹之配伍乳香、没药、地龙，宣肺渗湿汤之用赤芍、丹参、当归、血竭，启膈散之用丹参、郁金等。

或佐用解表之法，其一发散逐饮而化痰、利于痰饮的外散内化，其二散表寒，有启门逐贼之功，如止嗽散之用荆芥，小青龙汤之用麻黄、桂枝等。

或佐用健脾渗湿之法，既渗湿以助化痰之力，又健脾杜其生痰之源，如苓甘五味姜辛汤、杏子汤之用茯苓等。

或佐用消导之消法，常用莱菔子、鸡内金、神曲、麦芽、谷芽、山楂等，如顺气消食化痰丸之用莱菔子、神曲、麦芽、山楂，三子养亲汤之用莱菔子等，既理脾助运又制源畅流。

（2）燥湿化痰法：燥湿化痰法是指运用苦燥之清法，或温燥之温法为主，以燥化痰浊、痰热，达到祛除痰浊为主要作用，适用于痰浊阻滞或痰热证的一种治疗方法。

该法以燥湿化痰法为主，常选半夏、陈皮、胆南星等药物，根据病情性质选用温燥、苦燥之品，以适应治疗的需要。如导痰汤、涤痰汤、二陈汤、茯苓丸、温胆汤等皆此配伍思想，均以各种燥湿化痰法为主。

在临床具体立燥湿化痰法时，须根据痰之性质，痰之成因、证机以及兼夹症的不同，灵活配伍理气、分利、清热、消导、通下诸法，既制其源又畅其流。

或佐用理气之法，常用陈皮、枳实、枳壳、香附等，如二陈汤之配伍陈皮，运痰丸之用木香、沉香，导痰汤、涤痰汤之用陈皮、枳实，茯苓丸之用枳壳，温胆汤之用枳壳、橘皮，十味温胆汤之用枳实、陈皮等，皆配伍理气法药物。

或佐用清热之法，如用黄芩、黄连等品，既加强燥湿化痰之力，又使所组成的方剂适应于痰热证的治疗需要，如清气化痰丸之二陈与黄芩相伍，清金化痰汤之黄芩、桑白皮等。

或佐用淡渗分利之法，如痰浊"停积既久，如沟渠壅遏，瘀浊臭秽，无所不有，若不疏通，而欲澄治已壅之水而使之清，决无是理"（《医碥·卷二·杂症·痰》），以及"痰之本水也""痰之动湿也"（《明医杂著·化痰丸论》），"魏念庭云……加茯苓者亦引饮下行之用耳"（《金匮方歌括》）等论述。利法与下法配合应用，通导二便，则给痰浊以出路，使痰浊内消外达，利于疾病治疗，是治疗痰证的重要手段之一。如二陈汤、导痰汤、涤痰汤、茯苓丸、温胆汤、十味温胆汤、清气化痰丸之配伍茯苓等，其一给痰以出路，导痰从小便而出；其二分利利湿、理脾助运，以杜生痰之源；其三除湿助运、宣展气机，亦是固本之法。

或佐用通腑下痰之下法，如王隐君制滚痰丸之用大黄、硝石，《全生指迷方》治痰之茯苓丸之用风化朴硝，《金匮要略》的木防己去石膏加茯苓芒硝汤之用芒硝等。历代诸多化痰方剂中佐用下法其一加强峻下痰火之力，导痰从大便而出，寓"釜底抽薪"之意，起到降气破结、逐饮涤痰之目的；其二减轻脾胃负担、利于脾运，以杜生痰之源，正如张秉成在《成方便读》中指出："当乘其正气未虚之时而攻击之，使脘中之痰，去而不留，然后脾复其健运之职，则络中之痰，自可还之于腑，潜消默运，以成其功。"

或佐用消散、软坚之消导法，常用药物有莱菔子、麦芽、神曲等，其配伍目的在于既用缓下之消导法通下、开痰火下行之路，又减轻肠胃负担、利于脾运，杜其生痰之源，如苦降辛开方配伍莱菔子，《瑞竹堂经验方》之顺气消食化痰丸之用莱菔子、麦芽、神曲、山楂等。

对于痰阻经络、肌腠引起的痰核、瘰疬、瘿瘤、疰腮腮肿等病证，在治疗时除采用病因学、病机学治疗方法与措施外，更主要的对症治疗方法是应用软坚散结、消痰散结之消导法，往往在具体应用时选用咸润之品，常用昆布、牡蛎、海藻、浙贝母、夏枯草等。如消瘰丸之用牡蛎、贝母，海藻玉壶汤之用昆布、海带、海藻，消核散之用牡蛎、海藻，内消瘰疬丸之用海藻、海蛤粉、夏枯草等，皆取其软坚化痰、散结消坚之目的。他如海藻丸、消瘿散、消瘿玉海饮等以此为配伍特点。

（3）清热化痰法：清热化痰法是指运用苦寒清热之清法、各种化痰之祛痰法为主，以清化热痰作用，用以治疗热痰证、痰热证的一种治疗方法。

热痰证、痰热证的治疗应以清热化痰法为主，该法以清法、燥湿法为主要治疗手段，临证常选黄芩、黄连等清法、药物，旨在应用苦寒之品以清热痰之源，达到热清不再灼津而杜其生痰之源、痰亦减消之目的；瓜蒌仁、胆南星、竹茹等燥湿清热等祛湿、祛痰法及其药物，旨在应用苦燥之品以化其痰。如清气化痰丸之主用瓜蒌仁、胆南星，清金化痰汤之主用瓜蒌、黄芩，小陷胸汤之主用瓜蒌、黄连，王氏连朴饮之主用黄连，竹沥达痰汤之主用黄芩、青礞石、竹沥，清气化毒饮之主用瓜蒌、黄芩、黄连，礞石滚痰丸之主用礞石、黄芩，清热宁嗽化痰定喘丸之主用黄芩、青黛、胆南星，清金降火汤之用生石膏、黄芩、瓜蒌仁，以及黑龙江中医药大学附属医院协定处方清金宁嗽散（橘红、前胡、生甘草、炙桑白皮、杏仁、川贝、瓜蒌仁、地骨皮、黄连、桔梗）之主用黄连、瓜蒌，牛黄千金散（牛黄、黄连、钩藤、薄荷、全蝎、僵蚕、朱砂、梅片、天竺黄、胆星、甘草、天麻）。青黛丸之主用青黛、胆南星、橘红、川贝母、竹沥水、黄连等，使肺热得清。除直接化痰外，热清不再灼津而少生痰，痰亦减消，肝热心火得清、肺少克抑，达到既清其生痰之源又畅其流之目的。

在立清热化痰法时，为加强其化痰之力，可在清法、苦燥之祛痰法的基础上，根据病情辅以其他各种化痰、祛痰之法，除清化外，可佐以温化、温燥、利水、下气、消痰诸法。如清气化痰丸之佐用二陈汤，清金化痰汤之佐用橘红、栀子、茯苓，小陷胸汤之佐用半夏，清金降火汤之佐用陈皮、半夏、赤苓、贝母等，在保证治疗适应证为热痰的基础上，可灵活应用各种畅流化痰之法。又如黑龙江中医药大学附属医院协定处方化痰清肺散（胆南星、橘红、半夏、川贝母、杏仁、清礞石、瓜蒌仁、海浮石、桑白皮、款冬花、麦门冬、玄参）祛痰以清化为主，佐以温化、温燥、淡渗分利、下气、消痰诸法，以化痰、祛痰、涤痰。

在立清热化痰法时，虽以清法为主，亦可根据痰之成因、证机以及兼夹症的不同，灵活配伍理气、下气、分利、通下诸法，既制源又畅流。

或佐用理气、下气之法，历代医家均强调了气与痰之间互为因果的关系，重视理气、下气法在化痰法，及其方剂中的配伍地位。如清气化痰丸、清金降火汤之用陈皮、枳实，礞石滚痰汤之用沉香，小陷胸加枳实汤之用枳实等。

或佐用宣肺、肃肺之法，若痰热蕴结于肺而肺气上逆，而肺气以降为顺，因此，在清热化痰法中可佐以宣肺、肃肺之法以恢复肺之宣肃功能。如清气化痰丸之用杏仁，清热宁嗽化痰定喘丸、清气化毒饮之用桑白皮、杏仁、桔梗、前胡，清金降火汤之用杏仁、桔梗、前胡，栀连清肺饮之用桔梗、杏仁，三黄石膏汤之炙麻黄等。

或佐用分利之法，一般多选用既渗湿化痰、又健脾制源之品为主，常用茯苓、白术、车前子等，如栀连清肺饮之用栀子，清气化痰丸、清金降火汤之用茯苓，清金化痰汤之用栀子、茯苓，三黄石膏汤之用茯苓等，其应用淡渗分利之法的目的在于既通泄三焦，导肺热、痰浊从小便而出，达到分利化痰之作用。

或佐用通下之法，一般临床选用寒下之品，如大黄、芒硝等，其配伍目的在于通腑泻下、荡涤实热，开痰火下行之路，寓"釜底抽薪"之意。如礞石滚痰丸之用酒蒸大黄，茯苓丸之用风化硝，宣白承气汤之用生大黄，以及黑龙江中医药大学附属医院协定处方清肺散之用川军、玄明粉，羚羊清肺散之用生大黄等，《医宗金鉴·删补名医方论·卷五》在释义王隐君制礞石滚痰丸时指出：大黄、黄芩"二黄得礞石、沉香则能迅扫直攻老痰巢穴，浊腻之垢而不少留"的论述。

或佐用润燥之补法，如天花粉、麦冬、川贝母等，意在加强化痰之力，另有防苦燥、苦寒之品伤阴之弊。如清热宁嗽化痰定喘丸之用川贝母、天花粉，栀连清肺饮之用天花粉，清气化毒饮之用玄参、麦冬，清金化痰汤之麦冬等。

或佐用镇惊之安神法，其配伍目的在于既可镇惊安神、解痉定痫，用于治疗痰火扰心证，如定痫丸配伍应用辰砂、琥珀、远志、茯神，又可加强止咳、化痰之力，如黑龙江中医药大学附属医院协定处方羚羊清肺散、清肺散之配伍朱砂，以及麻芩止咳糖浆之配伍炙远志等。

（4）利湿化痰法：利湿化痰法是指通过淡渗分利之利法为主，以其化浊、渗湿、淡渗、分利之作用，以达渗湿化痰、化浊祛痰、降气化痰之目的，以适用于湿痰证的一种治疗方法。

利法系以其淡渗、分利之作用，通过淡渗利小便，排出滋生之痰浊，以达到化浊、化痰的目的和作用；又通过分利下行、调整肺之升降功能，达到降气之目的和作用。

利法在治疗咳嗽、肺炎喘嗽等证属痰湿证中有降气、化痰、化浊之作用，可主用利法，以祛除湿浊，化浊以利法为主，可选用车前子、竹叶、白蔻仁、茯苓等，可根据病情配伍燥湿、温化、理气诸化痰的方法，如可选用厚朴、炙百部等燥湿之法，可选用制半夏、款冬花等温化之法。降气肃肺的病机学治疗，主要通过分利之法来达到的，如常用车前子、竹叶、茯苓等；可根据病情辅以通下法、宣肺、肃肺等方法，以达降泄气机之目的。如黑龙江中医药大学附属医院协定处方之百咳散主用白术、茯苓、猪苓、泽泻、车前子等利法药物为主，古方三仁汤中主用薏苡仁、滑石、通草、竹叶等，旨在通过淡渗分利、下行之性，达到利湿祛痰化饮、降气肃肺，用利法降气、化痰是本类方剂的一大特色。

可根据病情需要灵活配伍清法、温法、下法、理气法、降气法等诸多病因学、病机学治疗方法与措施，以适应病情及治疗的需要。

利法在其他痰证（如痰湿证、寒痰证、热痰证、燥痰证）治疗中，亦可辅以利法，以达预期治疗目的。如王氏连朴饮之用栀子，清金化痰汤之用栀子、茯苓，桑白皮汤之用栀子，清宁散、清金降火汤之用赤茯苓、车前子，二陈汤、导痰汤、涤痰汤、茯苓丸之用茯苓，华盖散之用赤茯苓，温胆汤、导痰汤、清气化毒饮之用白茯苓，贝母瓜蒌散之用茯苓，以及黑龙江中医药大学附属医院协定处方清肺口服液之用车前子等。在历代诸多祛痰之剂中，均佐用或辅用利法，以达化痰、降气肃肺之作用，利法亦是化痰、降气的主要措施与途径之一。

（5）润燥化痰法：润燥化痰法是指通过运用补益、祛痰之法，以其增液、润燥、化痰之作用，达到润肺化痰、润化燥痰之治疗目的，适用于燥痰证、燥痰结肺证的一种治疗方法。

燥痰证、燥痰结肺证系（内燥、外燥）燥邪伤肺、肺气上逆，治当以生津滋阴之补阴法为主，以润其肺燥、润燥化痰之作用。如贝母瓜蒌散、百合固金汤、沙参麦冬汤、麦门冬汤、清肺饮等皆此配伍思想，一般临证常用川贝母、麦冬、天花粉、知母之类。

在立润燥化痰法时，应根据病情及治疗需要妥善配伍祛痰、下气、理气之法，以达宣肺、肃肺治疗目的。或佐用祛痰之法，一般选用川贝母、瓜蒌、知母等凉润生津、凉润化痰之品，如贝母瓜蒌散之用川贝母、瓜蒌、花粉，百合固金汤之用玄参、贝母，清肺饮之用枇杷叶、紫菀等皆此配伍思想。或佐用理气、下气之法，因肺主气、以降为顺，在立润燥化痰法时应宣发、理气与肃降、下气同用，使肺气宣降正常、气机得以通畅，以达到调整肺机之作用。如贝母瓜蒌散之用桔梗、橘红，百合固金汤之桔梗，清肺饮之用葶苈子、枇杷叶等。或佐用分利之法，既通利水道、以杜痰生之源，又通过分利下行、达降气复肺之作用，一般临证选用车前子、车前草、栀子、竹叶等。如贝母瓜蒌散之用茯苓，清肺饮之用车前草、竹叶等。

或佐用通下之法，既泻肺下痰、降气肃肺，又导燥邪、燥热下出，有"釜底抽薪"之意。一般在应用润燥化痰法时，少佐大黄、厚朴等药物。

（五）化痰法的现代研究进展

新中国成立后通过对化痰法的研究与运用，一方面通过化痰法方药的实验研究初步探索出该法的现代药理作用，已证实化痰法通过消炎、抑制病原微生物、抗过敏、抑制腺体分泌和血管渗出、调整机体代谢等方面作用，以减少所谓"新痰"滋生；通过调整脏腑功能、调节神经系统、扩冠、降脂、排出或化解呼吸道黏液等多方面的作用，以化解、化除已生成之"老痰"。另一方面，化痰法的治疗范围较前进一步扩大，广泛用于内、外、妇、儿、骨科等多种疾病。

1. 现代研究

（1）消炎作用：化痰法药物有抑制炎症渗出、松解包裹、消除炎症肿胀、软化炎性结节等作用；而且体外抑菌试验表明，多种化痰法及其方药对多种细菌有不同程度的抑制作用，且部分药物能中和内毒素。

（2）平喘、化痰、止咳作用：动物实验证实化痰方药之化痰、止咳作用在于增加呼吸道腺体分泌、稀释痰液、促进气管黏液-纤毛运动、保护上皮纤毛等作用，达到稀释痰液而发挥祛痰作用。各种化痰法方、药有镇咳作用，其作用机制有抑制咳嗽中枢作用，有减少痰液对呼吸道感应器的刺激，有外周性镇咳作用。化痰法亦具有平喘作用，大多数化痰药能扩张支气管、改善通气功能，起到平喘作用；某些化痰法药通过强心达到平喘效果的。

另外，临床与实验研究表明，化痰法及其方药亦有扩张冠状动脉、提高心肌抗缺氧能力、抗心律失常、降血脂作用，而且有调节神经系统的功能之作用。另外，部分化痰法方、药具有抑制病原微生物作用。

2. 临床实践研究　在临床实践中，化痰法及其方、药的临床研究取得了一定成果，化痰法及方、药的现代研究起步较早，特别是化痰法治疗呼吸系统疾病的研究取得了可喜的成绩，对多种化痰中药进行了实验研究，发掘出一批具有平喘、化痰、止咳作用的祛痰有效方剂，一大批古方、新方制成了多种剂型的中成药足以说明化痰法在肺系疾病治疗中的应用范围广泛；通过化痰方药对心脑血管疾病的临床及实验的初步研究，为中医化痰宣痹、涤痰开窍提供依据。

化痰法及其方剂的临床研究亦有较大的进展，广泛应用于心、脑血管疾病，神经精神疾病，甲状腺疾病及咳喘、肿瘤等，收到了良好的效果。

（六）化痰法的研究展望

20 世纪 80 年代以后痰饮学说的临床及实验研究得到了广泛关注，进行了大量临床研究，从而带动了化痰法的实验研究，取得了丰硕的成果。根据化痰法的目前研究现状及发展趋势，今后应进一步加强以下三个方面的研究：

一是对化痰法及其方药的现代研究中，应进一步开拓思路与方法，除深化其对呼吸系统疾病的治疗学机制、治疗原理的研究外，应加强化痰法对心血管系统疾病、神经系统疾病、泌尿系统疾病的作用研究，以及其消炎等作用的研究，全面阐述化痰法的治疗原理，明确化痰法的现代科学内涵、现代科学内容。

二是应对历代有争议的方面进行争鸣、释义，在系统整理古代痰说理论与实践的基础上，对有形之痰如何转变为无形之痰、无形之痰之由来做进一步研究与探讨，用现代研究表述无形之痰的致病机制、研讨治疗无形之痰的方法与措施，为当今临床治疗服务。

三是在坚持继承与创新相结合的原则的基础上，对化痰法的临证遣药组方规律、思路进行深入的探讨与研究，对化痰法及其方剂的临床配伍方法进行研究，并注意与清法、下法、利法、消法、活血法、开窍法、息风法等各种治法的联系与区别，为临床与实验研究奠定基础。

五、缓哮平喘法的临床应用及现代研究

（一）缓哮平喘法的概念

凡具有缓解气道挛急，具有减轻或缓解哮鸣症状为主要作用，用于治疗哮喘、肺炎喘嗽等病证的一种对症治疗方法，统称为缓哮法。

凡具有减轻或缓解或制止喘促为主要作用，用于治疗肺炎喘嗽、哮喘等病证的一种治疗方法，统称为平喘法。咳嗽、咯痰和喘促往往同时存在，并互为因果，在临床具体应用平喘法时常与化痰、止咳法相互配伍应用。

（二）缓哮平喘法的适应证

缓哮法主要适用于哮喘、肺炎喘嗽痰热闭肺证等肺系病证。

喘促一症是诸多疾病在其演变过程中所出现的症状之一，喘促症虽在肺，但与肾、肝、心等脏腑密切相关，如《难经·四难》有"呼出心与肺，吸入肾与肝"之论。平喘法主要适用于哮喘、肺炎喘嗽等肺系病证及肾不纳气证。

（三）缓哮平喘的方法与途径

1. 缓哮的方法与途径　缓哮是指缓解气道挛急，即以平肝息风法为主，辅以泻肝、调气、理肺、活血之法。通过对历代医疗文献的总结，临床上缓哮的方法主要有三个方面：

一为息风缓哮，采用平肝息风法，通过平肝息风法及其药物的应用，以其缓解肺风、舒缓气道挛急，达到息风缓哮之治疗目的。

二为泻肝缓哮，采用清法、下法，通过运用清泄肝热、通腑泄热的方法，以其泻肝平肺之作用，达到疏通气道、息风缓哮之治疗目的。

三为疏通气道壅塞而缓哮，采用调气、理肺、治痰、活血诸法。调气法系针对肺机失宣而定，通过调整肺之气机，达到疏通气道而缓哮之治疗目的。理肺法除选用调气诸法外，若兼肺虚可用培土生金及扶土抑木诸法，以调整脏腑功能，达到疏通气道而缓哮之治疗目的。治痰灵活运用清化痰热、温化痰湿、下气法及分利诸法，以其疏利气道，达到疏通气道而缓哮之治疗目的。活血系通过活血化瘀、通络的方法，以其疏利气道，达到疏通气道而缓哮之治疗目的。

2. 平喘的方法与途径　喘促是诸多疾病在其演变过程中所出现的症状之一，喘促虽在肺，但与肾、肝等脏腑皆有关联。通过对历代医疗文献的探索、平喘方剂的总结，并根据喘之虚实、病变脏腑及兼夹因素的不同，临床上平喘的方法主要有十二个方面：

一为宣肺平喘，采用汗法、理气法，因肺主气、司呼吸，主宣发、肃降，通过运用宣发肺气的方法，以其理气宣肺之作用，达到平喘之目的。

二为肃肺平喘，采用汗法、理气法，因肺主气，主宣发、肃降，通过运用肃降肺气

之汗法、降气法，达到平喘之目的。

三为泻下平喘，采用下法，因肺与大肠相表里、肺与大肠相关，通过运用通腑泻下之下法，以其泻下通腑之作用，达到平喘之目的。

四为下气平喘，采用理气法，通过运用降气下气的方法，以其下气泄肺、宣肺降逆、降泻气机之作用，达到平喘之目的。

五为泻肺平喘，采用利法、理气法、下法、消导法，通过运用淡渗分利、降气下气、通腑泻下、消导缓泻的方法，以其下气、降气、泻肺等宣泻肺气之作用，达到平喘之目的。

六为疏肝平喘，采用和法、理气法，因肝为将军之官，主升发、肝逆伐肺，可导致气喘，通过运用疏理肝气、疏散解郁的方法，以使肝气得疏、肺气得降，达到平喘之目的。

七为活血平喘，采用活血法、消法，通过运用活血化瘀、化瘀通络的方法，以其通络解痉、疏利气道之作用，达平喘之目的。

八为息风平喘，采用息风法、抑肝法，通过运用息风解痉、解除气道挛急之方法，以其平肝息风、解痉缓哮之作用，达到平喘之目的。

九为益肾纳气平喘，采用补法，因肺主呼气、肾主纳气，肺为气之主、肾为气之根，相互为用以司其职，病理上肾气虚弱不能摄纳于肺、肺气浮游于上而变喘。通过运用益肾之方法，使肾气摄纳于上、纳气平喘，达到平喘之目的。

十为益气平喘，采用补法，因通过运用补益肺肾之方法，以其肺肾同补、摄纳气机之作用，达到平喘之目的。

十一为散寒平喘，采用温法、汗法，因通过运用温散寒邪之方法，以其温肺散寒、宣畅气机之作用，达到平息气喘之目的。

十二为祛痰平喘，采用祛痰法、化痰法，通过运用清金化痰、涤痰散结之方法，以其祛痰、化痰、豁痰、涤痰之疏利气道、解除气道挛急之作用，达到平喘之目的。

（四）缓哮平喘法的临床配伍技巧及思路

1. 缓哮平喘法的源流　历代医家在研制止咳平喘类方剂中，均论述了缓哮平喘法的立法组方思路，如张仲景研制了麻杏甘石汤、射干麻黄汤等著名方剂，已明确了宣肺、肃肺、下气法均能缓哮平喘，随着对哮喘、肺炎喘嗽、肺胀、肺痈等疾病病因病机的研究深入，提出了诸多气道涩、气道不利、气道挛急、肺风喘促、风痰等新说，已逐步探索出平肝息风法、活血法、泄肝法、下气法是缓哮的主要治疗措施与手段之一；并逐步探索出宣肺、肃肺、泻肺、通腑、下气、息风、活血、泄肝、祛痰、理气、分利、益肾，以及补益诸法是平喘的主要治疗措施与手段，并研制出诸多有效的经典方剂，丰富了中医治疗学。

2. 缓哮平喘法的临床配伍原则

（1）缓哮法的临床配伍原则：临证缓哮法主要有制止或缓解气道挛急、疏通气道壅塞、缓哮平喘等作用，除审因审机论治外，具体有以下六个方面：

一为息风缓哮，采用平肝息风的方法达到缓哮之目的，常用药物有干地龙、钩藤、僵蚕、全蝎、蜈蚣、天麻、细辛等，代表方剂有祛痰丸、息风缓哮雾化吸入液等。

二为泻肝缓哮，采用清法、下法，常用药物有皂角、龙胆草、青黛、栀子等，代表方剂有龙胆泻肝汤、清痰饮等。

三为疏通气道壅塞而缓哮，选用调气法，调气法系针对肺机失宣而定，常用药物有苏子、前胡、沉香、葶苈子、桑白皮、厚朴等肃肺下气及麻黄、杏仁、桔梗等宣通肺气，代表方剂有苏子降气汤、定喘汤等。

四为疏通气道壅塞而缓哮，选用理肺法，理肺法除选用调气诸法外，若兼肺虚常用药物有太子参、党参、黄芪、白术、茯苓等培土生金、扶土抑木诸法，代表方剂有芍术冲剂、益肺化痰冲剂、调元散、益气养荣汤等。

五为疏通气道壅塞而缓哮，选用治痰法，治痰可选用天竺黄、胆南星、桑白皮等清化痰热，制半夏、陈皮、冬花等温化痰湿，厚朴等下气法及茯苓、车前子等分利诸法。代表方剂有小青龙汤、清金化痰汤、哮喘冲剂等。

六为疏通气道壅塞而缓哮，选用活血法，活血法除选用桃仁、红花、川芎、赤芍、莪术等活血化瘀药物外，尚有干地龙、郁金等通络药物。代表方剂有丹参饮、祛痰丸、息风缓哮雾化吸入液等。

（2）平喘法的临床配伍原则：临证平喘法的配伍原则与方法除审因论治、审机定治外，主要有调整气机，恢复肺主气、肾纳气功能，舒缓气道等治疗作用，具体有以下十二个方面：

一为宣肺平喘，采用汗法、理气法，常用药物有炙麻黄、杏仁、桔梗、白前等，代表方剂有小青龙汤、麻杏甘石汤等。

二为肃肺平喘，采用汗法、理气法，常用药物有前胡、紫苏子、葶苈子等，代表方剂有苏子降气汤、小青龙汤等。

三为泻下平喘，采用下法，常用药物有大黄、玄明粉等，代表方剂有葶苈丸、牛黄夺命散、大小承气汤类、宣白承气汤类、礞石滚痰汤、小陷胸加枳实汤、羚羊清肺散等。

四为下气平喘，采用消法、理气法，常用药物有葶苈子、枳实、瓜蒌仁、厚朴等，代表方剂有葶苈丸、定喘汤、葶苈大枣泻肺汤等。

五为泻肺平喘，采用利法、理气法、下法、消导法，常用药物有茯苓、车前子、葶苈子、桑白皮等，代表方剂有三子养亲汤、三黄石膏汤、牛黄千金散、加味泻白散、麻杏二三汤、苏葶丸等。

六为息风平喘，采用平肝息风法、抑肝法，常用药物有天麻、钩藤、全蝎、僵蚕、蜈蚣等，代表方剂有息风缓哮雾化吸入液、小儿化痰丸、牛黄散、牛黄千金散、小儿牛黄清心散等。

七为疏肝平喘，采用和法、理气法，常用药物有郁金、柴胡、薄荷等，代表方剂有柴胡清肝散、小儿牛黄清肺散等。

八为活血平喘，采用活血法、消法，常用药物有莪术、桃仁、当归、郁金等，代表方剂有血府逐瘀汤、息风缓哮雾化吸入液等。

九为祛痰平喘，采用祛痰法、消法，常用药物有胆南星、陈皮、瓜蒌、半夏等，代表方剂有清气化痰丸、清金化痰汤等。

十为益肾纳气平喘，采用补法，常用药物有胡桃肉、五味子等，代表方剂有七味都气丸、都气丸等。

十一为益气平喘，采用补法，常用药物有人参、黄芪等，代表方剂有人参蛤蚧散、人参胡桃汤、加味六味地黄丸等。

十二为散寒平喘，采用温法、汗法，常用药物有麻黄、荜茇、细辛等，代表方剂有定喘汤、温肺口服液、小青龙汤、温肺止流丸等。

3. 缓哮平喘法的临床配伍技巧与思路 缓哮是指缓解气道挛急，即以平肝息风法为主，辅以泻肝、调气、理肺、活血之法。临床上缓哮的方法和途径有：一为息风缓哮，常选干地龙、钩藤、僵蚕、全蝎、蜈蚣、天麻、细辛等平肝息风药物。二为泻肝，常用皂角、龙胆草、青黛、栀子等。三为疏通气道壅塞，常可选用调气、理肺、治痰、活血诸法，调气法系针对肺机失宣而定，常用肃肺下气（如苏子、前胡、沉香、葶苈子、桑白皮、厚朴等）及宣通肺气（如麻黄、杏仁、桔梗等）；理肺法除选用调气诸法外，若兼肺虚可用太子参、党参、黄芪等及培土生金及扶土抑木诸法；治痰可灵活选用清化（如天竺黄、胆南星、桑白皮等）、温化（如制半夏、陈皮、冬花等）、下气（如厚朴）及分利诸法；活血法除选用活血化瘀法（如桃仁、红花、川芎、赤芍、莪术等）外，尚有通络法（如干地龙、郁金等）。

多种原因、多种途径致成肺气不和、肝气欲纵，使处于边缘状态的肺肝相对平衡状态失衡，内酿肝风传入于肺，肺风动发，气道挛急而突发喘憋气促、喉间哮鸣，严重者持续不解可致肺气衰竭、心衰之变，故缓解肺风、舒缓气道、止哮平喘以治其标为当务之急。哮病发作时突出的主症是哮、喘、咳，其发作时的症状表现为风，其发作时的主要病理机制为肺风动发、气道挛急，痰瘀阻塞又与气道挛急互为因果使气道狭窄尤著。本证治疗系以治标为主，缓解气道挛急则以平肝息风法为主，辅以泻肝之法，息风缓哮常选干地龙、钩藤、僵蚕、全蝎、蜈蚣、天麻、细辛等，泻肝法常用皂角、龙胆草、青黛、栀子等。常可选用调气、理肺、治痰、活血诸法以疏通气道壅塞；调气法系针对肺机失宣而定，常用肃肺下气（如苏子、前胡、沉香、葶苈子、桑白皮、厚朴等）及宣通肺气（如麻黄、杏仁、桔梗等）；理肺法除选用调气诸法外，若兼肺虚可用太子参、党参、黄芪等及培土生金及扶土抑木诸法；治痰可灵活选用清化（如天竺黄、胆南星、桑白皮等）、温化（如制半夏、陈皮、冬花等）、下气（如厚朴）及分利诸法；活血法除选用活血化瘀法（如桃仁、红花、川芎、赤芍、莪术等）外，尚有通络法（如干地龙、郁金等）。总之，发作期除采用息风缓哮、疏通气道壅塞诸对症治疗措施、方法外，还应针对不同病因病机进行针对性治疗。

（五）缓哮平喘法的现代研究进展

1. 现代研究 通过对缓哮平喘法及其方药的研究表明，缓哮平喘法有止咳、平喘、化痰、抗病毒、抗菌、抗过敏、利尿等。桔梗、半夏等药物对实验动物都有镇咳作用。麻黄、银杏、小青龙汤、麻杏甘石汤等对实验动物都有平喘作用。麻黄对于呼吸系统有镇咳、祛痰、舒张支气管平滑肌等多方面作用，还对多种细菌、病毒有抑制作用。现代对麻黄平喘作用及其机制的实验研究，已分离出其平喘有效成分，明确了其平喘机制与拟肾上腺素样作用、阻止过敏介质释放、促进肺部 PGE 的释放、兴奋肾上腺素受体等环节有关。

另外，对镇肝息风法及其方药的现代研究中表明，部分药物有解除支气管平滑肌痉挛、缓解哮喘症状的作用。如地龙的解痉缓哮作用除含次黄嘌呤、琥珀酸、谷氨酸等某些特殊活性成分外，其通过抑制中枢的兴奋性，以改善平滑肌痉挛，达到治疗目的。

2. 临床实践研究 在总结历代医家诊疗经验的基础上，现代对缓哮平喘法及其方药的临床应用得到重视，对缓哮平喘法的临床配伍方法与思路进行了研讨，诸多古方、新方得以广泛应用，取得了良好的效益。

临证在应用镇肝息风法方药的治疗效果表明，其对哮喘、百日咳、急性喉头痉挛等病证有一定的效果。

（六）缓哮平喘法的研究展望

根据缓哮平喘法的临床应用、现代研究现状及发展趋势，今后缓哮平喘法及其方药应进一步加强以下三个方面的研究：

一是应扩大缓哮平喘法的研究范围，改变目前方药研究不平衡的现状，如药物麻黄、地龙的研究较为深入，已分离出平喘成分，其他药研究的不深，复方中小青龙汤、麻杏甘石汤的研究较多、较深入。

二是今后应进一步加强息风缓哮、降气平喘、通腑平喘的临床配伍与实验研究，科学、客观评价缓哮平喘法方剂在组成及作用机制方面的优势与不足，为研制新方奠定基础。

三是通过系统整理历代医籍及临床诊疗经验的基础上，加强缓哮平喘法古方、新方新药的开发研究，精简处方，研制出"速效""高效"的新剂型、新处方，以满足临证治疗的需要。

六、回阳救逆法的临床应用及现代研究

（一）回阳救逆法的概念

凡通过固摄阳气，使用具有益气固脱、散寒回阳作用，以急救阳气虚脱的治疗方法，称为回阳救逆法。

（二）回阳救逆法的适应证

回阳救逆法主要适用于元阳衰脱之危重证候，临床可见面色苍白、神疲肢厥、冷汗淋漓、气息奄奄、脉微欲绝等，此时必须用峻补阳气的方剂加以救治。

（三）回阳救逆的方法与途径

通过对历代医疗文献、回阳救逆方剂的归纳与总结，临床上回阳救逆的方法主要有五个方面：

一为温肾助阳救逆，选用温法，通过运用辛温大热、温肾助阳之品，以恢复耗散之元阳，达到温阳、回阳救逆之功。

二为益气回阳救逆，选用补法，通过运用补益元气的方法，以补后天之气，以急固其脱，达到回阳救逆之作用。

三为通阳开窍回阳，选用芳香开窍法，通过运用芳香开闭之品，以交通阴阳之气，以加强通阳复脉之力，达到通阳回阳之作用。

四为收敛固脱，固者，留也；脱者，失也。选用固涩法，通过运用酸涩收敛之品，以控制阳气耗散或滑脱，使真气续而不绝、阴阳相抱，达到固脱之作用。

五为活血通络回阳，选用消法、活血法，通过运用活血化瘀、通经活络的方法，以活血通脉，以利于阳气的回复，达到回阳救逆之作用。

（四）回阳救逆法的临床配伍技巧及思路

1. 回阳救逆法的源流 早在《黄帝内经》已明确提出回阳救逆法的立法依据，《素问·至真要大论》云"治寒以热"。《伤寒杂病论》对阳气大虚、阳气外脱证作了较详尽的描述，并创研了回阳救逆方剂四逆汤类方，广为临床应用；金元时期王好古在《阴证略例》中收集了回阳丹等有效方剂。清代王清任将温法与活血化瘀法综合运用，组成了急救回阳汤等方剂，丰富和发展了回阳救逆法。

2. 回阳救逆法的临床配伍原则 临证回阳救逆法的方法主要有固摄阳气、温补气阳、通阳复脉等作用，临床除审因论治、祛除阳脱之因外，具体有以下五个方面：

一为温肾助阳救逆，采用温法，常用药物有附子、干姜、肉桂、补骨脂等，代表方剂有回阳救逆汤、回阳救急汤、四逆汤等。

二为益气回阳救逆，采用补法，常用药物有人参、炙甘草等，代表方剂有参附汤、六味回阳饮、四味回阳饮等。

三为通阳开窍回阳，采用芳香开窍法，常用药物有葱白、麝香等，代表方剂有白通汤、回阳救急汤等。

四为收敛固脱，固者，留也；脱者，失也。采用固涩法，常用药物有五味子、肉豆蔻，以及龙骨、牡蛎等，代表方剂有回阳救急汤、黑锡丹、白通加人尿猪胆汁汤等。

五为活血通络回阳，选用消法、活血法，常用药物有桃仁、红花、三棱等，代表方剂有急救回阳汤等。

3. 回阳救逆法的临床配伍技巧与思路 临证在治疗阳气虚衰、阳气虚脱时，应以回阳救逆法对症处置，以迅速温补阳气、固摄阳气、通阳复脉，消除阳气衰微的病理状态，恢复阳气之温煦与推动作用。回阳救逆法属急救之法，用药要迅速及时，待阳气外脱得以纠正后，再根据病情变化而固本、去因。

回阳救逆法据《类经附翼·医易》有"阴亢者胜之以阳"，对于阴寒内盛、心肾阳衰欲脱证属危急之证，速当回阳救逆，方可祛其寒、救其阳、固其脱，故非大剂辛热之品不能回阳祛寒救脱。

（1）回阳固脱法：回阳固脱法主要应用辛热温补之品以振奋阳气、固脱救逆，用于外感或内伤因素引起的阳气暴脱之证。

阳气虚衰、阳气暴脱，影响气阳的温煦、推动作用，急当采取辛热祛寒之品以达回阳、散寒、救逆之功，常用附子、干姜、肉桂等温法为主，以温阳固其脱，如陈念祖在《本草经读》中指出："附子味辛气温，火性迅发，无所不到，故为回阳救逆第一品药。"古有附子"走而不守"、干姜"守而不走"，一般临证附子、干姜同用，如急救回阳汤、回阳救逆汤、四逆汤、通脉四逆汤、回阳救急汤、四物回阳饮等有效方剂均此配伍特点与思想。为加强回阳、固脱之效，或在回阳固脱法立法时配用温肾助阳之补法，在该类方剂中加用补骨脂、杜仲、葫芦巴等药物，因阳气为人体生命活动的动力、而肾阳又为一身阳气之根，通过运用大温、大补之法以急固其脱，这种配伍方法与思路既可恢复散失之元阳、又可固本资养元阳之不足，标本兼顾。

在立回阳固脱法时，除选用温法、温补肾阳的方法外，一般配以甘温补益之品以益气固脱，既加强其回阳固脱之功、又能防辛散耗阳散脱之弊，如张景岳在《景岳全书·卷之十杂证谟·厥逆》中指出："附子性悍，独任为难，必得大甘之品，如人参、熟地、炙甘草之类，皆足以制其刚而济其勇，以补倍之，无往不利矣。"一般临证除用人参、党参、炙甘草外，基于气、阳之间的关系，亦可应用白术、炙甘草等健脾益气之补法以助益气回阳。如参附汤、四味回阳饮之配伍人参，回阳救急汤之配伍人参、白术、炙甘草，四逆汤之配伍炙甘草，六味回阳饮之配伍人参、炙甘草，急救回阳汤之配伍白术、甘草、党参，固真汤之配伍人参、白术、茯苓、甘草、黄芪、山药等，诸多回阳固脱方剂均体现了这种配伍思想与见地。或加用温运脾阳之补法，以利于脾之运化，恢复气阳之化生功能，如四味固阳饮之配伍炮姜。

阳气虚衰，阳虚则寒盛、寒盛则凝滞气机，而气滞又加重阴阳之气不相顺接，故根据病情及治疗的需要，在温法、补法以温阳回阳、温助肾阳的基础上，酌加行气、理气之法，以利于温肾壮阳、驱散阴寒。如回阳返本汤之用陈皮、腊茶，黑锡丹之用木香、沉香、川楝子等，这样配伍既行气以利通阳，又监制方中诸辛热香燥之性，亦又与诸大辛大热之品配伍以收相辅相成之功。

肾阳衰微、阴寒内盛，阴阳之气不相顺接，因此，在立回阳固脱法时或配以通阳开窍之品，采用通阳之法，以其辛温升散、交通阴阳之气，收通阳复脉之功。历代医家均重视此类配伍思想，临证常用麝香、葱白之类，如回阳救急汤之用麝香，借其斩关夺门之力、以通行十二经血脉，使诸药迅布周身，厥回脉复；他如白通汤、白通加猪胆汁汤之配用葱白等。

由于阳气衰微，其鼓动无力，可导致血瘀、血滞之兼证，因此，在立回阳固脱法时可佐用桃仁、赤芍、莪术等活血化瘀之法，既活血通脉、利于阳气输布，又利于阳气的回复。如急救回阳汤之用桃仁、红花等。

并根据病情需要佐以敛肺、纳气归原、暖肝散寒、温经通络之品，为防阴阳格拒、为达此目的可于回阳固脱法所用方剂采取冷服的方法。

（2）温心固脱法：温心固脱法是指运用温法、补法，并与其他疗法配合应用，以其温补心阳、活血固脱之作用，用于治疗各种原因引起的心阳虚衰证的一种治疗方法。心阳虚衰证系在原发病的基础上，或突然出现呼吸困难明显加重、呼吸浅促，或突然面色苍白而青、四肢厥冷、额汗不温，或突然口唇肢端青紫等症状。

肺主气和心主行血之间关系密切，肺心任何一脏有病均可导致心血运行受阻、气血瘀滞，甚或心阳虚衰。其治疗应以温养心阳之温法为主，如参附汤、参附龙牡救逆汤之主以附子等。或为增加温补之力，可佐用益气、健脾、补肾之法，如参附汤、参附龙牡救逆汤之主以人参等。

或配伍滋阴养血之法，临床常用麦冬、五味子、白芍、当归等，既能滋养已虚之阴血，又能制约诸辛热温阳药温燥之性，还能滋阴以助心阳、心气之恢复，体现扶阳不忘益阴之制方原则。如六味回阳饮之用熟地、当归，救逆汤之用生白芍、麦冬、阿胶等。

由于心主血脉，心阳虚衰、心血运行不畅，一般均兼有血瘀、血滞之证，因此，在立温心固脱法时可佐用丹参、赤芍、莪术等活血化瘀之法，既活血疏利、利于阳气的回复，又利于心阳的输布。如急救回阳汤之用桃仁、红花等。

并根据辨证的结果，积极治疗原发病，以去除引起心阳虚衰之原因，如配伍应用祛邪、开肺、祛痰、理气等各种治疗方法与措施。

（五）回阳救逆法的现代研究进展

1. 现代研究表明　回阳救逆法及其方、药的主要药理作用有大多具有强心、抗休克，增强机体耐缺氧能力，调整内分泌系统功能等作用；如参附汤具有保护缺血心肌、抗心律失常、扩张冠状动脉、增加外周血管血流量、抑制血小板聚集、降低血液黏度、促进肝细胞呼吸、增强其代谢功能等作用。

2. 临床实践研究　现已将有些回阳救逆法方剂进行了剂型改革，如四逆汤、参附汤等传统方剂在救治厥脱证、亡阳证等危重急症有良好的疗效，为了发挥传统中医优势、体现现代速效高效的特点，制成针剂四逆注射液、人参四逆注射液、心脉灵注射液、参附注射液、参附青注射液等；并在现代动物实验及拆方研究的基础上，通过复方组方理论的药理研究，精简传统方剂组成更为有效的新方药，如在"哭来笑去散"古方化裁而成的宽胸丸，后又研制出宽胸气雾剂，最后精简成复方细辛气雾剂。

（六）回阳救逆法的研究展望

根据回阳救逆法的研究现状及发展趋势，今后应进一步加强以下三个方面的研究：

一是应扩大回阳救逆法的研究范围，加强附子、肉桂等重要药物的研究，以改变目前方药研究局限的现状，如药物附子当前仅在强心作用、抗休克作用与应用的研究较为深入，其他方面作用的研究有待加强。

二是今后通过系统整理历代医籍及临床诊疗经验的基础上，加强回阳救逆法方药有效成分的研究，扩大现代临床应用范围，除用于休克的抢救外，更应广泛用于心血管疾病，如心力衰竭、严重缓慢型心律失常、心肌炎的治疗。

三是今后应进一步加强回阳救逆法、方、药的抗休克作用与改善重要脏器血流量作用的研究，为临床合理应用奠定基础。

七、安神法的临床应用及现代研究

（一）安神法的概念

凡以重镇之品或滋养之品为主，具有安定神志、宁心止悸、养心除烦为主要作用，用于治疗神志不安的一种治疗方法，称为安神法。

（二）安神法的适应证

安神法主要适用于心神不宁、夜啼、夜惊、睡卧不安、不寐、多梦、惊证、头晕、头痛、心悸、怔忡、遗尿及癫痫、惊风等病证。由于安神法亦具有宁心定志、止痒、止咳、镇咳之作用，亦可用于皮肤科疾病，以及咳嗽、顿咳等病证的治疗。

临床使用安神法、方药时应注意的事项：一是使用本法时，当针对引起心神不安的不同病因病机，选用适宜的安神药物，并灵活配伍其他相应治法；二是一般而言，镇惊安神法及其方药，多为治标、对症治疗的方法，临证时当审因论治、审机定治；三是重镇安神法、方多由矿石类药物组成，且重镇安神法易伤胃耗气，因此，只宜暂用，不可久服，应中病即止，如作丸、散剂时须酌情配伍健脾养胃助运之品、以顾护脾胃，若入煎剂时须先煎、久煎；四是某些安神法药物有小毒，更当慎用，并应严格控制药量。

（三）安神的方法与途径

安神法有镇心安神、养心宁神或交通心肾作用，此法能调节脏腑、阴阳的虚弱或不平，达到养心安神定志，使人的精神、意识、思维活动恢复正常，即《素问·至真要大论》"惊者平之"、《素问·阴阳应象大论》"虚则补之"及徐之才提出的"重可去怯"的论述，是立法的依据。根据药物来源、性能及疾病病机特点，将安神法分为三类，即重镇安神法、养心安神法、滋阴安神（交通心肾）法。

通过对历代医疗文献的探索，以及历代安神方剂的总结，临床上安神的方法主要有以下十五个方面：

一为重镇安神，采用消法，通过重镇潜降、镇心潜阳的方法，运用矿物类、金属类、介类等质重的方、药，以平潜亢阳、镇纳心神，使神藏心安，达到安神定志之目的。

二为养心安神，采用补法，通过运用补养心之气血阴阳的药物，以其育养心神、使神藏心安，达到补心定志、养心安神之功。

三为养血安神，采用补法，通过运用补养心血的方法，以其补血养心之作用，使心有所养，达到养血安神之目的。

四为益肾安神，采用补法，通过运用补肾填精的方法，以其益肾宁心、交通心肾之作用，达到宁神之功。

五为益气定神，采用补法，通过运用补益心气的方法，以其补气养心之作用，达到益气安神、养心定神之功。

六为滋阴安神，采用补法，通过运用滋养阴液的方法，以其滋阴养心、滋阴潜阳之作用，使心神得养、心阴所滋、心神得守藏，达到养阴安神、安神定魄之功。

七为温阳安神，采用温法、补法，通过运用温养心阳的方法，使心阳充足、心神得以温煦，则心神不能浮动躁越于外，达到温阳养神之功。

八为解毒安神，采用祛湿法、清法，通过运用化浊解毒的方法，以其化浊以苏神、解毒以清神之作用，达到化浊苏神之功。

九为疏肝安神，采用理气法、和法，通过运用疏通肝气、理气解郁的方法，以其宁心安神、使心神安定，达到理气安神、疏肝利神之功。

十为益肝安神，采用补法、和法，通过运用补益肝血的方法，以其益肝柔肝之作用，使肝魂不躁动、心神得安，达到益肝养血、安神之功。

十一为清热安神，采用清法，通过运用寒凉清热降火的方法，以其清除热扰心神之因，从根本上达到安神定志之功。

十二为豁痰安神，采用消法，通过运用燥湿涤痰、重坠豁痰的方法，使痰浊得去、心神得养，以其豁痰开窍、涤痰定志之作用，达到宁心安神之功。

十三为和中安神，采用消法、理气法，通过运用消食导滞、和中理气的方法与措施，以其消食和胃、疏理中焦、恢复升清降浊之作用，达到宁心安神之功。

十四为镇惊安神，采用消法，通过运用重镇之品，以其安神定志之作用，达到镇心安神、安神定志之目的。

十五为活血安神，采用活血法，通过运用活血化瘀的方法，以其祛除心血瘀阻、宁神定志之作用，达到安神、宁志之功。

（四）安神法的临床配伍技巧及思路

1. 安神法的源流　早在《黄帝内经》就已详尽地记载了心神不宁的表现形式，并有心神不宁病机的论述，同时有重镇安神法之生铁落饮治病怒狂的记载，开安神法治疗的先河，如《素问·至真要大论》有"惊者平之"、《本草拾遗》有"重可去怯"的重要论述，为安神法的临床应用奠定了基础。

汉代张仲景在《伤寒杂病论》中不仅大量记载了神志病态的症状，而且在治疗时强调审因论治，如用桃仁承气汤、抵当汤治疗瘀血发狂等，并创制了很多养心安神剂，如酸枣仁汤、桂枝甘草龙骨牡蛎汤、柴胡加龙骨牡蛎汤、甘麦大枣汤、百合地黄汤、黄连阿胶汤等十余首安神方剂。唐宋时期养心安神逐步成为一种重要的治法，在临床实践中广泛应用。

唐宋以后历代医家创制了诸多镇惊安神剂，丰富了镇惊安神法的理论及临床应用，如《普济本事方》之珍珠母丸、《内外伤辨惑论》之朱砂安神丸、《备急千金要方》之磁朱丸、《医学心悟》之安神定志丸、《韩氏医通》之交泰丸等。清代以后，安神法及其方剂的配伍理论及临床应用更趋完善。

2. 安神法的临床配伍原则 临证安神法的配伍方法主要有重镇安神、潜阳安神、养心安神、安神止痒、安神止咳、安神定志等作用，临床除审因论治、解除引起心神不安之因外，具体有以下十三个方面：

一为重镇安神，采用消法，运用矿物类、金属类、介类等质重的方、药，常用药物有琥珀、磁石、牡蛎等，代表方剂有镇惊丸、磁朱丸、定志丸、珍珠母丸、朱砂安神丸等。

二为养心安神，采用补法，常用药物有柏子仁、茯神、酸枣仁等，代表方剂有养心汤、天王补心丹、柏子养心丸、酸枣仁汤、甘麦大枣汤、定志丸等。

三为养血安神，采用补法，常用药物有酸枣仁、玄参、当归等，代表方剂有四物安神汤、柏子养心丸、酸枣仁汤、养血安神丸等。

四为益肾安神，采用补法，常用药物有熟地黄、女贞子、肉桂等，代表方剂有交泰丸、上下两济丹等。

五为益气定神，采用补法，常用药物有大麦、远志、黄芪、党参、人参、白术等，代表方剂有桂枝甘草龙骨牡蛎汤、妙香散、甘麦大枣汤、定志丸等。

六为滋阴安神，采用补法，常用药物有何首乌、生地黄、麦冬等，代表方剂有柏子养心丸、天王补心丹等。

七为解毒安神，采用祛湿法、清法，常用药物有龙胆草、石菖蒲、碧玉散等，代表方剂有玳瑁郁金汤、碧玉散等。

八为疏肝安神，采用理气法、和法，常用药物有柴胡、郁金等，代表方剂有柴胡加龙骨牡蛎汤、解郁汤、二齿安神汤等。

九为清热安神，采用清法，常用药物有黄连、龙胆草、竹叶、灯心草等，代表方剂有朱砂安神丸、黄连泻心汤、千金定志丸等。

十为豁痰安神，采用消法，常用药物有胆南星、青礞石、半夏等，代表方剂有茯苓丸、十味温胆汤、导痰汤、半夏丸、僵蚕二黄散、高枕无忧散、生铁落饮等。

十一为和中安神，采用消法、理气法，常用药物有陈皮、半夏、山楂、莱菔子、枳实等，代表方剂有半夏秫米汤、神曲丸、保和散等。

十二为镇惊安神，采用消法，常用药物有朱砂、琥珀、远志等，代表方剂有抱龙丸、朱砂安神丸、安神定志丸、珍珠母丸等。

十三为活血安神，采用活血法，常用药物有丹参、川芎、地龙、血竭等，代表方剂有血府逐瘀汤、镇惊丸等。

3. 安神法的临床配伍技巧与思路 安神法临床有重镇安神、养心安神、清心安神、交通心肾、安神定志等不同方法与措施，根据治疗需要灵活运用。

（1）**重镇安神法**：重镇安神法主要通过运用重镇潜降以平潜亢阳、镇纳心神，使神藏心安、心藏神，用以治疗阳亢神旺而心神不宁证的方法与措施之一，主要适用于心悸、夜啼、夜惊、多梦、睡卧不安、不寐等病证。遗尿、癫痫等病亦可佐用重镇安神药物以复神镇心，有助于开窍益智、开窍醒神，利于疾病康复与痊愈。

重镇安神法治疗的是惊恐伤神，或肝阳亢扰而致阳亢神旺之证，临证当以重镇潜阳之法、药物为主，以达安神定志之目的。根据"重可去怯"的组方原则、方法，多以矿石类或介壳类重镇潜阳药物为主，临证常用磁石、生铁落、珍珠母、龙骨、琥珀、朱砂等药物为主，以达镇潜心肝偏亢之阳、重镇安神。历代安神方剂中均有翔实的配伍思想与实践，如磁朱丸之用磁石，生铁落饮之用生铁落，珍珠母丸之用珍珠母，琥珀抱龙丸之用琥珀、朱砂、雄黄等，皆以重镇安神法药物为主，以收重镇潜阳、安神定志之作用。大惊丸、镇心丸、辰砂远志丸等亦此配伍思想。

在立重镇安神法时，除选用矿石类或介壳类重镇潜阳、重镇安神的方法与药物外，亦应配伍应用其他安神之法以提高临床治疗效果。可根据病情灵活选用清心安神之清法、化痰安神之祛痰法、养心安神之补法。历代诸多医家皆有明示，如朱砂安神丸之用黄连，生铁落饮之用连翘心、玄参等皆配以清心之法以安神；生铁落饮之用胆南星、远志、贝母，大惊丸之用青礞石，镇心丸之用胆南星、远志、天竺黄，镇心定癫汤之用半夏、远志、胆南星、天竺黄，辰砂远志丸之用半夏、远志、胆南星、白附子，琥珀抱龙丸之用胆南星、月石、天竺黄，抱龙丸之用胆南星、天竺黄，牛黄抱龙丸之用天竺黄、胆南星等配以化痰之法以安神；以及生铁落饮之配伍茯神以养心安神。

在立重镇安神法时，除选用各种安神的方法外，亦应根据引起神志不安的成因、兼夹症的不同，妥善配伍清法、下法、开窍法、息风法、活血法、消导法，以适应疾病治疗的需要。如琥珀养心丹之用黄连、牛黄，朱砂安神丸之用黄连、生地黄等均佐用清法、下法、利法以清热泻火，是清泄心火的重要措施与手段。

在立重镇安神法时，除选用镇惊安神、化痰安神、清心安神之法外，根据病情需要亦可配伍应用各种开窍之法，安神与开窍并用双重调节心主神明之旨，如历代诸多安神方剂皆配以开窍之法，如金箔镇心丸之配以麝香、冰片（或薄荷），鹤顶丹、抱龙丸、琥珀抱龙丸、牛黄散之配以麝香，牛黄清心丸之配伍郁金等，这样配伍既能开启心窍壅塞之闭、又能增强重镇安神之功。临床常用石菖蒲、郁金、麝香等。

在立重镇安神法时，或佐以息风之法，临床常用羚羊角、钩藤、僵蚕、地龙等，如辰砂远志丸之配伍天麻，镇心丸、牛黄散之配伍钩藤，牛黄散之配伍全蝎尾，镇惊丸之配伍僵蚕、全蝎，琥珀多寐丸之配伍羚羊角，睡安散之配伍全蝎、蜈蚣，镇心定癫汤之配伍钩藤、僵蚕等诸多重镇安神方剂皆辅以平肝、息风之法，其目的能镇心平肝、乃心肝同治之理。

或辅以活血之法，如生铁落饮之配伍丹参，镇惊丸之配伍乳香，睡安散之配以乳香、血竭，琥珀抱龙丸之配以琥珀、檀香，朱砂安神丸之配以当归等，皆根据病情需要佐用活血通络之法以安神宁心、疏通心脉，增强安神效果。

因重镇安神之法的药物多为矿石类或介壳类，质重、性寒有碍于脾胃之运化功能，故在立重镇安神法时可佐以助运之消导法、健脾助运之补法以助脾运、顾护脾胃。历代医家研制重镇安神类方剂时均重视此配伍技巧，如朱砂安神丸之佐用甘草，磁朱丸之佐用神曲，金箔镇心丸之佐用人参、茯苓、山药、甘草，珍珠母丸之佐用人参，安神定志丸之佐用人参、白术等。

（2）清心安神法：清心安神法是通过运用寒凉清热降火之清法为主，以安神定志，用以治疗心火亢盛、热扰心神而心神不宁的一种治疗方法，主要适用于心悸、夜啼、夜惊、睡卧不安、不寐、心神烦乱等属于热扰神明所致的心神不安病证。遗尿等病亦可佐用清心安神法、药以清心复神，有助于开窍苏神，利于疾病康复。

心火亢盛、心火亢扰而致阳亢神旺之证，其机制在于心神为热所扰而不得内守、神明躁动于外。临证当以清心安神之清气分法、凉营清心法药物为主，清心常选黄连、牛黄、黄芩之类，凉营常选生地黄、玄参、牡丹皮之类，以及石膏、知母、连翘之类清热药物，以达清心安神定志之目的。历代诸多方剂均有详细的记载，如朱砂安神丸之用黄连、生地黄，牛黄散之用金银花、连翘、黄连，牛黄抱龙丸之用牛黄，牛黄清心丸之用牛黄、黄芩、黄连，护心至宝丹之用生石膏、牛黄、水牛角等均以清法为主，以达清心安神、凉营安神之用。

临证除用清心、凉营、清热之清法为主要治疗手段外，尚应重视下法、利法、汗法等清泄心火的其他重要治疗措施与手段，导心火从二便而出，或从表外散。如牛黄散之配伍酒军、二丑，牛黄抱龙丸之配伍牛黄，万氏牛黄清心丸之配伍栀子、灯心草，牛黄承气汤之配伍生大黄等，其配伍目的除直清心火、间接达到清心安神目的外，亦可导心火下行、给热以出路、以清其源，历代医家均重视利法、下法的运用与应用。

在临床具体应用清热安神法时，亦需辨明火热之虚实，对于实火可用苦寒清热降火，灵活应用清法、利法、下法以治其本，兼顾其标；对于虚火可予以滋阴降火，灵活应用补法、清法以治其本，兼顾其标，切忌犯虚虚实实之戒。

在立清心安神法时，除选用清心、凉营、分利、通下等清心火以固本安神之法外，亦可根据具体情况酌情配伍其他各种安神的方法与措施。如朱砂安神丸、牛黄散、牛黄清心丸用镇心、镇惊安神之用朱砂，牛黄化风散之用朱砂、琥珀，牛黄抱龙丸之用辰砂等，以加强安神定志之效。

可根据病情以及治疗的需要酌情配伍各种开窍之法，安神与开窍并用以复心主神明之旨，临床常用麝香、郁金、石菖蒲等开窍之法，以及息风之钩藤、羚羊角、牛黄等法，以适应临证治疗的需要。

（3）养心安神法：养心安神法是通过补养心之气血阴阳以养育心神，使神藏心安，用以治疗血虚、气虚而心神不安的方法与措施，主要适用于心气虚或心血不足、心失所养、不能藏神所致的心悸、惊惕、夜啼、睡卧不安、多梦、胆怯、心肌炎、遗尿等病证。

养心安神法治疗的是心虚神怯所致心失所养之证，其治疗当以养心安神之补法为主、为先，临证主要采用益气养心之补气法、养血宁心之补血法，以治心神不安之虚、以顾其本之法为主，以达养心宁心、安神定志之功，临床常用酸枣仁、柏子仁、茯神、远志、合欢花等药物，如酸枣仁汤之主用酸枣仁，安神丸之主用酸枣仁、茯神，柏子养心汤之主用柏子仁、茯神，天王补心丹之主用柏子仁、酸枣仁，甘麦大枣汤之主用大麦等皆以养心安神法为主，以达标本兼顾之效。

为加强补益、补养之功，根据临床具体气虚、阴血虚的性质与程度之不同，可酌情加用各种补益气血阴阳之法，以固本、扶虚，滋阴常用生地黄、玄参、麦冬、制首乌、女贞子之类，养心常用当归、生地黄之类，补气常用黄芪、人参、党参、山药、炙甘草之类，温阳常用桂枝、肉桂、干姜之类。历代诸多养心安神之剂，除选用既能养心安神、又能补益之补法为主，如安神丸之用人参、五味子、当归，柏子养心汤之用枸杞子、麦门冬、玄参、当归，菖蒲丸之用人参、麦门冬、当归，天王补心丹之用生地黄、人参、玄参、当归、麦门冬、天门冬、五味子，甘麦大枣汤之用大枣、甘草，四物安神汤之四物汤，定志丸之用人参，妙香散之用人参、黄芪、山药，养心汤之用人参、黄芪、肉桂，安神丸之用女贞子、桑椹子，养血安神丸之用旱莲草、熟地黄、生地黄、鸡血藤等，或补气，或养血，或温阳，或滋阴，或单用、或并用，以适应不同病情及治疗的需要，此亦是对补法、安神法的发展与创新。

为加强安神之作用，在立养心安神法时除选养心安神法外，可灵活应用其他安神法，如镇惊安神、化痰安神等法，如菖蒲丸、天王补心丹之用远志、朱砂，柏子养心汤之用石菖蒲等皆辅以其他各种安神的方法。

或在养心安神方剂中佐以行气、疏利之理气法，或因滋养、补气助阳之品滋腻碍脾、壅滞气机，或因心主血脉、因虚而滞，故在滋养安神方剂中配以少量行气助运、下气行滞、甚或辛散活血之品，如沉香安神丸之佐以沉香、桔梗、枳壳，酸枣仁汤之佐以川芎，茯神丸之佐以枳壳、青皮、槟榔，妙香散之佐以木香，朱雀丸之佐以沉香等，使之补而不滞、滋而不腻，以利于药效的发挥、以利于脾胃功能的恢复。

亦应根据病情的需要，酌情选用各种开窍的方法，安神与开窍并用以复心主神明之旨，临床常用宣肺开窍之炙麻黄，醒神开窍之郁金、节菖蒲等。

如遗尿心肾不固证除选用补肾止遗、固缩小便（方、药、法）外，亦须选用人参、当归、远志、茯神等以补养心气、宁心安神、利窍，节菖蒲开窍醒神，养心安神与开窍醒神并用，意在恢复心主神明之职。

（4）交通心肾安神法：交通心肾安神法是治疗心肾失交、水火不济、阴虚而心神不宁的一种治疗方法，主要适用于心肾失交证遗尿、遗精、睡卧不安、不寐多梦、心悸等病证。

交通心肾安神法治疗的是肾虚心肾不交所致心失所养之证，当以清心温肾或交通心肾法为主，如黄连清心饮之主用生地黄、黄连，上下两济丹、交泰丸之主用黄连、肉桂等，使之热者不热、肾之寒者不寒，达到交通心肾之目的。

如黄连清心饮中用生地黄泻心火又滋养心肾之阴，黄连大苦大寒、擅泻心火以清心降火除烦，竹叶、通草清心利小便、导心火从小便而出，与远志、茯神宁神养心，当归养血安神，肉桂辛甘大热、主入肾经、化气升津、引火归原，温清合用既助肾气而使水津上升、又清心泻火使心火不亢，使心肾相交、水火既济、心神得安；节菖蒲意在开窍苏神，莲子肉补益脾肾、收涩小便。若心肾失交而偏于阴虚火旺者，可用黄连阿胶汤。

在滋阴、养血安神法及其方剂组方时，亦可在养心安神的基础上加入黄连与肉桂、菖蒲与远志、龙骨与牡蛎、朱砂与磁石等，如定志小丸、定志丸、宁志丸、琥珀养心丹等均加入交通心肾之品，以加强安神之效。

（五）安神法的现代研究进展

新中国后通过对安神法的研究与运用，一方面通过安神法方药的作用机制的实验研究初步探索出安神法的现代药理作用，已证实安神法有镇静催眠、抗惊厥等治疗作用。另一方面，安神法的临床治疗范围较前扩大，广泛用于神经系统疾病的治疗。

1. 现代研究表明安神法及其方、药的主要药理作用　安神法方药的主要作用有协调中枢神经系统功能，对中枢神经系统具有抑制作用，表现为镇静催眠作用；而且有抗惊厥、抗癫痫作用。

2. 临床实践研究　安神法及其方、药不仅广泛应用于神经、精神疾病。而且养心安神方、药具有改善神经调节、减少心肌耗氧量、调整心肌代谢、抗心律失常而广泛用于治疗心悸、病毒性心肌炎；养心安神方、药作用广泛，除镇静、抗焦虑外，尚能健脑、益智而用于胎怯、儿童多动症、惊风后遗症。

（六）安神法的研究展望

根据安神法的研究现状及发展趋势，今后应进一步加强以下三个方面的研究：

一是应扩大安神法的研究范围，改变目前方药研究的不平衡的现状，如药物酸枣仁、灵芝研究的较为深入，其他药研究的不深，复方研究较少；今后应进一步加强安神法、方、药的中枢抑制作用与改善脑功能作用的研究，从对症、对因等途径探索本法方药安神的原理，从药效学、药理学评价安神方剂在组成、作用及作用机制的科学性，从中找出规律，为精简处方，为研制新方奠定基础。

二是通过系统整理历代医籍及临床诊疗经验，加强安神法方药有效成分的研究，扩大现代临床应用范围。

三是从建立符合中医"证""病"的动物模型、试验方法入手，有可能为客观阐明安神法方药的神经药理和其他已知或未知的作用创造条件，是当前急需解决、有待深入探索的重大问题。

八、开窍法的临床应用及现代研究

（一）开窍法的概念

开窍法又称开闭、开窍通闭。凡具有促进通窍、苏醒、开闭、通关、回苏、通络止痛等为主要作用，用于治疗邪气盛实的闭证的一种治疗方法，称为开窍法。

外邪上攻、痰瘀火毒、浊邪上扰，阴阳气血逆乱，心脑受邪、窍络不通、神明被蒙，导致神志昏迷，多出现在疾病的危重阶段。

开闭通窍以苏醒神志、促进神志苏醒，可使昏迷、不省人事的患者回苏，苏醒神识的作用称为开窍。北齐徐之才将开窍法归入十剂"宣可去壅"之宣剂范畴。《素问·至真要大论》"开之发之"，以及李时珍之"壅者，塞也；宣者，布也"，是开窍法立法、组方的理论依据。

（二）开窍法的适应证

开窍药入心经，多具味辛、气香之性，辛则行散、香能走窜，故开窍醒神法、药、方能开启闭塞之窍机、通关开窍、启闭回苏、醒脑复神，收开窍醒神之功；且有的药物亦有活血、行气、辟秽、解毒等功效。

开窍法除用于宣通神明之窍，有开窍、苏醒、苏神等作用，以治疗气血逆乱、痰浊上扰或感受时疫秽浊而致寒闭心窍，以及时疫温病、热陷心营或杂病肝阳动扰、闭塞心窍而致热闭心窍、脑窍不通、神志昏愦之证外；亦有通关、通络止痛等作用，可用于寒凝痰滞、气血交阻而致脉道闭塞、络窍不通之证。

开窍法主要适用于温热病邪陷心包、痰热痰浊蒙蔽心包之神昏谵语，以及昏迷、惊风、癫证、痫证、中恶、中暑等窍闭神昏之患；脉道闭塞、络窍不通而致心腹卒痛、手足发青、头痛、关节肿痛等症亦当主用开窍法；对于尿床、遗尿、心瘅等病证亦可佐用开窍法。部分开窍药尚有辟秽化浊、活血行气作用，又可用于治疗湿浊中阻、血瘀、气滞、目赤咽肿、痈疽疔疮等病证。开窍法又有凉开、温开之别，凉开主要用于热闭诸证，多用于热入心包、痰热蒙蔽心包之证；温开有温通气机、开窍、辟秽、化痰、宣窍等作用，主要用于中风阴闭、痰厥、气厥、痰浊闭阻心包等证。

临床使用开窍方药时的注意事项：一是就一般而言，开窍醒神法药、方多属于急救回苏之品，为治标、对症治疗的药物，且辛香行散、易耗正气，开窍法是一种应急治标的措施，故开窍法不可久用，且用量宜轻，一旦神志苏醒，应立即停用。二是开窍法的剂型多为丸、散成药，以便于急救时立即应用，亦有已制成注射液，以便于肌肉或静脉注射。三是因本法药物多具辛香走窜之性，易于挥发，故多入丸剂、散剂，应口服、鼻饲或注射使用，不宜加热煎服，以免有效成分挥发而疗效不佳。四是开窍法药物多具辛香走窜之性，每易动胎，故一般孕妇应慎用。五是神志昏迷不仅见于窍闭之闭证，亦可见于脱证，闭证自可应用开窍法、药、方以急救，而脱证当回阳救逆、救阴敛阳，切忌使用开窍之剂。

（三）开窍的方法与途径

通过对历代医疗文献的探索，以及研制方药的总结，临床上开窍的方法主要有以下十七个方面：

一为通闭开窍，采用消法，通过运用宣通闭阻、开窍通闭的方法，以其宣通、宣散之作用，达到开窍醒神、通闭开窍、开闭通窍之功。适用于各种闭病的治疗。

二为泄热开窍，采用清法，通过运用清热泻火的方法，以其清热泻火之作用，达到清热开窍、泄热开窍而醒神之功。主要适用于热闭心神之证。

三为清心开窍，采用清法，通过运用清泄心经邪热的方法，以其清泻心火、开窍安神之作用，使热去、气通、机窍开，达到开窍醒神之功。主要适用于温邪疫毒、热入心营，内陷心包或痰火扰心之证。

四为辛凉开窍，采用汗法、清法，通过运用辛凉发散的方法，以其发散、宣透之作用，达到清热开窍、通窍之功。主要适用于热闭心神之证。

五为凉营开窍，采用清法，通过运用清热凉营、凉血的方法，以其凉营清心、泻火清热之作用，达到开窍醒神之功。主要适用于热入心营，内陷心包之证。

六为芳香开窍，采用理气法、消法，通过运用芳香辟秽的理气、消法，以其芳香香窜、宣闭开窍之作用，达到开窍醒神之功。主要适用于秽浊之邪阻闭心包之证。

七为行气开窍，采用理气法，通过运用辛温香窜的方法，以其理气行滞、宣闭之作用，达到行气开窍之功。主要适用于气厥神闭、气闭之证。

八为逐寒通窍，采用温法，通过运用辛温香窜的方法，以其温阳逐寒、宣闭开闭之作用，达到散寒开闭、散寒通窍之功。主要适用于寒厥神闭、寒凝气滞窍闭之证。

九为泄浊开窍，采用祛湿法，通过运用祛邪泄浊的方法，以其泄浊宣闭之作用，达到泄浊开窍、宣闭开关之功。主要适用于秽浊之邪阻闭神明、窍闭之证。

十为化湿开窍，采用利法，通过运用淡渗分利的方法，以其利湿、化湿之作用，达到利湿通窍、化湿开窍之功。主要适用于秽浊之邪阻滞神闭、窍闭之证。

十一为涤痰开窍，采用消法，通过运用各种祛痰的方法，以其涤痰、化痰之作用，达到涤痰开窍之功。主要适用于痰浊窍闭之证，亦适用于诸多原因引起的窍闭。

十二为活血开窍，采用消法、活血法，通过运用活血化瘀的方法，以其化瘀通络之作用，达到通窍、开窍之功。主要适用于瘀血闭阻、窍闭之证。

十三为豁痰开窍，采用消法，通过运用各种祛痰的方法，以其豁痰、消痰之作用，达到豁痰开窍之功。主要适用于痰浊窍闭之证，亦适用于诸多原因引起的窍闭。

十四为镇惊开窍，采用消法，通过运用镇惊安神的方法，以其镇惊安神之作用，以制止惊厥，达到开闭通窍之功。主要适用于暴受惊恐引起的窍闭之证。

十五为宁心开窍，采用补法，通过运用补益的方法与措施，以其养心、宁神、定志之作用，达到宁心开窍之功。主要适用于气虚、虚滞窍闭之证。

十六为涌痰开窍，采用吐法，运用催吐的方法与途径，以其涌吐开关、通闭之作用，使病人吐出痰涎，以达到恢复神志之目的。主要适用于痰浊窍闭之证。

十七为开噤通关，采用吐法，用少量的方、药吹入鼻内，以其开关、通闭之作用，使病人打喷嚏，以达到苏醒神志之目的。主要适用于痰浊窍闭之证。

（四）开窍法的临床配伍技巧及思路

1. 开窍法的源流　早在《黄帝内经》就已提及心窍闭阻的病机及立论依据，如《素问·厥论》云"厥或令人腹满，或令人暴不知人"，《素问·至真要大论》云"开之发之"等。《神农本草经》已记载了开窍法所用药物的性能，如麝香、牛黄、石菖蒲等；梁·陶宏景在《名医别录》中记载了苏合香等药物的性能。

汉代张仲景在《伤寒杂病论》虽论及神昏的病机，并强调审因论治用大、小承气汤治疗热结阳明之谵语，治神志狂乱之桃仁承气汤等，所立寒凉攻下之剂对后世影响颇大，但对内陷心包、痰浊蒙闭心窍的病机未见明确记载，对开窍的方法与途径，以及开窍方剂未曾阐明。

唐宋以后开窍法及其方剂的应用得到了扩展，不仅对心窍闭阻、络窍不通的病机及证候认识逐步丰富、深入，而且随着对外交流的频繁、大量芳香药物被引进，进一步丰富了开窍法所选药物，如《海药本草》已记载了 50 余种开窍药，并在此时期记载了诸多开窍法代表方剂，如《千金翼方》载"紫雪"，《太平惠民和剂局方》载"苏合香丸""至宝丹""灵宝丹""牛黄凉膈散"等急救成药，对开窍法的适应证已延伸到血络病变，丰富了开窍法及其方剂的证治内容。

明清以来随着温病学的发展与成熟，诸多医家不仅善用"凉开三宝"救治热病神昏、积累了丰富的经验，创制了许多开窍新方，如通窍活血汤、安宫牛黄丸、菖蒲郁金汤等开窍法有效方剂，吴鞠通、俞根初等医家还根据热病窍闭的兼夹证特点、灵活用方用药，详述开窍方剂的具体适应证，除用于心窍闭塞证外，对于内科杂病风阳内动所致卒中亦擅长使用凉开救急，为中医治疗急症提供了有益的实践与经验，而且创立了不少理论，如叶天士创立"逆传心包"概念，王清任立"瘀血阻窍"说，研制出通窍活血汤善治诸窍闭阻，为开窍法的应用奠定了理论基础，使开窍法得到了进一步的发展与运用。

明清以来，不仅进一步扩大了开窍法及开窍方剂在温病学中的应用，而且使开窍方剂在配伍理论及临床应用上逐渐趋于完备。

2. 开窍法的临床配伍原则　临证开窍法主要有开窍苏神、安定神志、温通脉络、通络止痛等作用，临床除审因论治、解除引起窍闭之因外，具体有以下十四个方面：

一为芳香开窍，采用理气法、消法，常用药物有麝香、郁金、石菖蒲、冰片等，代表方剂有菖蒲郁金汤、苏合香丸等。

二为清心开窍，采用清法，常用药物有黄连、牛黄、栀子等，代表方剂有紫雪丹、安宫牛黄丸、护心至宝丹等。

三为凉营开窍，采用清法，常用药物有黄连、玄参、竹叶卷心等，代表方剂有犀珀至宝丹、清宫汤、牛黄清心丸等。

四为清热开窍，采用清法，常用药物有黄芩、石膏、连翘心等，代表方剂有至宝丹、神犀丹、犀角散等。

五为通腑开窍，采用下法，常用药物有大黄、芒硝等，代表方剂有犀连承气汤、牛黄承气汤、白虎承气汤、增液承气汤、牛黄凉膈散等。

六为涤痰开窍，采用祛痰法、消法，常用药物有胆南星、竹沥、半夏等，代表方剂有黄连温胆汤、安宫牛黄丸、涤痰汤、回春丹、竹沥达痰丸等。

七为行气开窍，采用理气法，常用药物有檀香、木香、苏合香、丁香等，代表方剂有苏合香丸、通气散等。

八为泄浊开窍，采用祛湿法、化湿法，常用药物有栀子、滑石、白蔻仁等，代表方剂有菖蒲郁金汤、安宫牛黄丸等。

九为辟秽开窍，采用祛湿法，常用药物有山慈菇、雄黄等，代表方剂有玉枢丹、赛金化毒散等。

十为活血开窍，采用消法，常用药物有赤芍、桃仁、川芎等，代表方剂有通窍活血汤、通瘀煎、牛黄安宫丸等。

十一为辛温开窍，采用汗法，常用药物有白芷、辛夷、荜茇等，代表方剂有苏合香丸、菖蒲郁金汤等。

十二为镇惊开窍，采用安神法，常用药物有珍珠母、朱砂、琥珀等，代表方剂有安宫牛黄丸、至宝丹等。

十三为宁心开窍，采用补法，常用药物有茯神、远志、人参等，代表方剂有护心至宝丹、安神丸等。

十四为开噤通关，采用吐法，常用药物有猪牙皂、丁香等，代表方剂有通关散、瓜蒂散等。

3. 开窍法的临床配伍技巧与思路　通过对历代医疗文献，以及研制方药的总结与归纳，临床上开窍的方法主要有清热开窍、芳香开窍、豁痰开窍、温散开窍、通瘀开窍等具体的方法，临证在治疗窍络痹阻、脑窍不利等疾病时，根据病情、治疗、配伍的需要，灵活运用，一般以一法为主、配伍其他方法，但多配伍应用麝香，其一系欲借麝香辛香走窜之性以通利窍道，何廉臣在犀珀至宝丹方后按云："此丹大剂通瘀，直达心窍，又能上清脑络，下降浊阴，专治一切时邪内陷血分，淤塞心房。"（《重订广温热论·重订广温热论卷之二·温热验方》）李时珍云："盖麝香走窜能通诸窍之不利，开经络之壅遏。若诸风、诸气、诸血、诸痛，惊痫，癥瘕诸病，经络壅闭，孔窍不利者，安得不用为引导以开之通之耶。"（《本草纲目·本草纲目兽部第五十一卷》），《重订广温热论·重订广温热论卷之二·验方妙用》在"开透法"时亦云："邪热内陷入络，不仅心包一证，即药之清透络热者，亦各有所主不同，然总以犀、羚、西黄、龙脑、蟾酥、玳瑁、西瓜硝等为最有效用，而麝香尤为开窍透络、壮脑提神之主药。"其二借走窜之力，引诸法之药达于病所。

（1）**清热开窍法**：清热开窍法是以清热解毒、清心凉营之清法为主，以达开窍醒神之目的，用于治疗温热病邪陷心包、热闭心包证的一种治疗方法。

邪毒上蒙脑窍、阻闭脑气与脏腑经络之气的顺接，以致神明出入受阻、神气内伏而不舒，出现热入心包之窍闭神昏。清热开窍法所治之证为温热病邪陷心包、热闭心包，因心主神明、心包代心受邪、扰乱心神，故临证当以清心开窍、清热开窍之清法为主，系凉开图本之法，一般临证选用牛黄、黄连、黄芩之类。历代开窍名方均此配伍特点与思想，如安宫牛黄丸之主以牛黄、黄连、黄芩，紫雪丹之主以石膏、寒水石，至宝丹之主以牛黄，护心至宝丹之主以生石膏、牛黄等，以及现代研制的中成药十香返生丸之用人工牛黄、莲子心，醒脑静注射液之用黄连、黄芩等。

临证以透络达邪、开窍通神之法，以疏达神机；用辛开之剂，以疏达窍闭。清热开窍法在立法遣药组方时除主用清法，以达清热开窍、清心开窍外，尚可辅以其他开窍之法，以增强对症治疗的效果，亦根据具体情况灵活配伍活血、凉营、涤痰、清热、安神之法，以标本兼顾。

在立清热开窍法时除选用清热、清心开窍之清法外，亦应重视凉营清心开窍、芳香开窍等其他开窍法的应用。其一热陷心包、可累及营血，其二营血与心气相通、营血有热则心神被扰，故临证在拟定清热开窍法时一般均佐以凉营之法以达凉营清心之功，此亦是清心的重要措施与途径之一。如紫雪丹之用玄参，安宫牛黄丸、至宝丹、护心至宝丹之用犀角（现改为水牛角代），清宫汤之用水牛角、玄参等皆应用咸寒凉营之品、清灵透发，既能清解营血之热、又善内透包络之邪热，以达凉营以清心、清心以开窍之功。临证虽以清心开窍为主，亦应根据病情佐以其他开窍法，以增强开窍之力，在具体应用时多选用芳香之品以开其窍闭，如安宫牛黄丸之配伍麝香、冰片，至宝丹之配伍麝香、冰片、安息香，紫雪丹之配伍麝香、青木香、丁香，通窍活血汤之配伍麝香、老葱，十香返生丸之配伍沉香、丁香、檀香、青木香、降真香、醋炙乳香、郁金、苏合香、安息香、麝香、冰片，避瘟散之配伍檀香、零陵香、丁香、木香、麝香、冰片，醒脑静注射液之配伍麝香、冰片、郁金等，芳香开窍与清心开窍法相伍，以加强其开窍醒神之功。或配伍各种涤痰、化痰之法，其一以达涤痰开窍之功，加强开窍之力；其二邪热内陷心包、煎灼营阴成痰、痰火又可蒙蔽心窍，临床多选胆南星、天竺黄、陈皮、半夏之类，如回春丹之用胆南星、天竺黄、煅礞石、川贝母、半夏，黑龙江中医药大学附属医院儿科协定处方清瘟丹之用胆南星，太极丸之用胆南星、天竺黄等。

　　在立清热开窍法时亦应根据病情辅以治本之法以清除邪热、郁热，达到病因学治疗目的。除应用清热解毒、清心凉营之法外，应重视淡渗分利、通腑泻下之利法、下法。或辅以利法，如紫雪丹之用滑石，安宫牛黄丸、镇惊百效散之用栀子等，皆系导心火从小便而出，以达清心之目的，亦是临床清心法的重要措施与途径之一。或辅以下法，如紫雪丹之用芒硝、硝石，牛黄承气汤、回春丹、镇惊百效散、太极丸之用大黄，行军散之用硝石，牛黄散之用川军、二丑等皆有"釜底抽薪"之妙，开心火、邪热、痰火下行之路，一般常选大黄、芒硝、硝石之类，此亦是临床重要的配伍思想与技巧之一。

　　在立清热开窍法时一般以清法为主，辅以凉营清心、清心凉血、清泻邪热、分利邪热，并与芳香开窍同用，是清热开窍法立法遣药组方的配伍特点，这种配伍思路源于《温病条辨·卷一·上焦篇》之"使邪火随诸香一齐俱散也"（安宫牛黄丸方论）。

　　亦根据病情酌情配伍重镇安神、平肝息风、活血之法，以加强清热开窍、治疗兼夹症之目的。如在清热开窍为主的方剂中，以各种开窍的方法为主，配以重镇安神之法，意在增强开窍安神之功，如安宫牛黄丸之用朱砂、珍珠、金箔，至宝丹之用朱砂、琥珀，紫雪丹之用朱砂、磁石，开窍与安神并用、双重调节心主神明之旨，意在使躁动不得安藏之心神得以内藏，邪热得以消退。往往邪热炽盛既可内陷心包、闭阻心神，又可引动肝风，风火相煽又可加重窍闭，配伍平肝息风之法除能息风以止痉外，尚能增强清热开窍之力，以收心肝同治之效，如紫雪丹之伍用羚羊角，太极丸之僵蚕，十香返生丸之麸炒僵蚕、天麻等，回春丹之用天麻、钩藤、全蝎、僵蚕等，除直达息风止痉之目的外，尚能增强清热开窍之力，以收心肝同治之效。或佐以活血、理血之法，往往邪热炽盛、热入血分，热结成瘀，瘀血蒙蔽心窍、加重心神闭阻，或由于妇人热结血室、产后瘀血攻心，因此，临证可根据具体情况灵活应用活血之法，常用桃仁、红花、赤芍、川芎之类，如牛黄安宫丸之配伍郁金，犀珀至宝丹之配伍郁金、红花、血竭，如《重订广温热论·重订广温热论卷之二·验方妙用》所言："此丹大剂通瘀，直达心窍，又能上清脑络，下降浊阴，专治一切时邪内陷血分，淤塞心房。"

因寒凉清热之品有寒凝阻滞窍络之弊，故可在一派寒凉之品中酌加温化、温散之温法，以监制寒凝气机之用，如牛黄安宫丸之用雄黄等。

（2）芳香开窍法：芳香开窍法是以芳香之法为主，以其宣闭通窍、宣闭开窍之作用，并与其他开窍法配伍应用，以治疗湿浊、秽浊之邪阻闭心包之证的一种治疗方法。

芳香开窍法所治之证系各种原因引起的窍闭之证，特别是湿浊、秽浊之邪阻闭心包。其急救时当以芳香开窍法药物为主，应用芳香之品以宣闭开窍，是临证开窍的主要方法之一，临床常用麝香、冰片、郁金、菖蒲、安息香等，历代医家研制的开窍方剂体现了这一思想，如十香返生丸之主以沉香、丁香、檀香、青木香、降真香、醋炙乳香、郁金、苏合香、安息香、麝香、冰片，避瘟散之主以檀香、零陵香、丁香、木香、麝香、冰片，苏合香丸之主以苏合香、麝香、安息香、丁香、沉香，太极丸之主以梅片、麝香；或安宫牛黄丸之配伍麝香、冰片，至宝丹之配伍麝香、冰片、安息香，紫雪丹之配伍麝香、青木香、丁香，冠心苏合丸之配伍松香、苏合香等。主以或辅以芳香之品以达启闭回苏、醒脑复神、通脉止痛之作用。

根据病情佐用行气开闭、涤痰开窍、活血通络之法，以加强开窍、通络之功，以适应疾病治疗的需要。如冠心苏合丸佐用行气开闭之青木香，活血通络之乳香；苏合香丸佐用行气开闭之木香、檀香、沉香、香附，活血之乳香，宣痹通阳、温通心脉之荜茇等。

根据兼症不同可灵活选用镇心安神、清热涤痰、平肝息风之品。如冠心苏合丸、苏合香丸之用朱砂等，亦可选用豁痰宽胸之瓜蒌、半夏、胆南星，平肝息风之钩藤、僵蚕等，以适应病情及治疗的需要。

（3）豁痰开窍法：豁痰开窍是指以祛痰、涤痰、豁痰之法为主以开窍醒神，并与其他各种开窍法联合运用，以治疗痰热蒙蔽心包、痰蒙心窍之证的一种治疗方法。

豁痰开窍法具有清热豁痰、启闭回苏、醒脑复神的作用，恢复心主神明之旨。适用于温热病邪陷心包、痰热蒙蔽心包之热闭证。急救时当以祛痰法为主以开心窍，临床常用胆南星、天竺黄、竹沥、浙贝母、半夏、陈皮等药物，因邪热内陷心包、煎灼营阴成痰，痰火蒙闭、蔽阻心窍，主用各种祛痰之法既能豁痰、化痰以开心窍，又能化已成之痰。历代涤痰开窍方剂皆此配伍思路，如回春丹主用胆南星、天竺黄、煅礞石、川贝母、半夏，太极丸之作胆南星、天竺黄，荡痰汤之用清半夏、生赭石，白金丸之用白矾，滚痰丸之用煅礞石，黑龙江中医药大学附属医院儿科协定处方小儿保元丹之用竹沥、天竺黄、皂角、胆南星、青礞石，河南中医学院一附院儿科协定处方定风散之用天竺黄、胆南星等。

并根据病情辅以芳香开窍法，常用麝香、冰片、郁金、菖蒲等，如太极丸之用梅片、麝香，小儿保元丹之用麝香、冰片等芳香开闭，以助豁痰、化痰法开窍之作用。

为增强豁痰、祛痰之作用，除应用各种祛痰的方法外，亦可佐以下痰、逐痰之下法，以开痰火下行之路，既能加强祛痰之效果、又能间接达到开窍之目的。如回春丹、滚痰丸、太极丸之用大黄，行军散之用硝石，荡痰汤之用大黄、芒硝等。

根据兼症不同可灵活选用平肝息风、疏散之法，以加强开窍、涤痰之功，适应临床治疗的需要。如回春丹之用天麻、钩藤、全蝎、僵蚕，小儿回春散之用全蝎、蜈蚣、天麻、钩藤，太极丸之用僵蚕，定风散之用大蜈蚣，小儿保元丹之用天麻、全蝎、蜈蚣、僵蚕、钩藤等，皆佐用息风法以求心肝同治之效。如小儿回春散之用羌活、防风、薄荷，小儿保元丹之用麻黄、羌活、防风、薄荷等，取其辛散解热之作用，达到散火、散郁热之目的。

（4）温散开窍法：温散开窍法是指运用芳香开窍之法为主，并辅以温法、理气法、汗法，以达到温经散寒、宣达气机、开窍醒神之作用，适用于寒厥神闭、寒凝窍闭、寒闭之证的一种治疗方法。

温散开窍法具有温经散寒、宣达气机、开窍醒神之作用，所治之证为痰浊蒙蔽心包之寒闭及偏于痰浊之晕厥、外感急惊风、暑温，亦可用于山岚瘴气及湿温时邪为患、气机闭塞、升降失调之吐泻、脘腹胀闷疼痛等证。其急救时当以芳香开窍法、药为主，一般临床常用麝香、冰片、苏合香、猪牙皂等，如苏合香丸之主用苏合香、麝香，紫金锭之用麝香，他如人马平安散，以及现代研制的救急雷公散、救心油等，皆以芳香之法为主，以开心窍、开闭。

应根据病情需要配伍应用温里、行气诸法药物组成温开方剂。如苏合香丸佐用温法之荜茇，紫金锭之山慈菇、千金子等；苏合香丸佐用行气之用青木香、白檀香、丁香、沉香，紫金锭之用大戟、雄黄，救急雷公散之用硫黄、吴茱萸、肉桂等，在温散开窍法组方时辅以温里、行气之法，意在祛邪、行气旨在通闭，与诸芳香之品相伍开窍启闭、温通经脉之作用。

妥善配伍安神之法，因心主神明，寒邪在心、阻滞神明、神不得守藏，故应开窍与安神法并用，双重调节心主神明之旨，使心神内守。如苏合香丸、紫金锭之用朱砂等。

由于温通开窍之法又易耗伤正气，故在立温散开窍法时应散中有敛、散中有补，应配伍健脾之补法、收涩敛气之固涩法。如苏合香丸之用白术、诃子，紫金锭之用五倍子等。

（5）通瘀开窍法：通瘀开窍法是指运用活血化瘀为主的方法与措施，辅以芳香开窍、涤痰开窍、行气开窍，以达通闭开窍之作用，适用于瘀血阻络、瘀阻窍闭、清窍不通之证的一种治疗方法。

临证对于瘀血阻滞心脑、清窍不通所致之神昏窍闭，或痰瘀阻滞之神昏窍闭证，当以活血化瘀之法为主，以疏通脑络、开窍苏神，常用桃仁、红花、赤芍、川芎等，如通窍活血汤之主用桃仁、红花、赤芍、川芎，血府逐瘀汤之用桃仁、红花、赤芍、川芎、当归，牛蒡散之用藏红花；或在其他开窍法的代表方剂犀珀至宝丹之配以血竭、藏红花，犀黄丸之配以藏红花等；以及现代研制的血栓心脉宁胶囊之主用烫水蛭、川芎、丹参、毛冬青，麝香心脑乐之配以三七、丹参、红花，脑得生丸之用三七、川芎、红花、去核山楂，脑血栓片之配以烫水蛭、红花、赤芍、川芎、丹参、桃仁、当归等；他如化瘀开窍汤、黄芪赤风汤、癫狂梦醒汤等方剂皆主以或辅以活血之法。

根据病情辅以其他各种开窍之法，如芳香开窍之麝香、冰片、郁金、菖蒲等，涤痰开窍之胆南星、清半夏等，清心开窍之人工牛黄、黄芩等。如通窍活血汤之用老葱、麝香，牛蒡散之用丁香、石菖蒲、麝香，犀黄散之用麝香，血栓心脉宁胶囊之用麝香、牛黄，麝香心脑乐之用麝香、冰片、郁金等。诸开窍法配伍应用，以增强开窍、醒神之力，以达预期治疗目的。

（6）开窍法在尿床病中的应用：作为睡中小便自遗、醒后方觉的病证，与心主神明有密切关系。其发病机制为或禀赋，或因调护，或因病损药伤，致成肾心肺脾虚弱，摄控失健而尿床，阳入阴则睡卧、心肾"阳气衰伏"，入夜则心神不能振奋，水不下禁；或因痰湿内蕴，或肝经郁热，或因瘀血内停，则蒙阻三焦，痹阻心神，入夜不能振奋，神失其用，传送失度而致控摄失司。

心肾不固证除尿床外，多表现为神疲嗜卧、寐则懒动、呼之不应，或虽醒仍神志模糊、不知排尿，此系阳入阴睡卧、心肾"阳气衰伏"，入夜心神不能振奋；肾虚心实证除尿床外，多表现为困寐不醒、酣睡不醒、不易唤醒，此缘痰湿内蕴，痹阻心神，入夜不能振奋所致。心肾不固证除选用补肾止遗、固缩小便（方、药、法）外，尚须选用人参、当归、远志、茯神等以补养心气、宁心安神，节菖蒲井窍醒神，养心宁神与开窍醒神并用，意在恢复心主神明之职。肾虚心实证，除常规选用补肾止遗（方、药、法）外，亦须灵活应用节菖蒲、麻黄、郁金等以开心窍，半夏、陈皮、胆南星等以化痰开窍醒神，黄连、莲心、竹叶等以清泻心火。如桑螵蛸散、尿床散之配伍节菖蒲等。

（五）开窍法的现代研究进展

新中国后通过对开窍醒神法的研究与运用，通过开窍醒神法方药的作用机制的实验研究探索出该法的现代科学机制，已初步证实开窍醒神法对中枢神经系统、心血管系统的作用。

1. 现代研究表明开窍法及其方、药的主要药理作用

（1）对中枢神经系统作用：开窍法及其方药对中枢神经系统有醒脑复苏、恢复神志等作用。如开窍法方剂安宫牛黄丸可明显拮抗中枢神经系统兴奋剂苯丙胺所致小鼠兴奋、显著延长戊巴比妥钠所致睡眠时间；大鼠实验显示，清开灵的醒脑开窍作用可能是由于使乙酰胆碱的活性增强，激发了蓝斑神经元，调整了去甲肾上腺素活性，恢复了脑干网状结构上行激活系统；凉开三宝及其类方新安宫牛黄丸（针）、牛黄醒脑针均能抑制中枢；至宝丹能对抗烟碱、戊四氮引起小鼠惊厥；动物实验表明菖蒲郁金汤除改善通气功能外，还有兴奋中枢作用。如开窍法药物，小鼠腹腔注射天麻水剂，能使其自发活动明显减少，且能显著延长给服戊巴比妥钠或环乙烯巴比妥钠后小鼠的睡眠时间，能明显对抗戊四唑引起的惊厥；麝香能消除中枢神经系统的病理性抑制状态、促进神志苏醒、提高对外界的感受性、改善机体应激能力；天然牛黄能抑制中枢病理性兴奋，能对抗樟脑、咖啡因、可卡因等引起动物的躁动或惊厥等。

开窍法方药对中枢神经系统有双向调节作用，开窍醒神方药对中枢神经系统的作用，可能与保护脑组织超微结构、改善脑代谢、改善机体应激能力、提高脑细胞活力、

调节中枢神经兴奋-抑制的平衡等有关。

（2）对心血管系统作用：经现代药理证实，开窍法及其方药有明显抗心肌缺血作用，如麝香制剂通过扩张冠状动脉、增加冠脉血流量；除扩冠外，蟾蜍、麝香、冰片等还有一定的强心作用。

2. 临床实践研究　在临床实践中，开窍法及其方、药的临床研究取得了一定成果，现已将有些开窍醒神法方剂进行了剂型改革，制成针剂，如清开灵注射液、麝香注射液、醒脑静注射液等；而且通过现代药理研究精简方剂、研制新方，如苏冰滴丸。

另外，开窍法的治疗范围亦进一步扩大，现代广泛用于抢救流行性乙型脑炎、流行性脑脊髓膜炎、中毒性脑病、颅脑损伤、肝性脑病、肺性脑病以及其他脑炎引起的昏迷，治疗感染性休克、重症肺炎、癫痫等疾病亦取得了一定疗效。自20世纪70年代以来，在继承历代医家诊疗经验的基础上，救治重症心肌炎、心绞痛、急性心肌梗死等疾病亦积累了丰富的临床经验。近年来，在已有研究成果的基础上，研制了诸多疗效显著、安全速效、使用便捷的中成药新剂型，如清开灵注射液、醒脑静注射液、麝香注射液、冠心苏合丸、苏冰滴丸、麝香保心丸、苏心丸等。

（六）开窍法的研究展望

根据开窍醒神法的研究现状、发展趋势，以及现代研究成果，今后应进一步加强以下六个方面的研究，以期丰富、发展中医治疗学：

一是应扩大开窍法的研究范围，改变目前方药研究的不平衡的现状，如单味药物麝香、蟾蜍、牛黄研究的较多、较深，其他药涉及较少，凉开方药侧重于神经药理，温开方药侧重于心血管药理。今后应进一步加强代表开窍法的方药基础研究及深化此类方药的作用机制研究，并拓宽现代研究思路，从对症、对因等途径探索本类方药开窍醒神治疗作用的原理，从药效学、药理学研究和评价开窍方剂在组成、作用及作用机制方面的科学性，为精简方剂、研制新方奠定基础。

二是应进一步明确开窍法及其代表方药"苏醒神志"功效的核心作用靶点，并加强开窍法与清热解毒、平肝息风、活血化瘀等诸多治法的配伍应用研究，提高中医诊治急危重症的救治水平，为中医药治疗急危重症提供思路、见解。

三是抗炎是开窍法及其方药"消肿止痛"作用的现代内涵之一，是治疗疮疡肿毒类疾病的药理学基础之一，已有研究表明麝香、冰片等药物具有一定的抗炎作用。今后应进一步开展开窍法及其方药治疗疮疡肿毒类疾病的作用机制研究，明确其作用的基础，在古典经方、实效方的基础上，开发出疗效确切、作用迅速的中成药，满足临证治疗的需要。

四是通过系统整理历代医家诊治"窍闭"类疾病经验的基础上，进一步扩展开窍法的治疗范围，加强开窍法及其方药的现代药效学、药理学、有效成分的研究，为现代临床应用提供依据、思路。在已研制的醒脑静注射液、麝香注射液、冠心苏合丸、苏冰滴丸、麝香保心丸等新剂型的基础上，今后应更深入探讨开窍法古方、新方新药及新剂型的开发研究，以"速效""高效""多效"为目标，以满足临证多元化治疗的需要。

五是与中医临床紧密结合，以临床为基础，广泛开展窍闭类证候和中医"脑""元神"科学本质的多学科研究，建立符合中医特色的"窍闭证"动物模型的研制、窍闭证诊疗技术的多中心研究评价方法是当前急需解决的难题。

六是进一步开展开窍法及其方药的不良反应的研究，明确基础与临床研究中潜在的不良反应，开展开窍法方药中的重金属效-毒关系，为临床用药安全提供保证。

九、息风法的临床应用及现代研究

（一）息风法的概念

凡通过清热凉肝或滋阴潜阳的方法，以其具有平肝阳、息肝风、止痉止动、潜降息风作用，缓和或制止肝风内动、控制痉厥为主要治疗目的的一种治法，称为息风法。

息风法属治标急之法，原则上应标本兼治，因息风法多为介类药物、作用甚速，应用时宜中病即止、不宜久服，而且注意煎煮方法及毒性，一般以作煎剂应久煎为宜，而虫类药物作散剂为宜，并注意其毒性，不宜大量应用。

（二）息风法的适应证

息风法主要适用于温热病邪陷于肝之抽搐、项背强直，眩晕、震颤，以及中风、惊风、痫证、暑温、脐风等抽搐之患；现代的多发性抽搐、儿童多动症、血管神经性头痛、脑病后遗症、周围神经性面瘫等病证亦可佐用息风止痉法。息风止痉法尚有缓哮平喘、镇痉止咳作用，又可用于治疗哮喘、肺炎喘嗽邪盛期、顿咳、痉咳、急喉瘖等病证。

（三）息风的方法与途径

内风证是指邪入于肝，或脏腑功能失调引起的风动。致成内风的病因病机主要有八方面：一为外邪或经表而客犯肝心、引起气机逆升，从而血、津液、痰、邪及邪生之毒随气升而上壅，引动内风；二为邪热炽盛，热极生风；三为肝热炽盛，肝亢化风；四为脾虚肝旺，肝亢生风；五为脾肾阳衰，气阳虚衰无力统摄而风动，或阳虚阴寒内盛、阻碍阳气之温煦和统摄而风动；六为肾阴亏虚，水不涵木而动风；七为肝阴亏虚，肝阳上亢而动风；八为肝血亏虚、筋脉失养而动风。

息风法总的作用是平息内风，具有控制痉厥、缓解或制止风动、缓哮平喘、镇痉止咳等治疗作用与目的，它是对内风病认识和治疗上的进一步发展、探讨的结果，并与清法、祛痰法、活血法、利法、补益等诸法综合配伍以适应临证错综复杂病证治疗的需要。通过对历代医疗文献的探索，通过对明清以后息风方剂的总结，目前临床上息风的方法有以下十四个方面：

一为平肝息风，采用治风法，通过运用平肝息风、降泄气机的治疗方法，以达息风止痉、息风止动之目的，适用于肝阳化风、热极生风证的治疗。

二为镇肝息风，采用治风法、消法，通过运用平肝镇惊、重镇潜阳、潜降息风、搜风通络的方法，以达镇肝止痉、息风止动之目的，适用于肝阳暴亢、肝阳化风证的治疗。

三为泻肝息风，采用清法、下法、利法，通过运用清热泻火、淡渗分利、通腑泻下的方法，以其降泄气机、清心泻肝、清肝泄肝之作用，达到息风止痉之目的，适用于肝阳化风、热极生风、邪客肝心等实证的治疗。

四为泻火息风，采用清法，通过运用清热泻火的方法，以其泻肝、泄肝、抑肝之作用，达到息风止痉之目的，适用于热极生风证的治疗。

五为凉肝息风，采用清法，通过运用清热泻火、凉血清热之凉营的方法，以其凉血、凉肝、清肝之作用，以平息肝风，达到息风止痉之目的，适用于肝热动风、肝阳化风、热极生风、血热动风证的治疗。

六为清肝息风，采用清法，通过运用清泄肝热的方法，以其清肝泻火之作用，达到平息风阳、息风止痉之目的，适用于肝热动风、热极生风证的治疗。

七为潜阳息风，采用消法，通过运用重镇之品，以其平肝潜阳、重镇潜阳之作用，达到息风止痉之目的，适用于肝阳暴亢、肝阳化风证的治疗。

八为补脾息风，采用补法，通过运用扶土抑木、健脾益气、温脾的方法，以其温运脾阳、扶土抑木之作用，达到缓肝息风之目的，适用于土虚木亢、脾虚化风证的治疗。

九为温阳息风，采用补法，通过运用温补脾肾之阳的方法，以其温补阳气之作用，使气阳旺盛、阳气能发挥其统摄之作用，以达到统摄内风、息风止痉之目的，适用于阳虚动风、气虚动风证的治疗。

十为滋阴息风，采用补法，通过运用滋补肾阴的方法，以其滋阴增液、滋水涵木之作用，达到止痉息风之目的，适用于阴虚动风证的治疗。

十一为柔肝息风，采用补法，通过运用滋补肝阴的方法，以其滋阴增液之作用，达到止痉息风之目的，适用于阴虚动风证的治疗。

十二为养血息风，采用补法，通过运用滋养肝血的方法，以其滋肝血益肝阴而制肝阳之作用，达到息风止痉之目的，适用于血虚动风证的治疗。

十三为抑肝息风，采用理气法、清法、下法、利法、补法，通过运用疏肝、缓肝、柔肝、平肝、泻肝、养肝、镇肝及潜阳的方法，以其抑其太过、补其不足之作用，达到息风止痉之目的，适用于风动之证的治疗。

十四为豁痰息风，采用祛痰法，通过运用各种祛痰、化痰、涤痰、下痰的方法与措施，以其祛除痰浊之作用，达到息风止痉、开窍之目的，适用于风痰闭阻证的治疗。

临证在具体应用息风法时，根据病情、病因病机以及治疗的需要可灵活应用抑肝、疏肝、柔肝、平肝、泻肝、养肝、镇肝及潜阳、扶土抑木、滋水涵木等法，或各种方法配伍应用。

（四）息风法的临床配伍技巧及思路

1. 息风法的源流　早在《黄帝内经》就已提及内风致病特点，但多论外风，如《素问·至真要大论》云"诸风掉眩，皆属于肝"。唐宋时期医家继承了《黄帝内经》

的学术观点，亦提及了内风表现，并立牵正散、玉真散等治风剂，但多数医家仍强调外风致病说。

《黄帝内经》以后历代医家都不断丰富了内风的理论与实践，从外风致病到风自内生，从眩晕、震颤、头痛到疾病之善行而数变、变化无常、轻扬开泄亦属风，使内风的理论日趋完善，进一步拓展了内风的内涵与外延。风药之名首见于李东垣之作，随后历代医家阐述了风药祛风、息风的内在机制及应用。

历代医家认为内风证因其风自内生，与机体阴阳、脏腑、气血失调有关，明确了当以辨证论治为治，祛除内风之因，以达息风之目的的固本之法。如金元时期刘河间的"心火暴盛""水不涵木"致风论，并主张应用清凉之剂；朱丹溪提出内风证虽由阴阳之变动所生，但亦有"湿热生痰生风"论，《脾胃论·卷中·随时加减用药法》有"如脉弦者，见风动之证，以风药通之"的治疗措施；李东垣的"正气自虚"致风论，而且镇肝息风法与其他治法配合应用，研制了半夏白术天麻汤等息风名方。

明清时期无论内风理论，还是息风止痉法都得到了全面发展，如缪希雍提出"内风暗动"论，创清热、顺气、开痰以救其标，补气、养血以治其本；万全《幼科发挥·卷之一·急慢惊风》云"肝主风，木也，飘骤急疾，莫甚于风"之内风来源及致病特点。何梦瑶《医碥》更有"内生之风，则多属热""热极生风"之论，叶天士深入探讨了"阳化内风"主脏在肝的病机理论及"静药补润"以存本，"镇填固摄、辛甘化风、和阳镇摄、和阳息风、缓肝急以息风"以制用的处方原则，立增液息风、镇阳息风、和阳息风、缓肝息风、养血息风、介类潜阳等具体治法，并有"介类潜之，酸以收之，味厚以填之"的重要论述，为牡蛎、龟甲、石决明的临床应用奠定了理论基础。吴鞠通研制了大、小定风珠，俞根初的羚角钩藤汤、阿胶鸡子黄汤，张锡纯立镇肝息风汤、息风汤，费伯雄立滋生青阳汤等著名方剂丰富了临证治疗。特别是明清以来以大、小定风珠、羚角钩藤汤等平息内风之剂的研制，是对风病认识和治疗的进一步发展，并与清法、祛痰法、补益法联合应用、综合研究，满足了临证错综复杂病证治疗的需要。至此，内风的虚实两大证的治法得以完备。

历代医家已逐步认识到息风法系治标之法，临证当标本兼顾，或急者以治标为主，如《育婴家秘·脐风》有"用僵蚕、全蝎、蜈蚣、蜘蛛诸毒药以祛噤风者，此皆治其标也，不治其本而治其标，故鲜克有济者矣"之论。

内风除肝风外，历代医家在诊治疾病的过程中又提出肺风、脾风、肾风等其他风象，如《直指方》《问斋医案》之"肺风"等，丰富了内风理论与实践。

现已明确邪入肝心、热极、肝亢、阳亢，以及脾虚、阳虚、肾虚、阴虚、血虚等，均可生风，并明确息风法在临床具体应用时，必须审因论治，一般实证动风每与气分热盛、营血热毒、肝心热极等有关，息风法常与清法、下法、祛邪诸法配合使用；虚风则与阴阳亏虚有关，息风法又常与补益诸法配伍应用，应以固本、祛其致风之因为主，断"不可见风治风"。

2. 息风法的临床配伍原则　息风法是根据《素问·阴阳应象大论》"其慓悍者，按而收之"，而确立的治法。息风止痉法能清肝、潜阳、止痉、息风、止动，使偏亢之肝阳得到平抑，内风得息，以达调和肝之阴阳。

通过运用息风法能达到止痉、解痉、定痉、定痫、止抽、平喘、缓哮、止咳等治疗作用。结合历代医家的论述、研制的方药，临床上息风法的临床主要为审因顾本、降泄气机而达到平息内风之目的，其具体有以下十三个方面：

一为平肝息风，采用治风法，常用药物有天麻、钩藤、地龙、全蝎、僵蚕、蜈蚣等，代表方剂有羚角钩藤汤、钩藤饮等。

二为镇肝息风，采用治风法、消法，常用药物有石决明、代赭石等，代表方剂有镇肝息风汤、牛黄化风散等。

三为泻肝息风，采用清法、下法、利法，常用药物有龙胆草、夏枯草、大黄、茯苓等，代表方剂有千金龙胆汤、陈氏息风胜湿汤等。

四为抑肝息风，采用理气法、清法、下法、利法、补法，常用药物有柴胡、白芍、钩藤、青皮、龙胆草等，代表方剂有羚羊钩藤汤、牛黄丸等。

五为凉肝息风，采用清法，常用药物有黄芩、黄连、龙胆草等，代表方剂有牛黄散、犀羚镇痉汤、丹青饮等。

六为清肝息风，采用清法，常用药物有牡丹皮、龙胆草、青黛、羚羊角、山羊角、牛黄、熊胆等，代表方剂有龙胆泻肝汤、加味丹栀汤等。

七为潜阳息风，采用消法，常用药物有龙骨、牡蛎、石决明、珍珠母、磁石、代赭石等，代表方剂有镇肝息风汤、阿胶鸡子黄汤等。

八为补脾息风，采用补法，常用药物有人参、党参、白术、茯苓、肉豆蔻、煨姜等，代表方剂有缓肝理脾汤、抑木和中汤、白术附子汤等。

九为温阳息风，采用补法，常用药物有附子、肉桂、炮姜等，代表方剂有固真汤、逐寒荡惊汤、茱萸附桂汤等。

十为滋阴息风，采用补法，常用药物有熟地黄、鸡子黄、龟甲、鳖甲等，代表方剂有大定风珠、小定风珠、阿胶鸡子黄汤、调营敛肝煎等。

十一为柔肝息风，采用补法，常用药物有白芍、生地黄、当归等，代表方剂有一贯煎、涵木养营汤、加味扶桑饮等。

十二为养血息风，采用补法，常用药物有白芍、当归等，代表方剂有滋生清阳汤、四物汤、当归补血汤等。

十三为豁痰息风，采用祛痰法，常用药物有胆南星、青礞石、鲜竹茹、半夏等，代表方剂有牛黄千金散、半夏白术天麻汤、定痫丸、清心涤痰汤等。

3. 息风法的临床配伍技巧与思路　息风法总的作用是平息肝风，通过息风达到息风止痉、息风止动、搜风通络等治疗作用。在临床具体应用息风法时，除根据治疗的目的灵活选用外，更主要辨别引起风动的原因，辨清虚实、邪正消长情况，灵活配伍应用息风法，或以对症为主，或以固本为主，或标本兼治，以达预期治疗目的与效果，故古人有"不可见风治风"之论。

（1）降泄息风法：降泄息风法是指使用凉肝、清肝、泻肝的方法为主，配以降泄气机、降泄上盛之势的方法，达到平息内风、制止痉厥，用于治疗邪犯肝心证的一种治疗方法。

降泄息风法所治之证系外感六淫及疠气，或经表而客犯肝心，或直犯肝心，导致肝心热炽，气机逆升，血、津液、痰浊、邪生之毒皆随气升而上壅，形成气升上盛之势而出现头痛、囟填、呕吐等痰、热、惊、风四证。本着"急则治标"的原则，当以息风、开窍等对症治疗为主，以平息内风、制止痉厥、开窍醒神，一般除采用平肝、泻肝、潜阳的方法息风，芳香、涤痰的方法以开心窍外，更主要通过降泄气机的病机学治疗达到息风之目的，降泄其气升上盛之势可通过利小便、泻大便的办法来达到。并重视祛除病因的基本治法，祛邪以邪气性质、兼及部位而定，如祛暑、清热解毒、祛湿及原发病的治疗，以及妥善应用解热、涤痰、开窍等不可缺少的对症治疗，载药上行的引经药、活血法在本证的治疗中也有一定作用。

如《备急千金要方》之千金龙胆汤用龙胆草、黄芩清泄肝心之火而为主，辅以大黄泻下、茯苓利水以降泄气机，佐以钩藤、蜣螂虫息风，柴胡疏肝、白芍柔肝缓肝，适当照顾肝之生理特性，且使之苦寒而不伤阴耗血，桔梗载药上行，本方为治疗邪犯肝心证之基础方。若兼风热表证者加银花、连翘、薄荷、豆豉；若兼风寒表证者加防风、荆芥；若兼表湿者合用新加香薷饮；若感受暑邪者可合用甘露消毒丹；若系湿热痢继发者加白头翁、贯众、玉枢丹。若邪入营血者，合用犀角地黄汤；若兼神昏者合用紫雪丹；若昏迷狂躁者，加服安宫牛黄丸；若神志昏愦不语、舌蹇者，加郁金、竹沥。

降泄息风法主要以淡渗分利、通腑泻下、下气消导之法为主，以降泄气机、降其壅盛之势，并配以平肝息风、虫类药物，以增强其镇痉、止抽作用，亦应根据病情、治疗需要，酌情配伍活血法、祛痰法。实风在治疗时禁用滋阴等诸补法，以免恋滞、碍邪，吴鞠通有"壮火尚盛者不得用定风珠"《温病条辨·下焦篇》之论。

由于气机升多降少，或只升不降，"血之与气，并走于上，则生大厥"，则可形成气闭、湿闭，而出现气升浊闭变证时，可加用二丑、大黄、枳实、厚朴、芒硝等下法的药物以降泄气机，气降则血、湿不升。邪气客伤肝心，气阴耗损，则可出现窍络闭阻或窍络弱闭等变证，临证立法组方时可适当选用涤痰、通络、益气、开窍、补益肝肾等治法与药物。

（2）清肝息风法：清肝息风法是指使用清泻肝火、清热凉血、通腑泻下的方法，达到平息内风、制止痉厥，用于治疗肝热动风、肝阳化风、热极生风证的一种治疗方法。

清肝息风法所治之肝热动风、肝阳化风、热极生风证，系邪客肝心，或素体肝热，或肝阳暴亢，导致热极生风、内风扰动、引动筋脉。其治疗当以清肝之清法、凉肝之清法、泄肝之清法为主，以达平息内风之目的与作用。如羚角钩藤汤、钩藤饮之主用羚羊角、钩藤，天麻钩藤饮之主用黄芩、钩藤，犀羚镇痉汤之主用水牛角、羚羊角、鲜生地黄、玄参，加味丹栀汤之主用牡丹皮、龙胆草，镇惊百效散之主用牛黄、羚羊角、黄连等，皆以清法为主以治其因、以达息风之目的。

除选用清法息风固本之法外，亦可根据病情需要配伍淡渗之利法、通腑泄热之下法，既导肝热从二便而出、是清泄肝热的主要方法与措施之一，又有降泄气机而达息风之作用。如陈氏息风胜湿汤之用滑石、通草，加味丹栀汤之用栀子、木通、车前子，增损双解散之用滑石、栀子、大黄、芒硝，加减升降散之用生大黄、熟大黄，镇惊百效散之用栀子、大黄等。

清肝息风法在临床具体应用时，其清泻肝热除主用清肝、泄肝、凉肝之清法，辅用利法、下法外，亦可根据邪热、肝热伏于内这一特点，佐用疏散里热之汗法，以给热以出路，汗法亦是清泻肝热的重要方法与措施之一。如羚角钩藤汤之用桑叶、白菊花，陈氏息风胜湿汤之用秦艽、桑叶，羚羊角汤之用柴胡、薄荷、蝉衣、菊花，增损双解散之用防风、薄荷叶、荆芥穗，以及镇脑宁胶囊之藁本、细辛、白芷等。疏散之汗法与清法、利法、下法配伍，既能使肝热从内而消，又能向外疏散，从而达到预期的效果。

肝阳亢盛、肝经热盛、风阳上扰，气血痰浊上壅之内风证，每寓肝失疏泄条达之机，故在立清肝息风法时应适当配伍疏肝理气之法，以求肝气条达，利于肝阳的平降镇潜，周学海在《读医随笔·卷四证治类·平肝者舒肝也非伐肝也》中有"不拘拘何病，率入苦凉清降，是伐肝也，殊不知肝气愈郁愈逆""必顺其性而舒之，自然相化于无有"之论，以及历代诸多方剂均重视、体现了此种配伍思想，如羚角钩藤汤之用菊花、白芍，羚羊角汤之用柴胡、薄荷、菊花、夏枯草，加味丹栀汤之用夏枯草、柴胡，牛犀散之用丁香，西羚三汁饮之用郁金。

因邪热侵肝，或肝热炽盛，或肝阳化火，不仅可致热灼筋脉，而且还可煎熬津液而化生痰浊，反过来痰浊又可阻滞肝经、筋脉。因此，在立清肝息风法时可适当配伍应用各种祛痰之法以化痰、舒达筋脉、加强息风之效，又可豁痰开窍。如羚角钩藤汤之用贝母、竹茹，陈氏息风胜湿汤之用竹茹等。

（3）镇肝息风法：镇肝息风法是指使用重镇之镇肝之品以平肝潜阳，并配伍疏肝、降气之法，以达到平肝镇惊、重镇潜阳、潜降息风、平息内风之作用，使上亢之阳得以镇定、息风以止动止痉，用于治疗肝阳上亢、肝阳暴亢证的一种治疗方法。

镇肝息风法主要适用于肝阳上亢、肝阳暴亢证，系指在病因的作用下致使肝阳上逆、亢奋。故其治疗当以平镇其上逆之阳、使其归于正常，达到息风止痉之目的与作用，临证采用金石质沉之重镇之品为主，常用磁石、铁落、龙骨、牡蛎、石决明等药物，如镇肝息风汤之主用龙骨、牡蛎、代赭石，甲乙归藏汤之用珍珠母、龙齿，建瓴汤之用生龙骨、生牡蛎、生赭石，他如磁朱丸、桂枝加龙骨牡蛎汤等，皆如叶天士所云："介以潜之，酸以收之，味厚以填之"（《临证指南医案·卷一》）之理。此类药物在具体应用时剂量宜大、宜入汤剂，而且应久煎为宜。

因肝阳上亢、气血逆乱，除选用镇肝之法以息风外，应重视引血下行之品、分利下行之品、降气平冲之品、通下之品，以引其浮越、上亢之火下行，使逆乱在上之血得以下行，以平其肝阳、降泄气机，达到镇肝息风之目的。如镇肝息风汤之用淮牛膝、茵陈蒿，天麻钩藤饮、建瓴汤之用牛膝，甲乙归藏汤之用沉香，驯龙驭虎汤之用瓜蒌皮、沉香等。

除选用镇肝、降泄气机的方法与措施外，应合理妥善配伍，或佐以、或辅以滋阴之法滋阴制阳亢以达潜阳之目的。历代医家皆重视此种配伍思想，其配伍在镇肝息风类方剂中具有普遍的指导意义，如镇肝息风汤之用龟甲、玄参、天冬，建瓴汤之用生地黄、生杭芍，息风汤之用熟地黄、山萸肉、杭芍，羚角钩藤汤之用鲜生地、白芍等。

肝阳上亢、风阳上扰，气血逆乱之内风证，每寓有肝失疏泄条达之机，故在立镇肝息风法时以适当配伍疏肝理气之法，以求肝气条达，利于肝阳的平降镇潜。如镇肝息风汤之用茵陈蒿、川楝子、麦芽，甲乙归藏汤之用柴胡、薄荷等。

（4）滋阴息风法：滋阴息风法是指使用滋补肝肾的方法，以滋其阴、制其阳，达到平息内风、制止痉厥之目的，用于治疗阴虚风动、血虚风动证的一种治疗方法。

滋阴息风法所治之证系肾阴亏虚、水不涵木而动风，或肝阴亏虚、肝阳上亢而动风，或肝血亏虚、筋脉失养而动风。该证为本虚标实之证，其本表现为肝肾亏虚，其标表现为肝阳亢盛、肝风内动。治疗当以滋其阴液之补法为主，乃治本之法，以求滋阴、养肝、养血之效，临证除选用直接补益阴液、补益肝阴、养肝血的方法外，更主要通过滋补肾阴、补肾填精的方法以求滋水涵木、滋肝潜阳之目的，临证常选枸杞子、何首乌、旱莲草、龟甲、鳖甲等，以"壮水之主，以制阳光"，系标本兼顾之法，通过补滋阴液、使水能涵木、筋脉得阴液滋养则可解除筋脉挛急、挛缩、拘急之状，达到平息虚风、制止痉厥之目的。历代医家研制的诸多方剂皆以补法为主，以达标本兼顾之目的，如大定风珠之主用白芍、阿胶、生龟甲、生地黄、麦冬、生鳖甲、鸡子黄、火麻仁，三甲复脉汤之干地黄、白芍、阿胶、生龟甲、麻仁、麦门冬、生鳖甲，丹青饮之主用麦冬、石斛、沙参，调营敛肝煎之主用枸杞子、阿胶、五味子、枣仁、红枣，滋木养荣汤之主用红枣、麦冬、五味子，滋生青阳汤之主用白芍、生地黄、麦冬、石斛等。临床在选用滋阴之法时，除选用补肾、填精、滋阴之品外，一般多选用滋阴而兼有平肝潜阳者为主。

根据病情及治疗需要亦可合理配伍益气之补法，以求益气养阴、培土固后天之本，以助化生之力，如大定风珠、三甲复脉汤之用炙甘草等，或在处方中酌加西洋参、茯苓、白术等药物。

宗"阴虚而阳盛，先补其阴，而后泄其阳以和之"之旨，除选用滋水涵木、补肾填精、滋补肝阴、补益肝血等固本方法，以抑肝治标外，平肝潜阳亦是本证治疗的关键，或辅以潜阳，或辅以泄肝，或辅以抑肝，或辅以息风。

除针对证机选用补法滋阴以潜阳外，还需佐用镇肝潜阳、平肝潜阳之法，以加强育阴潜阳、敛肝固脱之功，临床常用代赭石、生石决明、牡蛎、龙骨等，如大定风珠、三甲复脉汤之配以生牡蛎，丹青饮之配以代赭石，滋生青阳汤之配以磁石、石决明，阿胶鸡子黄汤、镇肝丸、镇肾决明丸之配以石决明，滋肾地黄丸、滋阴地黄丸之配以决明子等，以及当今研制的诸多实效方剂，如黑龙江中医药大学附属医院协定处方滋阴降压丸之配以代赭石、灵磁石、牡蛎，国医大师邓铁涛先生研制的石决龙牡汤之配伍石决明、生龙骨、生牡蛎，郭振球先生研制的潜息宁合剂之配以珍珠母等，此诸多方剂皆酌情配伍重镇之品以助潜阳息风之功。

或辅以泄肝泻火之法，临床常用龙胆草、青黛、黄芩之类，取其平肝、泻肝之用，以加强息风止痉之功。如滋阴降压丸之用黄芩，岳美中研制的凉肝汤之用夏枯草、菊花等。

或辅以抑肝之法，临证除采用滋水涵木、泄肝、泻肝、益阴抑阳的方法外，以柔肝之法为主，常用白芍、生地黄、木瓜等，佐以平肝之地龙、钩藤，敛阳息风之五味子、鸡子黄等，如大定风珠、三甲复脉汤、丹青饮、滋生青阳汤、阿胶鸡子黄汤、滋阴降压丸、凉肝汤、潜息宁合剂等皆遵循此配伍思想。

亦可辅以止痉通络之活血法、祛风法、舒筋法、化痰法，以达解痉通络之功。如阿胶鸡子黄汤之用双钩藤、络石藤，加味扶桑饮之用桑枝，当归润燥汤之用木瓜、秦艽、丹参、独活，地黄饮子之用远志、茯神、石菖蒲，以及著名老中医李斯炽研制的滋阴平肝汤之用竹茹、茯苓、冬瓜仁等。

下气降浊、引血下行之法亦为本证的治法之一，临证除选用重镇潜阳、泄肝之法外，更主要采用分利、通下、下气、活血、引血下行诸法以降泄气浊。

（5）扶土息风法：扶土息风法是指使用健脾益气、温运脾阳的方法与措施，配伍应用抑肝、缓肝之法，达到健脾抑肝、暖土抑肝、培土泄木、培土宁风、平息内风之目的，用于治疗土虚木亢而风动证的一种治疗方法。

扶土息风法所治之证系脾虚肝旺、肝亢生风，脾虚为本、风动为标，其治疗当以健脾缓肝、扶土抑木为主，以达平息内风之目的，常用人参、党参补气益脾，山药、茯苓、白术、薏苡仁、白扁豆等健脾抑肝，附子、桂枝、煨姜等暖土运脾，六君汤等培土泄木。如缓肝理脾汤之桂枝、人参、茯苓、白术、陈皮、山药、扁豆、甘草、煨姜、大枣，抑木和中汤之青广皮、砂仁、木香、佛手、茯苓、白术等皆以益气健脾、温运脾阳之补法，理气助运、淡渗助运之消法为主，以达扶土抑木、平息肝风之目的。

根据风动之程度，可灵活应用各种抑肝之缓肝、柔肝、养肝、平肝、泻肝等法，以达息风止痉之目的，如缓肝理脾汤之配伍白芍，抑木和中汤之配伍郁金、青广皮、木香等。若抽搐等风动较重、较甚者，可酌加钩藤、天麻、僵蚕、地龙等平肝法以息风。

（6）温阳息风法：温阳息风法是指使用温补脾肾之阳的方法与措施，并与益气、潜阳之法配伍应用，达到平息内风之目的，用于治疗阳虚风动、脾肾阳衰证的一种治疗方法。

温阳息风法所治之证系脾肾阳衰、气阳虚衰无力统摄而风动，或阳虚阴寒内盛、阻碍阳气之温煦和统摄而风动。其治疗当以温补脾肾之温法、补法为主，如固真汤、茱萸附桂汤之主用附子、肉桂，陶氏回阳急救汤之主用附子、肉桂、干姜，急救回阳汤之主用附子、干姜等，皆以温法、补法为主以求峻补脾肾之阳，使其发挥正常的统摄、温煦之作用。

由于气与阳的关系，因此，在立温补脾肾法的同时，可辅以益气、健脾之补法，既固后天之本、使化生有力，又补气助阳与温补脾肾法相伍使气阳得补得温、虚风得平得息，间接达到息风止痉之治疗目的。如固真汤之配伍人参、白术、茯苓、甘草、黄芪、山药，茱萸附桂汤之配伍白术、大枣，陶氏回阳急救、急救回阳汤之配伍人参、炙甘草、白术等。历代医家在立温阳息风法时皆重视配伍补气、健脾等法的应用。

可佐以平肝息风、重镇潜阳、活血通络、温散、理气等诸法，以疏通筋脉、镇填固摄，有利于阳气之统摄、固涩作用的发挥，以适应不同兼证治疗的需要。如茱萸附桂汤之用乌药、木香，急救回阳汤之用代赭石、朱砂，陶氏回阳急救汤之用五味子、麝香等，或在处方中加入当归、鸡血藤膏养血和血，天麻、钩藤平肝息风，龙骨、牡蛎潜镇回阳。

另外，息风法尚具有缓哮平喘、镇痉止咳作用，在治疗哮喘、肺炎喘嗽邪盛期、顿咳时亦可配伍息风法药物，以达镇痉止咳、平喘之功，常用钩藤、全蝎、僵蚕、地龙等药物，详细内容参见缓哮法、平喘法、止咳法。

（五）息风法的现代研究进展

通过对息风法的研究与运用，一方面通过息风法方药的作用机制的实验研究，已初步证实息风止痉法对中枢神经系统、心血管系统的作用。另一方面，息风法的治疗范围亦进一步扩大，除用于传统肝风证的治疗外，亦广泛用于肺系疾病，特别是哮喘的治疗。

1. 现代研究表明息风法及方、药的主要药理作用有

（1）有镇静、抗惊厥作用：如羚羊角、天麻、钩藤、全蝎、僵蚕、蜈蚣、牛黄及天麻钩藤饮、镇肝息风汤、大定风珠等对中枢神经系统有抑制作用，抗惊厥、镇痛作用；牛黄有使血管扩张及抗肾上腺素作用而使血压下降，亦能与多种有机化合物结合成稳定化合物，而起到解毒的作用；钩藤乙醇浸膏能抑制豚鼠癫痫反应的发作，对中枢运动神经的兴奋性有一定的抑制作用；天麻、地龙等还有抗癫痫作用。

（2）有影响心血管系统作用：如天麻对心肌缺血有保护作用；天麻钩藤饮具有抗血小板聚集、抗血栓形成的作用，镇肝息风汤能抑制心功能。

（3）其他作用：现代药理研究表明，息风法、药物、方剂具有降压作用。另外，某些息风止痉法药物亦有抗菌、抗病毒作用，如牛黄、蜈蚣、僵蚕有抗菌抗病毒作用。

2. 临床实践研究 现代广泛用于抢救流行性乙型脑炎、流行性脑脊髓膜炎、中毒性脑病、癫痫、颅脑损伤以及其他脑炎引起的抽搐，治疗脑病后遗症、多发性抽搐、儿童多动症、血管神经性头痛等疾病亦取得了一定疗效，治疗痉咳也积累了许多经验。

（六）息风法的研究展望

根据息风法的研究现状、发展趋势，今后息风法在临床研究中应进一步加强以下三个方面：

一是应扩大息风法的研究范围，要进一步深化对睡眠、镇静、催眠、抗惊厥、抗癫痫、降压等试验方法，加强对神经系统疾病、心血管系统疾病、高热病的研究。

二是应从药理学研究和评价息风法方剂在组成、作用及作用机制的科学性，为精简方剂、研制新方奠定基础。

三是重视息风法药物的配伍应用研究，如地龙配钩藤、石膏、金银花、连翘、全蝎，治热病惊狂；地龙配臭梧桐，镇肝降压；地龙配益气之黄芪，活血之桃仁、红花、川芎，组成补阳还五汤以益气通络；地龙配川芎、草乌、乳香、没药，组成小活络丹以搜风通络；地龙配麻黄、胆南星、野荞麦，平喘祛痰等。通过系统整理历代医籍及临床诊疗经验基础上，加强复方配伍及各种不同配伍作用的研究，探讨药理作用及有效成分变化的关系，进一步扩大现代临床应用范围。

十、退黄法的临床应用及现代研究

（一）退黄法的概念

退黄法是指运用具有分利、通下作用的方法与措施，达到减轻、消除黄疸为目的的一种治疗手段。治疗黄疸一定要针对病变证机而选择最佳治疗方药，以冀取得最佳退黄效果。

（二）退黄法的适应证

退黄法系重要的对症治疗方法与手段之一，主要适用于黄疸、胎黄、肝热病、湿疬癖疾等病证的治疗。

（三）退黄的方法与途径

黄疸、胎黄、肝热病、湿疬癖疾等病证系湿邪侵及中焦、客犯肝胆，肝胆郁滞或（和）肝胆损伤，从而导致疏泄失司、失健，胆汁不循常道而泛滥发黄；甚或气滞导致血瘀、甚或出现肝胆虚弱。其病因学治疗为祛邪，一般选用清法、祛湿法、温法；病机学治疗为疏利肝胆之理气法、利法、各种祛邪方法；而退黄乃为对症治疗手段与方法。

通过对历代医疗文献的探索，以及退黄方剂的总结，临床上退黄的方法主要有以下十二个方面：

一为分利退黄，采用利法，通过运用淡渗分利、通利小便的方法，以其分利下行、祛邪、疏利肝胆气机之作用，以达退黄之目的。是退黄的主要方法与措施之一。

二为发汗退黄，采用汗法，通过运用疏散外邪、疏表通经作用的方法，以其祛风除湿、疏风胜湿之作用，使湿邪表散，以达退黄之目的。

三为和解退黄，采用和法、理气法，通过运用具有调和气机、发表透邪作用的方法，使邪气向外透达，达到和解透表、祛邪退黄之目的。

四为泻下退黄，采用下法，通过运用通腑泻下的方法，以其攻下通腑、破瘀散结、攻下逐水之作用，导湿邪从大便而出，达到退黄之目的。

五为温阳退黄，采用温法，通过运用温经散寒、温通血脉的方法，以其暖肝散寒、温通经脉之作用，既温散湿邪、又温通疏利肝胆，使湿邪内化，达到退黄之目的。

六为除湿退黄，采用各种祛湿法，通过运用辟秽化浊、祛湿化浊、宣散化浊、燥湿化湿、扶脾化湿、温化湿邪、淡渗分利的方法，以其苦燥、温燥、芳化、宣化、温化、渗湿之性，使湿邪内化、内消、外散，达到退黄之目的。

七为疏利退黄，采用理气法、和法、消法、利法，通过运用疏肝、解郁、理气、化浊、疏利的方法，以其分利疏利、疏肝解郁、活血通络、理气疏利、消导疏利之作用，以疏利肝胆、使肝胆功能恢复正常，达到退黄之目的。

八为活血退黄，采用活血法，通过运用活血化瘀、疏通肝胆的方法与措施，以其行血逐瘀、活血行滞、破瘀消积、化瘀疏肝之作用，既能使瘀血得去，又有疏肝和络、疏利肝胆之用，达到退黄之目的。

九为扶脾退黄，采用补法，通过运用补益脾气的方法与措施，以其健脾助运、扶脾化湿、健脾渗湿之作用，既能使脾气旺而能祛湿化浊，又能抑木、益肝，达到退黄之目的。

十为滋肝退黄，采用补法，通过运用滋阴养肝的方法，以其养肝、柔肝、益肝之作用，肝虚得补、疏泄功能正常，益肝疏利，达到退黄之目的。

十一为益肝退黄，采用补法，通过运用补益肝气、补益肾气的方法与措施，以其健脾益气、补气养肝之作用，恢复肝气之正常疏泄功能，达到退黄之目的。

十二为涌吐退黄，采用吐法，通过运用催吐的方法，以其祛除湿邪、开关通闭之作用，达到退黄之目的。

（四）退黄法的临床配伍技巧及思路

1. 退黄法的源流　汉代张仲景已提出利法对于黄疸病治疗的重要作用与意义，如《金匮要略·黄疸病脉证并治第十五》提出"诸病黄家，但利其小便"，并研制出茵陈蒿汤、栀子柏皮汤等退黄名方，后经历代医家的不断充实与完善，如《景岳全书·卷之三十一杂证谟·黄疸》云："清火邪，利小便，湿热去而黄自退，火清则溺自清，溺清则黄自退。"王肯堂《证治准绳》指出黄疸的治疗"大法利小便"，《脉因证治》云"治法以疏湿利小便"为主，明代徐春甫云"治黄疸必利小水为捷径"。

《金匮要略》中就有瓜蒂退黄一说，立吐法退黄，明代李时珍在《本草纲目》中云"瓜蒂吐热痰"，退黄取嚏在于"引出阳明经湿热"。

北宋韩祗和在其《伤寒微旨论》中应用温阳化湿法治疗阴黄，并立茵陈四逆汤、茵陈附子汤等名方以治疗阴黄；窦材在《扁鹊心书》中提出阴黄的主症，以及"重用温补则小便长而黄自退"（《扁鹊心书·卷中·黄疸》），温阳化湿退黄一法后经朱肱、王好古等医家加以发挥，而逐渐趋于完善。

2. 退黄法的临床配伍原则　临证退黄法的方法主要有祛除湿邪、疏利肝胆、健脾疏肝、益肝疏利等方法，达到退黄之目的，临床除审因论治、解除致黄之因外，具体有以下十二个方面：

一为分利退黄，采用利法，是退黄的主要方法与措施之一，常用药物有茵陈蒿、栀子、茯苓、车前子等，代表方剂有茵陈蒿汤、茵陈四苓散、四苓散、栀子柏皮汤等。

二为发汗退黄，采用汗法，常用药物有麻黄、防风、荆芥、薄荷、防己等，代表方剂有宣痹汤、茯苓汤等。

三为和解退黄，采用和法、理气法，常用药物有柴胡、陈皮、半夏等，代表方剂有小柴胡汤、柴枳半夏汤等。

四为泻下退黄，采用下法，常用药物有大黄、芒硝等，代表方剂有茵陈蒿汤、大柴胡汤、承气汤类方等。

五为温阳退黄，采用温法，常用药物有附子、干姜、肉桂等，代表方剂有茵陈术附汤、茵陈理中汤、真武汤等。

六为除湿退黄，采用各种祛湿法，常用药物有茵陈蒿、栀子、黄连、黄芩、水牛角等，代表方剂有茵陈蒿汤、甘露消毒丹、黄连解毒汤、犀角散等。

七为疏利退黄，采用理气法、和法、消法、利法，常用药物有柴胡、夏枯草、白蔻仁、薄荷、青皮、陈皮、郁金、赤芍、牡丹皮、泽泻、薏苡仁、鸡内金等，代表方剂有逍遥散、茵陈蒿汤、柴胡疏肝散、犀羚三汁饮、血府逐瘀汤等。

八为活血退黄，采用活血法，常用药物有赤芍、桃仁、红花、莪术等，代表方剂有桃红四物汤、血府逐瘀汤等。

九为扶脾退黄，采用补法，常用药物有人参、白术、茯苓、薏苡仁等，代表方剂有参苓白术散、四君子汤、异功散等。

十为滋肝退黄，采用补法，常用药物有沙参、石斛、白芍、当归等，代表方剂有玉女煎、一贯煎、芍术冲剂等。

十一为益肝退黄，采用补法，常用药物有人参、党参、白术等，代表方剂有补肝汤、补中益气汤等。

十二为涌吐退黄，采用吐法，常用药物有瓜蒂等，代表方剂有瓜蒂散等。

3. 退黄法的临床配伍技巧与思路　临证以对症退黄为主进行治疗时，主要选用分利法、下法、汗法，以及疏利肝胆、益肝滋肝之法，但亦应重视审因论治。

（1）利湿退黄法：利湿退黄法是指运用各种祛湿的方法，并与各种疏利肝胆的方法配伍应用，以治疗湿热郁滞证肝热病、黄疸、胎黄的一种治疗方法。

利湿退黄法所治之证系湿热疫毒客犯或（和）伤损肝胆，导致疏泄失司或失健，胆汁泛滥，甚或兼有气滞血瘀。其治疗当审因论治、祛除病因，临证可根据湿、热程度不同灵活运用清热解毒、燥湿解毒、化浊利湿之利法、清法及祛湿三法，化浊利湿常选用茵陈蒿、栀子、四苓散之类，清热解毒常选用败酱草、大青叶、贯众等，燥湿解毒常选用苦参、黄连、黄芩、黄柏、龙胆草、厚朴等。如茵陈蒿汤之主用茵陈蒿、栀子，茵陈五苓散之主用茵陈蒿、猪苓、茯苓、泽泻，犀角散之主用黄连、栀子、茵陈蒿、水牛角等，黑龙江中医药大学附属医院协定处方香连化滞丸之用黄芩、黄连、厚朴、滑石，健肝丸之用黄芩、板蓝根，以及清木丹颗粒之用苍术、白英、厚朴、黄芩等。诸多方剂皆以利法祛湿、导湿外出，燥法、清法使湿内消、内化为主，使湿热分消、达到退黄之治疗目的。

临证除审因论治外，更主要采用疏利肝胆、健脾益肝等病机学治疗手段与措施。疏利肝胆主要采用茵陈蒿、栀子、车前子、茯苓等淡渗分利之利法，柴胡、郁金、夏枯草、青皮、陈皮等疏肝解郁之理气法，丹参、赤芍、莪术、桃仁、红花等化瘀通络之活血法，藿香、白蔻仁等化浊疏利之祛湿法，鸡内金、焦山楂等消食疏利之消导法；健脾益肝主要采用党参、白术、山药之类健脾抑肝之补法，生地黄、麦冬、白芍、鳖甲之类滋阴柔肝之补法。如茵陈蒿汤之用茵陈蒿、栀子，茵陈五苓散之用茵陈蒿、茯苓、猪苓、泽泻，龙胆泻肝汤之用龙胆草、栀子、柴胡、车前子、泽泻、木通、当归，栀子柏皮汤之用栀子等，以及现代研制的新方香连化滞丸之用滑石、青皮、陈皮、枳实、槟榔片、当归，清木丹颗粒之用厚朴、郁金、丹参、赤芍、柴胡等。

临证采用审因论治、审机定治，从根本上退黄外，更主要通过淡渗分利之利法的应用，导湿、黄从小便而出，达到利胆退黄之目的，茵陈蒿等药物古今皆言其为退黄之要药。

亦可根据病情需要佐以疏肝散结之理气法、化瘀散结之活血法、行气散结之理气法、软坚散结之消导法、涤痰散结之祛痰法以散结消瘀。如黑龙江中医药大学附属医院协定处方消瘀化积丸之用三棱、莪术、桃仁、丹参等活血化瘀、破瘀散结，郁金、瓜蒌、厚朴、陈皮疏肝解郁、理气散结，鸡内金、焦山楂、麦芽消食导滞、消导散结，枳实下气散结，牡蛎、鳖甲软坚散结，鳖甲、沙参、石斛养阴柔肝散结；河南中医学院一附院协定处方和肝散之用郁金疏肝理气、疏利肝胆、行气散结，姜黄活血化瘀散结，瓜蒌涤痰散结、理气散结，炒神曲消导散结等。

（2）抑肝退黄法：抑肝退黄法是指运用调和肝脾之和法为主，辅以补法、疏利肝胆的方法与措施，以达抑肝理脾、恢复肝胆之疏泄功能，以治疗肝脾不和证的一种治疗方法。

抑肝退黄法所治之证系湿热疫邪客蕴、伤及肝胆，日久肝胆功能未复、肝脾不和、肝郁脾虚所致。临证可用健脾益气之补法以复其因，常用四君子汤、黄芪、党参等益气以补脾，山药、茯苓、参苓白术散之类健脾，其一复其运化之职，其二扶土以抑木，亦可灵活应用山楂、神曲、麦芽、鸡内金等消导之法，砂仁、陈皮等理气和胃之法，以减轻肠胃负担利于脾运，间接达到健脾助运之目的与作用。如加味调中益气汤之用黄芪、人参、苍术、陈皮，芍术冲剂之用黄芪、茯苓、白术，升阳除湿防风汤之用苍术、白术、茯苓等。

除审因论治外，尚应重视疏利肝胆法的应用，以达病机学治疗目的。疏利肝胆以疏通气机、疏肝解郁之理气法为主，临床常用柴胡、郁金、青皮、陈皮、枳壳、厚朴、川楝子之类，佐以茯苓、泽泻、车前子等分利法，丹参、延胡索、莪术、红花、川芎等活血化瘀法，龙胆草、黄芩等清泄肝胆法。如升阳除湿防风汤之用茯苓、白芍，加味调中益气汤之用陈皮、木香、川芎、柴胡、当归，芍术冲剂之用白芍、茯苓、柴胡、莪术等，以及当代老中医研制的健脾舒肝丸、调养肝脾方、柴芍归香麦芽汤、疏滞养肝汤等皆以疏利肝胆之法为主。

对症退黄一法，除选用健脾、抑肝、疏导之法外，更主要是通过运用茵陈蒿、茯苓等淡渗分利之利法，达到退黄之目的。

（3）化瘀退黄：化瘀退黄法是指运用化瘀消癥之活血法为主，辅以补法、理气的方法与措施，以达活血散瘀、舒肝和络、恢复肝胆之疏泄功能，以治疗瘀积发黄、积聚、痞块证的一种治疗方法。

湿热疫邪客蕴，或伤及肝胆，肝胆疏泄失司或不能，均可导致气机郁结，气滞则血瘀，瘀血可内阻于肝胆。其突出矛盾在于血瘀，当根据病情及治疗需要灵活应用活血法、破血法，辅以疏利肝胆之行气、理气、解郁、分利诸法。临床常用莪术、赤芍、丹参、桃仁、红花、姜黄等化瘀之活血法，三棱、水蛭等破瘀之破血法，如血府逐瘀汤之主以桃仁、红花、赤芍、川芎，黑龙江中医药大学附属医院协定处方消痞化积丸之主以莪术、三棱、桃仁、丹参，河南中医学院一附院协定处方和肝散之主以片姜黄，以及当代研制的丹金强肝散、肝郁得效方、理气活血退黄汤、软肝缩脾方、疏肝汤、化瘀通气排水方等皆以活血法、破血法为主，以疗其瘀、破结散瘀、散结利肝。

基于气与血的关系，疏利肝胆法亦为其治疗的关键，通过运用疏利的方法，使气通则血行，亦是治疗瘀血阻滞证的基础治疗之一。疏利肝胆之法除选用活血法外，更主要采用行气、理气、解郁、分利诸法。历代研制的众多化瘀退黄方剂皆有体现，如血府逐瘀汤之配伍枳壳、柴胡，消痞化积丸之配伍瓜蒌、厚朴、陈皮、枳实、茯苓、茵陈蒿，和肝散之配伍瓜蒌、郁金等。当兼有肝胆损伤而出现脾虚、肝虚者当配以益脾益肝之补法，以解除因虚而滞、因虚而瘀所造成的进一步损伤，如丹金强肝散之用党参等。

本证在治疗时，除用活血法、疏利肝胆法退黄外，更主要采用淡渗分利之利法而退其黄，如消痞化积丸之用茵陈蒿、茯苓等。

散结消肿亦为不可缺少的对症治疗方法，临证根据病情需要，可合理配伍活血以散结、理气以散结、解郁以散结、消导以散结、软坚以散结、化痰以散结诸法，以除痞块、积聚。如消痞化积丸主用活血法散结，辅以瓜蒌、厚朴理气散结，郁金、陈皮疏肝散结，鸡内金、焦山楂、神曲、麦芽消导散结，牡蛎、鳖甲软坚散结，鳖甲、沙参、石斛柔肝散结；和肝散主以姜黄活血化瘀而散结，辅以郁金疏肝、理气、疏利以散结，瓜蒌理气、涤痰以散结，炒神曲消导以散结。

（五）退黄法的现代研究进展

近年来，对吐法治疗肝炎的临床研究表明，对于控制肝炎有利。实验研究表明，瓜蒂中葫芦素 B、E 有抗四氯化碳引起肝损伤作用，能减轻肝细胞变性、坏死，促进肝细胞再生，阻止脂肪变性和纤维化。

（六）退黄法的研究展望

根据退黄法的研究现状、发展趋势，今后退黄法在研究中应进一步加强以下三个方面：

一是应扩大退黄法的研究范围及思路，要进一步深化其对肝热病、黄疸、胎黄等病的治疗原理研究，明确退黄法的现代科学内涵。

二是应从药理学、药代学等方面研究和评价退黄法方剂在组成、作用及作用机制的科学性，为精简方剂、研制新方奠定基础。

三是重视退黄法药物的配伍应用研究，以及退黄经典名方茵陈蒿汤、茵陈四苓散、茵陈理中汤、黄连解毒汤的量-效关系，明确茵陈蒿等利法药物在方剂中的意义与作用。并通过系统整理历代医籍及临床诊疗经验基础上，加强经典方剂、实效复方配伍作用的研究，探讨其药理作用与有效成分变化的关系，进一步扩大退黄法的现代临床应用范围。

十一、消肿法的临床应用及现代研究

（一）消肿法的概念

消肿法是指运用具有消除水肿作用的方法与措施，达到消散肿胀、消除水肿为目的，以治疗水湿内停证的一种治疗方法与手段。

（二）消肿法的适应证

消肿法是运用多种方法与措施，达到消除水肿为目的的一种对症治疗方法。消肿法又分为利水消肿、行水消肿、化水消肿、渗湿消肿、制水消肿、散结消肿、化毒消肿等方面具体治法。消肿法主要适用于水肿病证的治疗，亦可用于局部肿胀症的治疗。

（三）消肿的方法与途径

《证治汇补·卷之三外体门·水肿章》有"治水之法，行其所无事，随表里寒热上下，因其势而利导之，故宜汗、宜下、宜渗、宜清、宜燥、宜温，六者之中，变化莫拘"的重要论述。通过对历代医疗文献的探索、消肿类方剂的总结，临床上消肿的方法主要有以下十三个方面：

一为发表行水消肿，应用汗法，即《黄帝内经》所说之"开鬼门"。通过应用辛散、发散、开汗窍的汗法，以其发汗之功用可使溢于皮肤、体内之水湿从肌表汗窍排出，使水湿从表得以溃散，以达到消除肿胀之目的。汗法是治疗水肿病标本兼治的重要方法之一，发汗消肿既可治疗皮肤水肿，又可治疗脏腑水肿。

二为宣肺利水消肿，应用汗法，通过应用宣通肺气的汗法，使上窍通而下窍泄，以排出水湿，达到消肿之目的。系通过应用开宣、宣畅肺气的方法，开启上源、使气机外宣下达、三焦通利、水液下输膀胱，使溢于皮肤、体内之水得以布散，达到消肿之目的。即"疏其源则流自洁，开其上而下自通"之意，系开源导流之法。

三为泻肺行水消肿，应用下气法、肃肺法，因肺主通调水道，通过应用肃降肺气、下气泻肺的方法，以其理肺、泻肺、恢复肺通调水道功能、疏利水道之作用，导三焦水湿渗入膀胱，使水湿得以消散、分解、排出，达到消除肿胀之目的。

四为淡渗利水消肿，应用利法，即《黄帝内经》所说之"洁净府"，系通过运用甘淡分利之利法，甘渗通利之作用利小便使体内多余或潴留之水液从小便而出、排出体外，达到消肿之目的。其有渗湿利水、除湿利水之效。

五为泻下逐水消肿，应用下法，系通过攻下、逐水的方法，以荡涤泻水、攻逐水饮，使体内潴留之水液、水湿从大便排出体外，达到消肿之目的。如《金匮要略·水气病脉证并治》"病水腹大，小便不利，其脉沉绝者，有水，可下之"，即是此理。

六为通利泻下消肿，应用下法，下法主要作用在三焦、大肠、肺，下法既能通利大便，又能通利小便，使体内湿热、水饮之邪从前后二阴分消、排除，使体内潴留的水液减少或消退，以达攻逐水饮的目的和作用。

七为祛湿行水消肿，应用清法、温法、利法、除湿法，通过应用清法、燥湿法、温法、利法、祛风等祛湿的各种方法，以其清化、温化、燥化、淡渗、消导、祛风法除湿、疏风胜湿之作用，使水湿得以消散、分解、排出，达到消除肿胀之目的。

八为行气利水消肿，应用理气法，通过运用行气的方法与药物，以达气化则水化，达到消肿之目的。并借其辛散理气之用，使气机流通，导水湿外泄。如《景岳全书·杂病谟·水肿论治》云："治水者必先治气，盖气化水自化也。"

九为活血行水消肿，应用消法之活血化瘀法，其立论依据系"血不利则为水"。通过运用活血化瘀之方法，以其辛散消瘀之性，通利脉络，消散瘀血，促进血行，以使瘀血去、水行之路畅通、气动水行、水津得行、水肿自消，以达到消肿之目的。

十为祛痰消肿，应用消法，因痰气内生，阻滞气机，痰气趁机充斥于肌肤，则可演变为水肿，其治当祛痰消肿。通过运用涤痰、化痰、消痰的方法，祛痰化湿利水，达到消肿之目的与作用。

十一为温阳化水消肿，应用温法，通过温补阳气、温补肾阳的方法，以振奋脾阳、元阳，水湿温之则化、阳气化津、化气利水，使水湿内化、内消，达到消肿之目的与作用。

十二为益气化水消肿，应用补法，通过补益脾肺之气以助宣行、运化水湿，使气足化水正常，达到消肿之目的与作用。

十三为健脾利水，应用补法，通过补益脾胃的方法，恢复脾主运化水湿之功能，以其运化水湿、健脾利水之功能，达到消肿之目的与作用。

（四）消肿法的临床配伍技巧及思路

1. 消肿法的源流　《素问·汤液醪醴论》曰："平治以权衡，去菀陈莝。""开鬼门、洁净府，精以时服。"提出发汗、利小便、攻逐等消肿的三大法则。张仲景则发挥了"开鬼门、洁净府"的治疗法则，明确提出按水肿部位论治的"诸有水者，腰以下肿，当利小便；腰以上肿，当发汗乃愈"（《金匮要略·水气病脉证并治》）的论述，并研制了诸多消肿的名方，如五苓散、防己黄芪汤、防己茯苓汤、麻黄附子汤、肾气丸、越婢加术汤、越婢汤等。宋代以后随着对水肿病因病机与辨证论治的渐趋详尽，创立了健脾温肾之法，如《济生方》之实脾饮、济生肾气丸以治肾虚水肿，《小儿卫生总微论方》《幼科铁镜》《幼幼集成》等著作强调温脾、实脾、健脾以利水消肿的治疗原则，《仁斋直指方》立桂苓汤、调荣饮等活血利水以消肿的治疗大法。而且《证治汇补·卷之三外体门·水肿章》总结历代治疗经验，提出了"治分阴阳""治分汗渗""湿热宜清""寒湿宜温""阴虚宜补""邪实当攻"的治肿原则，丰富了临床治疗学内容。

2. 消肿法的临床配伍原则　临证消肿法的方法主要有祛除水湿、分利水湿、调整脏腑功能等方法，使水湿之邪内消、内化、排出体外，达到利水、利湿、消肿之目的，临床除审因论治、解除致肿之因外，具体有以下十三个方面：

一为发表行水消肿，应用汗法，常用药物有麻黄、荆芥、防风、防己等，代表方剂有越婢加术汤、越婢汤、麻黄连翘赤小豆汤、防己黄芪汤、防风羌活汤、升阳除湿防风汤等。

二为宣肺利水消肿，应用汗法，常用药物有麻黄、杏仁、苏子等，代表方剂有越婢加术汤、麻黄连翘赤小豆汤等。

三为泻肺行水消肿，应用下气法、肃肺法，常用药物有葶苈子、苏子、半夏等，代表方剂有清肺饮、百合饮子、葶苈大枣泻肺汤等。

四为淡渗利水消肿，应用利法，常用药物有茯苓、车前子、泽泻、竹叶等，代表方剂有五苓散、竹叶泻经汤、导赤散、百咳散、猪苓散等。

五为泻下逐水消肿，应用下法，常用药物有大黄、芒硝等，代表方剂有大陷胸丸、舟车丸、十枣汤等。

六为通利泻下消肿，应用下法，常用药物有甘遂、大戟、大黄等，代表方剂有十枣汤、大黄甘遂汤等。

七为祛湿行水消肿，应用清法、温法、利法、除湿法，常用药物有黄芩、黄连、车前子、干姜、苍术、陈皮等，代表方剂有泻湿汤、藿朴夏苓汤、王氏连朴饮、除湿汤、当归龙胆汤、还阴救苦汤等。

八为行气利水消肿，应用理气法，常用药物有陈皮、厚朴、木香等，代表方剂有六磨汤、正气天香散等。

九为活血行水消肿，应用消法之活血化瘀法，常用药物有赤芍、川芎、桃仁、益母草、泽兰等，代表方剂有调营饮、牛膝汤、活血散瘀汤等。

十为祛痰消肿，应用消法，常用药物有陈皮、清半夏、胆南星、浙贝母、瓜蒌等，代表方剂有清痰饮、化痰丸等。

十一为温阳化水消肿，应用温法，常用药物有干姜、附子、桂枝等，代表方剂有真武汤、苓桂术甘汤、济生肾气丸等。

十二为益气化水消肿，应用补法，常用药物有黄芪、党参、茯苓等，代表方剂有参苓白术散、防己黄芪汤、防己茯苓汤等。

十三为健脾利水，应用补法，常用药物有白术、茯苓、薏苡仁等，代表方剂有参苓白术散、实脾饮等。

3. 消肿法的临床配伍技巧与思路

（1）宣肺行水法：宣肺行水法是指通过宣通肺气，使上窍开而下窍泄，适用于肺失宣降所致皮水、风水的一种消除水肿的治疗方法。

在传统中医"肺通调水道"的理论指导下，后世医家积极探索宣肺利水、发汗利水诸法在水肿治疗中的作用与意义。临证在制定宣肺行水法时，主用汗法，其治疗作用，其一是通过汗法的发散通透、辛开之作用，通过发汗可使溢于肌表、皮肤之水从汗孔以溃散，以达祛水外出、使水液从肌表而出，达到消肿之目的，即发汗行水、发表利水之意；其二，又可通过宣肺利水、以洁水源，使肺复通调、清肃得令，气行水行则浊水下泄，达到消肿之目的，即宣肺行水、宣肺利水之意。因此，汗法治疗水肿是标本兼治的重要方法之一，中医独特的治疗方法之一。临证常用麻黄、桂枝、生姜、羌活等汗法药物，以及具有宣肺洁源作用之杏仁、细辛等汗法药物。如越婢汤之主用麻黄、羌活、生姜，以及治疗肺气闭郁、水道不利、水湿流溢肌肤之风水相搏证的麻黄连翘赤小豆汤、麻黄加术汤、甘草麻黄汤、麻黄附子汤、麻黄杏仁薏苡甘草汤等诸多方剂皆主用汗法，通过宣肺通调水道、宣达卫气，以达消除水肿之作用、消肿之目的。或在应用其他消肿方法的方剂中佐用汗法以宣肺行水消肿，将辛宣寓于他法之内，有疏其源则流自洁、开其上而下自通之意，如越婢加术汤之佐用羌活、生姜，防己黄芪汤、防己茯苓汤之佐用防己，疏凿饮子之佐用羌活、秦艽、生姜，五皮饮之佐用生姜皮、桑白皮等。

由于水肿病证多与外邪客犯、肺失宣降、水道不利有关，汗法既能发散腠理、开玄府，又能宣通肺气利水道，有助于水液从汗、尿外排、外泄，是临证立法处方中的一个技巧。

根据病情及治疗需要，可酌情配伍其他各种消肿方法与措施，以适应不同治疗目的的需要。如配以扶脾制水、益气化水、温阳行水之法，如防己黄芪汤之用黄芪、白术，防己茯苓汤之用黄芪、茯苓，麻黄加术汤之用白术，麻黄杏仁薏苡甘草汤之用薏苡仁，麻黄附子汤之用附子等，皆取健脾益气温阳法之补土祛湿、益脾胜湿、实土堤水、健脾渗湿、化气利水、温阳行水之用。

（2）利水消肿法：利水消肿法是通过运用淡渗分利、通利小便，以治疗水湿内停证的一种治疗方法。

基于传统中医对水液代谢的认识与理论，利法主要作用于小肠、膀胱，通过增加小便、开下行之路，以排出湿热之邪及滞留体内的水湿、水饮、停水，从而使留于、渗于、停于体内的水液、水饮减少，而达到消肿之目的，是对症消肿法的重要措施与手段之一。临证多选用淡渗分利之茯苓、猪苓、车前子、泽泻、薏苡仁、滑石、赤小豆、金钱草等，或茯苓皮、大腹皮、生姜皮等带皮利水作用较强的药物，如五皮饮、五苓散、泽泻汤、实脾饮、真武汤、分消汤等方剂皆以利法为主。利法在水肿治疗中的主要作用，在于强化小肠泌别功能，使水液归于膀胱，从而使留于、停于体内的水液、水湿减少，达到消肿之目的。

在利法的基础上，还须根据脏腑功能失调、水湿潴留的程度及兼夹证之不同，灵活配伍通阳化气、健脾、补气、泻下、逐水、温阳、健脾利湿、理气化湿诸法，以达消肿之目的。

或配以泻下逐水之商陆、甘遂、大戟、芫花等，如疏凿饮子之用商陆、椒目，己椒苈黄丸之用椒目等。

或配以健脾、益气之法，如实脾饮、五苓散、四苓散之用白术，分消汤之用白术、砂仁，中满分消饮之用党参、白术、炙甘草、砂仁，泽泻汤之用白术等，皆取健脾益气法之补土祛湿、益脾胜湿、实土堤水、健脾渗湿、化气利水之用。

或配以其他各种祛湿之法，以加强利水、除湿之力，如中满分消丸之用炒黄连、炒黄芩燥湿，分消汤之用陈皮、木香燥湿等。

或配以温阳化气之品，以恢复肾主水的作用，历代诸多利水消肿方剂，如五苓散之配伍桂枝，中满分消丸之配伍干姜等温法药物，此类方剂配伍温阳之品的意义与目的在于加强脾肾运化水液之力。

（3）攻逐水饮法：攻逐水饮法是指运用具有攻下逐水、泻热逐水、破积逐水的下法为主，辅以理气、下气之法，用以治疗邪实水盛实证之胸腔积液、腹水、水肿等病证的一种治疗方法。

临证对于邪实水盛之实证，或正气未虚，或虽有虚象但仍需急救其标者，一时用之，当中病即止、切不可过用。临证对于肿势较著之证，使用甘遂、大戟、芫花、二丑等攻逐水饮的峻猛之品为主，以荡涤水饮邪热，使邪热水结实邪从二便而出。如十枣丸、舟车丸、禹功散等均主用下法逐水、为泻下逐水之法。临证应用时应把握好用药时机，在肿势较著、正气尚旺时，抓紧时机以祛水为急务，适当选用下法之逐水，临证在具体应用攻下逐水法时须严格掌握剂量、服法、禁忌症外，更应中病即止，使水邪速从大小便而去，以缓解病情，待水大去后，再议调补善后。

在主以下法的基础上，根据病情需要或配以理气、下气之法，以加强消肿作用。如舟车丸系在攻下之甘遂、大戟、芫花、牵牛子、轻粉等基础上，配以理气之青皮、陈皮、木香、槟榔等以破结、下气，此即"通理诸气，为之先导"（《成方便读·卷之三·利湿之剂》）之意，为行气逐水之代表方剂。

或在应用其他各种消肿方法时，辅以下法攻逐水饮，如《济生方》之疏凿饮子等皆有上下分消水饮之势，己椒苈黄丸、甘遂通结汤等亦辅以下法，以达逐水之功。

（4）温阳利水法：温阳利水法是指采用温阳散寒、燥湿之温法为主，辅以其他利水消肿之法，用以治疗脾肾阳虚所致水肿的一种治疗方法。

本证以阳虚为主，其蒸化、气化功能失司，临证当以温阳益气、生发阳气为治本之法，常选温阳散寒、燥湿之温法为主，历代诸多方剂皆此配伍思想，如甘姜苓术汤、苓桂术甘汤之主用干姜，渗湿汤之主用干姜、丁香，茵陈五苓散之主用桂枝，茵陈四逆汤、茵陈术附汤、真武汤之主用附子，实脾散之主用附子、干姜等。或加用仙茅、仙灵脾、肉桂之类温补肾阳之法，以加强温阳、散寒、化水之功。

根据病情配以分利、理气、辛散等之法，这样配伍其主水、制水、散水、利水、化水之法同用，既治其标，又固其本。或根据病情配以茯苓、猪苓、泽泻、滑石、通草等淡渗分利之利法，如茯苓皮汤之伍用淡渗分利之茯苓皮、猪苓、通草、竹叶；他如胃苓汤之用五苓散，苓桂术甘汤、甘姜苓术汤、茵陈五苓散、真武汤、附子汤之用茯苓等皆说明利法在温阳利水方剂中有较为普遍的配伍意义。或根据病情配以陈皮、大腹皮、厚朴等利气化湿之理气法，其一行气有助于化湿、化水，其二恢复中焦脾胃气机、有利于寒湿、水湿的分解，可收行气化水、畅中祛湿利水之功。如实脾饮之伍用厚朴、大腹皮，鸡鸣散之伍用紫苏叶、陈皮等皆属此配伍思想。或根据病情配以生姜等汗法药物，其配伍目的在于借其辛散、宣散之力，以散内外之水湿，给内水湿之邪以出路，加强消肿之效，如真武汤之用生姜等。

（5）疏风消肿法：疏风消肿法是指通过运用疏散风邪的汗法为主，达到发汗利水、宣肺利水等作用，用于治疗肺失宣肃所致皮水、风水相搏之风水、风毒在表等证的一种治疗方法。

宗张仲景"诸有水者……腰以上肿，当发汗乃愈""病溢饮者，当发其汗"之理论，并在中医"肺通调水道"的理论指导下，历代医家均强调以汗法为主，以达宣肺利水、发汗利水、发表利水之作用与目的，如治疗风水肿之越婢汤、溢饮之小青龙汤等皆以汗法为主，越婢汤之用麻黄、羌活、生姜，意在应用辛开苦降之法以利其肺气、开肺气以利小便，宣散肺气以通调水道，外窍通而内窍泄、上窍开而下窍利，达到消除水肿之作用、消肿之目的。他如麻黄连翘赤小豆汤、麻黄加术汤、甘草麻黄汤、麻黄附子汤、桂枝去芍药加麻黄细辛附子汤、麻黄杏仁薏苡甘草汤、越婢加术汤等皆主用汗法，以达宣肺利水、发汗利水、发表利水之治疗目的。通过汗法既可以辛开宣肺、宣达卫气，促进百脉流通、气血周流，以达发汗祛水、使水液从肌表而出，有消肿去饮之作用；又可通过宣肺利水、以洁水源，使肺复通调、清肃得令，气行水行则浊水下泄，达到消肿去饮之目的。汗法是治疗此类水肿时的主法之一，包含宣肺利水、疏风利水、解表利水之义，在此类疾病治疗中占有重要的作用与意义。历代医家研制了诸多主以或佐以或辅以汗法的有效方剂，应用于临床实践，取得了显著的疗效。在宣肺利水、发表利水、发汗利水之汗法，泻肺利水之下气法的基础上，亦可佐以淡渗分利之利法，意在肃降肺气与甘渗通利并进，以疏利水道、导三焦水湿渗入膀胱，共同达到利水消肿之治疗目的。临证常配以茯苓、薏苡仁、猪苓、苍术等药物。在具体应用疏风消肿法时，宜应根据具体病情灵活配伍其他各种祛湿、利水消肿的方法与措施，以加强消肿之作用，如麻黄连翘赤小豆汤之辅以赤小豆等，一般临证配伍应用利法、祛湿法、燥湿法，与汗法配伍以加强祛湿、消肿之力。

（五）消肿法的现代研究进展

通过对消肿法的研究与运用，一方面通过消肿法方药的作用机制的实验研究，已初步证实消肿法的抗炎、镇痛、抗变态反应和调节免疫功能等作用。另一方面，消肿法的治疗范围亦进一步扩大，除用于传统水肿的治疗外，亦广泛用于外科、骨科，特别是对于与水液代谢有关的内科疾病的治疗具有重要的价值与意义。现代研究表明消肿法及方、药的主要药理作用有：

消肿法中药物、有效成分、方剂的药理作用有抗炎、镇痛、抗变态反应和调节免疫功能等作用。如实验证明秦艽、青风藤、汉防己、臭梧桐、独活、羌活、五加皮、木瓜、丁公藤、威灵仙、雷公藤、昆明山海棠以及它们的有效成分或由它们所组成的各种复方。这类药物多具有抗炎、镇痛作用，尚有抗变态反应和调节免疫功能等作用。

消肿法方药，单味药茯苓、猪苓、泽泻、车前子、玉米须、金钱草、栀子、茵陈蒿等，复方茵陈蒿汤、猪苓汤、五苓散、八正散等，均具有不同程度的利尿作用。其利尿作用机制，可能通过抑制肾小管对电解质、水的重吸收，或作用于血浆心钠素，或增加肾脏血流灌注、提高肾小球滤过率等不同途径来实现的。

（六）消肿法的研究展望

通过对消肿法的研究与运用，已初步探讨了消肿法的现代作用机制，临床应用广泛，在多种疾病的治疗中效果显著。根据目前消肿法的研究现状及发展趋势，今后应进一步加强以下两方面的研究：

一是加强以文献为主要研究对象的文献整理方法，进一步整理古代医籍中消肿法、消肿法药物、消肿法方剂中涉及对因、对机、对症治疗方面的经验及组方技巧，总结历代消肿法组方遣药经验和制方理论，为临床治疗服务。

二是加强以临床观察为基础的临床试验研究，在现有现代研究成果的基础上，进一步探讨消肿法中药复方及其制剂的作用机制，进行拆方、分离研究，明确作用的物质基础，并对其疗效、安全性作出客观、准确的再评价，以便更好地指导临床合理、安全、有效用药。

第二节　针对主症的一般治疗方法与措施

一、止痛法的临床应用及现代研究

（一）止痛法的适应证

凡具有减轻、缓解，或制止疼痛为主要功效的治疗方法，称为止痛法。

止痛一法，为对症治疗的方法之一。只有在诊断明确、审因论治的前提下，才可予以考虑，否则会掩盖病情。实证、虚证皆应重在病因、病机治疗，虽有"急则治标"之说，但止痛法应用时必须谨慎。

止痛法适用于各种原因所致的疼痛，主要用于头痛、腹痛、面风痛、猝心痛、脾心痛、胃疡、胆石、蛔厥等，以及外科、骨科疾病。

（二）止痛的方法与途径

疼痛是临床中比较难以忍受的症状之一，痛证辨治时除审证求因、审因论治外，还须紧紧把握不通则痛或（和）不营则痛的病机关键，以疏通气机壅塞或（和）温养、濡养脏腑、经络为治疗关键，并重视证候之间的相兼及转化。

通过对历代医学文献的总结，根据其虚实寒热、外感与内伤、在脏在腑、在经在络的不同，临床上止痛的方法主要有以下十个方面：

一为解表止痛，采用汗法，通过辛散解表，凭汗法所具之宣、散、窜、透之性，既可使外邪透达于外，又可疏通经脉之瘀滞，使脉络通畅，达到通则不痛之目的。

二为通下止痛，采用下法，通过下法祛除肠道壅滞，使气机通畅，及通过下法通腑下行而调整气机，达到通则不痛之目的。

三为和解止痛，采用和法，通过和法利胆荡热、疏和少阳、宣展气机，使胆腑通降下行，达到通则不痛之目的。

四为解郁止痛，采用理气法，通过疏利肝胆、通利气机，调整脏腑功能，达到通则不痛之目的。

五为散寒止痛，采用温法，通过大辛大热之品，以达温中散寒、振奋阳气，使中阳得运、阴寒得散，脏腑经络得以温养，以达温经止痛之目的。

六为化瘀止痛，采用消法，通过活血化瘀之品，使瘀血得去、经脉得以通畅，以达活血化瘀、通络止痛之目的。

七为益气止痛，采用补法，通过补益脏腑之气，既能解除因虚而滞之气郁，又能温养脏腑、经络，达到营则不痛之目的。

八为温阳止痛，采用补法、温法，通过补益、温养之品，使脏腑、经络得以温煦，解除经脉拘急，达到营则不痛之目的。

九为滋阴止痛，采用补法，通过补益阴津，使脏腑、经络得以濡养，达到营则不痛之目的。

十为缓急止痛，采用补法，通过养肝、柔肝、缓肝的方法，使肝主筋发挥正常功能，达到缓急止痛之目的。

（三）止痛法的临床配伍技巧及思路

1. 止痛法的临床配伍原则 临证止痛法主要有制止或缓解疼痛、去其致痛之因等作用，具体有以下十二个方面：

一为解表止痛，采用汗法，常用药物有白芷、羌活、防风等，代表方剂有藿香正气散等。

二为通下止痛，采用下法，常用药物有大黄、芒硝、厚朴等，代表方剂有大承气汤、复方大承气汤、大黄牡丹皮汤等。

三为解郁止痛，采用理气法，常用药物有柴胡、郁金、青皮、麦芽、陈皮、槟榔片等，代表方剂有柴胡疏肝散、天津南开医院清胰1号方、苏州三院清胰炎1号等。

四为散寒止痛，采用温法、理气法，常用药物有干姜、丁香、木香、茴香等，代表方剂有正气天香散、盘肠散等。

五为化瘀止痛，采用消法，常用药物有桃仁、红花、莪术、延胡索、川芎等，代表方剂有少腹逐瘀汤、丹参饮等。

六为益气止痛，采用补法，常用药物有党参、白术等，代表方剂有异功散、理中丸等。

七为温阳止痛，采用补法、温法，常用药物有干姜、附子等，代表方剂有温脾丹、理中丸等。

八为滋阴止痛，采用补法，常用药物有沙参、麦冬、玉竹等，代表方剂有益胃汤等。

九为驱虫止痛，采用消法，常用药物有乌梅肉、使君子、苦楝根皮等，代表方剂有乌梅丸、追虫丸、天津南开医院驱蛔汤1号、2号，遵义医学院胆道蛔虫汤等。

十为溶石止痛，采用消法，常用药物有金钱草、鸡内金、海金沙等，代表方剂有元胡止痛片、益胆丸、天津南开医院清胆行气汤等。

十一为消积止痛，采用消法、理气法，常用药物有鸡内金、山楂、枳实等，代表方剂有枳实导滞丸等。

十二为缓急止痛，采用补法，常用药物有白芍、甘草等，代表方剂有芍药甘草汤等。

2. 止痛法的临床配伍技巧与思路 疼痛的原因众多，但其病机总离不开"不通则痛""不营则痛"，其治疗除重视病因学治疗外，亦应重视疏通气机、疏通经络、补虚之法以达"通则不痛""营则不痛"之治疗目的，更应重视缓急止痛、理气止痛、活血止痛、通络止痛等对症治疗措施与手段的选择。

（1）止痛法在虚痛中的应用：对于虚痛者，当审证求因、审因论治，虚则补之以治因治机，补虚则以益气、温中、滋养阴津为主，达到营则不痛之目的，如理中丸之用干姜、人参，小建中汤之用桂枝、芍药等；虚痛多系"不营则痛"，当用补虚、养血益气，使病变脏腑、经络得以温煦、濡养，其痛自止；又可因虚而滞，甚或继有寒湿、瘀血阻滞，而成虚中夹实之证，适当佐用疏通诸法，如理气、活血、化湿、通络等。如阳虚兼寒湿者，加附子；兼有气滞者，加厚朴；兼有食滞者，加山楂、神曲、麦芽；兼血瘀者，加丹参。

（2）止痛法在实痛中的应用：对于实痛者，其病因学治疗为祛邪，祛邪除散寒、消食、通腑法外，尚应针对内生病理产物（或因虚而致，或因实而致）进行针对性治疗，如利湿、燥湿、祛寒、活血、理气等；病机学治疗实痛者当以理气疏通、活血通络为主，且腑以通为顺、以降为和，故可在病因学、病机学治疗的基础上结合通下法；辨治时须紧紧把握不通则痛的病机关键，以疏通气机壅塞，疏通脏腑、经络为治疗关键。

（3）对于猝心痛的对症处理：猝心痛其发病机制为心脉瘀阻，心脉拘挛，不通则痛。虽然猝心痛的临床表现复杂、类证殊异，但急救处理总以通脉止痛为首务，当病情缓解后再根据四诊所见进行辨证论治。通脉止痛法除选用芳香开窍之麝香、苏合香、冰片等外，尚可灵活应用活血化瘀法、宣痹通阳法、豁痰宽胸法、芳香行气法、解痉止痛法等。活血化瘀法，常用乳香、延胡索、三七、川芎、山楂、桃仁等；宣痹通阳法，常用荜茇、细辛、桂枝等；豁痰宽胸法，常用瓜蒌、薤白、半夏等；芳香行气法，常用檀香、香附、青皮等；解痉止痛法，常用地龙、僵蚕、钩藤等。如苏合香丸用麝香、苏合香、冰片、安息香以芳香开窍为主，佐以木香、檀香、沉香、丁香、香附芳香行气、解郁通脉，乳香活血化瘀、疏通心脉，辅以荜茇温通心脉，诃子肉收涩敛气。

（4）对于脾心痛的对症处理：脾心痛是指胰腺本气自病所引起的经络不畅，临床以左上腹部持续剧烈疼痛为主症的急证。对于肝郁气滞证，治疗以疏肝、理气、通利、活血通络为主。疏肝法，常用药物有柴胡、郁金、青皮、麦芽等；理气法，常用药物有陈皮、厚朴、广木香、枳实、槟榔片等；通利法，常用药物有茵陈蒿、车前子等以疏利胆胰；活血通络法，常用药物有桃仁、红花、乳香、地龙、穿山甲等；并在治疗时强调"六腑以通为用"，灵活应用下法，使胆胰之气畅通，达到通腑消结之目的。对于胆胰热结证，以胆胰不通、热毒蕴结为病机关键，其病因学治疗为清热解毒，以清气、凉营、通腑法为主，佐以分利；病机学治疗以疏通气机、通腑下气为主，佐用疏肝解郁、宽胸理气、活血通络，并灵活应用"因势利导"之原则。若腹痛剧烈者，可酌情加用通下之生大黄、芒硝，活血之延胡索、莪术，消积之莱菔子等；若腑实燥结腹满者，可仿大承气汤急下存津、散结除满；若出现黄疸者，可酌加姜黄、金钱草、茵陈蒿及淡渗分利诸法，以利胆退黄。

（5）对于胆石症的对症处理：胆石症因嗜食肥甘或湿浊热邪虫毒等蕴聚于胆，胆汁淤积，与邪毒凝结而成砂石，临床以右上腹胀闷或痛，常伴发热、黄疸、呕吐，胆囊区压痛或反射至肩、背、腰。对于肝胆湿热证，系湿热之邪客犯肝胆，导致肝胆疏泄失司、胆汁潴留、结为胆石，胆石又阻塞气机，加重肝胆郁滞，故本证病因学治疗为清热除湿，除采用淡渗分利之茵陈蒿、栀子、茯苓、泽泻、车前子、滑石、金钱草外，尚可应用通下之大黄、玄明粉，燥湿泄火、清肝解毒之龙胆草、黄芩、黄连，若热重于湿者可加蒲公英、虎杖等清法，在拟定病因学治疗时尚需重视分利法、通下法的应用，使邪从二便而去；病机学治疗为疏利肝胆及排石，疏利肝胆以分利为主，辅以疏肝利胆之柴胡、郁金、青皮、陈皮、夏枯草等，佐以理气之木香、陈皮、槟榔，排石法除选用分利、通下之法外，亦可应用理气、软坚、活血诸法以溶石，对症治疗止痛一法除用疏利止痛、理气止痛、活血止痛、通络止痛外，尚应重视排石止痛、溶石止痛。对于气滞血瘀证，系结石阻塞气机，致使瘀血停滞，阻滞胆道，本证治疗以疏通气机、溶石化石为主，疏通气机以疏肝理气之柴胡、郁金、青皮、夏枯草为主，佐以分利、通下、行气诸法；溶石化石除选用分利、通下、理气诸法外，尚可应用活血化瘀、通络散结、软坚散结、化痰散结诸法；本证的对症治疗为止痛一法，除采用疏利止痛、理气止痛法外，更主要采用活血止痛、通络止痛、散结止痛、溶石化石止痛法的应用。

（6）对于面风痛的对症处理：面风痛系风寒、风热等邪侵袭面部经络，或素体阴虚内热，瘀痰阻滞，经脉受压或经络挛急所致，临床以反复短暂发作的一侧面部剧痛或痉挛，伴面肌抽搐为主要特征的痛病类疾病。对于风寒夹痰阻络证，系风寒夹痰上行头面，阻滞经络，不通则痛，治疗以疏通经络、调理气血为基本大法以止痛，并佐以祛风散寒。疏通经络以温通之制川乌、细辛、附子、桂枝为主，佐以活血化瘀、理气通络诸法，调理气血以理气、调气、活血、通络之法为主，祛风散寒以辛温发散之白芷、羌活、蔓荆子、白蒺藜、防风为主，祛痰以温化为主，佐以下气、分利、燥湿；对于本证尚需辨别病变经络，佐加引经药，引诸药直达病所。对于风热夹痰阻络证，系风热夹痰之邪，自表侵入经络，上犯颠顶，清阳之气受阻，气血凝滞，阻遏经络所致，治疗本证以疏利经络、调理气血为基本大法，临证常用活血化瘀、理气通络、化痰散结之法为主；止痛法除选用钩藤、僵蚕、地龙之息风解痉法外，亦可应用秦艽、羌活之祛风法止痛。对于火郁不宣、风痰阻络证，系肝经郁热不散、灼津炼液为痰，郁热夹痰循经壅阻脑络所致，其病因学治疗为清泄肝胆郁热，常用清泄肝热之龙胆草、黄芩、羚羊角为主，并常佐用疏散郁热之桑叶、菊花，分利郁热之栀子、白茅根、泽泻，通下泄热之大黄，使肝经郁热从肌表、二便透泄；病机学治疗为疏通经络，除选用泄肝之法外，尚可灵活应用疏肝解郁之夏枯草、郁金、柴胡，理气解郁之陈皮、青皮，活血疏通之地龙、赤芍、牡丹皮。病机学治疗之抑肝法除采用泄肝、疏肝之法外，尚可应用平肝潜阳之石决明、牡蛎，柔肝之白芍、生地黄；对症治疗止痛一法，除采用泄肝法、活血法外，尚可应用平肝息风解痉法、疏风法以止头痛。

（四）止痛法的研究展望

止痛一法是临床常用的对症治疗方法之一，对于多种与疼痛有关的疾病均可应用，现已研制出多种内服、外用新剂型，应用于临床，取得了较好的效果。根据目前止痛法的研究现状及发展趋势，今后应进一步加强以下两个方面的研究：

一是应扩大止痛法的基础研究范围，在现有研究基础上，进一步开展止痛类方药的止痛、镇痛机制的研究，阐述止痛法的现代治疗疾病原理、作用机制，积极开展有关方剂的动物实验研究，为临床应用奠定基础。

二是通过系统整理历代医籍及临床诊疗经验的基础上，重视具有代表性的古方、验方、单方的研究，开发出高效、速效、安全的止痛新剂型，以满足临证治疗的需要。

二、止泻法的临床应用及现代研究

（一）止泻法的适应证

凡具有使粪质稀薄得以缓解、收敛止泻为主要作用的治疗方法，统称为止泻法。

止泻法主要适用于泄泻病。收敛止泻主要适用于久泻不止，或暴泻、泄泻伤阴等病情急重者。

（二）止泻的方法与途径

通过对历代医学文献的总结，根据泄泻的病因、发病机制，临床上止泻的方法主要有七个方面：

一为收涩止泻，采用固涩法，通过运用酸涩收敛的方法，以固涩谷道、固肠涩便之作用，达到涩肠固脱、涩肠止泻、收敛固涩肠道之功。是对症治疗的方法与措施之一。

二为分利止泻，采用利法，泄泻对症治疗以止泻法为主，止泻除选用收涩止泻法外，更主要是通过运用分利法以强化小肠泌别功能，使留于或渗于肠中水液减少，从而达到"利前阴实后阴""利小便所以实大便"，使粪质稀薄得以缓解，间接达到止泻之目的。是泄泻病因、病机学治疗的重要措施之一。

三为通下止泻，采用下法、理气法、消导法，泄泻系感受外邪，内伤饮食，或因虚致泄，临证除审因论治外，尚需针对六腑以通为顺的原则，灵活使用通下之法。通过运用泻下通腑、下气导滞、消食导滞的方法，祛除其病因，恢复其肠道功能，间接达到止泻之目的。此法为固本之法，亦是治疗的一个技巧，此亦是"通因通用"之治。

四为清热止泻，采用清法，通过运用清肠泻火、清泻肠道湿热的方法，以祛除肠道邪热、湿热，使邪去、肠安，间接达到止泻之目的。是泄泻病因、病机学治疗的重要措施之一。

五为扶脾止泻，采用补法，通过运用健脾益气、扶脾、理脾的方法与措施，恢复或加强脾之运化水湿、水谷功能，使水谷分、精微布、水湿化，间接达到止泻之目的。是固本之法。

六为温阳止泻，采用补法、温法，通过运用温散外邪、温运脾阳、温补肾阳的方法，使脾肾温则运化复、大肠固而泻可止，间接达到止泻之目的。是固本之法。

七为抑肝止泻，采用理气法、清法、和法，通过运用疏肝理气、清泻肝热、调理肝脾的方法，以调理肝脾功能，轻利以调整泌别功能，间接达到止泻之目的。

（三）止泻法的临床配伍技巧及思路

诸因客蕴，均可导致气机不利、水谷不分、留聚谷道发为泄泻。在胃则水谷少化或不化、水与谷混合而下于肠；在脾则水谷精微、水液不能输布，水谷精微与水液混而留于肠；在小肠一则不能进一步消化水谷而水谷不分，二则不能泌别清浊，既不能将其精微归于脾，也不能将剩余的水液经肾之气化渗于膀胱，二者所致水谷精微、水液、清浊均滞留在小肠而下；在大肠则传而不聚，水液、精微内留而泻。临证在立止泻法时，除审因论治外，更应重视对肠胃脾功能的调理。

1. **止泻法的临床配伍原则**　通过对历代医家研制的诸多止泻方剂的分析与总结，临证止泻法的配伍原则与方法主要有审因论治、调理脾胃功能、收敛固涩，其在临证时的具体配伍原则有以下七个方面：

一为收涩止泻，采用固涩法，是对症治疗的方法与措施之一，常用药物有芡实、乌梅、赤石脂、禹余粮、石榴皮、肉豆蔻、诃子肉等，代表方剂有养脏汤、真人养脏汤、四神丸、桃花汤、赤石脂禹余粮汤等。

二为分利止泻，采用利法，泄泻对症治疗以止泻法为主，常用药物有茯苓、泽泻、猪苓、车前子、滑石等，代表方剂有胃苓汤、五苓散、四苓散、扶脾止泻散等。

三为通下止泻，采用下法、理气法、消导法，常用药物有大黄、厚朴、山楂等，代表方剂有芍药汤、加味香连散、消乳散、消食导滞丸、保和丸、香连化滞丸等。

四为清热止泻，采用清法，常用药物有蚕砂、黄连、黄芩、白头翁、秦皮等，代表方剂有蚕矢汤、加味解毒散、黄连四苓汤、大清肠汤、甘露消毒丹、小清肠方、香连化滞丸等。

五为扶脾止泻，采用补法，常用药物有山药、炙白术等，代表方剂有桂苓甘露饮、扶脾止泻散、健脾止泻散、参苓白术散等。

六为温阳止泻，采用补法、温法，是固本之法，常用药物有炮姜、肉豆蔻、补骨脂、附子等，代表方剂有附子理中汤、四神丸等。

七为抑肝止泻，采用理气法、清法、和法，常用药物有柴胡、薄荷、白芍、木瓜、当归、龙骨、地龙、钩藤、僵蚕等，代表方剂有绿泻宁、芍术冲剂、惊泻汤等。

2. **止泻法的临床配伍技巧与思路**　止泻法属对症治疗方法之一，主要适用于久泻不止，或暴泻、泄泻伤阴等病情急重者。临证止泻方法众多，除涩肠止泻法外，其他方法均为标本兼治之法。

（1）涩肠止泻法：涩肠止泻法是指运用固涩肠道的方法与措施，达到涩肠止泻、涩肠固脱之作用，主要适用于内脏虚寒之肠滑不固、久泻不止，或暴泻、泄泻伤阴等标急，甚至滑脱不禁者。属对症治疗方法及措施之一。

历代医家对涩肠止泻法的应用已积累了丰富的经验，《备急千金要方》载大桃花汤治久痢，宋《太平惠民和剂局方》载诃黎勒丸、御米汤、真人养脏汤治肠腑滑脱、传导失调之久泻之证。

临证对于肠滑不固、久泻不止，或暴泻、泄泻伤阴，甚或滑脱不禁等标急之证，主以涩肠止泻之固涩法，以达"急则治标"之治疗策略。临证涩肠止泻常用芡实、乌梅、赤石脂、禹余粮、石榴皮、肉豆蔻、诃子肉等药物。历代医家研制的诸多止泻方剂均体现了这一治疗思想与方法，如养脏汤之主以罂粟壳、诃子，真人养脏汤之主以罂粟壳、诃子，四神丸之主以五味子，桃花汤之主以赤石脂，赤石脂禹余粮汤之主以赤石脂、禹余粮，《普济方》大断下丸之主以诃子皮、龙骨、牡蛎、石榴皮、枯白矾等，均采用涩肠止泻之法为主，以达对症止泻治疗之目的与作用。

对于久泻不止，甚或滑脱不禁者，临床除采用涩肠止泻法为主，以达止泻之对症目的外，亦应根据病情审因论治，主以或佐以各种固本之法。或辅以温肾之补法、温法，常用补骨脂、肉桂、干姜、附子之类，历代诸多医家研制的涩肠止泻类方剂多以此配伍思路为特点，如四神丸除用肉豆蔻、五味子涩肠止泻外，又配以补骨脂、吴茱萸温补脾肾，桃花汤配干姜，真人养脏汤配肉桂，八柱散配附子、干姜，大断下丸配伍细辛、干姜、附子等，或加用四神丸、附子理中汤之类，其目的在于增强脾肾固涩胃关的作用，更主要在于达到病因学治疗作用。或根据病情需要配以健脾益气渗湿之品，如真人养脏汤、八柱汤皆配以人参、白术、炙甘草，养脏汤之辅以人参、白术、炙甘草、肉桂，桃花汤配以粳米等。或配以少量行气之理气法，除达到涩中有行、敛而不滞之用外，尚能调理肠胃功能，如真人养脏汤、诃子散、养脏汤之佐用木香，益黄散之佐用陈皮、青皮，六柱散之佐用木香等。

亦可根据病情及治疗需要佐以淡渗分利之法，通过淡渗分利之利法的"利前阴实后阴"来达到止泻之治疗目的与作用，临证可灵活配以茯苓、车前子、猪苓之类药物以加强其止泻效果。

临证对于湿热客肠日久，湿浊留滞，脾阳虚弱，又增其泻，故治疗当急于止泻，然后调理脾胃。止泻煎用车前子为主，以清热利湿、分利、利前阴实后阴；辅以炙米壳固肠止泻；佐以白芍缓肝理脾、渗利小便，桔梗宣肺而升提、提升下陷之清气，炮姜温运脾阳而利水湿。此类方剂可一时应用，待病情允许的情况下，以固本为主。

（2）分利止泻法：分利止泻法是指基于泄泻的直发、常见脏腑，以及水液代谢理论，临床以淡渗分利之法为主，辅以其他病因、病机学治疗方法与措施，以达到止泻为目的的一种方法。是临床止泻的主要方法与措施之一，除能达到止泻之目的外，亦能达到病因、病机学治疗目的。

泄泻以泌别异常为直接、常见。实泻，邪客于肠，则可导致气机不利，水谷不分，泌别异常，水谷、水液、清浊均滞留于谷道发为泄泻，应重视小肠及其泌别功能、正气驱邪外出在泄泻病机中的重要地位和作用。分利法在泄泻治疗中，主要作用于小肠，通过增加小便，以排出湿热之邪及滞留谷道的水湿，从而达到病因学治疗的目的，通过强化小肠泌别功能，使谷道内水液归于膀胱、水液由此而渗入前，而使留于或渗于肠的水液减少，达到"利小便所以实大便"的病机学治疗目的。

对于湿泻或湿重于热之实证泄泻，泌别功能紊乱，津液偏渗于肠内，或湿热胶结，不强化泌别则津枯气衰、热势猖獗之证，主用分利，以达到止泻存阴护气之作用，如胃苓汤、五苓散、四苓散、猪苓汤、宣清导浊汤、桂苓甘露饮之类方剂，均以淡渗利湿之药为主，旨在强化小肠泌别功能、膀胱气化功能，使水液或湿热从小便而出，直接或间接达到止泻之目的。

他如扶脾止泻散主用利法祛因、治机、止泻。对于湿热并重之泄泻，佐用分利，无论何原因致泻，均有水谷不分、"精华之气不输化"，故佐用淡渗利湿法，以调整泌别，如蚕矢汤、甘露消毒丹、三石汤、黄连四苓汤、天水清肠饮、清热利湿散等。对于热重于湿之泄泻，在大队清热解毒、燥湿泻火药的基础上，佐以微利，如黄连解毒汤、王氏连朴饮、香连散等，既能祛除水湿以泻热，又能强化泌别功能。

对于实证泄泻，临床尚可根据病情及治疗需要，亦灵活配伍清法、温法、下法、消导法、理气法，以祛除病因、恢复肠胃脾功能，加强临证止泻之作用。

对于虚证泄泻，对症治疗止泻除选用收涩止泻法（如芡实、乌梅、赤石脂、禹余粮、石榴皮等）外，更主要通过分利法以强化小肠泌别功能，使留于或渗于肠中水液减少，从而达到"利小便所以实大便"之目的。如参苓白术散之用茯苓、白扁豆、薏苡仁，七味白术散之用茯苓等。黑龙江中医药大学附属医院儿科协定处方之加味启脾丸辅以白术、茯苓、扁豆既健脾，又祛除水湿以减轻脾胃肠之负担、利于脾健；同时又强化小肠泌别功能，使肠中水液归于膀胱，祛其肠内壅滞，达到调整气机之目的。河南中医学院一附院儿科协定处方之健脾止泻散辅以茯苓、白术，既健脾助运，又分利调整泌别，达到止泻之目的。

临证在治疗时除收涩、分利止泻外，尚应辨别虚位（脾、胃、肠），虚性（气、阳）。合理伍用健脾益气、温补阳气等病因学治疗方法，以及恢复肠胃脾功能之健脾益气法、助运法、去肠中壅滞以减轻肠胃负担（常用山楂、神曲、麦芽、鸡内金等消食法及陈皮、木香、砂仁、槟榔片、青皮等行气法）、减轻脾脏负担之分利法（常用白术、茯苓等），轻利调整泌别（即强化小肠泌别功能使留于或渗于肠中水液归于膀胱）之茯苓、车前子、白扁豆、薏苡仁等，既分利，又扶正。若因土弱木乘者，可佐以柔肝之白芍，疏肝之柴胡，平肝之钩藤。

（3）抑肝止泻法：抑肝止泻法是指通过运用各种抑肝理脾的方法与措施，辅以淡渗分利之法，以调整肝脾关系，来达到抑肝止泻之目的，用以治疗惊泻、痛泻的一种治疗方法。

惊泻、痛泻以绿便为主症，临床多见肝胆热盛及脾虚肝旺二证，其肝热、肝旺既非肝胆之气有余，也非肝阳上亢。肝胆热盛证病因学治疗为清肝泻火，常用黄芩、黄连与柴胡相伍，兼湿热者，常选龙胆草、山栀子等；病机学治疗为抑肝、轻利，抑肝常用平肝、疏肝、柔肝之品，并注意辛凉疏泄之桑叶、菊花的应用，轻利既可调整小肠泌别清浊，又可去其肠内壅滞利脾助健，常用茯苓、车前子、泽泻等。脾虚肝旺证病因学治疗为健脾益气，常选白术、茯苓、山药等；病机学治疗为疏肝（如柴胡、薄荷、麦芽等）、柔肝（如白芍、木瓜、当归等）、镇肝（如龙骨、牡蛎等）、平肝（如地龙、钩藤、僵蚕等）等以抑肝，亦可扶土抑木，另可用轻利之品以调整泌别功能，如白术、茯苓等。如黑龙江中医药大学附属医院儿科协定处方之芍术冲剂用黄芪、白术、茯苓益气健脾，其一培土生金而益肺，其二扶土抑木而缓肝旺；当归养肝缓肝，白芍柔肝，柴胡、薄荷疏肝，地龙平肝，用疏肝、养肝、柔肝、平肝之法以抑肝旺，因其内寄生发之气，其有余是稚弱之有余；莪术活血通络，以平肺肝之气；诸药合用共奏抑（缓、养、疏）肝理脾之功。他如痛泻要方之用白芍酸寒，柔肝缓急止痛，而为君药；臣以白术苦甘而温，健脾补中，以扶土抑木；佐以陈皮理气燥湿、醒脾和胃，配少量防风，与术、芍相伍，辛能散肝郁，香能舒脾、鼓舞脾胃清阳之气。以及益脾镇惊散之用人参、甘草、炒白术、茯苓、钩藤、朱砂，娃娃宁之用琥珀、朱砂、天竺黄、钩藤、党参、白术、茯苓、甘草、薄荷等。

（四）止泻法的研究展望

现代药理研究表明，收敛止泻药物其止泻机制与多个环节有关，一是收涩保护，收敛止泻药物含大量鞣质，鞣质使肠黏膜的蛋白质沉淀凝固而在肠黏膜表面形成保护层，保护肠黏膜和减少有毒物质对肠黏膜的激惹而止泻；二是吸附肠内毒素、细菌及其代谢产物，减少对肠黏膜的刺激；三是抑制肠蠕动，加强止泻作用。目前对利法止泻的实验研究较少，其现代止泻机制不甚明确。

根据止泻法的研究现状，今后应进一步加强以下两个方面的研究：

一是应扩大收敛止泻及分利止泻法的基础研究范围，改变目前分利止泻法研究较少的不平衡的现状，并进一步开展止泻类方药的止泻机制的研究，阐述止泻法的现代治疗疾病原理。

二是通过系统整理历代医籍及临床诊疗经验的基础上，对古代小肠功能重新再认识，重视具有代表性的古方、验方、单方的研究，开发出高效、速效止泻新剂型，以满足临证的需要。

三、敛涎法的临床应用及现代研究

（一）敛涎法的适应证

敛涎法是指运用祛其因、固其标的清法、补法、温法、固涩法，达到去因固涩、收摄涎液之作用与目的，用于治疗滞颐、流涎的一种治疗方法。

（二）敛涎的方法与途径

通过对历代医疗文献的总结，当根据其虚实寒热、胎寒胎热、外感与内伤的不同，临床上敛涎的方法主要有以下四个方面：

一为固涩敛涎，采用固涩法，通过收敛固涩廉泉、脾、口的方法，达到收摄涎液之目的，是对症治疗方法与措施之一。

二为清泻敛涎，采用清法、利法、下法，通过运用直清、淡渗利湿、通腑泻火的方法与措施，以其清泻脾胃积热、湿热之作用，使廉泉约制有权，达到收摄涎液之目的，是固本之法。

三为益脾敛涎，采用补法、和法、利法，通过运用温运脾阳、扶脾益气、调和脾胃的方法与措施，使廉泉约制有权，达到收摄涎液之目的，是固本之法。

四为祛湿敛涎，采用利法、祛湿法、理气、补法，通过运用各种祛湿、化湿、利湿、扶脾的方法与措施，解除脾胃湿蕴之象，达到敛涎之目的，是病因学治疗之法。

（三）敛涎法的临床配伍技巧及思路

1. 敛涎法的临床配伍原则　临证对敛涎法主要有祛邪扶正、调和脾胃、收敛固涩，其在临证时的具体配伍原则有以下四个方面：

一为固涩敛涎，采用固涩法，常用药物有益智仁、山药、乌药、龙骨、芡实、益智仁等，代表方剂有益黄散、桑根白皮汤、龚氏验方等。

二为清泻敛涎，采用清法、利法、下法，常用药物有黄连、生石膏、黄芩、竹叶、栀子、茯苓、厚朴、莱菔子、酒军、鸡内金等，代表方剂有泻黄散、清热泻脾散等。

三为益脾敛涎，采用补法、和法、利法，常用药物有人参、白术、茯苓、陈皮、木香、干姜等，代表方剂有七味白术散、异功散、益黄散、温脾丹等。

四为祛湿敛涎，采用利法、祛湿法、理气法，常用药物有栀子、竹叶、茯苓、白茅根、黄连、黄芩、桑白皮、白术等，代表方剂有七味白术散、异功散、益黄散、温脾丹、泻黄散、清热泻脾散等。

2. 敛涎法的临床配伍技巧与思路　敛涎法属对症治疗方法之一，主要适用于滞颐、流涎之证。但临证当审因论治，标本兼治。

（1）清泻敛涎法：清泻敛涎法是指运用清泻脾胃、除湿化浊之清法、利法、祛湿法为主，辅以固涩收敛之法，用于治疗脾胃实热证滞颐的一种方法。

脾胃实热证系胎热、素蕴积热，脾胃实热则缓而廉泉开、口涎失于约制，或脾胃湿蕴则涎多所致。"舌为心之苗、脾之外候""脾气通于口"，故心脾积热则舌赤唇裂、口腔溃烂、流涎，治当清心泻脾、泻火燥湿，清热泻脾散方中用栀子入心、胃、三焦经，能泻火除烦、清热利湿、凉血解毒，黄连入心、胃、大肠经，能清热燥湿、泻火解毒，共为主药，辅以黄芩清热燥湿、泻火解毒，生石膏辛大寒入胃经、能清热泻火，赤茯苓清热利湿、导热从小便而出，生地黄清热凉血，佐以朱砂解热定惊。方中去脾胃积热有直清，有分利、导热从小便而出；治湿有燥湿、有利湿。泻黄散方中用栀子清泻脾胃积热、燥湿，生石膏与栀子相配以清泻脾胃实火；佐以藿香叶辛散郁热、芳香醒脾调中，防风既能升散脾胃伏火，又可发越脾胃清阳之气。

通过分析治疗本证的经典方剂清热泻脾散、泻黄散的配伍思想可以看出，本证的病因病机学治疗为清热泻脾，使脾健、积热去则收约正常，滞颐自除。清泻脾胃的方法，一为直清之黄连、栀子、生石膏、黄芩等，二为淡渗利湿、导热从小便而出之竹叶、栀子、茯苓等，三为通腑泻火、导热从大便而出之厚朴、莱菔子、酒军等，四为消食导滞去积热之焦山楂、麦芽、鸡内金等，五为辛散郁热之防风、藿香等。除选用病因病机学治疗的方法与措施外，亦可灵活应用各种祛湿之法以去其湿蕴，其祛湿之法，多为淡渗利湿之用栀子、竹叶、茯苓、白茅根等，更主要的是用燥湿清热之用黄连、黄芩，亦可选用泻肺利水、通调水道之用桑白皮，并给湿以出路。

临证在病因学、病机学治疗的基础上，可选用收涩涎液之对症治疗，常选益智仁、山药、乌药等，以增强其敛涩之力。如食滞手足心热者，加神曲、山楂；若大便稠黏或秘结者，加莱菔子或酒军；若湿滞明显者，加黄芩、黄连；若兼心经热盛而见舌尖红赤者，加玄参、竹叶、白茅根。

（2）益脾敛涩法：益脾敛涩法是指运用益脾、扶脾、温脾、除湿化浊之温法、利法、补法为主，辅以固涩收敛之法，用于治疗脾胃虚寒证滞颐的一种方法。

脾胃虚寒、无力收约则不能收摄涎液，廉泉不闭，或脾弱湿蕴则涎多所致。扶脾为本证的病因病机学治疗，扶脾又当根据病情采用健脾益气、温中散寒之法，健脾常选四君子汤、山药之类，温中常选干姜、丁香等。如七味白术散之用党参、白术、茯苓、木香，异功散之用党参、白术、甘草，龚氏验方之用白术、茯苓、炮干姜，益黄散之用丁香，温脾丹之用干姜、丁香、白术等。

临证除采用扶脾、健脾、温脾的方法以使脾胃虚寒得去，脾气功能恢复，自能收摄涎液，廉泉收约正常，自然达到预期的治疗目的。但祛湿一法在本证治疗中亦占有重要的意义，祛湿的方法，一为温脾燥湿之制半夏、厚朴等，二为淡渗利湿，常选既淡渗又健脾之用茯苓、白术，三为行气运脾化湿之用青皮、陈皮、木香等。如七味白术散之用茯苓、木香、藿香，异功散之用茯苓、陈皮，益黄散之用青皮、陈皮、丁香，温脾丹之用干姜、青皮、制半夏、木香、丁香、陈皮等皆采用多种方法与途径祛湿、化湿、利湿。

亦应佐用收涩涎液之对症治疗，临证当首选既有收涩又有健脾作用之益智仁、山药、芡实之类，如益黄散之配伍诃子肉收涩涎液，龚氏验方之配伍益智仁等。

若见气短乏力、时泻稀溏等气虚下陷者，加黄芪、升麻之类，如七味白术散之用葛根鼓舞脾胃清阳之气。若见水谷不化、舌胖苔滑等中阳不振者，加肉桂、吴茱萸。

（四）敛涩法的研究展望

敛涩法是用于治疗滞颐、流涎的一种对症治疗方法，其蕴涵着固本的治疗思想。根据敛涩法的研究现状，今后应进一步加强以下两个方面的研究：

一是应扩大敛涩法的基础研究范围，通过系统整理历代医籍及临床诊疗经验的基础上，对滞颐与脾、口、廉泉、玉英及联络其间经络的关系进行再认识，重视具有代表性的古方、验方、单方的研究，以满足临证的需要。

二是重视敛涩法的临证配伍方法的研究，如固涩之法与益脾之法、祛湿之法与固本之法、清泻脾胃与淡渗分利等综合配伍应用方面。

四、固脬止遗法的临床应用及现代研究

（一）固脬止遗法的适应证

固脬止遗法是指运用祛其因、固其标的清法、补法、开窍法、固涩法，达到祛因止遗、固摄止遗之作用与目的，用于治疗遗尿、尿床病的一种治疗方法。

（二）固脬止遗的方法与途径

遗尿、尿床病其发病机制或因禀赋，或因调护，或因病损药伤，致肾心肺脾虚弱，摄控失健而尿床，阳入阴则睡卧，心肾"阳气衰伏"，入夜则心神不能振奋，水不下禁；或因痰湿内蕴，或肝经郁热，或因瘀血内停，则蒙阻三焦，痹阻心神，入夜不能振奋，神失其用，传送失度而致控摄失司。通过对历代医疗文献的总结，尿床摄控失健当补益，分强肾、健脾、补肺；控摄失司当祛痰化湿、活血通经、清利肝热，但离不开开心窍、益心神。临床上固脬止遗的方法主要有四个方面：

一为固脬止遗，采用固涩法，通过收敛固涩膀胱，达到涩精止遗之目的，是对症治疗方法与措施之一，适用于精关不固、膀胱失约之证。

二为固肾摄精，采用补法、固涩法，通过运用补益肾气、固摄肾气的方法与措施，使肾得封藏、精关得固，达到涩精止遗之目的，本法是标本兼顾之法。

三为益气止遗，采用补法，通过运用补益肾气的方法，使气能固摄尿液、肾精得固，达到涩精止遗之目的。

四为醒神止遗，采用开窍法、祛痰法、清法，通过芳香开窍、宣肺开窍、涤痰开窍、清心开窍、活血开窍、疏肝开窍、通络开窍诸法，意在恢复心主神明之职，使心神振奋，达到涩精止遗之目的，本法是病机学治疗之法。

（三）固脬止遗法的临床配伍技巧及思路

1. 固脬止遗法的临床配伍原则　临证固脬止遗法主要有补益肾气、收敛固摄、醒神开窍，其在临证时的具体配伍原则有以下四个方面：

一为固脬止遗，采用固涩法，常用药物有桑螵蛸、沙苑蒺藜、牡蛎、龙骨、莲须、芡实、金樱子等，代表方剂有金锁固精丸、桑螵蛸散、水陆二仙丹、缩泉丸等。

二为固肾摄精，采用补法、固涩法，常用药物有桑螵蛸、沙苑蒺藜、益智仁、龙骨、山药等，代表方剂有金锁固精丸、桑螵蛸散、水陆二仙丹、尿床散等。

三为益气止遗，采用补法，常用药物有山药、芡实、益智仁、乌药等，代表方剂有金锁固精丸、桑螵蛸散、缩泉丸等。

四为醒神止遗，采用开窍法、祛痰法、清法，常用药物有胆南星、半夏、节菖蒲、郁金、炙麻黄、柴胡、夏枯草等，代表方剂有清心止遗散、醒神止遗散、清心泻肝安脬汤等。

2. 固脬止遗法的临床配伍技巧与思路　固脬止遗法属对症治疗方法之一，主要适

用于肾虚不固、膀胱失约，或标急之证。但临证当审因论治，细查其病机，标本兼治。

（1）补肾止遗法：补肾止遗法是指运用益肾止遗的补法为主，辅以益心开窍、健脾益肺的方法，用以治疗尿床心肾不固证。

在治疗心肾不固证时，常规选用补肾止遗、固缩小便的药物，如桑螵蛸散之主以桑螵蛸、龟甲、龙骨，尿床散之主以益智仁、龙骨、山药，遗尿散之主以益智仁等，临证多选用既补肾，又收敛固涩之桑螵蛸、益智仁之类，或既健脾，又固涩之山药、芡实之类，使肾能发挥封藏、固摄、气化功能。

作为睡中小便自遗、醒后方觉的遗尿、尿床病证，与心主神明有密切关系。心肾不固证除尿床外，多表现为神疲嗜卧、寐则懒动、呼之不应，或虽醒仍神志模糊、不知排尿，此系阳入阴睡卧、心肾"阳气衰伏"，入夜心神不能振奋、水不下禁所致。宗《类证治裁·闭癃遗溺论治》："睡中自遗，幼稚多有，俟其气壮乃固，或调补心肾自愈。"临证除选用补肾、健脾、固涩小便之补法、固涩法外，亦须选用人参、当归、远志、茯神等药物以补养心气、宁心安神以利心窍，节菖蒲之类开窍醒神，养心宁神与开窍醒神并用，意在恢复心主神明之职。如尿床散方中用远志性温入心肺肾经、茯神性平入心肝脾经，能宁心安神利窍，节菖蒲性微温入心肝脾经，能芳香开窍醒神而为主，意在恢复心主神明之职；辅以党参、远志补养心气，龙骨既可固涩止遗又能镇心安神；佐以益智仁温脾暖肾、固涩小便，山药补脾胃、益肺肾、缩尿，莲子益脾肾、清心，萆薢既能除阳明之湿而固下焦，又能分清泌浊。诸药合用共奏益心开窍、益肾健脾止遗溺。他如，遗尿散之配伍朱砂，桑螵蛸散之配伍远志、菖蒲、龙骨、人参、茯神等，皆此配伍思想。

自拟心肾不固系列方。Ⅰ号方药用益智仁、菟丝子、山药、龙骨各50g，巴戟天10g，远志、补骨脂各20g，炙黄芪、茯神各25g。散剂，5岁小儿每次3g，5岁以上每次3~5g，早、午2次，淡盐水送服。Ⅱ号方药用桑螵蛸、益智仁、党参、节菖蒲、龙骨各10g，远志、莲子各5g，炙麻黄2g。水煎，留汁50mL，5岁小儿每日晚服10~25mL，5岁以上每晚服25~50mL。Ⅰ号方用菟丝子、巴戟天、补骨脂补肾助阳、填精；远志、茯神、炙黄芪补养心气、安神利窍，龙骨镇心安神；山药、益智仁、龙骨温脾固肾、缩泉止遗。Ⅰ号方具有补肾助阳、养心宁神作用。Ⅱ号方用节菖蒲、炙麻黄芳香开窍醒神，与远志、党参养心安神利窍相伍，意在恢复心主神明之职；桑螵蛸、益智仁、龙骨、莲子益肾固涩、缩泉止遗。Ⅱ号方具有养心宁神、开窍醒神、固涩止遗作用。

根据病情需要，若肾阳虚较著者，加附子、补骨脂以壮阳温肾；若肾阴不足者，加山萸肉、女贞子以滋肾阴；若尿床次数频繁者，加牡蛎、乌药以固涩下焦；若尿次多而尿量少者，加黄芪、升麻、柴胡以升阳益气、升举阳气；若伴有痰湿内蕴、困寐不醒者，重用节菖蒲，加炙麻黄、郁金以开心窍，或加半夏、胆南星以涤痰开窍醒神。

（2）醒神止遗法：醒神止遗法是指运用补肾止遗、固涩止遗法为主，辅以各种开窍醒神之法，用以治疗尿床肾虚心实证的一种治疗方法。

肾虚心实证的治疗时，常规选用补肾止遗、固涩止遗法药物，临证一般选用桑螵蛸、沙菀蒺藜、牡蛎、龙骨、莲须、芡实、金樱子等缩泉止遗法药物，桑螵蛸、覆盆子、益智仁、淡苁蓉、五味子等补法药物，以补肾、固涩小便。如安徽省天长市中医院龚士澄主任医师研制的清心止遗散中主以桑螵蛸，江苏省仪征市中医院孙浩主任医师研制的醒神止遗散中主以覆盆子、益智仁、淡苁蓉、五味子等，若遗尿次数频繁者，或在治疗的基础上加牡蛎、乌药、龙骨以固涩下焦。

睡中小便自遗、醒后方觉的遗尿、尿床病证，与心主神明有密切关系。肾虚心实证除尿床外，多表现为困寐不醒、酣睡不醒、不易唤醒，此缘痰湿内蕴、痰热滞留胞络，寐则心神不振、机窍不灵，痹阻心神，入夜不能振奋所致。临证尚须辨别心实的实质与内容，灵活应用节菖蒲、郁金之类芳香以开心窍，半夏、陈皮、胆南星之类涤痰以开窍醒神，炙麻黄之类宣肺以开心窍，黄连、莲心、竹叶之类清泻心火以开心窍，并佐以远志、茯神等补养心气、宁心安神以利心窍，养心宁神与开窍醒神并用，意在恢复心主神明之职。如清心止遗散之用人造牛黄、石菖蒲、黄郁金、川贝母清心涤痰以开心窍，醒神止遗散之黄郁金、半夏、胆南星、菖蒲涤痰以开心窍，远志宁心安神以利心窍，莲心清心以开窍醒脑。

肾虚心实缘自肾虚不固，痰湿痹阻心神，除选用化湿、涤痰、清心的方法以开窍醒神外，尚须应用运脾、扶脾的方法，以治已生之湿及杜其生湿之源。醒神止遗散之佐以茯苓、炒苍术，运脾利湿而祛湿化痰。

（3）泻肝安脬止遗法：泻肝安脬止遗法是指运用清泻肝胆之清法为主，辅以各种开窍醒神之法，用以治疗尿床下焦湿热，或肝经郁热证的一种治疗方法。

下焦湿热，或肝经郁热证，其尿黄而腥臊，是湿热煎迫下注所致；其尿次少、量少，系热灼津少所致。治疗当以清肝泄热、利湿降火之清法、祛湿法为主，临证选用龙胆草、黄芩等清法以清肝泄热，车前子、栀子、泽泻、木通等淡渗利湿之法以降火、导热外出，给肝胆郁热、湿热以出路。如龙胆泻肝汤之用龙胆草、泽泻、车前子、木通，沈氏闶泉丸之用栀子、茯苓，清心泻肝安脬汤之用泽泻、龙胆草、竹叶、莲心、黄柏、萆薢等。

对于下焦湿热，或肝经郁热，蒙阻三焦，闭阻心神，入夜不能振奋，神失其用，致传送失度而控摄失司而见尿床，其烦躁、梦呓、夜惊系热扰心神，心神痹阻所致，故临证在应用清法、利法、祛湿法的基础上，根据其病机灵活选用黄连、栀子、木通、竹叶之类清心泻火以醒神，炙麻黄之类宣肺以开心窍，郁金、石菖蒲之类芳香以开心窍，半夏、陈皮、胆南星之类涤痰以开窍醒神，以恢复心主神明之旨。如龙胆泻肝汤之用泽泻、车前子、木通，沈氏闶泉丸之用栀子、茯苓，清心泻肝安脬汤之用竹叶、石菖蒲、郁金、萆薢、莲心等。

临证可佐以固缩小便之固涩法，以增强止遗之功。如沈氏闶泉丸之用益智仁、白薇等。若夜惊不安者，加钩藤、僵蚕息风以安神；若小便赤涩者，加白茅根、木通导赤以清心火。

临证亦有因瘀血内阻，气血不能宣通，痹阻心神，入夜不能振奋，故液渗入膀胱，而旋溺遗失，故除尿床外，兼见小便滴沥不畅、小腹胀满、舌暗、脉涩，可仿代抵当丸化裁，药用大黄、芒硝攻下逐瘀，桃仁活血通络祛瘀，益智仁、菖蒲开心窍，肉桂以助膀胱气化。若夜卧不宁、龄齿梦呓、夜惊等症较显著者，系湿热痹阻、扰及心神所致，可加黄连、莲心、灯心草、竹叶以清心安神；若困睡呼之不醒或虽醒亦朦胧不清者，系湿蔽心包，可加石菖蒲、远志、郁金，以开窍醒神通窍。

（四）固脬止遗法的研究展望

固脬止遗法属对症治疗方法之一，系用收敛固涩的方药来治疗尿液滑脱的病证，主要适用于肾虚不固、膀胱失约之尿床证，或多尿、尿频、尿失禁等标急之证。根据固脬止遗法的研究现状，今后应进一步加强以下两个方面的研究：

一是应扩大固脬止遗法的基础研究范围，通过系统整理历代医籍及临床诊疗经验的基础上，对遗尿、尿床、尿失禁的病机重新再认识，重视具有代表性的古方、验方、单方的研究，开发出高效的新剂型，以满足临证的需要。

二是重视固脬止遗法的临证配伍方法与应用研究，如补肾之法与健脾之法、开窍之法与安神之法、各种开窍措施的综合配伍应用等方面。

五、止带法的临床应用及现代研究

（一）止带法的适应证

止带法是指运用去其因、固其标的清法、补法、温法、祛湿法、固涩法，达到去因止带、固摄止带之作用与目的，用于治疗妇人带下病的一种治疗方法。

带下病多因脾失健运、湿邪下注，或湿蕴化热，或木郁脾乘，或外感湿热之邪。由于带下之病除与湿有关外，常又夹脾虚、肝郁，因此，止带法又常配伍健脾、疏肝之法。

（二）止带的方法与途径

通过对历代医学文献的总结，当根据引起带下虚实寒热之不同，临床上止带的方法主要有八个方面：

一为固冲止带，采用补法，通过运用补肾固精以固护冲任、补脾生血以资血海、补肝敛阴以固冲脉的补益之法，使带脉约束有权，达到止带之目的，此乃治带之本的方法。

二为固肾止带，采用补法，通过运用补益肾气、滋养肾阴的补益之法，以恢复肾之固藏之功，达到补肾固带之目的，此乃治带之本的方法。

三为除湿止带，采用补法、清法、理气、温法，通过运用补益之法以健脾渗湿、清热苦燥之法以燥湿、芳香理气之法以化湿、温燥温化之法以除湿，使湿邪得化，达到止带之目的，此亦治带之本的方法。

四为祛湿止带，常用利法、下法、汗法，通过运用淡渗分利之法以利湿、通腑泻下之法以下湿、辛散疏风之法以胜湿，给邪以出路，使湿邪得去，达到止带之目的，此亦治带之本的方法。

　　五为清热止带，常用清法，通过运用清热泻火、燥湿除邪之法，以祛其邪热，使邪热得除，达到止带之目的，此亦治带之本的方法。

　　六为温阳止带，采用温法，通过运用温补阳气之法，既温散湿邪，又固摄冲任，达到止带之目的，此亦治带之本的方法。

　　七为调摄冲任，采用和法、补法、理气法，通过运用调理冲任气血之法、补益冲任气血之法、疏肝解郁之法，以调整冲任功能，达到止带之目的，此亦治带之本的方法。

　　八为固涩止带，采用固涩法，通过运用收敛固护、固涩精气之法，达到止带之目的，此乃治带之标的方法。

（三）止带法的临床配伍技巧及思路

　　1. 止带法的临床配伍原则　临证对症止带法主要有祛邪扶正、固摄冲任、收敛固涩，其在临证时的具体配伍原则有以下八个方面：

　　一为固冲止带，采用补法，常用药物有海螵蛸、乌贼骨、芡实、山药、五味子等，代表方剂有固冲汤、固精丸等。

　　二为固肾止带，采用补法，常用药物有桑螵蛸、菟丝子、韭子、金樱子、肉苁蓉等，代表方剂有知柏地黄丸、内补丸、六味地黄丸、消带汤等。

　　三为除湿止带，采用补法、清法、理气、温法，常用药物有白术、黄柏、黄连、苍术、土茯苓、薏苡仁、龙胆草、白鲜皮等，代表方剂有五味消毒饮、龙胆泻肝汤、知柏地黄丸等。

　　四为祛湿止带，常用利法、下法、汗法，常用药物有猪苓、泽泻、茯苓、车前子、栀子、茵陈蒿、通草、藿香等，代表方剂有止带方、易黄散、完带汤、愈带汤等。

　　五为清热止带，常用清法，常用药物有牡丹皮、银花藤、蒲公英、贯众、红藤等，代表方剂有清热止带汤、五味消毒饮等。

　　六为温阳止带，采用温法，常用药物有附子、肉桂、鹿茸、肉苁蓉等，代表方剂有内补丸、固精丸等。

　　七为调摄冲任，采用和法、补法、理气法，常用药物有柴胡、郁金、白芍、醋制香附、川楝子等，代表方剂有清热止带汤、白带丸等。

　　八为固涩止带，采用固涩法，常用药物有白果、生龙骨、生牡蛎、椿根皮、五倍子、鸡冠花、鱼螵等，代表方剂有易黄散、白带丸、收涩止带汤等。

　　2. 止带法的临床配伍技巧与思路　带下病是以湿邪为主，临床以带下的量明显增多、色、质、气味发生异常为主症，其病缠绵、反复发作、不易速愈，是妇科领域中仅次于月经病的常见病。临证要辨别带下之寒热虚实，采用针对性治疗方法与措施。

　　（1）除湿止带法：除湿止带法是指运用各种除湿、祛湿的方法，以祛除湿浊、湿热，适用于、湿热下注所致带下的一种治疗方法。

　　带下的发生主要与湿邪有关，《傅青主女科·女科上卷·带下》有"夫带下俱是湿证"的重要论述，其湿邪客犯胞宫，阻滞任带，约固失司。除湿止带法临证以除湿、祛湿之利法，清法、温法、理气、汗法、补法为主，以使湿邪内化，并给湿邪以出路，达到祛湿、除湿止带之治疗目的，临证在具体应用时一般以利法为主，如常用茵陈蒿、茯苓、泽泻、车前子、栀子等，如《世补斋医书·不谢方》止带方之主以茵陈蒿、车前子、栀子、猪苓、茯苓、泽泻等利法药物，或辅以利法，如易黄散、完带汤之用车前子，龙胆泻肝汤之用栀子、车前子、木通、泽泻等。

除主以或辅以利法外，当根据湿邪之来源、入侵途径、客犯部位、湿易化之性，辅以其他各种祛邪、化湿、除湿、燥湿之法，如止带方、易黄散配以燥湿之黄柏，白带丸配以燥湿之酒炒黄柏、香椿皮，完带汤配以燥湿之陈皮、苍术，龙胆泻肝汤之龙胆草、黄芩等。也可配以健脾渗湿、燥湿之健脾之法，如《傅青主女科》易黄散配以健脾渗湿止带之山药、芡实，完带汤配以补益之土炒白术、山药、人参等。

除应用各种除湿、利湿、燥湿法以祛湿止带外，亦可根据具体情况佐以活血止带之法，如止带方配以凉血止带之赤芍、牡丹皮，清带汤之用茜草等。

根据湿邪之来源、入侵途径，灵活应用利法、下法、汗法，给邪以出路、引湿下行、祛风胜湿，如止带方之用牛膝，完带汤之用黑荆芥穗等。

也可根据带下之急缓，辅以、佐以固涩止带之法，以收标本兼顾之功，如易黄汤之用白果、炒山药、炒芡实，《中华人民共和国药典》白带丸之用香椿皮等。

（2）清热止带法：清热止带法是指运用清热泻火、燥湿解毒为主的方法，以清除邪热、湿毒，适用于湿毒蕴结所致带下的一种治疗方法。

湿毒邪热内侵、客犯胞宫，甚或损伤任带二脉，秽浊下流，如《女科证治约旨》有"若外感六淫，内伤七情，酝酿成病，致带脉纵弛，不能约束诸脉经"的论述。清热止带以清热解毒、泻火燥湿之清法为主，以清胞宫邪热、毒热，临床一般选用清法为主，如《中医治法与方剂》之清热止带汤主以银花藤、蕺菜、蒲公英、红藤、贯众、菊花，五味消毒饮主以蒲公英、金银花、野菊花、紫花地丁，樗根皮丸主以黄柏，龙胆泻肝汤主以龙胆草、黄芩等。若热毒较重者可加大清热解毒药量，或加土茯苓、土牛膝、虎杖、半枝莲、穿心莲，或合用黄连解毒汤。

根据湿毒之性，除用清热燥湿之清法以祛湿外，亦可灵活应用其他各种祛湿、除湿的方法与措施，如清热止带汤之苍术、土茯苓，樗根皮丸之烧灰良姜，龙胆泻肝汤之栀子、车前子、木通、泽泻等。

热毒客犯胞宫、任带二脉功能失司，除选用清法、燥湿法，以及其他各种除湿的方法外，往往需要采用清肝泻火、疏理肝气、养肝柔肝之法，以调整任带二脉，如清热止带汤之用龙胆草、夏枯草、柴胡、香附、炒川楝子，龙胆泻肝汤之用柴胡、生地黄、当归，樗根皮丸之用白芍，白带丸之用醋制香附、白芍等。

或根据带下之急缓，辅以、佐以固涩止带之法，收涩固下焦而止带，以收标本兼顾之功，如易黄汤之用白果、炒山药、炒芡实，清带汤之佐以生山药、生龙骨、生牡蛎、海螵蛸固涩安冲。

（3）固冲止带法：固冲止带法是指运用补益、调理之法为主的方法，以调理脏腑、冲任功能，适用于冲任不固、脾虚肝郁所致带下的一种治疗方法。

或脏腑虚弱，或气血功能失调，可致带脉纵弛，不能约束诸脉经、带脉失约。临证一般选用补益、调理之补法、和法为主，补肾固精以固带脉、补脾以增强健脾渗湿、燥湿之力，此乃治带之本，使带脉约束有权，以达健脾滋肾固冲、疏肝和气固冲之病因学、病机学治疗目的与意义，如完带汤之主用土炒白术、山药、人参健脾固冲，既治带之本、又有渗湿、燥湿之力以去其湿，柴胡疏肝理气、白芍抑肝扶脾，以达疏肝固冲之功。他如固冲汤之主以白术、黄芪补气健脾固冲，山萸肉、白芍滋阴益肾固冲；健固汤之用人参、茯苓、白术、薏苡仁健脾固冲、健脾除湿、淡渗除湿，巴戟天温肾固冲；《竹林寺女科证治》银杏汤之主用熟地黄、山萸肉滋肾固冲，收涩止带汤之菟丝子、杜仲、续断等。

除选用补气健脾、滋阴益肾以固冲的方法外，更主要通过收敛固摄之固涩法以固冲，临床常用怀山药、芡实、椿根皮、五倍子、乌药等，尤以怀山药、芡实最为贴切，既收涩止带、又有健脾渗湿之力，乃标本同治之理。如完带汤之佐以炒山药，固冲汤之佐以煅龙骨、煅牡蛎、海螵蛸、棕炭、五倍子固涩安冲，固经丸之佐以椿根皮固经安冲等。

临证亦可佐以各种祛湿之法，如利法、理气、化湿、汗法等，以使湿邪内化、并给湿邪以出路，达到除湿止带之治疗目的，以加强健脾渗湿、燥湿之力。如完带汤在应用炒白术、山药之基础上，又佐以车前子分利湿邪、使湿从小便而出，苍术、陈皮运脾、燥湿，更以汗法之黑荆芥穗，既有汗法风药辛散以祛风胜湿、又炒黑以助收涩止带之功。

（4）温阳止带法：温阳止带法是指运用补益肝肾、调理冲任的方法，以解除带脉失约、任脉不固之病理，适用于肾阳虚弱、胞宫虚寒所致带下的一种治疗方法。

肾阳虚、命门火衰、气化失常、关门不利，致任脉损伤、带脉失约、任脉不固、津液滑脱。其治疗以温肾助阳、温补脾肾之温法、补法为要，以解除肾虚、任带二脉不固之因，达到固肾、暖宫、固护冲任之目的，如内补丸在滋补肾阴的基础上，加附子、肉桂、鹿茸，以阴中求阳，达到补益肾阳、补肾固冲，恢复任带二脉之正常生理功能；他如固精丸主用菟丝子、韭子，鹿角菟丝子丸之主用鹿角霜、菟丝子、杜仲，鹿角补冲汤主以龟甲、鹿角胶，收涩止带汤之主以菟丝子、杜仲、续断、白鸡冠花，《临证医案医方》止带汤之主以桑寄生、菟丝子、续断，《济阴纲目》止带丸之杜仲、续断、补骨脂等皆此配伍思想与原则。

又因肾阳不足、气化失常，气不化水，水湿内停、寒湿内盛，导致阳虚湿困之证，故在立温阳止带法时，除选用温法以达温阳化气之目的外，应佐以除湿之利法、理气法，以祛除内生之湿。如内补丸之佐以白茯苓、白蒺藜，止带汤之佐以薏苡仁、茯苓、莲须等。

又脾胃为后天之本、气血生化之源，或肾阳虚兼有脾虚，或单纯肾阳虚，均可佐以益气健脾之补法，如止带丸之用人参、白术、山药，内补丸之用黄芪、白茯苓，止带汤之用薏苡仁、茯苓等，皆辅以健脾之法，其配伍目的在于，既健脾扶助益肾，又益气升阳、升清阳之气；既健脾渗湿，又有摄纳精气之用。其配伍的意义既固本、脾肾同补，又治其标。

又因肾主收藏，若肾阳虚可致关门不固、精液下滑，故在补益肾阳、温阳化湿的同时，根据病情需要可佐以固涩精气之固涩法，以达标本同顾之理，如内补丸之用桑螵蛸，止带汤之用生龙骨、生牡蛎、桑螵蛸、海螵蛸，止带丸之用煅牡蛎、酒炒椿根皮等。

（5）健脾止带法：健脾止带法是指运用健脾、益气、化湿、调理冲任的方法，以解除带脉失约、任脉不固之病理，适用于脾虚湿盛、带脉失约所致带下的一种治疗方法。

带下之病多因脾失健运、湿邪内盛，带脉失约、任脉不固而致，如缪希雍所言"白带多是脾虚，肝气郁则脾受伤，脾伤则湿土之气下陷，是脾精不守，不能输为荣血，而下白滑之物，皆由风木郁于地中使然耳"（《先醒斋医学广笔记·卷之二·白带赤淋》）。临证一般选用补益脾胃之补法为主，补脾、健脾以达固护冲任、使带脉约束有权，达到病因学、病机学治疗目的，如完带汤之主用土炒白术、山药、人参健脾固冲，既治带之本，又有渗湿、燥湿之力以去其湿。他如固冲汤之主以白术、黄芪，收涩止带汤之主以山药，健固汤之主以人参、茯苓、白术、薏苡仁等，以及愈带汤、消带汤等皆以健脾止带为主。

除选用补气健脾、滋阴益肾以固冲的方法外，更主要通过收敛固摄之固涩法以固冲，临床常用怀山药、芡实、椿根皮、五倍子、乌药等，尤以怀山药、芡实最为贴切，既收涩止带、又有健脾渗湿之力，乃标本同治之理。如完带汤之佐以炒山药，固冲汤之佐以煅龙骨、煅牡蛎、海螵蛸、棕榈炭、五倍子固涩安冲，固经丸之佐以椿根皮固经安冲等。

临证亦可佐以各种祛湿之法，如利法、理气、化湿、汗法等，以使湿邪内化、并给湿邪以出路，达到除湿止带之治疗目的，以加强健脾渗湿、燥湿之力。如完带汤在应用炒白术、山药之基础上，又佐以车前子分利湿邪、使湿从小便而出，苍术、陈皮运脾、燥湿，更以汗法之黑荆芥穗，既有汗法风药辛散以祛风胜湿、又炒黑以助收涩止带之功。

（四）止带法的研究展望

止带法是指运用去其因、固其标的清法、补法、温法、祛湿法、固涩法，达到去因止带、固摄止带之作用与目的，是治疗妇人带下病的一种主要治疗方法与措施。根据止带法的研究现状，今后应进一步加强以下三个方面的研究：

一是通过系统整理历代医籍及现代临床诊疗经验的基础上，重视具有代表性的古方、验方的研究与开发，开发出高效、速效的方剂，以满足临证治疗的需要。

二是应系统整理古代医籍、医案中有关止带法的立法依据、治疗措施及立法组方思路、规律，为当今临床应用提供思路、见解与启示。

三是从药效学、药理学等多学科、多角度出发，结合实验动物模型，进行止带类方剂的配伍、拆方研究，探讨止带方药的有效成分及其作用特点，对指导临床合理用药具有重要的理论与现实指导意义。

六、明目法的临床应用及现代研究

（一）明目法的适应证

明目法是指通过运用祛风、清热、凉血、化瘀、养血、益气、滋阴、健脾、补益肝肾等方法，以祛邪扶正、补益脏腑，达到祛邪明目、退翳明目、补益明目之目的，用于治疗视物不清的内外障眼病。

明目法主要适用于多种眼病。通过运用明目法，以达到祛邪外出、除湿化浊、消除瘀阻、补益肝肾，以达明目之目的。

（二）明目的方法与途径

通过对历代医疗文献的总结，临证明目法的配伍原则与方法主要有扶正祛邪、退翳补肝等作用，明目的方法主要有以下十二个方面：

一为疏风明目，采用汗法，通过运用辛散疏散、祛风解表之法，以达祛风明目、疏风明目之功。适用于风邪犯眼所致的眼病。

二为退翳明目，采用汗法、消法，通过运用疏散、消散之法，并与汗法、活血法、补益法配伍应用，以达退翳明目之功。适用于黑睛宿翳所致的眼病。

三为清热明目，采用清法，通过运用清热泻火、清热解毒之法，以达祛邪明目、泻火明目、泄热明目之功。适用于邪热犯眼所致的眼病。

四为清肝明目，采用清法、利法，通过运用清肝泻火、分利泻火、清泄肝热之法，以达清泻肝火、清肝明目之功。适用于邪热犯肝、肝经郁热所致的眼病。

五为搜风明目，采用通络法，通过运用辛散疏通、搜风通络之法，以达搜风明目、疏风明目之功。适用于风邪入络所致的眼病。

六为凉血明目，采用清法，通过运用清热解毒、凉血止血之法，以达凉血止血、祛邪明目之功。适用于热入营血所致的眼病。

七为祛瘀明目，采用消法、活血法，通过运用活血化瘀、祛瘀生新之法，以达散瘀除滞、退翳明目之功。适用于瘀血不散或瘀血阻滞所致的眼病。

八为除湿明目，采用祛湿法，通过运用芳香化湿、淡渗利湿、苦寒燥湿、温阳利湿之法，以达祛邪除湿、去湿明目之功。适用于湿邪犯眼所致的眼病。

九为补肾明目，采用补法，通过运用滋补肾阴、温助肾阳之法，以达滋肾明目、温肾明目之功。适用于肾虚所致的眼病。

十为滋肝明目，采用补法，通过运用滋补肝肾、滋水涵木之法，以达滋肝明目之功。适用于肝阴亏虚所致的眼病。

十一为养肝明目，采用补法，通过运用补血养肝、补益肝血之法，以达补益肝血、养肝明目之功。适用于肝血虚所致的眼病。

十二为补气明目，采用补法，通过运用益气升阳、补益脾胃之法，以达补气养目之功。适用于肝气虚所致的眼病。

（三）明目法的临床配伍技巧及思路

1. 明目法的临床配伍原则　临证明目法主要有祛邪扶正、开闭疏散、补益肝肾，其在临证时的具体配伍原则有以下十二个方面：

一为疏风明目，采用汗法，常用药物有桑叶、菊花、荆芥、防风等，代表方剂有疏风清热汤、万应蝉花散、四味大发散、羌活汤、羌活除湿汤、驱风上清饮、小防风汤、无比蔓荆子汤等。

二为退翳明目，采用汗法、消法，常用药物有蝉蜕、蛇蜕、密蒙花、木贼草等，代表方剂有拨云退翳散、消翳汤、蒙花散、蝉花散、退翳散等。

三为清热明目，采用清法，常用药物有黄连、黄芩、石膏、蒲公英、紫花地丁等，代表方剂有五味消毒饮、黄连解毒汤等。

四为清肝明目，采用清法、利法、下法，常用药物有龙胆草、青黛、黄芩、栀子、夏枯草、大黄等，代表方剂有泻肝散、青黛丸、龙胆泻肝汤、清肝泻火汤、龙胆饮、平肝清火汤、当归龙胆汤、驱风清热饮子、清金凉肝散、泻肝饮子、洗心散、洗肝散等。

五为搜风明目，采用通络法，常用药物有地龙、全蝎、乌梢蛇等，代表方剂有乌蛇汤、子和搜风丸、正容汤等。

六为凉血明目，采用清法，常用药物有生地黄、牡丹皮、赤芍、玄参、紫草、白茅根等，代表方剂有退赤散、退热散、破血红花散等。

七为祛瘀明目，采用消法、活血法，常用药物有桃仁、红花、归尾、赤芍等，代表方剂有坠血明目饮、通血丸、除风益损汤、助阳和血汤、加味活血饮、当归活血饮等。

八为除湿明目，采用祛湿法，常用药物有薏苡仁、茯苓、泽泻、苍术、半夏等，代表方剂有苍术汤、泻湿汤、除湿汤、三仁汤、二陈汤、泄脾汤等。

九为补肾明目，采用补法，常用药物有熟地黄、山萸肉、枸杞子、附子、肉桂、巴戟天、肉苁蓉等，代表方剂有加减八味丸、加减驻景丸、二气左归丸、三仁五子丸、开明丸、通明补肾丸等。

十为滋肝明目，采用补法，常用药物有熟地黄、生地黄、枸杞子等，代表方剂有止泪补肝散、乌风补肝散、四物五子丸、四物补肝汤、补肝丸、明目地黄丸、菊睛丸、滋阴生光饮等。

十一为养肝明目，采用补法，常用药物有当归、何首乌、阿胶等，代表方剂有十味益营煎、当归补血汤、明目大补汤等。

十二为补气明目，采用补法，常用药物有人参、黄芪、白术等，代表方剂有黄芪汤、黄芪防风汤等。

2. 明目法的临床配伍技巧与思路　临证明目法的配伍原则与方法有祛风退翳、除湿退翳、泻火明目、滋养明目、补肾明目等具体方法与措施。

（1）祛风退翳明目法：祛风退翳明目法是指运用疏风散邪之汗法为主，并配伍清法、活血法、淡渗分利之法，以其辛散外邪、退翳明目、搜风通络之作用，用于治疗风轮风热证所致的眼病的一种治疗方法。

风轮风热证系外感风热之邪经表而入，客犯风轮所致。临证立法时当以辛散、疏散之汗法为主，以达疏风明目、退翳明目之作用，临床常用薄荷、防风、白芷、荆芥、辛夷等汗法药物，乌蛇、全蝎、地龙等搜风通络药物。如《银海精微》拔云退翳散之主用薄荷、菊花、白芷、荆芥穗、蔓荆子、防风、木贼草等汗法，蛇蜕、蝉蜕等搜风通络类药物。他如，拔云汤之用柴胡、细辛、羌活、荆芥穗、升麻、葛根、藁本、防风，万应蝉花散之用蝉蜕、防风、羌活，小防风汤之用防风、羌活，无比蔓荆子汤之用柴胡、蔓荆子、葛根、防风、细辛，蒙花散之用密蒙花、木贼草、白蒺藜、蝉蜕、菊花、青葙子，以及驱风散热饮子、驱风上清散等。

除选用辛凉汗法为主外，可根据病情需要，或配伍清热解毒之清法，以清解邪热。如拔云退翳散、无比蔓荆子汤之用黄连，拔云汤之用黄柏、知母，驱风散热饮子之用牛蒡子，驱风上清散之用黄芩等，或根据邪气的性质灵活应用淡渗分利之利法、通腑泻火之下法，给邪热、郁热以出路，导热下行，达到退热、去热之目的。如小防风汤、驱风散热饮子之用山栀子、大黄等。

根据要酌情选用当归、川芎等活血之法，以加强祛风散邪之力。如拔云退翳散、乌蛇汤之用川芎，拔云汤、小防风汤之用当归身，驱风散热饮子、万应蝉花散之用赤芍、川芎、当归尾等。

根据病情需要，配伍其他各种明目方法与措施，如龙胆草、青黛、栀子等清肝之法以明目，石决明、钩藤等平肝之法以明目，薏苡仁、茯苓、泽泻等除湿之法以明目，黄芪、人参等补益之法以明目。如拔云汤之用黄芪，无比蔓荆子汤之用黄芪、人参，万应蝉花散之用茯苓、石决明，蒙花散之用石决明等。

（2）除湿退翳明目法：除湿退翳明目法是指运用各种除湿之清法、利法、理气法、汗法等具体方法，以其燥湿、淡渗分利、疏风除湿之作用，达到除湿明目、退翳明目之目的，用于治疗风轮湿热证所致的眼病的一种治疗方法。

湿热之邪侵目，或肝胆湿热上攻，导致湿热内蕴。临证当以除湿为主，根据湿、热性质之不同，灵活应用清法、燥湿法、利法、下法、清化、芳化、温化诸法，以使内蕴之湿得以内消、得以下行，达到预期的治疗效果。如《审视瑶函》内疏黄连汤主以黄连、黄芩清热燥湿，大黄通腑泻火、山栀子淡渗分利、导湿热从二便而出，辅以木香、槟榔理气燥湿，薄荷、桔梗疏散外邪、祛风胜湿。他如，分珠散之主以龙胆草、黄芩、山栀子，龙胆泻肝汤之龙胆草、黄芩，平肝清火汤之连翘、车前子等。临证或以清法为主，辅以下法、利法、汗法、芳香理气法，如内疏黄连汤、分珠散、平肝清火汤等皆此配伍思想；或以利法为主，辅以清法、汗法，如龙胆泻肝汤主以山栀子、泽泻、木通、车前子等。

除选用清法为主，辅以利法、下法进行治疗外，亦可运用凉营清肝之清法以清泄邪热，如内疏黄连汤之配伍赤芍，分珠散、龙胆泻肝汤、平肝清火汤之配伍生地黄等，皆佐以凉营凉血之法以清邪热、肝热。

临证除采用清法、燥湿法、利法、下法、清化、芳化、温化诸法以祛其因、治其机，以解除湿热之邪，间接达到明目之目的与作用。亦可根据具体情况应用疏肝明目、平肝明目、泻肝明目、活血明目、养肝明目、补益明目等其他各种明目的方法，如分珠散、龙胆泻肝汤佐以养肝明目之当归、生地黄，平肝清火汤佐以养肝明目之当归、生地黄、白芍等；或平肝清火汤佐以疏肝明目之夏枯草、柴胡，龙胆泻肝汤佐以泻肝明目之龙胆草、疏肝明目之柴胡，分珠散佐以泻肝明目之龙胆草等；或分珠散佐以活血明目之赤芍、槐花，内疏黄连汤佐以活血明目之赤芍药；或平肝清火汤佐以补肾明目之枸杞子等。

（3）泻火明目法：泻火明目法是指运用清热泻火之清法、下法、利法、汗法为主，以其清热之法以解毒、清热泻火之法以导热下行，达到泻火明目、退翳明目之目的，用于治疗风轮热毒证所致的眼病的一种治疗方法。

风轮热毒证系热毒结聚、化火化毒、灼伤风轮所致。临证当以清热解毒、泻火明目之清法为主，临床常用黄连、黄芩、石膏等药物，并重视清泄肝胆郁热、邪热之龙胆草、犀角、青黛等药物的应用，如龙胆饮之主以龙胆草、黄芩、犀角、黄连、黄柏，四顺清凉饮子之主以龙胆草、黄芩、黄连、桑白皮，芦根饮子之主以黄芩、芦根等，诸多方剂皆以清法为主以直折其肝经热毒，达到病因学治疗目的。

除选用直清热毒、直折肝热之法外，亦应重视凉营凉血之清法、通腑泻火之下法、淡渗导热之利法、辛散散热之汗法的应用，给邪热、热毒以出路，间接达到解毒泻火之目的。如龙胆饮之辅以犀角、玄参凉营清肝，木通、竹叶、山栀子淡渗分利、导热从前阴而出，大黄、芒硝通腑泻火、导热从后阴而出；四顺清凉饮子之辅以生地黄、赤芍、川芎清血清肝，车前子分利、熟大黄泻下导热毒下行，防风、羌活、柴胡、木贼草辛散散热；芦根饮子辅以通下之大黄、芒硝，辛散之防风等。并可根据具体病情佐以其他各种明目之法，可配合补益明目、益气明目、活血明目诸法，如四顺清凉饮子之用枳壳、川芎、赤芍，芦根饮子之用黄芪等。

（4）滋养明目法：滋养明目法是指运用滋补阴液之补法为主，以其滋补肝阴、补血养肝之作用，达到补肝明目、养阴明目之效，适用于治疗风轮阴虚证所致的眼病的一种治疗方法。

风轮阴虚证系邪热伤阴，或肝肾阴亏，风轮失于滋养所致。基于《素问·五脏生成》"肝受血而能视"，《灵枢·脉度》"肝气通于目，肝和则目能辨五色矣"之理，临证当以补血养肝、滋补肝阴、滋水涵木之补法为主，以达养肝明目之功，其滋养肝的方法与措施有三，一为补血养肝，常用当归、四物汤、当归补血汤之类，二为滋补肝阴，常用白芍、补肝汤、四物补肝汤、芍药清肝散之类，三为滋水涵木，常用熟地黄、牛膝、乌风补肝散、生熟地黄丸、加减地黄丸、滋阴地黄丸、滋阴生光饮之类。临证诸多养肝明目方剂皆以此为配伍思想，如补肝汤、四物补肝汤、芍药清肝散、乌风补肝散、生熟地黄丸、加减地黄丸、滋阴地黄丸、滋阴生光饮等。

除以补法为主外，亦可佐以抑肝之疏肝解郁、柔肝、缓肝之法，以平调肝之阴阳、使其平衡，达到预期的治疗效果。如乌风补肝散、四物补肝汤之用夏枯草，滋阴地黄丸之用龙胆草、薄荷等。

临床可根据具体病情佐以其他各种明目之法，灵活运用活血明目、凉血明目、祛风明目诸法，如乌风补肝散之用蒺藜、防风、木贼草，生熟地黄丸之用防风、羌活、菊花，加减四物汤之用荆芥穗、防风、薄荷等。

对于以肾虚为主者，亦当辨别是以阳虚为主，还是以阴虚为主，阴虚者所用之《实用基本中药制剂手册》障眼明片、石斛散、石斛夜光丸、补肾磁石丸、明目地黄丸、明目壮水丸等方剂，皆以一派滋肾之品为主，或阳中求阴，通过补益肾之阴阳，达到补肾明目之功。

（四）明目法的研究展望

明目法是指通过运用祛风、清热、凉血、化瘀、养血、益气、滋阴、健脾、补益肝肾等方法与措施，以达到祛邪明目、退翳明目、补益明目之目的，用于治疗视物不清的内外障眼病。是眼科的主要治疗方法之一，根据明目法的研究现状及发展趋势，今后明目法在临床研究中应进一步加强以下两个方面问题：

一是应系统整理古代医籍、医案中有关明目法的立法依据、治疗措施及立法组方思路、规律，为当今临床应用提供思路、见解与启示。

二是重视明目法的临证配伍方法与应用研究，如祛邪之法与补益之法、理气明目法与活血明目法、搜风之法与清肝之法、清肝之清法与淡渗分利之利法等综合配伍应用。系统开展明目法方剂给药途径（内服、外用）的现代研究，为今后更好地、更安全地用药提供参考、依据。

七、通耳窍法的临床应用及现代研究

（一）通耳窍法的适应证

通耳窍法是指运用轻清芳香、辛散走窜、升阳益气、祛风化湿、行气化瘀的药物，达到通利耳窍，以治疗邪毒壅滞、耳窍闭塞所致的多种耳病。

通耳窍法主要适用于耳鸣、耳聋、耳痛、耳塞、耳胀、耳闭、耳眩晕等多种耳病。通过运用通耳窍法，以达到祛邪外出、除湿化浊、畅达气机、消除瘀阻，以使耳窍通利。

（二）通耳窍的方法与途径

临证通耳窍法的配伍原则主要为扶正祛邪、通利耳窍等作用，通耳窍的方法与措施主要有以下十七个方面：

一为辛温通耳窍，采用汗法，运用辛温发散透达、祛风散邪的药物，以达祛除风寒、宣通耳窍之功。适用于风寒之邪侵犯耳窍所致的耳病。

二为辛凉通耳窍，采用汗法，运用辛凉发散透达、祛风散邪的药物，以达祛除风热、宣通耳窍之功。适用于风热之邪侵犯耳窍所致的耳病。

三为降火通耳窍，采用清法、下法，运用苦寒清热、泻火解毒的药物，以达降火泄热、通利耳窍之功。适用于火毒上攻耳窍所致的耳病。

四为泻肝通耳窍，采用清法，运用苦寒清泄肝胆火热作用的药物，以达清肝泻火、通利耳窍之功。适用于肝胆火毒壅滞耳窍所致的耳病。

五为除湿利耳窍，采用利法，运用淡渗分利、利水渗湿的药物，以达除湿开闭、通利耳窍之功。适用于湿热外侵耳窍所致的耳病。

六为化浊利耳，采用利法、汗法、清法、温法等，运用宣化湿浊、通利湿浊、醒脾通滞的药物，以达化浊开闭、通利耳窍之功。适用于湿浊内蕴耳窍所致的耳病。

七为祛痰利耳，采用利法、清法、下法、燥湿法、理气法、温法等，运用各种祛痰的药物，以达除湿化痰、通利耳窍之功。适用于痰湿凝滞耳窍所致的耳病。

八为温化寒湿利耳窍，采用温法，运用温补阳气、散寒利水的药物，以达通利耳窍之功。适用于阳虚寒湿泛溢耳窍所致的耳病。

九为芳香通耳窍，采用汗法、理气法，运用轻清宣通、芳香通窍的药物，以达散壅阻孔窍之邪、通利耳窍之功。适用于邪毒滞留耳窍所致的耳病。

十为理气通耳，采用理气法，运用疏肝理气、理气通窍的药物，以达通利耳窍之功。适用于邪毒滞留，或肝郁气滞，阻遏气机、清窍不通所致的耳病。

十一为逐瘀通耳，采用活血法，运用活血通络、化瘀通窍的药物，以达祛瘀通脉、通窍开闭之功。适用于血脉不通、瘀滞耳窍、清窍不通所致的耳病。

十二为升阳通窍，采用汗法，运用升举阳气、透邪通窍的药物，以达升阳益气、托邪宣窍之功。适用于肺脾气虚、清阳不升所致的耳病。

十三为抑肝利耳，采用消法，运用平肝息风、滋阴潜阳的药物，以达平肝潜阳、止痉利窍之功。适用于肝阳上亢、风火上扰所致的耳病。

十四为益气通耳，采用补法，运用健脾益气、温中升阳的药物，以达养耳利窍之功。适用于脾胃虚弱、中气下陷、耳窍失煦所致的耳病。

十五为补血养耳，采用补法，运用补血养肝的药物，以达养耳复窍之功。适用于血虚耳窍失养所致的耳病。

十六为养阴濡耳，采用补法，运用滋养阴液的药物，以达滋阴濡耳之功。适用阴液亏虚、虚火上炎所致的耳病。

十七为滋肾濡耳，采用补法，运用滋补肝肾的药物，以达补肾壮耳之功。适用于肝肾阴精不足所致的耳病。

（三）通耳窍法的临床配伍技巧及思路

1. 通耳窍法的临床配伍原则　通耳窍法的配伍主要为祛邪扶正、开闭疏通、通利耳窍，其在具体有以下十七个方面：

一为辛温通耳窍，采用汗法，常用药物有白芷、防风、豆豉、升麻等，代表方剂有荆防败毒散、苍耳子散等。

二为辛凉通耳窍，采用汗法，常用药物有荆芥、薄荷、菊花、柴胡、葛根等，代表方剂有银翘散、桑菊饮等。

三为降火通耳窍，采用清法、下法，常用药物有大黄、黄芩、黄连等，代表方剂有黄连解毒汤、五味消毒饮、大柴胡汤等。

四为泻肝通耳窍，采用清法，常用药物有龙胆草、青黛等，代表方剂有龙胆泻肝汤、泻青丸等。

五为除湿利耳窍，采用利法，常用药物有车前子、茯苓、泽泻、通草等，代表方剂有五苓散等。

六为化浊利耳，采用利法、汗法、清法、温法等，常用药物有黄芩、陈皮、清半夏、藿香等，代表方剂有参苓白术散、黄芩滑石汤、托里消毒散等。

七为祛痰利耳，采用利法、清法、下法、燥湿法、理气法、温法等，常用药物有陈皮、清半夏、胆南星等，代表方剂有二陈汤、半夏白术天麻汤等。

八为温化寒水湿耳窍，采用温法，常用药物有桂枝、干姜等，代表方剂有苓桂术甘汤、小青龙汤等。

九为芳香通耳窍，采用汗法、理气法，常用药物有麝香、辛夷、石菖蒲等，代表方剂有菖蒲郁金汤、苍耳子散、通气散等。

十为理气通耳，采用理气法，常用药物有陈皮、青皮、厚朴、槟榔等，代表方剂有通气散、柴胡疏肝散等。

十一为逐瘀通耳，采用活血法，常用药物有桃仁、红花、三七、莪术、赤芍等，代表方剂有通窍活血汤、丹参饮等。

十二为升阳通窍，采用汗法，常用药物有柴胡、升麻、葛根、桔梗等，代表方剂有益气聪明汤、升阳益气汤等。

十三为抑肝利耳，采用消法，常用药物有龙骨、代赭石、牡蛎等，代表方剂有建瓴汤、镇肝息风汤等。

十四为益气通耳，采用补法，常用药物有人参、白术、黄芪等，代表方剂有补中益气汤、参苓白术散等。

十五为补血养耳，采用补法，常用药物有白芍、当归、生地黄等，代表方剂有四物汤、当归补血汤等。

十六为养阴濡耳，采用补法，常用药物有熟地黄、龟甲、鳖甲、麦冬等，代表方剂有大补阴煎、左归丸等。

十七为补肾濡耳，采用补法，常用药物有女贞子、枸杞子、附子、肉桂、锁阳等，代表方剂有补肾地黄丸、右归丸等。

2. 通耳窍法的临床配伍技巧与思路　邪毒壅滞，耳窍闭塞或弱闭，而出现耳鸣、耳聋、耳痛、耳塞、耳胀、耳闭等病证，其治疗以祛邪外出、疏通气机、消除瘀滞，或扶正补虚，以使耳窍通利。临证根据导致窍闭的原因，而立祛邪通窍、补虚开窍二法。

（1）祛邪通窍法：祛邪通窍法以运用轻清宣通、芳香通窍的药物为主，佐用祛邪、化浊、祛痰、理气、化瘀诸法，以其辛散走窜、芳香开窍、祛风化湿、行气化瘀之作用，达到通利窍道之目的，以治疗邪毒壅滞、痰浊阻滞、痰火郁结、血脉瘀滞引起的耳窍闭塞之证。

祛邪通窍法在立法处方时，应以通利窍道之法为主，灵活应用藿香、麝香、辛夷、石菖蒲等芳香通窍法药物，借其芳香走窜之力而通窍；香附、石菖蒲、路路通等行气法药物，使耳窍之气行血活，以达通窍开闭；辛夷、苍耳子、白芷等汗法药物，借其辛散之力以通窍；莪术、赤芍、地龙等活血通络法药物，使耳窍气血疏通以通窍。如苍耳子散、通气散等。

临床根据引起耳窍闭塞之因，采取祛风散寒、祛风清热、化浊、分利、祛痰、行气、化瘀诸法，以除其因，以达标本兼治之目的。若以热毒为主，可用龙胆草、野菊花、紫花地丁、蒲公英等清肝泻火、败毒祛脓之品，以外清邪热、内消热毒。若湿浊内停，耳部流脓或耳膜后有渗出液者，应加大茯苓、泽泻、车前子、通草等淡渗分利药量，以达渗利水湿之功。

临床亦可根据病情妥善配伍散瘀排脓之活血法、消痈法药物，可加天花粉、穿山甲、皂角刺等，或配伍藿香、香附、路路通等辛散辟秽之品以行气通窍。

（2）补虚开窍法：补虚开窍法是运用补虚扶正的药物为主，佐用各种之通窍法，达到滋补肝肾、温中升阳、濡养耳窍、通利耳窍之目的，以治疗气虚、血虚、阴虚、阳虚引起的耳窍弱闭之证。

补虚开窍法在立法处方时，应以扶正补虚之法的药物为主，根据辨证的结果，灵活应用健脾益气、滋养肝肾、温补脾肾诸法，以达温养耳窍、濡养耳窍之目的，如补中益气汤、益气聪明汤、耳聋左慈丸等，以及黑龙江中医药大学附属医院协定处方耳聋2号等，皆以补益之法为主以补虚、养窍。

临床可妥善配伍升提清气之汗法，如常用升麻、柴胡、葛根、蔓荆子等药物，以升提清阳之气，使耳窍得养。如补中益气汤、益气聪明汤、耳聋左慈丸，以及耳聋2号等皆此配伍思想。

针对耳窍弱闭之理，除选用补益之补法、升提清阳之汗法外，亦应合理应用各种通利耳窍之法，如麝香、辛夷、石菖蒲等芳香通窍药物，香附、石菖蒲、路路通等行气通窍药物，苍耳子、白芷等辛散通窍药物，莪术、赤芍、地龙等通络开窍药物，以开通耳窍之闭，并与补益诸法配伍，以通耳窍、养耳窍。

（四）通耳窍法的研究展望

通耳窍法是耳鼻喉科常用的对症治疗方法之一，根据通耳窍法的研究现状及发展趋势，今后通耳窍法在临床研究中应进一步加强以下两方面问题：

一是应系统整理古代医籍、医案中有关通耳窍法的立法依据、治疗措施及立法组方思路、规律、诊疗经验，为当今临床应用提供思路、见解与启示。

二是重视通耳窍法的临证配伍方法与应用研究，如祛邪之法与芳香开窍法、理气开窍法与活血通窍法、补益之补法与升提之汗法、清热消痈之清法与淡渗分利之利法等综合配伍应用，系统开展通耳窍法方剂给药途径（内服、外用）的现代研究，为今后更好地、更安全地用药提供参考。

八、利咽法的临床应用及现代研究

（一）利咽法的适应证

利咽法是指通过各种扶正祛邪的药物，以达通利咽喉为主要目的的一种对症治疗方法。利咽法主要适用于肺系之感冒、乳蛾、喉痹、失音，以及丹痧等病证。

（二）利咽的方法与途径

临床上利咽的方法主要有十个方面：

一为疏风利咽，采用汗法，凭汗法药物之气轻味薄，用其祛邪散壅、宣通窍闭、辛散利肺之用，以达到宣窍、利咽之目的。适用于风邪侵袭咽喉，咽喉不利所致咽喉病变的治疗。

二为散寒利咽，采用汗法、温法，通过运用辛温疏散、温散寒邪的药物，达到利咽之功。适用于寒邪侵袭咽喉，咽喉不利所致咽喉病变的治疗。

三为清胃利咽，采用清法，因咽喉为肺胃之门户，通过运用清泻胃火、解毒消肿作用的药物，达到清胃泻火利咽之功。适用于胃火上炎、燔灼咽喉所致咽喉病变的治疗。

四为通腑利咽，采用下法，通过运用通腑泻火作用的药物，上病下取，以达泻火利咽之功。适用于邪热客于肺胃、腑气热结所致咽喉病变的治疗。

五为祛痰利咽，采用清法、温法、理气法、下法等，运用具有祛痰化浊作用的药物，以达疏利咽喉、祛痰利咽之功。适用于痰火或痰浊结聚咽喉，咽喉不利所致咽喉病变的治疗。

六为理气利咽，采用消法，运用疏肝理气、行滞化痰的药物，以达解郁散结、开闭利咽之功。适用于肝气不舒，肝郁气滞，咽喉不利所致咽喉病变的治疗。

七为逐瘀利咽，采用消法，运用活血化瘀、散瘀排脓的药物，以达祛瘀利咽之功。适用于气血瘀滞、肌膜灼腐咽喉所致咽喉病变的治疗。

八为解毒利咽，采用清法，运用清热解毒、苦寒泻火的药物，以达泻火利咽之功。适用于热毒壅滞咽喉，咽喉不利所致咽喉病变的治疗。

九为益气利咽，采用补法，运用补益中气、健脾益气的药物，以达利咽健喉之功。适用于脾胃气虚，咽喉失煦所致咽喉病变的治疗。

十为滋阴润咽，采用补法，运用滋养阴液、补益肝肾的药物，以达润喉利喉之功。适用于阴液亏虚，咽喉失润所致咽喉病变的治疗。

（三）利咽法的临床配伍技巧及思路

1. 利咽法的临床配伍原则　利咽法的配伍思路主要为祛邪扶正、清利咽喉、滋阴润喉，其具体有以下十个方面：

一为疏风利咽，采用汗法，常用药物有白芷、薄荷、蝉衣、蔓荆子等，代表方剂有疏风清热汤等。

二为散寒利咽，采用汗法、温法，常用药物有羌活、紫苏、防风等，代表方剂有六味汤等。

三为清胃利咽，采用清法，常用药物有生石膏、栀子、黄芩、龙胆草等，代表方剂有普济消毒饮等。

四为通腑利咽，采用下法，常用药物有大黄、芒硝、郁李仁、火麻仁等，代表方剂有清咽利膈汤、凉膈散、大承气汤等。

五为祛痰利咽，采用清法、温法、理气法、下法等，常用药物有瓜蒌、浙贝母、竹茹、桔梗、葶苈子等，代表方剂有温胆汤、清金化痰汤等。

六为理气利咽，采用消法，常用药物有厚朴、柴胡、郁金、素馨花等，代表方剂有半夏厚朴汤、柴胡疏肝散等。

七为逐瘀利咽，采用消法，常用药物有穿山甲、皂角刺、当归尾、泽兰等，代表方剂有仙方活命饮、会厌逐瘀汤等。

八为解毒利咽，采用清法，常用药物有黄芩、黄连、蒲公英、紫花地丁等，代表方剂有黄连解毒汤、五味消毒饮等。

九为益气利咽，采用补法，常用药物有党参、人参、黄芪、白术等，代表方剂有人参五味子汤、四君子汤、六君子汤等。

十为滋阴润咽，采用补法，常用药物有沙参、麦冬、生地黄、白芍、川贝母等，代表方剂有沙参麦冬汤、清咽甘露丸等。

2. 利咽法的临床配伍技巧与思路 利咽法在临床具体应用时，根据病情的不同又分为清热利咽、泻火利咽、滋阴润咽等方法。

（1）清热利咽法：清热利咽法是指运用清热泻火、疏散风邪的药物，以其清热、疏散之作用，达到利咽、宣窍之目的，适用于风热外侵所致咽喉病变的一种治疗方法。

风热外侵证系风热之邪从鼻口而入，直达咽喉，搏结于喉核，波及于咽，以致脉络受阻、肌膜灼伤、气血壅滞。以咽喉疼痛为突出主症时，以对症清利咽喉为主，利咽常用山豆根、牛蒡子、木蝴蝶等药物为主，如黑龙江中医药大学附属医院协定处方清热双解散之用薄荷、桑叶，桑菊丸之用豆豉、桑叶、薄荷，羌活胜风丸之用白芷、荆芥穗、薄荷等。

临床可灵活配伍应用散结利咽、消肿利咽、祛痰利咽、祛瘀利咽等其他对症方法与措施，以加强利咽效果，或配以夏枯草、郁金等散结利咽之品，或配以桔梗、前胡、射干等宣肺利咽之品，或配以龙胆草、栀子等消肿利咽之品，或配以胆南星、清半夏、陈皮等祛痰利咽之品，或配以赤芍、莪术等祛瘀利咽之品，或配以玄参等清营利咽之品，或配以僵蚕、钩藤等息风利咽之品。如清热双解散之用赤芍、僵蚕、玄参、桔梗等，清咽散之用山豆根、射干、冰片，桑菊丸之用桑叶、菊花、桔梗。

临床亦应佐用病因学、病机学治疗方法与措施。病因学治疗为疏风清热解毒，常用金银花、连翘等药物，以达清热解毒、轻宣透表之用。病机学治疗为解表散表，常辛凉与辛温同用，常用薄荷、荆芥、防风、羌活等汗法药物，佐用竹叶、芦根、栀子等利法药物，导火热从小便而出。

（2）泻火利咽法：泻火利咽法是指运用清热泻火、通泻泄火的药物，以其清热之作用直清其热，以其泻下之作用釜底抽薪，达到清热泻火、散结消肿、利咽开音之目的，适用于肺胃热盛证所致咽喉病变的一种治疗方法。

邪热经表而入、客于积热较著之体，可化火生痰，痰火相搏，结于咽、喉核，熏灼血脉酿脓，证属肺胃热盛。治疗时除采用清热解毒利咽之清法外，亦应重视下、利、散热三法给邪火、积热以出路，况下、利二法能导热下行、有"釜底抽薪"之用。一般清法常选金银花、连翘、黄芩、射干、牛蒡子，以及黄连解毒汤之类。下法常选大黄、莱菔子、芒硝，以及承气汤之类；利法常用清利之栀子、竹叶、车前子等药物；散热法常用辛散之薄荷、防风、荆芥等药物。如黑龙江中医药大学附属医院协定处方牛黄利咽丹方中用大黄苦寒，清热解毒、泻下泄热而为君；臣以牛黄清心解毒、豁痰泄热，黄连、黄芩清热解毒、泻火；佐以栀子清热利小便而泄热，郁金清热散结，朱砂清心安神、泻火保肺，冰片清心利咽。方中退热除直清外，尚有通下、分利，使邪热从二便分利，即"上病下取"之意；另有清心安神之品，其作用清心火，以防伤金。此外还有清咽抑火丸之用连翘、黄芩、栀子、薄荷、防风、桔梗、黄连、黄柏、知母、玄参、牛蒡子、川军、玄明粉、天冬、赤芍等。

临证除选用清法、下法、利法、汗法以祛其因外，亦可选用散结消肿法，常用赤芍、夏枯草、郁金等药物。如痰盛者，除选用清法、燥湿法、下法、利法外，亦可直接化痰（常用贝母、瓜蒌、桔梗、昆布等药物）。如乳蛾有白腐，除重用清法、下法外，可加马勃、干重楼、白及等药物以祛腐解毒。

（3）滋阴润咽法：滋阴润咽法是指运用滋阴养咽、清热除火的药物，以其滋阴润喉、清热泻火之作用，达到清咽、润喉之目的，用于治疗阴虚肺燥证所致咽喉病变的一种治疗方法。

阴虚肺燥证为急喉痹、乳蛾日久，热伤阴液，咽部失其濡养所致。当以滋阴润肺、养咽润喉之补法为主，临证常选滋补之沙参、麦冬、生地黄、白芍等药物，如养阴清肺丸之主用生地黄、黄参、麦冬、白芍、川贝，清咽甘露丸之主用生地黄、熟地黄、白芍、天冬、寸冬、玄参、枇杷叶、石斛等。

临证除主以补法以顾其因、治其本外，亦可根据阴虚之程度辅以凉营、清虚热之清法以降火，如养阴清肺汤、丸之生地黄、牡丹皮，清咽甘露丸之赤芍、玄参等。亦可佐以通络散结之活血通络法，润肺化痰之宣肺法。临证常用活血通络之地龙、赤芍、夏枯草，润肺化痰之川贝、瓜蒌等药物。如养阴清肺汤、丸之川贝、薄荷，清咽甘露丸之枇杷叶、赤芍等。

若喉底颗粒增多，咽中不适、干痒、灼热感明显者，可在滋阴、清热、润肺的基础上，酌加化痰祛瘀、散结消瘰之郁金、莪术、香附、昆布、海藻之类，重视与通络法、活血法、祛痰法、消导法之间的综合运用。

（四）利咽法的研究展望

利咽法是耳鼻喉科、内科、儿科临床常用的对症治疗方法之一，根据利咽法的研究现状、发展趋势，今后利咽法在研究中应进一步加强以下两方面的研究：

一是应扩大利咽法的临床研究范围，除深化喉痹、乳蛾、失音等多种疾病的治疗外，要进一步探讨其在感冒、风温、丹痧等内科疾病的治疗作用，除内治法应用利咽外，更应重视外治利咽的措施与途径研究，为临证治疗学提供更多、更丰富的方法与措施。

二是重视利咽法的配伍应用研究，如疏风之汗法与宣肺之汗法、宣肺之汗法与清热之清法、滋阴之补法与通络之活血法、化痰散结之祛痰法与辛散散结之理气法等。在系统整理历代医籍及当今临床诊疗经验的基础上，探讨利咽的对症治疗方法与思路的研究，加强利咽法复方配伍以及各种不同配伍作用机制的研究，为临证应用提供思路。

九、开音法的临床应用及现代研究

（一）开音法的适应证

开音法是指通过运用祛邪扶正的药物，以利声开音，用于治疗外感或内伤原因所致声音嘶哑病证的一种治疗方法与手段。

开音法是通过运用汗法、清法、祛痰法、除湿法、理气法、活血法、消导法、补法等具体方法，具有开音、利喉、化痰、散结、消肿等治疗作用，主要适用于风邪、湿热、邪热、火毒侵袭咽喉，或痰浊、痰火、瘀血凝滞咽喉，或肺虚失养所致的声音嘶哑病证。

（二）开音的方法与途径

通过对历代医家研制方剂的总结，开音的方法与措施主要有以下十二个方面：

一为宣肺开音，采用汗法、理气法，通过运用疏散风邪、解表利气的药物，以其疏散、宣肺之作用，达到宣肺开音之目的，用于治疗风邪犯肺、咽喉不利所致声音嘶哑病证的一种治疗方法。

二为散寒开音，采用汗法，通过运用辛温发汗的药物，以其辛温发散、温散寒邪之作用，达到散寒开音之目的，用于治疗寒邪侵袭咽喉、咽喉不利所致声音嘶哑病症证一种治疗方法。

三为清热开音，采用清法，通过运用清热解毒的药物，以其清热、泻火、解毒之作用，达到清热开音、泻火开音之目的，用于治疗邪热壅遏咽喉所致声音嘶哑病证的一种治疗方法。

四为通腑开音，采用下法，通过运用通腑攻下的药物，以其通腑、泻火、利膈之作用，达到通腑开音、泻火开音之目的，用于治疗胃火内盛、邪热壅遏咽喉所致声音嘶哑病证的一种治疗方法。

五为祛痰开音，采用祛痰法、利法，通过运用祛痰、化痰、涤痰的药物，以其燥痰、清化、温化、分利、芳化之作用，达到祛痰开音、化痰开音之目的，用于治疗痰浊、痰火凝滞咽喉所致声音嘶哑病证的一种治疗方法。

六为行气开音，采用理气法，通过运用解郁行气的药物，以其疏肝解郁、行气化痰之作用，达到理气开音、行气开音之目的，用于治疗肝气郁滞、气滞咽喉所致声音嘶哑病证的一种治疗方法。

七为逐瘀开音，采用活血法，通过运用活血化瘀的药物，以其活血散瘀、活血逐瘀之作用，达到逐瘀开音、祛瘀开音之目的，用于治疗瘀血阻遏咽喉所致声音嘶哑病证的一种治疗方法。

八为消肿开音，采用消法、活血法，通过运用清热解毒、活血排脓的药物，以其清热泻火、活血祛瘀、解毒排脓之作用，达到消肿开音、排脓开音之目的，用于治疗火毒壅遏咽喉所致声音嘶哑病证的一种治疗方法。

九为散结开音，采用消法、活血法，通过运用活血祛瘀、散结消肿的药物，以其软坚散结、通络消肿之作用，达到散结开音之目的，用于治疗瘀血、痰浊凝聚咽喉所致声音嘶哑病证的一种治疗方法。

十为益气开音，采用补法，通过运用补益肺脾的药物，以其甘温补养、甘温益气之作用，达到益气开音、补养肺气之目的，用于治疗肺脾气虚、声带失养所致声音嘶哑病证的一种治疗方法。

十一为滋阴开音，采用补法，通过运用滋补阴液的药物，以其滋养肺阴、潜降虚火之作用，达到滋阴开音之目的，用于治疗阴液亏虚、声带失濡所致声音嘶哑病证的一种治疗方法。

十二为润燥开音，采用祛燥法、补法，通过运用清热、升津的药物，以其清热生津润燥之作用，达到润燥开音之目的，用于治疗燥热或热病伤津、咽喉失润所致声音嘶哑病证的一种治疗方法。

（三）开音法的临床配伍技巧及思路

1. 开音法的临床配伍原则 开音法的配伍思路主要为补益正气、祛除病邪、宣畅气机、消肿开音等，其具体有以下十二个方面：

一为宣肺开音，采用汗法、理气法，常用药物有桑叶、薄荷、蔓荆子、葛根、蝉衣、杏仁、桔梗等，代表方剂有疏风清热汤、牛黄利咽丹、清咽散等。

二为散寒开音，采用汗法，常用药物有荆芥、防风、紫苏、羌活、桂枝等，代表方剂有六味汤、麻黄汤等。

三为清热开音，采用清法，常用药物有连翘、蒲公英、紫花地丁、黄芩、栀子、金银花、龙胆草、水牛角、牡丹皮等，代表方剂有黄连解毒汤、清咽利膈汤、清咽抑火汤、清咽散等。

四为通腑开音，采用下法，常用药物有大黄、芒硝、火麻仁、郁李仁等，代表方剂有凉膈散、承气汤类方、牛黄利咽丹、普济消毒饮等。

五为祛痰开音，采用祛痰法、利法，常用药物有瓜蒌、胆南星、栀子、贝母、竹茹、前胡、葶苈子、半夏、桔梗等，代表方剂有温胆汤、六神丸等。

六为行气开音，采用理气法，常用药物有柴胡、郁金、青皮、陈皮、素馨花等，代表方剂有柴胡疏肝散、半夏厚朴汤等。

七为逐瘀开音，采用活血法，常用药物有皂角刺、莪术、川芎、泽兰、赤芍、当归等，代表方剂有活血逐瘀汤、清咽抑火丸、清热双解散等。

八为消肿开音，采用消法、活血法，常用药物有穿山甲、皂角刺、白芷、冰片等，代表方剂有仙方活命饮、托里消毒散等。

九为散结开音，采用消法、活血法，常用药物有海带、海藻、昆布、路路通、胆南星等，代表方剂有雄黄解毒丸、六神丸、铁笛丸等。

十为益气开音，采用补法，常用药物有黄芪、党参、白术、甘草、人参等，代表方剂有补中益气汤、黄芪汤、六君子汤等。

十一为滋阴开音，采用补法，常用药物有熟地黄、山萸肉、知母、麦冬、沙参、百合等，代表方剂有甘露饮、沙参麦冬汤、知柏地黄丸等。

十二为润燥开音，采用祛燥法、补法，常用药物有知母、沙参、玄参等，代表方剂有清燥润肺汤、甘露饮等。

2. 开音法的临床配伍技巧与思路

（1）疏风开音法：疏风开音法是指运用疏风散邪、宣肺利喉作用的方药，用以治疗风邪犯肺、咽喉不利、声音嘶哑等病证的一种治疗方法。

外感邪毒由鼻而入，侵袭肺金，肺气失宣，金实不鸣所致。《景岳全书·卷之二十八》云，"喑哑之病，当知虚实，实者其病在标，因窍闭而喑也""窍闭者，有风寒之闭，外感证也，有火邪之闭，热乘肺也"，临证当审因论治。

对于风热之邪从鼻口而入，直达咽喉，搏结于喉咙，气血壅滞、脉络痹阻之证。病因学治疗为疏风清热解毒，选用清法、汗法，常用金银花、连翘清热解毒、轻宣透表，薄荷、荆芥、防风、羌活等辛散外邪。如疏风清热汤、清咽散等方剂皆此配伍思想。病机学治疗为清利咽喉，临证除选用宣肺以利咽喉之杏仁、桔梗外，一般选用散结之法以清利咽喉，常用清热散结之桔梗，清肺化痰散结之射干、浙贝母、胆南星，泻肺散结之桑白皮、葶苈子，通络散结之赤芍、莪术，解郁散结之夏枯草、郁金等。如疏风清热汤之赤芍、桔梗、玄参、浙贝母，黑龙江中医药大学附属医院协定处方清热双解散中清肺化痰之桔梗、射干，通络散结之赤芍、姜虫，养阴散结之玄参、麦冬等。对症治疗开音一法除选用清利咽喉的方法外，亦配以蝉衣、千层纸等以利喉开音。

邪热熏灼，化火生痰，痰火相搏，结于咽喉，熏灼血脉酿脓，证属肺胃热盛。治疗时应重视通下、淡渗分利、散热三法的应用，下、利二法能导热下行。清法常选金银花、连翘、黄芩、射干、牛蒡子、黄连解毒汤之类。下法常选大黄、莱菔子、芒硝等；利法常用清利之品，如山栀子、竹叶、车前子之类；散热法常用辛散之品，如薄荷、防风、荆芥等。亦可选用散结消肿法，常用赤芍、夏枯草、郁金等。如痰盛者，除选用清法、燥湿法、下法、利法外，亦可直接化痰（常用贝母、瓜蒌、桔梗、昆布等）。如黑龙江中医药大学附属医院协定处方牛黄利咽丹之用牛黄、郁金、朱砂、山栀子、大黄、冰片，清咽抑火丸之用栀子、川军、玄明粉等。

对于风寒之邪外袭之证，病因学治疗为疏散风寒，常用荆芥、防风、苏叶等药物以辛散风寒，病机学治疗为疏利咽喉，除用宣肺之桔梗、杏仁、白前外，亦可用化痰散结之半夏、桔梗，解痉散结之僵蚕。如六味汤即遵循此配伍思想。

（2）祛痰逐瘀开音法：祛痰逐瘀开音法是指运用祛除痰浊、活血散瘀、散结消肿的药物，以治疗痰浊凝滞咽喉、气滞咽喉、瘀血阻遏咽喉而致声哑的一种治疗方法。

因火毒、疫疠之邪炽盛，结聚于喉，致气血凝滞、脉络瘀阻、痰涎壅盛、气道阻塞，或咽喉病后余邪未清，结聚于喉，致气滞血瘀痰凝，均可使喉咙脉络受损，导致喑哑。病因学治疗当审因论治，如火毒炽盛者以清法药物为主，常用清瘟败毒饮、黄连解毒汤之类，或根据病情需要佐以通下之法，以泻代清，通腑以泄热，宣畅肺气、通利咽喉，常用大黄、芒硝、承气汤类方等；若痰涎壅盛者，以涤痰为主，辅以化痰、消痰之法，并除其致痰之因，临床常用天竺黄、胆南星、瓜蒌、竹茹、涤痰汤、礞石滚痰汤之类；若气滞者以理气、行气之法为主，常用柴胡、枳壳、柴胡疏肝散之类；若瘀血阻滞者以活血为主，辅以理气之法，常用桃仁、红花、赤芍、会厌逐瘀汤之类。病机学治疗为清利咽喉、疏通气道，临证可选宣肺以利咽喉之杏仁、桔梗，清肺化痰散结之射干、浙贝母、胆南星，泻肺散结之桑白皮、葶苈子，通络散结之赤芍、莪术，解郁散结之夏枯草、郁金等。对症治疗为开音，除用桔梗、牛蒡子、射干利咽开音外，亦可选用祛痰开音、通窍开音、散结开音、逐瘀开音诸法。

（3）润燥开音法：润燥开音法是指运用具有滋养阴液、清热生津濡润作用的药物为主，辅以散结消肿之法，用以治疗阴虚肺燥、咽喉失濡、声带失濡、声音嘶哑等病证的一种治疗方法。

风热或毒火治而未愈，缠绵日久，邪热伤阴，津液不能上输滋养咽喉，虚火上炎灼于喉、声门失健所致。热伤阴液，喉、声门失其濡养所致，治疗以滋阴润肺之法为主，临证常用生地黄、玄参、麦冬、白芍、枇杷叶、石斛之类，甚或选用滋肾之法以养金水。佐以通络散结之地龙、赤芍、夏枯草等，佐以润肺化痰之川贝、瓜蒌等，佐以清热之黄芩、玄参，佐以化痰散结之胆南星、天竺黄，佐以活血散结之郁金、莪术，佐以理气散结之香附、陈皮，佐以软坚散结消瘰之昆布、海藻等药物。如黑龙江中医药大学附属医院协定处方养阴清肺丸之用生地黄、玄参、麦冬、白芍、牡丹皮、川贝、薄荷、生甘草，清咽甘露丸之用生地黄、熟地、赤芍、白芍、天冬、黄芩、玄参、枇杷叶、石斛、当归、生甘草等。

（四）开音法的研究展望

开音法是耳鼻喉科、儿科常用的对症治疗方法之一，根据开音法的研究现状、发展趋势，今后开音法在研究中应进一步加强以下几方面：

一是应扩大开音法的临床研究范围，除深化急喉喑、急喉风等多种疾病的治疗，进一步探讨在其喉痹、声带小结等疾病的治疗作用与意义，并系统整理古代医籍、医案中有关开音法的治疗方法、措施及途径。

二是重视开音法的配伍应用研究，如宣肺之汗法与肃肺之下法、宣肺之汗法与肃肺之利法、祛痰法与逐瘀法、补益法与消肿法等。通过系统整理历代医籍及当今临床诊疗经验的基础上，加强复方配伍及各种不同配伍作用机制的研究，为临证应用提供思路。

十、固齿法的临床应用及现代研究

（一）固齿法的适应证

固齿法是指通过运用各种祛邪扶正的药物，以达牙齿健固、牙龈充润目的，用于治疗风火、湿热、瘀血等侵犯齿龈，或正虚齿龈失养所致齿龈病证的一种治疗方法。

固齿法主要适应于风热犯齿、胃火炽盛、湿热蒸齿、瘀血阻滞、阴虚齿燥、气虚齿动等证所致的齿龈病证。

（二）固齿的方法与途径

通过对历代医家研制方剂的总结，固齿方法主要为以下十三个方面：

一为补肾固齿，采用补法，通过运用补益肾气的药物，以其补肾固本之作用，达到补肾固齿之目的，主要适用于肾气亏虚、齿失充养所致的口齿病证。

二为益气固齿，采用补法，通过运用补益脏腑的药物，以其益气、健脾、培土之作用，达到健脾益气、补气固齿之目的，用于治疗气虚齿牙疏豁等口齿病证。

三为养血健齿，采用补法，通过运用补益血液的药物，以其补血、养血之作用，达到补血固齿、养血健齿、补血养龈之目的，用于治疗血虚齿槽失养、龈肉失养所致病证。

四为滋阴润齿，采用补法，通过运用补益阴津的药物，以其滋补阴液之作用，达到滋阴润齿、滋阴养龈之目的，用于治疗阴虚齿燥、虚火灼龈所致口齿病证。

五为温阳健齿，采用补法，通过运用补益阳气的药物，以其温补阳气之作用，达到补益阳气、温阳健齿之目的，用于治疗阳气亏虚、齿失温煦所致的口齿病证。

六为解毒健齿，采用清法，通过运用清热解毒的药物，以其解毒、泻火之作用，达到解毒健齿之目的，用于治疗热毒熏蒸所致口齿病证。

七为疏风固齿，采用汗法，通过运用疏风解表的药物，以其疏风散邪、疏散解表之作用，达到疏风散邪、祛邪固齿之作用，用于治疗风邪犯齿所致口齿病证。

八为清热固齿，采用清法，通过运用清热解毒的药物，以其清热祛邪、清心凉血、生津润燥之作用，达到清热祛邪固齿之作用，用于治疗火热炽盛、耗伤津液、齿龈失润所致口齿病证。

九为泻火固齿，采用清法、利法，通过运用清热降火、降泄的药物，以其清热、泻火、降火之作用，达到泻火固齿之作用，用于治疗心火上炎、胃火内炽、火毒上攻所致口齿病证。

十为祛湿利齿，采用祛湿法、利法、清法、温法，通过运用祛除湿邪、分利湿邪的药物，以其燥湿、利湿、化湿、祛湿之作用，达到祛湿利齿、化浊利齿之目的，用于治疗湿热蒸齿、湿浊停滞所致口齿病证。

十一为祛痰利齿，采用祛痰法，通过运用各种祛痰的药物，以其祛痰、化痰、清化、温化、分利之作用，达到祛痰利齿、化痰利齿之目的，用于治疗痰火、痰浊停聚于齿所致口齿病证。

十二逐瘀消肿，采用活血法，通过运用活血化瘀的药物，以其活血散瘀、散结消肿之作用，达到逐瘀消肿、化瘀散结之目的，用于治疗瘀血阻痹齿龈所致口齿病证。

十三为散瘀排脓，采用活血法、清法、祛痰法，通过运用活血化瘀、清热解毒、祛痰散结作用的药物，达到清热健齿、散瘀排脓、散结消肿、托毒排脓之目的，用于治疗火毒炽盛、化腐成痈所致口齿病证。

（三）固齿法的临床配伍技巧及思路

1. 固齿法的临床配伍原则　固齿法的配伍思路主要为补益正气、祛除病邪、健固牙齿、充润齿龈等，其具体有以下十三个方面：

一为补肾固齿，采用补法，常用药物有枸杞子、菟丝子、杜仲、桑螵蛸等，代表方剂有补肾地黄丸、菟丝子散等。

二为益气固齿，采用补法，常用药物有黄芪、党参、红参、白术、茯苓等，代表方剂有补中益气汤、七味白术散、归脾汤、黄芪汤等。

三为养血健齿，采用补法，常用药物有当归、白芍、熟地黄等，代表方剂有八珍汤、当归补血汤、圣愈汤、香贝养荣汤等。

四为滋阴润齿，采用补法，常用药物有熟地黄、女贞子、旱莲草、龟甲、五味子等，代表方剂有知柏地黄丸、杞菊地黄丸、连柏益阴丸、滋阴地黄丸等。

五为温阳健齿，采用补法，常用药物有附子、干姜、桂枝等，代表方剂有理中汤、真武汤、补阳汤、附子理中汤等。

六为解毒健齿，采用清法，常用药物有黄连、黄芩、蒲公英、紫花地丁等，代表方剂有五味消毒饮、黄连解毒汤等。

七为疏风固齿，采用汗法，常用药物有牛蒡子、菊花、桑叶、薄荷等，代表方剂有疏风清热汤、薄荷连翘方等。

八为清热固齿，采用清法，常用药物有黄连、连翘、牡丹皮、生地黄、紫草等，代表方剂有白虎汤、犀角地黄汤、黄连解毒汤等。

九为泻火固齿，采用清法、利法、下法，常用药物有栀子、竹叶、车前子、莲子心、知母、大黄等，代表方剂有承气汤类方、导赤散、连柏益阴丸、泻肝饮子、通脾泻胃汤等。

十为祛湿利齿，采用祛湿法、利法、清法、温法，常用药物有茵陈蒿、木通、车前子、泽泻、黄芩、桂枝、苍术等，代表方剂有加味四苓散、泻湿汤、除湿汤等。

十一为祛痰利齿，采用祛痰法，常用药物有冬瓜仁、茯苓、胆南星、陈皮、清半夏等，代表方剂有温胆汤、二陈汤、神效瓜蒌散等。

十二逐瘀消肿，采用活血法，常用药物有赤芍、桃仁、丹参、莪术、红花等，代表方剂有桃红四物汤、丹参饮、乳香丸等。

十三为散瘀排脓，采用活血法、清法、祛痰法，常用药物有穿山甲、皂角刺、白芷、赤芍、浙贝母、钩藤等，代表方剂有仙方活命饮、托里消毒散、皂角丸等。

2. 固齿法的临床配伍技巧与思路 齿摇可因外邪侵袭、胃火上炎、肾精不足、气血亏虚等多种因素所致。通过运用扶正之补气、温阳、养血、滋阴，以及祛邪之疏风、解毒、清热、除湿、化痰、化浊、降火、活血、消痈等治疗方法与措施，以达健固牙齿、充润齿龈的作用。

（1）补肾固齿法：补肾固齿法是指运用补肾填精的药物，使肾实髓充、齿有所养，适用于肾虚髓亏、齿失充养所致的齿摇病证。

因齿为骨之余、髓之所养，为肾所主，齿及齿龈的正常均需气血的濡养。在立补肾固齿法时当以补肾之法为主，通过运用补肾的药物以使肾充髓养齿健，直接达到固齿、健齿之治疗目的，亦应遵循"阳中求阴"之原则，常用菟丝子、枸杞子、熟地黄、续断、骨碎补、补骨脂等，如补骨脂丸之主以熟地黄、菟丝子、补骨脂、胡芦巴、杜仲、肉桂、川椒，三仁五子丸之用肉苁蓉、枸杞子、菟丝子、覆盆子、五味子、熟地黄，龟鹿二仙膏之用龟甲、鹿角、枸杞子，《中国药物大全》补肾固齿丸之用骨碎补、熟地黄、紫河车、枸杞子、五味子，以及补肾磁石丸、杞菊地黄丸、左归饮、还少丹等，皆主以补肾阴、温肾阳之补法。

基于传统中医药学之气血、气血津液、阴阳相关理论，除主用滋肾阴、补肾阳之补法外，亦可佐以补气生血助阳之用人参、黄芪，健脾益气之茯苓、山药，补血养阴之当归、白芍，如龟鹿二仙膏之用人参，三仁五子丸之用当归、茯苓、薏苡仁，左归饮之用山药，还少丹之山药、茯苓等。

根据阴虚阳亢、水不涵木之理论，肾虚髓亏证往往兼有肝亢之证，故可以根据其兼证之不同，灵活应用滋阴补肾之法滋水以涵木、滋阴以养肝外，亦可配伍应用平肝之法，如补肾磁石丸之用石决明、菊花、磁石，杞菊地用黄丸之菊花，三仁五子丸之用当归等。

（2）疏风固齿法：疏风固齿法是指运用疏风、清热、泻火的药物，以除其外风火毒之邪，使风散、火泄、邪去，适用于风火犯齿证的一种治疗方法。

风火邪毒乘虚而入，结聚骨槽，使骨槽破坏，甚或化火腐肉，导致牙齿松动。当以疏风清热之法为主，以祛其邪，此乃治本之法，临证多选用防风、荆芥、薄荷、豆豉、升麻等汗法药物，以及黄芩、黄连、连翘、石膏等清法药物。如清阳散火汤之主以黄芩、连翘、生石膏、牛蒡子等清法药物，白芷、防风、荆芥、白蒺藜、升麻等汗法药物；除风清脾饮之主以连翘、黄芩、黄连、玄参、知母等直清邪热，辅以荆芥、防风、桔梗疏散风邪、疏散郁火。他如，蟾酥丸、柴胡葛根汤、凉膈散，以及现代研制的牙痛一粒丸等，皆含此配伍思想。

除主以清法、汗法以直除其风火外，亦可根据病情及治疗需要，灵活应用清热凉血之生地黄、玄参等药物，以清其血热、防热盛腐肉，如除风清脾饮之用生地黄、玄参，柴胡葛根汤之用天花粉，清阳散火汤之用当归等。

临证应重视给邪以出路的各种方法的应用，临证除选用汗法以外散风热、郁火外，更主要应用通腑泻火之下法，如除风清脾饮之用大黄、玄明粉，凉膈散之用生大黄等。

（3）泻火固齿法：泻火固齿法是指运用清胃泻火、清泻郁火的清法为主，以其清胃、泻火、凉血之作用，使胃火去、上炎之火得降，适用于胃火燔齿所致的齿摇病证的一种治疗方法。各种原因引起的胃肠积热、郁热，循脾胃二经熏蒸牙龈、热盛腐肉、齿松而动。本法以清胃泻火之清法为主，临床常用黄连、黄芩、石膏、胡黄连等药物，如清胃散、左金丸、犀黄丸之主用黄连，青黛散之主用生石膏、青黛、黄柏，泻黄散之主用石膏，黄连解毒汤主用黄连、黄柏、黄芩，清胃解毒汤主用黄连、黄芩、生石膏，犀角消毒饮之主以金银花、犀角等，皆以清法为主以直折其胃热，达到病因学治疗目的。对于热毒壅盛于里、热困脾胃之证，亦当灵活应用通下之法，"以泻代清"，使里热下泄，亦具有重要的治疗意义，如应用承气汤类方、凉膈散之类。若患者体质素虚，或邪毒伤正之时，应尽量不用下法，即使有必要应用，亦应选用火麻仁、郁李仁之类以润下泻火，既去除里热又防伤正。

在具体应用清胃泻火法时，亦可佐用凉血清胃、活血化腐之法，以间接达到泻火之作用，临证除犀角、水牛角外，常用生地黄、牡丹皮等药物，如清胃散之配伍生地黄、牡丹皮，清热泻脾散之配伍生地黄等。

在立泻火固齿法时，除主用清胃泻火之清法外，亦可根据病情及配伍的需要，灵活应用利法、下法、汗法给热以出路，导胃火下行、外散。如清胃散之用升麻，泻黄散之用藿香叶、防风，犀角消毒饮之用防风、荆芥，清胃解毒汤之用升麻等，皆辅以汗法及相应药物，以使胃中积热、郁热外散。如泻黄散、黄连解毒汤之用山栀子，青黛散之用滑石，清热泻脾散之用栀子、茯苓、灯心草等，皆辅以利法、药物，以通过淡渗分利之法导胃中郁热、积热从小便而出。如犀黄丸之用大黄、黑牵牛等，亦可佐用下法以导积热、郁热从后阴而出，间接达到清胃泻火之作用。

对于牙龈肿胀明显者，可加夏枯草、青黛、连翘心、竹叶、车前子等药物，以清泄邪毒、泻火消肿。若牙龈溢脓者可加漏芦、皂角刺、生薏苡仁等药物，以消肿托毒、排脓。

（4）养龈健齿法：养龈健齿法是指运用补益气血的药物，使气血化生充足，使气能温养、血能荣齿，达到养龈、健齿之目的，适用于气血亏虚所致的齿摇病证的一种治疗方法。在立养龈健齿法时，当以补益气血之补法药物为主，发挥气血的濡养作用，使血能养齿，自然达到养龈健齿之作用。如归脾汤、四君子汤、四阴煎、四物汤、补中益气汤等皆以补益气血为主。若出现阴虚火旺者，可用牙仙丹、甘露饮等以滋阴降火、养龈健齿。

为了更好地发挥补益之品的治疗作用，一般在补气、养血、滋阴的同时，佐以理气助运、淡渗理脾、燥湿运脾、消导助运之调气法、利法、祛湿法、消法，以助脾运、调理脾胃，使气血化生有力，可以间接或直接起到补益气血之作用，以达养龈健齿之目的，临床一般常用茯苓、陈皮、苍术、山楂、鸡内金、陈皮、槟榔等药物，如归脾汤之配伍木香，参苓散之配伍茯苓等，皆在于顾护脾运。

（四）固齿法的研究展望

固齿法是口齿科、老年科常用的对症治疗方法之一，根据固齿法的研究现状、发展趋势，今后固齿法在研究中应进一步加强以下几方面：

一是应系统整理古代医籍、医案中有关齿摇的病因病机，以及固齿法在临床应用时的配伍方法，并对有效古方、经方、验方进行系统整理、归纳，总结其固齿的方法与配伍思想。

二是重视固齿法在临床治疗疾病中的配伍与应用研究，如疏风之汗法与凉血之清法、补益之补法与运脾之利法、散瘀之消法与理气法等。在系统整理历代医籍及当今临床诊疗经验的基础上，加强有效复方的基础与实验研究，为临床准确应用固齿法提供思路。

十一、止涕法的临床应用及现代研究

（一）止涕法的适应证

止涕法是指通过运用祛邪、扶正、通利鼻窍、收涩敛涕的药物，达到敛涕、止涕之作用的一种对症治疗方法。

止涕法具有标本兼顾的原则，具有祛邪、扶正、收涩、调整脏腑功能等作用，主要适用于外感、内伤药物所致的伤风鼻窒、鼻窒、鼻渊、多涕等病证。

（二）止涕的方法与途径

通过对历代医家研制的方剂的总结，止涕的方法主要有以下三个方面：

一为固涩止涕，采用固涩法，通过运用酸涩收敛的药物，以其固涩、收敛之作用，达到收涩止涕之目的。

二为补肺止涕，采用补法，通过运用补益肺气、培土生金的药物，以其益气补肺、温肺散寒之作用，达到补肺止涕、补气固摄之目的，用于治疗肺虚不约、肺阳不约证所致的鼻涕多者。

三为宣肺止涕，采用汗法、理气法，通过运用宣通肺气的药物，以其宣肺之作用，以复肺收约及通调水道功能，从根本上达到止涕之目的，用于外感、内伤所致肺壅引起的多涕。

（三）止涕法的临床配伍技巧及思路

1. 止涕法的临床配伍原则　临证止涕法的配伍原则主要为祛邪扶正、宣肺止涕、理肺止涕等，其具体有以下三个方面：

一为固涩止涕，采用固涩法，常用药物有山药、芡实、诃子肉、益智仁等，代表方剂有乌药散、敛涕散、温肺止流丸等。

二为补肺止涕，采用补法，常用药物有黄芪、党参、白术、茯苓、干姜、细辛等，代表方剂有补肺汤、敛涕散、温肺止流丸、冷嗽干姜汤等。

三为宣肺止涕，采用汗法、理气法，常用药物杏仁、桔梗、白前、麻黄等，代表方剂有温肺止流丸、培土温肺散等。

2. 止涕法的临床配伍技巧与思路　止涕法在临床具体应用时可分为补肺止涕、温肺止涕、通窍止涕、收涩敛涕等具体方法。

（1）补肺止涕法：补肺止涕法是指通过运用补益肺气的药物，达到肺健涕止之目的，用于治疗肺虚引起的多涕症。肺虚不约证多涕其因系肺虚涕液无力收约，或兼通调水道功能失司、水湿内蕴、湿化涕、涕多不能收约所致。其病因学治疗为益肺，益肺临证常选用培土生金之补脾法，临证多用山药、白术、茯苓等药物，如江苏省中医院干祖望老中医研制的敛涕散之主用山药等。临证亦可根据病情需要选用补气以益肺之补法，临床常用四君子汤、黄芪、人参、党参等，如敛涕散之配伍党参、参苏饮之用人参等。

本证的病机学治疗为恢复肺主涕的功能，临证恢复肺的功能除选用益肺之补法（培土生金、补益肺气法）外，亦可选宣肺利水之汗法，如临床常用杏仁、桔梗、麻黄等药物以复肺主收约及通调水道功能，以及利气通鼻窍之汗法、活血法、通络法、理气法、温法，如临证常用赤芍、地龙、苍耳子等药物，如止涕散之以苍耳子利气通窍、以赤芍通络利窍，参苏饮用宣肺利水之苏叶、桔梗、前胡，理气通鼻窍之木香、枳壳，温化水饮之陈皮、半夏、茯苓。

本证的对症治疗以收敛涕液法为主，临证常用诃子肉、益智仁、乌药等固涩法药物，或根据病情需要灵活应用分利止涕之利法、健脾渗湿止涕之补法，如临证常用山药、芡实、薏苡仁、茯苓等药物。

对于鼻涕多、清稀如水，平素易患伤风感冒之肺卫不固证，可仿玉屏风散化裁，加收敛涕液药物以益气固卫、敛涕。

（2）温肺止涕法：温肺止涕法是指运用温补肺阳、补益肺气的药物，达到肺健涕止之目的，用于治疗肺阳虚引起的多涕症。温肺止涕法适用于肺阳不约证。肺阳不约证多涕其因系肺阳虚则不能收摄涕液，或兼阳虚水不利，湿蕴化涕，涕多不能收约。肺阳不约证系在肺虚不约证的基础上，兼肺阳虚症状，其治疗系在肺虚不约证基础上，主以或佐以温肺散寒之法，临床常用干姜、细辛、桂枝等药物。温肺止流丸在人参、荆芥、诃子肉、桔梗、甘草、辛夷等补益肺气、通利鼻窍的基础上，主以细辛温肺止涕。江苏省中医院干祖望老中医研制的培土温肺散亦以黄芪、白术、太子参、益智仁健脾益气、培土生金，佐以诃子肉、乌药、稆豆衣助臣益智仁收涩敛涕，防风助细辛利鼻窍，并以干姜、细辛为君，以温肺散寒、化水止涕。他如，辛夷散主以温肺散寒之干姜、附子、肉桂，佐以辛散之辛夷花，活血通窍之用川芎、皂角。

（3）通窍止涕法：通窍止涕法是指运用通利鼻窍、通调水道的药物，达到开肺涕止之目的，用于治疗肺气壅滞引起的多涕症。肺气壅滞、肺气不利、通调水道失职，水湿化为涕液，故其治疗以开其肺壅为主，以除其因。临床常肃肺下气与宣畅肺气之法同用，以开肺气、恢复肺通调水道功能。肃肺下气除用肃肺法（如桑白皮、前胡、葶苈子、苏子等）外，亦可选用利法、下法以下降肺气。

立通窍止涕法时除选用宣肺、肃肺之理气法、汗法、祛邪法外，止涕除直接敛涕外，亦用下气利水、化痰利水、淡渗利水等法以达止涕之目的，一般临证除选用前胡、葶苈子、苏子等既肃肺又下气之品外，常用厚朴、清半夏、茯苓、白茅根等药物。

　　江苏省中医院干祖望老中医研制的加减泻白散用桑白皮清热泻肺利水而为主，辅以桔梗、杏仁宣畅肺气，葶苈子助桑白皮肃肺，以开其肺壅，佐以天竺黄、桔梗化痰而利水湿，马兜铃收涩敛涕，薄荷疏散肺气。他如，辛夷清肺饮等方剂皆遵循此配伍思想。

（四）止涕法的研究展望

　　止涕法是耳鼻喉科、儿科常用的对症治疗方法之一，根据止涕法的研究现状、发展趋势，今后应进一步加强以下几方面：

　　一是应扩大止涕法的临床研究范围，除深化鼻窒、鼻渊、鼻塞等多种疾病的治疗外，要进一步探讨其在感冒、多涕症等疾病中的应用，并系统整理古代医籍、医案中有关止涕法的治疗方法、措施及途径。

　　二是重视止涕法的配伍应用研究，如疏风之汗法与宣肺之汗法、宣肺之汗法与渗湿之利法、通鼻窍与理气法等。通过整理历代医籍及当今临床诊疗经验的基础上，加强复方配伍及各种不同配伍作用的研究，为临证应用提供思路。

十二、排脓法的临床应用及现代研究

（一）排脓法的适应证

　　排脓法是指运用透托、补托的方法，使外科痈疡类疾病的毒邪得以移深就浅、早日液化成脓而排出，并使扩散的证候趋于局限化，或使邪毒不致旁窜深溃，或使邪毒不致内陷，从而达到脓出毒泄、消散疮疡目的的一种治疗方法。临证主要有透托法和补托法两类。

　　排脓法主要适用于中医外科疮疡、痈疽之脓毒证，或正虚毒滞、正虚毒陷证，以及其他外科疾病肠痈等。

（二）排脓的方法与途径

　　临床上排脓的方法与措施主要有以下十个方面：

　　一为清热排脓，采用清法，通过运用清热解毒、清热泻火的药物，使疮疡内蕴之热毒排出，达到排除脓液、脓腐脱落的目的。

　　二为通腑排脓，采用下法，通过运用通腑泻下、泻下火热的药物，使蓄积在脏腑内的毒邪得以排出，达到排除脓液、消散疮疡的目的。

　　三为祛瘀排脓，采用活血法，通过运用活血化瘀、散瘀逐瘀的药物，使脉通血畅，达到排除脓液的目的。

　　四为提脓祛腐，采用清法、消法，通过运用具有提脓祛腐作用的药物，使疮疡内蓄之脓毒排出、腐肉脱落，达到排除脓液的目的。

　　五为和营托毒，采用活血法、通络法，通过运用调血和营的药物，使经络疏通、血脉调和流畅，达到托邪外出的目的。

　　六为托里透脓，采用补法，通过运用补益内托、扶正达邪的药物，使正气强盛能托毒外出，达到排除脓液的目的。

七为托毒排脓，采用清法、祛邪法、补法，通过运用透邪托毒、补益内脱的药物，达到托毒外出、透邪出毒、排除脓液的目的。

八为拔毒提脓，采用消法，通过运用拔毒祛腐的药物，使内蕴之脓毒得以排出，达到拔毒提脓、拔毒排脓的目的。

九为聚毒排脓，采用消法，通过运用箍聚疮毒、排出脓液的药物，使内蕴的毒邪消散，达到消散疮肿的目的。

十为化毒成脓，采用祛邪法、活血法、补法，通过运用透托、补托作用的药物，使内蕴之脓毒得以排出，达到消散疮肿的目的。

（三）排脓法的临床配伍技巧及思路

1. 排脓法的临床配伍原则　临证排脓法的配伍原则主要有祛邪扶正、清热解毒、祛腐提脓等，其具体有以下十个方面：

一为清热排脓，采用清法，常用药物有黄芩、连翘、黄连等，代表方剂有黄连解毒汤、五味消毒饮、仙方活命饮、凉膈散、五神丸、内疏黄连汤等。

二为通腑排脓，采用下法，常用药物有玄明粉、大黄等，代表方剂有大承气汤、调胃承气汤、凉膈散、内疏黄连汤等。

三为祛瘀排脓，采用活血法，常用药物有桃仁、红花、乳香、五灵脂、蒲黄等，代表方剂有失笑散、活血化坚汤、逐瘀汤类方等。

四为提脓祛腐，采用清法、消法，常用药物有僵蚕、灵磁石、丁香、犀角、牛黄等，代表方剂有黑虎丹、升丹、千金散等。

五为和营托毒，采用活血法、通络法，常用药物有当归、白芍、麝香等，代表方剂有葱归溻肿汤、醒消丸等。

六为托里透脓，采用补法，常用药物有黄芪、党参、白术、人参等，代表方剂有托里消毒饮、香贝养荣汤、八珍汤、当归补血汤等。

七为托毒排脓，采用清法、祛邪法、补法，常用药物有黄芪、皂角刺、炒穿山甲等，代表方剂有透脓散、前列腺汤等。

八为拔毒提脓，采用消法，常用药物有穿山甲、皂角刺、姜黄、胆南星、胆矾等，代表方剂有仙方活命饮、阳毒内消散、神效瓜蒌散、六军丸等。

九为聚毒排脓，采用消法，常用药物有昆布、瓜蒌根、桔梗、木香、血竭等，代表方剂有琥珀黑龙丹、散肿溃坚汤、活血化坚汤等。

十为化毒成脓，采用祛邪法、活血法、补法，常用药物有败酱草、蒲公英、萆薢、木瓜、龙胆草、青黛、牡丹皮等，代表方剂有普济消毒饮、龙胆泻肝汤、犀黄丸、前列腺汤、萆薢化毒汤、柴胡清肝汤等。

2. 排脓法的临床配伍技巧与思路　排脓法是用透托、补托的药物，使内蕴脏腑、疮疡之毒邪液化排出、消散，临证主要分为透托和补托两类。透托法用于肿疡已成，毒盛正气不虚，尚未溃破或溃而脓出不畅之实证，应用透脓法促使早日脓出毒泄，以免脓毒旁窜深溃;补托法用于肿疡毒势方盛,正气已虚,不能托毒外出,或溃后脓水稀少、坚肿不消者,而对于脓成难溃者,当与攻透之法配伍,以透脓溃坚。

(1)透托法:透托法是指运用清热祛腐、通腑排脓、逐瘀排脓、祛腐提脓、托毒排脓、聚脓排脓、解毒散痈的药物,使蓄积在脏腑、疮疡之脓毒得以排出,达到排出脓液、消散疮疡为目的的一种治疗方法,适用于肿疡已成、脓毒症。

对于肿疡已成、毒盛正气不虚,尚未溃破或溃而脓出不畅之实证,主以清热消痈之清法、凉血散痈之清法、化瘀散痈之活血法、软坚溃脓之消法,使邪毒得除、痈疡已溃、拔毒提脓,解除酿脓成痈之因,直接或间接达到排脓、溃脓之作用与目的。如《外科启玄》云:"托者,起也,上也。"《疡科纲要》云:"治疡之要,未成者必求其消,治之于早,虽有大征,而可以消散于无形。"如《医学心悟》《外科正宗》透脓散之用炒山甲、皂角刺、川芎,托里透脓汤之用穿山甲、皂角刺、白芷、升麻,化斑解毒汤之用石膏、连翘、黄连、玄参,阳毒内消散之用炒甲片、姜黄、青黛,仙方活命饮之用穿山甲、皂角刺、乳香、没药、金银花,瓜蒌牛蒡汤之用金银花、连翘、天花粉、黄芩、皂角刺,萆薢渗湿汤之用牡丹皮、黄柏等,历代诸多消痈、排脓方剂皆此配伍思想。

临证除选用清热消痈、解毒溃脓之清法外,亦可灵活应用下法、分利法、汗法,给邪毒以出路,以利于邪毒之外散、痈疡之溃败、瘀结之消散,是临床常用的配伍方法之一。如萆薢渗湿汤配伍淡渗分利之萆薢、泽泻、滑石、通草、茯苓,仙方活命饮配伍辛散之防风、白芷,瓜蒌牛蒡汤配伍淡渗分利之生栀子,凉膈散配伍通下、泻火之大黄、芒硝等。

临床具体配伍时,尚应与和营、凉营之法,因脓由热盛肉腐、气血凝滞而成,古有"荣气不从,逆于肉理"之说。和营常选用辛散发表之汗法、敛阴和营之和法、散瘀和营之活血法、疏通和营之理气法,如仙方活命饮之配伍防风、白芷等;凉营除用选清热以凉营、凉血以凉营、淡渗以凉营、通下以凉营之法外,尚有凉血、和血以凉营,如仙方活命饮之配伍当归尾、陈皮、贝母,柴胡透脓散、托里透脓汤之用当归等,以及活血化坚汤之用赤芍、归尾、川芎、五灵脂、乳香、皂角刺等,利于脓毒消散。应用和营法之目的在于使经络疏通、血脉调和,从而达到疡毒消散、肿消痛止之目的;应用凉营法之目的在于使郁于里之邪毒消散,或使脓毒易于溃出。

临床可根据病情、患者体质,以及治疗需要,灵活配伍和营托毒、提脓祛腐、软坚散结、化腐成痈之调和气血,祛痰、软坚、败毒诸法,如阳毒内消散之配伍胆矾、胆南星,仙方活命饮之配伍当归尾、陈皮、贝母,瓜蒌牛蒡汤之配伍陈皮、青皮,柴胡透脓散之用当归,托里透脓汤之用当归、青皮等,皆取其调血和营,消散穿透,直达病所,具有软坚消散、化痰消肿、拔毒提脓、托毒溃脓之作用,达到肿胀得以消散、脓毒得以外泄之目的。宋代陈自明在乳香、丁香、藿香、青木香、沉香的基础上加入麝香、连翘、升麻,名为五香连翘汤,以治疗多种疮疡痈肿类疾病。特别需要注意的是调和气血之补法、活血法的合理应用,因《外科证治全生集·痈疽总论》有"脓之来,必由气血"之论。陈自明亦有"气血闻香则行,闻臭则逆。大抵疮疡,多因荣气不从,逆于肉理,郁聚为脓,得香之味,则气血流行"(《外科正宗·卷之一》)之论。

此外，尚应结合患者体质强弱、肿疡所属经络部位，灵活选用补益、引经、活血等治法，以适应临床治疗的需要。

（2）补托法：补托法又称托里排毒法，是指运用补益气血的方法，以补益内托、扶正达邪，使正气旺盛能托毒外出，以致邪毒不致内陷，达到脓出毒泄、肿痛消退为目的的一种治疗方法，适用于疮疡体虚邪盛、不能托毒外出、脓毒不易外达者，症见疮形平塌、根盘散漫、难溃难腐，或溃后脓水稀少、坚肿不消。使用补托法，可达到托毒外出，或促进脓毒外泄，既能达到脓出毒泄，又避免脓毒旁窜深溃之作用与目的。

由于肿疡、痈肿等病证毒势已盛、正气已虚，正虚不能托毒外出，导致疮痈难溃难腐、坚肿不消。临证运用补益内托、扶正达邪的补法，使正气恢复、能托毒外出，达到溃脓、排脓之目的。如《外科启玄》有"言补者，治虚之发也"，通过补益之法以补充正气，使疮口早日愈合，或补益正气、生肌敛疮之作用。临证常用党参、人参、黄芪、白术、茯苓等益气法药物，附子、肉桂、仙茅、巴戟天、鹿角片等温阳法药物，当归、白芍、鸡血藤等养血法药物。如托里消毒散之主以人参、黄芪、白术、茯苓、当归、芍药，内补黄芪汤之主以黄芪、麦冬、熟地黄、人参、茯苓、炙甘草、白芍、当归等。他如，香贝养荣汤、八珍汤、当归补血汤、保元大成汤等皆以补法为主。临证一般多以八珍汤、十全大补汤为主加减用方、用药，以达到补益正气，使正气旺盛，能托毒外出，毒邪不致内陷，并使之液化成脓，既有扶正顾本、透脓溃坚之作用，又能达到助养新生、促进疮口愈合之目的。若兼有阳气虚者，宜加附子、肉桂以达温补托毒，如内补黄芪汤之官桂，保元大成汤之附子、煨姜等。

在立补托法时除选用补益正气之法，使正气充盛、利于托里排毒外，并根据病情佐以清热解毒之清法、调血之活血法、辛散之汗法，与补益诸法配伍，既可托毒外出，又可消肿解毒。临床常用金银花、连翘、白芷、川芎等，历代医家研制的补托方剂皆此配伍思路，如托里消毒散之金银花、白芷、皂角刺、桔梗，蒌贝养荣汤之瓜蒌实、橘红、紫苏子，内补黄芪汤之川芎、当归、远志，保元大成汤之木香、砂仁等。补托法在临床立法时佐以清法之目的在于清解毒热，并使脓出毒泄，配伍活血法之目的在于散结消肿、溃坚排脓，配伍辛散之法的目的在于散结消肿、畅脓排脓，这是临床立补托法时常用的配伍技巧与方法。

（四）排脓法的研究展望

排脓法是外科、皮肤科常用的对症治疗方法与措施之一，根据排脓法的研究现状及发展趋势，今后排脓法在临床研究中应进一步加强以下三方面问题：

一是应系统整理古代医籍、医案中有关排脓法的立法原理、治疗措施及立法组方思路、规律，为当今临床应用提供思路、见解与启示。

二是重视排脓法的临证配伍方法与应用研究，如透托法中清热、活血法、下法、利法、消法、软坚法等综合配伍应用，补托法中补法、清法、汗法、理气法等综合配伍应用。

三是开展排脓法方剂给药途径（内服、外用）的现代研究，系统阐明其治疗疾病原理、作用特点、毒副作用等，为今后更好地、更安全地用药提供参考、依据。

附　录

附录一　中药剂型的源流及现代改革研究

　　剂型，即药物制剂类型。中药剂型是将中药配伍成方后，根据临证病情的需要、药物的性质，以及给药方法和途径的不同，将组成方剂的药物进行加工，制成适宜的制剂形式，采取恰当的给药方法，以发挥中药的最佳治疗效果，减少中药峻烈之性和毒性，便于临床应用以及贮藏、运输等。"剂型"和"遣药组方"是正确使用方剂的两个重要方面，共同决定着方剂的有效性、安全性和稳定性。由此可见，剂型对疗效的影响是不容忽视的，有时甚至对药效的发挥起着主导的作用。所以，如何保持和发扬方剂剂型的中医药特色，如何把剂型改革和提高方剂疗效有机地结合起来，是临床工作者及方剂研究者应重视的课题之一。

一、中医方剂剂型的源流

　　方剂是由中药组成的，而剂型是药物应用的最终形式，从药物出现的同时，剂型也就存在了，并由此而发展起来。

　　据《汉书·艺文志·方技略》记载，曾有《汤液经法》32 卷，《五十二病方》中已有酒剂内容的记载，尚有饼、曲、油、丸、灰、膏、丹、胶、药浆等剂型。《黄帝内经》书中虽载方仅 13 首，但已有汤、丸、散、膏、酒等剂型名称，并把药物与剂型结合命名方剂，对方剂剂型的进一步发展奠定了基础。

　　西汉《神农本草经·卷一序》中指出："药有宜丸者，宜散者，宜水煎煮者，宜酒渍者，宜膏煎者，亦有一物兼宜者，亦有不可入汤酒者，并随药性，不可违越。"其已论及方剂在具体应用时应根据药物的特性选择适宜的剂型。东汉张仲景的《伤寒杂病论》载汤、丸、散、栓剂、熏烟剂、软膏、酒剂、糖浆等十余种剂型，并创立了口服、肛门、鼻、耳、舌下、阴道等多种给药途径和方法。而且对方剂剂型理论亦有明确阐述，如在《金匮玉函经·卷一·论治总例》中指出，"若欲治疾，当先以汤洗涤五脏六腑，开通经脉，理导阴阳，破散邪气"，"水能净万物，故用汤也"，"次当用散，散能逐邪风湿痹，表里移走，居无常处者，散当平之"，"丸能逐沉冷，破积聚，消诸坚癖，进饮食，调营卫"，其对推动方剂剂型的发展作出了重要贡献。

晋代医家葛洪著的《肘后备急方》中记载的剂型，除汤剂外，还有丸、膏、散、酒、栓、洗、搽、含漱、滴耳、眼膏、灌肠、熨、熏、香囊及药枕等十余种剂型及给药途径，并重视散剂，多数为内服散剂、煮散剂型，还有外用散剂，其对散剂的运用充分体现了葛洪治急症及和简、便、廉的特点。栓剂在继承张仲景的肛门栓、阴道栓基础上，增加了尿道栓、耳栓及鼻栓剂等剂型及给药方法。唐代孙思邈的《备急千金要方》《千金翼方》载方剂剂型 20 余种，但以汤、散、丸剂为主。南北朝时龚庆宣的《刘涓子鬼遗方》中不仅收载了许多外用膏剂，而且详细叙述了外用膏剂的制备方法。沈括著的《苏沈良方》对临床选用剂型的理论基础有明确的论述，如"欲速用汤，稍缓用散，甚缓者用丸"。

宋代以后，不仅剂型方面有了进一步发展，而且在剂型理论方面有了进一步认识。如《太平惠民和剂局方》对药物剂型制备法有较详细的论述，书中所载剂型以丸剂、散剂为主，还有汤剂、膏剂、丹剂、饮剂、饼剂、煎剂、锭剂、沙熨剂等，对提高和推广中成药的制用起到了重要的作用。钱乙的《小儿药证直诀》全书载方 144 首，主要针对小儿服用汤剂困难，在剂型上大多采用成药为主。

金元时期，在剂型理论方面有进一步发展，如李杲《汤液本草·卷上·东垣先生用药心法》指出："大抵汤者，荡也，去大病用之；散者，散也，去急病用之；丸者，缓也，不能速去之，其用药之舒缓而治之意也。"其从理论上论述了剂型的选择对疗效的发挥具有十分重要的作用。

明清时代更加丰富，不仅创研了诸多剂型，而且制剂理论已趋于完善。如李时珍著的《本草纲目》书中收载的方剂剂型达 60 余种，多数剂型现仍在广泛应用，部分剂型也被改进，对现代方剂剂型的改革与设计产生了极为深远的影响。

二、目前中医现代剂型改革的现状

古代医家在长期的医疗实践中，创造出多种传统剂型，如丸剂、散剂、膏剂、丹剂等，作为应用最早、最广泛的中药剂型之一的汤剂，至今仍是中医临床采用的主要剂型，然而包括汤剂在内的传统剂型，在质量控制、用法、用量等方面也存在不少问题，因而现代医家在保留传统剂型的基础上，又研制出多种新剂型，以适应临证的需要。根据现代剂型改革情况及研究，方剂剂型的现代化是必然的趋势。研究方剂剂型的目的在于提高原有方剂的临床疗效、降低毒副作用、扩大方剂的用药途径，达到高效、速效、稳效，提高药剂质量，达到生产工艺的科学化、产品质量的标准化，从而使方剂剂型逐渐向控释、缓释以及靶向制剂发展。

现代中医方剂剂型的改革发展，可分为四个阶段，即常规制剂、长效制剂、缓释制剂及靶向制剂等。现代中药剂型工艺的研究必将在提高常规剂型质量的基础上，充分运用现代药剂学的最新研究成果，不断研制、开发新的中药制剂。新中国建立以来，中医方剂剂型的发展主要体现在以下两个方面。

（一）改革传统剂型

方剂剂型是古代中医药学家在医疗实践中不断尝试、运用、改进、创新的结果，中医方剂传统剂型总体来看是有其科学道理的、切合临床实际的，但亦存在着一些缺点与不足之处的。在临床实践中，汤剂、丸剂、片剂、软膏剂等传统剂型仍然占主导地位，在未来的临床治疗中这些剂型仍将发挥极其重要的作用。现代医药学者本着"古为今用""推陈出新"的原则，采用现代科学方法和手段对传统剂型进行了继承、发掘和改革。

如传统方剂剂型之一的汤剂，由于汤剂加减灵活，适应于中医辨证、辨病、辨症治疗的需要，可随疾病不断变化而灵活化裁，且直接通过口服进入人体，有吸收快、发挥药效迅速的优点，因而仍将是现代及未来中医临床应用广泛的剂型之一。随着汤剂煎服方法研究的逐步深入，新颖、灵活、方便、煎出率高的煎煮器具必将问世。尽管当前制剂精制颗粒饮片、袋泡剂、精制饮片颗粒的研究及临床运用相当活跃，但亦存在不足之处，有关问题将在未来逐步得到阐明。随着中药经方、验方及其配伍规律技巧研究的深入，以及中药药对的现代科学认识，以药对、经方、验方为基本方的精制饮片颗粒将逐步解决汤剂调剂及煎煮的缺点，同时克服当前精制饮片颗粒不考虑群药、药对共煎对制剂活性成分影响的缺点。

如将传统方剂之一的汤剂改为冲剂、泡腾冲剂、袋泡剂、注射剂、糖浆剂等；将丸剂改浸膏片剂、酊剂、注射剂、滴丸剂、气雾剂等；将传统膏药改成中药橡胶硬膏剂、涂膜剂、薄膜剂等。因此，根据临床实践和研究的成果，改进中药新剂型或选择最佳剂型，并对其进行深入研究，使其更加科学化、合理化。

传统剂型丸剂一直是临床用药的主要剂型之一。针对丸剂所存在的服用量大、服用不方便，以及染菌量大、溶散不稳定、生产工艺难以控制等缺点，目前，在对丸剂的制剂活性成分研究不断深入的基础上，提高了丸剂的质量及临床疗效，而且中药微丸、滴丸的品种、数量的不断增多，其研究水平已跃上了新的台阶，基本满足了临床的需要，如六神丸、复方丹参滴丸、藿香正气滴丸等。

（二）研制新剂型

近年来对中药制剂进行了一系列的研究工作，随着科学技术的发展和临床用药要求的不断提高，对有些中成药不同程度地采用了一些现代制剂新技术、新工艺、新设备，为了使中药发挥更大效用，又便于运输、贮存和用药方便，开发研制了一些新剂型、新品种，从而丰富了临床用药。新剂型的使用，克服了传统剂型的一些缺点，如用药剂量大、气味不利于服用、起效慢等。

片剂如复方丹参片等，肌肉注射剂如黄芪注射液、银黄注射液等，静脉注射剂如丹参注射液、双黄连注射液等，油剂注射剂如柴胡注射液等，粉针剂如双黄连粉针剂、炎琥宁等，大输液如增液针、养阴针，冲剂如感冒退热冲剂、排石冲剂，胶丸如牡荆油胶丸，滴丸如苏冰滴丸等，胶囊剂如川贝胶囊，膜剂如止痛膜剂，气雾剂如芸香油气雾剂等，其中一些新制剂，可使药物疗效起到定向、定位作用，已达到剂量小、疗效高、毒副作用少等目的。

当前突出的方药新剂型是特指控释剂型，如速度性控释剂型和方向性控释剂型，这些新剂型在国内外都已有生产或试产研究，对提高疗效、降低毒副作用、减少用药剂量和次数都有明显的优点。此外，为了控制和发挥药效，减少中药毒副作用，更好地指导临床用药，又开展了中药药代动力学研究，从而为临床用药选用最佳剂型提供了科学依据。

三、剂型改进的指导原则

药物剂型是使用药物的必要方式，也是药物在体内转运、发挥作用的起点，随着医学的发展，传统剂型已经不能完全适应现今临床应用的要求。今后剂型改革研究的思路主要表现为以下几方面。

（一）剂型改革必须突出中医药特色

中药剂型改革必须以传统剂型为主体，对传统中药的剂型进行改革，必须以中医理论为基础从整体药物出发、辨证论治，既保留传统剂型的特点，又体现出现代中药剂型的特点，重视复方作用的整体性，对方剂组成的修订必须持慎重态度，不应简单、盲目地删繁就简，而应以实验研究和临床研究为依据，尤其对药味精炼、配伍严谨的经方、名方更宜慎重。

（二）剂型改革必须尊重中医中药理论和经验

现代很多新剂都是在传统剂型的基础上发展起来的，如传统的肠溶衣与现代的肠溶衣、传统的丸剂与现代的滴丸、传统的糊丸与现代的长效制剂、舌下方与舌下片等的制备原理基本相似。中医用药经验非常丰富，对剂型改进有一定的指导作用，如在使用含有石膏的白虎汤和竹叶石膏汤这类方剂中，大多配有粳米或含有淀粉较多的中药，现代实验及临床实践证实，这类中药可增加石膏在煎出液中的浓度。又如，甘遂是传统的利水峻泻药，传统采用散剂，疗效肯定，但副作用大，经现代实验研究发现，甘遂的有效成分不溶于水，证实了古人不用汤剂是有其科学道理的，利用现代科学技术将其有效成分提出制成微囊后压成片，既提高了疗效，又克服了其副作用。

（三）以现代科学的手段改进中药剂型

剂型改进的目的，在于提高原有剂型的疗效，降低毒副作用，扩大中药的作用及用药途径。利用现代科学手段来研究，其一，使生产工艺科学化、产品质量标准化；其二，以现代科学手段阐明中医中药的理论和经验，研究复方配伍及治疗原理、研究复方的药理作用及化学成分的复合作用，以便为剂型改革提供科学依据。

（四）剂型改革必须符合部颁标准

中药新药研制的制剂要求，在卫生部颁发的《新药审批办法》《有关中药部分的修订和补充规定》中有明确规定，在涉及剂型改革的研究中必须按照有关规定，进行制剂工艺、质量控制标准及稳定性试验等各项研究。

四、临床选择合理、适宜剂型的原则

古代医药学家在长期的医疗实践中论述了正确选择剂型是提高临床疗效的重要途径及方剂剂型的选用原则。

（一）从临床实际需要的角度合理选择剂型

为了临床上的需要，根据剂型的特点选用不同的剂型或配合应用非常重要。如《汤液本草·卷上·东垣先生用药心法》"用丸散药例"中李杲指出："大抵汤者，荡也，去大病用之；散者，散也，去急病用之；丸者，缓也，不能速去之，其用药之舒缓而治之意也。"此即由于汤剂剂量大，煎取的有效成分多，服用后有效成分很快被吸收，所以宜治大病重证；散剂是分散的固体剂型，它的粒子越小，被分散吸收得越快，但与汤剂相比，它需要分散、溶解过程，服用剂量又小，作用不如汤剂强，但比丸剂吸收要快，因而可以治疗急而较轻的病证；丸剂在体内要经过崩解、分散、释放与吸收等过程，其作用速度不及汤剂与散剂，所以用以治疗慢性病较为合适。也就是说，相同的药物，因为选择的剂型不同，对临床疗效的影响亦差别较大。

随着科学技术的发展，药物剂型与疗效的研究也有了进一步的发展，在古人丸、散、膏、丹等剂型基础上，又研制出大量的新剂型。由于剂型不同，其载药量，释放药物成分的条件、数量、方式皆不一致，在机体内药物被吸收后呈现生物有效度与显示的疗效有着极大的差异，这主要取决于药物从该制剂中释放出来的速率。一般而言，几种常用剂型的生物有效度的次序为：静注、静滴注射液＞口含片、舌下片、气雾剂、栓剂＞肌肉、皮下注射剂＞溶液剂＞混悬液＞胶囊剂＞丸剂＞包衣剂、片剂。据此，急症用药宜速，可采用汤剂、气雾剂、栓剂、微型灌肠剂、注射剂等，慢性病用药宜和缓持久，常用丸剂、片剂、内服膏剂、混悬剂或其他长效制剂，皮肤病病位在表，多用软膏糊剂、涂膜剂、洗剂等。

（二）从药物性质的要求选择剂型

方剂是由药物组成的，复方的成分更复杂，故临床亦应根据不同处方、不同药物、不同的有效成分制成各自相宜的剂型。如雷丸的主要有效成分雷丸素是蛋白分解酶，患绦虫病及蛔虫病患儿服雷丸粉后其蛋白分解酶被虫体吸收，使虫体蛋白质逐渐被分解、破坏，虫体失去附着能力而被排出体外；因雷丸素受热易被破坏，所以1995年版《中华人民共和国药典》规定该药不宜入煎剂，应研粉调服；又因雷丸素在酸性环境中易失活变性，而在碱性环境中则其作用最强，故应用雷丸最好将其直接打粉制成肠溶丸、片剂，以保证雷丸驱除肠道虫证的效果。

复方的作用不是每味药物功效的简单相加，而是方中所有药物相互作用的结果。因此，在临证时应根据复方中药药物的性质、有效成分，选择合理的剂型、设计合理的制作工艺。

五、现代剂型改革的展望

常规制剂、长效和肠溶制剂、控缓释制剂、靶向制剂是药物制剂发展的四个时代。传统的剂型研究也应随着医药制剂工业的发展而逐步拓宽，从而满足日益发展的临床治疗的需要。剂型改革工作涉及中医临床各科、药剂学、药理学等多个学科，需要各个专业人员通力协作才能完成。传统中药的剂型研究与改革是一个有着广阔前途的技术领域，研究方剂剂型改革具有重要的理论与现实意义。

近年来，科研工作者对多项涉及剂型改革的课题进行了立项研究，并取得了多项科研成果，应用于临床实际，丰富了治疗学，如咽速康气雾剂、儿茶止泻霜、小儿清热灌肠剂的研究，以及研发出许多疗效好、生产量大的当代剂型中成药，也是剂型改革成功的范例。但从总体来看，目前中药的剂型还处在由经验发掘向现代科技开发逐步过渡的时期，在基础研究方面，以及在研究方法和生产技术、工艺上与发达国家存在一定的差距。今后应加强几方面的研究：其一，随着中药制剂的研发、研究的进展，科研成果的涌现，高效、长效药物的出现，药物服量势必越来越小，这就要求分离、纯化、分析等各方面检测手段的水平提高，要加强中药制剂药代动力学研究，药物活性成分研究，加强检测技术的研究，制定中药制剂生产标准规范；其二，以现代科学的手段改进中药剂型，如在片剂的制备过程中，药物晶型及粒子特性的控制、固体分散技术及包合物技术等新的工艺将被广泛运用，增溶技术及非均相体系稳定性理论，使注射剂处方设计更趋合理，层流空气洁净技术的应用和管理必将提高注射剂的质量和安全性；其三，在药物传输系统理论研究、剂型设计及制备方法等研究成果的基础上，随着中药药物活性成分及复方作用的物质基础研究的不断深入，制剂药物的缓控释技术的研究及中药缓控制剂的研制将是非常活跃的课题；其四，应重点开发安全有效、无刺激性和过敏性的渗透促进剂，促渗技术的研究和应用将推动经皮给药系统的发展，开展中药贴膏剂的研究与开发应用。总之，以临床疗效为根本，以新的制剂技术为依托，建立客观的质量检测指标，确保其安全性、有效性、稳定性，仍是今后剂型改革研究的中心环节。

尽管对传统中药剂型的改进工作正在向深度和广度发展，同时也取得一定的成功，如片剂、膜剂、气雾剂、靶向制剂等的研发，然而，如何更好地研制出组方合理、剂型适宜、工艺流程先进、药源充足、疗效显著，并具有中医药特色的新剂型，以满足防病治病的用药要求，仍然是今后研究的重要工作。

附录二　临证组方思路与现代研究

中医学的诊疗体系有着极其丰富的内涵和内容，主要包括辨证论治、辨病论治、对症论治等，是中医诊断和治疗疾病的基本原则和方法。治则是指在治疗疾病时必须遵循的基本治疗原则，对临床的具体立法、处方、用药具有普遍的指导意义，除包括调整阴阳、治病求本、标本缓急、扶正祛邪、三因制宜、正治反治等，还包括病因学治疗原则、病机学治疗原则、对症治疗原则。治法是中医辨证论治理论与经验的总结，是中医独特思维方法与临床经验密切相结合的产物，是从一定数量有关联的方剂中总结提炼出来的共性规律，对指导中医临证处方、提高临床疗效具有重要意义，但任何治法皆是由治则所规定的，并从属于一定的治疗原则。

辨证论治是中医学诊治疾病的精华和特色，它经历了数千年的发展，其内容得到不断的充实与完善，是中医学临证医学的核心，是中医方法论的精髓、支柱，是中医治病的主要手段。然而，每一种疾病都有各自的特点和规律，所以辨病对中医学亦很重要，针对疾病进行治疗也是非常必要的。中医学历来就重视"辨证论治"与"辨病论治"相结合，这样既深化对疾病本质的揭示，使诊断更为全面、准确，治疗才更有针对性、全局性，又可体现中医诊断的整体性、规范性与细致性、灵活性。

除此之外，主要症状不仅是辨证与辨病的基础，而且有时可以成为病变的关键，针对主要症状进行治疗亦是临证不可缺少的方法。

临证时不仅要明确治则、治法的关系，君臣佐使的含义及其在组方中的作用，而且需要明确外邪所致病证的组方思路为针对病因性质、针对发病机制及病理改变，依邪正消长情况、针对突出主症组方，强调病因是否存在疾病始终及其在病机、组方中的重要作用及意义，明确内因所致病证的组方思路为针对病因、病机，突出主症组方。

一、临证组方源流

1. 君臣佐使组方源流　君臣佐使组方模式最早见于《黄帝内经》，明确了君臣佐使的分工、在方中的作用和地位。如《素问·至真要大论》云："主病之谓君，佐君之谓臣，应臣之谓使。"此后，又经过历代医家对君臣佐使含义的不断完善，使其成为认识成方结构和临证组方模式的主体。

2. 辨证论治源流　辨证论治的形成、发展和演变，经历了漫长的阶段。《黄帝内经》为辨证论治奠定了理论基础，自张仲景以来的历代医家，分别从六经、脏腑、经络、八纲、病因、气血津液、卫气营血、三焦等不同角度进行深入研究，总结、形成了诸多辨证论治的理论和方法。

3. **辨病论治源流**　《黄帝内经》治狂病"使之服以生铁落为饮"，《神农本草经》所载常山截疟，黄连、鸦胆子治痢，为辨病治疗的最早记载。张仲景在《金匮要略》中，非常重视针对疾病进行治疗，创立了很多治病的有效方法，如以炙甘草汤治心动悸，以射干麻黄汤治喉中水鸡声，以葶苈大枣泻肺汤治肺水喘不得卧，以桔梗白散、苇茎汤治肺痈，以瓜蒂散催呕治宿食，以麻子仁丸治脾约便秘，以白头翁汤、黄芩汤治疗痢疾，以茵陈蒿汤治黄疸，以乌梅丸治疗蛔厥等，都是针对疾病而治的有名专方，对后世辨病论治的理论与临床实践产生了深远的影响。清代徐灵胎《兰台轨范·序》指出，"欲治病者，必先识病之名，能识病名，而后求其病之所由生，知其所由生，又当辨其生之因各不同，而病状所由异，然后考其治之之法，一病必有主方，一方必有主药"，"至于近世，则惟记通治之方数首，药名数十种，以治万病，全不知病之各有定名，方之各有法度，药之各有专能"。

4. **对症治疗源流**　中医学在长期的临床实践中，积累了丰富的针对主要症状进行治疗的有效方法和方药。这些对症治疗的方法主要体现在方药和腧穴等的功效上。治法如止血、止汗、止痛、止呕、止泻、止渴、止痒、止痉、止咳、平喘、安神、消肿、利尿、通便、退热、散结、透疹等；方药如《神农本草经》记载"柴胡退热""半夏止呕""青蒿退热"，《本草经集注》记载"麻黄止咳逆上气"，《本草备要》记载"蛇床子杀虫止痒"，《本草简要方》记载"葶苈定喘"等，都是针对主症进行治疗而总结出的方法和措施。

5. **合方应用源流**　合方首创于张仲景，后经刘河间、李杲、朱丹溪、秦景明等医家倡导而逐渐趋于成熟、完备。合并使用成方以加强或扩充功效，适用于病机较复杂的病证。合方思路：①原方不作药味增减直接合用，如《伤寒论》之桂枝麻黄各半汤、柴胡桂枝汤等，《金匮要略》之厚朴七物汤等，《医学入门》之八物二陈汤（系四君子汤、二陈汤与四物汤直接合成）等，《医宗金鉴》之麻黄四物汤、桂枝四物汤等，《瑞竹堂经验方》之八珍汤（系四君子汤与四物汤直接合成）；②合方后对其药味稍行调整的，如《金匮要略》之大柴胡汤（小柴胡汤与小承气汤加减而成），《疫疹一得》之清瘟败毒饮（白虎汤、黄连解毒汤、犀角地黄汤、清营汤加减而成）；③合并数方中配伍药群而成，如《明医杂著》之理中化痰汤（理中丸合小半夏汤），《医林改错》之血府逐瘀汤（四逆汤、桃红四物汤）。

二、临证组方现代研究概况

方剂是中医治疗疾病的重要手段之一，是临证运用中药的主要形式。临证组方模式作为分析成方结构，解释方剂配伍技巧、特点，研制新方的重要理论工具，在方剂学中占有重要的地位与意义。近几十年来，随着中医基础与临床工作的深入，现代科学理论与方法的渗入，使得中医方剂学的组方模式呈现多元化的趋势，出现传统与现代组方模式互容并存的新局面。

1. **君臣佐使组方模式**　现代不仅明确了"君臣佐使"的组方原则及其临证意义，并指出"君臣佐使"规则蕴涵着对病（证）与药、药与药之间关系，表现出临证组方中原则性、灵活性、理论性、经验性的统一，阐述了从方证病机和方内药味的药性及特点两方面来确定"君臣佐使"，还可从中医的"证""法""方（药）"的关系角度阐释"君臣佐使"的组方模式，根据"证"的病机和中药性味功能，依"君臣佐使"配伍原理组方。

2. 化裁成方组方模式 成方是前人医学理论和临床经验密切结合的产物，是留给后人的宝贵遗产，是医者临证遣药组方的典范，化裁成方是临证常用的组方模式，以成方为基础的变化运用确是临证组方的主要思路。临床用方时除必须掌握用方原则外，尚应根据病情对成方进行灵活加减变化。化裁成方的组方模式的特点和优势：既能保留前人组方技巧和配伍精华，又能通过对成方的加减化裁，使方药与所治病证高度吻合。

3. 病证结合组方模式 只有通过病证结合，才能从辨病的角度弄清病变纵向联系的前后过程及其基本矛盾，从辨证的角度辨清疾病在此时此阶段的主要矛盾，进而把握住病变整体的纵横联系，才能提高临床医生的中医辨证思维能力，才能组方遣药以提高临床疗效。

三、中药复方的研究思路、研究方法与展望

开展中药复方的现代研究是中医药现代化研究的重要组成部分，对于继承和发扬中医药理论，更有效地指导临床和中药新产品研究、创新具有重要意义。目前正在构建适合复方中药作用特点的、科学客观的有效性评价方法与标准体系，通过对中药复方体内过程的分析和研究，从多层次、多角度系统揭示中药复方疗效的客观性，为中药复方研发提供科学依据。因此，探讨方剂药效物质基础及作用机制的研究，以及中药复方配伍理论的研究的思路与方法，成为当前学术的热点之一。研究中药复方，应遵循病证结合、方证相关、理法方药统一的整体研究思路，以临床疗效确切，适应病证明确，能够体现君臣佐使等配伍模式，构方药物的化学基础研究相对清楚的方剂为模板。按中医药学理论体系进行研究设计，采用现代科技的最新理论与技术、手段，在揭示药效物质基础变化与配伍、药效学间的内在联系研究基础上，进行药效物质与生物效应靶点反应特性的相关分析，以揭示中药复方配伍的科学内涵。

近年来，中医临床工作者对中药复方的药效学与配伍规律、复方作用机制、毒性及安全性、拆方及文献理论等进行了大量的研究，取得了可喜的成果。其研究成果不仅初步揭示了中药复方组成、配伍应用的合理性及客观性，而且找出了某些复方中核心组成药物、精炼处方、研制出一些新药。在研究手段上，已逐渐采用新技术和新方法，并强调多学科、多方法的综合研究。通过文献理论整理研究，不仅对古医籍中有关复方配伍理论的考证、分析和整理，对经方中蕴含的配伍规律理论进行解释、阐发，而且对类方配伍规律进行总结。实验研究是方剂配伍规律研究的有效方法，随着中药化学与中药药理学科的发展，从物质基础和作用机制角度入手研究方剂配伍规律是近年来方剂研究的热点。常采用的研究方法有整方研究和拆方研究，拆方研究法包括单味药研究、药对研究和药对间关系的研究。但中药复方的研究仍存在着很多问题，如中医药缺乏对药效物质的微观分析和作用规律的科学阐释，缺乏规范评价方法和量化的指标，因此，到目前

为止，其在揭示中药复方的科学内涵方面仍没有取得突破性进展，有待进一步深化。

中药复方制剂过程中药味的化学多组分间相互作用，结果是提取物或药品中所含化学组分可能不等于复方中各个生药药味所含组分之和。复方制剂的生物效用发挥是药物多组分作用机体后综合产生的，还可能包括了体内各组分间复杂的交互作用等。显然，开展中药复方的现代研究中会面临以下疑问，单味药所含有效成分在复方制剂中是否存在？其作为复方药味成分之一，通过特定给药途径进入机体后能否显示其体外的药理活性？一些被认为是无关成分，以及尚不清楚的成分在复方中同其他活性成分的关系如何？这些问题目前尚未明了。

可以预见，我们终有一天能够阐明中药复方的化学成分、药效、作用机制和组方原理，充分发掘复方中药这一宝藏，使其为保障人类的健康发挥应有的作用。

参考文献

1.《中医大辞典》编辑委员会．中医大辞典［M］．第 2 版．北京：人民卫生出版社，2005

2. 李飞．中医药学高级丛书·方剂学［M］．北京：人民卫生出版社，2000

3. 谢鸣．21 世纪课程教材·方剂学［M］．北京：人民卫生出版社，2002

4.《中医学》编辑委员会．中国医学百科全书·中医学［M］．上海：上海科学技术出版社，1997

5. 郭天玲，朱华德．现代中医药应用与研究大系·第 3 卷·方剂［M］．上海：上海中医药大学出版社，1996

6. 张民庆．现代临床方剂学［M］．北京：人民卫生出版社，2004

7. 李飞，柴瑞霁，樊巧玲．方剂的配伍方法［M］．北京：人民卫生出版社，2000

8. 高学敏．中医药学高级丛书·中药学［M］．北京：人民卫生出版社，2000

9. 沈映君．中医药学高级丛书·中药药理学［M］．北京：人民卫生出版社，2000

10. 姜春华，沈自尹．中医治则研究［M］．第 2 版．上海：上海科学技术出版社，1983

11. 陈奇．中药药理研究方法学［M］．第 2 版．北京：人民卫生出版社，2006

12. 朱文锋．中医主症鉴别诊疗学［M］．长沙：湖南科学技术出版社，2000

13. 李庆业．中医处方学［M］．北京：科学出版社，1991

14. 王付．治法与选方用药［M］．北京：军事医学科学出版社，2006

15. 王付．用方配伍技巧［M］．北京：人民军医出版社，2003

16. 陈家英．古今中医治法精要［M］．上海：上海中医药大学出版社，1997

17. 段富津．普通高等教育中医药类规划教材·方剂学［M］．上海：上海科学技术出版社，1995

18. 李顺保，王自立．中医痰病学［M］．北京：学苑出版社，2003

19. 侯树平．儿科临床方剂学［M］．哈尔滨：哈尔滨出版社，2003

20. 侯树平．中医临床方剂学［M］．哈尔滨：哈尔滨出版社，2003

21. 侯树平．中医儿科学［M］．哈尔滨：哈尔滨出版社，2003

22. 胡景瑞，侯树平．中医儿科临证指导［M］．北京：人民卫生出版社，1999

23. 汪受传．高等中医药院校教学参考丛书·中医儿科学［M］．第 2 版．北京：人民卫生出版社，2009

24. 汪受传，俞景茂．全国高等中医药院校研究生规划教材·中医儿科临床研究［M］．北京：人民卫生出版社，2009

25. 沈映君．全国高等中医药院校研究生规划教材·中药药理学专论［M］．北京：人民卫生出版社，2009

26. 马宝璋．普通高等教育中医药类规划教材·中医妇科学［M］．上海：上海科学技术出版社，1997

27. 唐由之．中国医学百科全书·中医眼科学［M］．上海：上海科学技术出版社，1985

28. 国家技术监督局发布．中华人民共和国国家标准·中医临床诊疗术语·治法部分［M］．北京：中国标准出版社，1997

29. 国家技术监督局发布．中华人民共和国国家标准·中医临床诊疗术语·证候部分［M］．北京：中国标准出版社，1997

30. 国家技术监督局．中华人民共和国国家标准·中医临床诊疗术语·疾病部分［M］．北京：中国标准出版社，1997

31. 王绵之．中国医术绝招大全·中医治法精华［M］．西安：世界图书出版公司，1998

32. 冯文林．《内经》治则治法学说的渊源与形成研究［J］．广州中医药大学博士学位论文，2007

33. 张国华．汗法源流探析［J］．浙江中医杂志，1997，32（11）：499

34. 邹文俊，雷载权，张廷模．解表用药规律探讨［J］．成都中医药大学学报，2001，24（1）：7

35. 杨进．从对解表法认识的发展探讨表证和解表法［J］．中国中医基础医学杂志，1995，1（4）：53

36. 沈映君，王一涛，王家葵，等．解表方药研究的思路与实践［J］．中医杂志，1992，33（5）：51

37. 杨亚平．外感病初起运用解表法之源流及辨析［J］．中国医药学报，2004，19（8）：489

38. 樊巧玲．泻黄散及其不同配伍对实验性炎症的影响［J］．南京中医药大学学报，1986，（5）：50

39. 谢鸣．中医补血组方规律探讨［J］．中国医药学报，1991，6（4）：15

40. 谢鸣．治法的概念、内涵及意义［J］．中国医药学报，2002，17（3）：137

41. 刘文兰，张炎，范晔．中医治则治法的研究现状及研究重点［J］．时珍国医国药，2007，18（4）：4

42. 初杰．再论治则与治法［J］．辽宁中医杂志，2002，29（7）：385

43. 赵慧仁，刘公望．中医治则探讨［J］．天津中医药，2007，24（2）：164

44. 谢鸣．中医临证组方思路及其评析［J］．中国医药学报，1999，14（4）：59

45. 李明．中医现代组方模式探讨［J］．四川中医，2002，20（4）：22

46. 江涛，孔立．中医临证组方规律［J］．中国民间疗法，2005，13（1）：4

47. 朱文锋，刘莺．病证症相结合的中医诊疗体系［J］．北京中医药大学学报，1999，22（6）：2

48. 谢鸣．临证选方配伍及其规律［J］．北京中医药大学学报，1999，22（4）：2

49. 段金廒，陆茵，陈建伟，等．方剂现代研究的思路与方法［J］．南京中医药大学学报，2006，22（1）：1

50. 陈建杉，江泳，邓中甲．复方配伍规律的研究现状［J］．辽宁中医药大学学报，2007，9（5）：38

51. 胡景瑞，侯树平．略述五脏强弱不均衡性是小儿五脏生理的突出特点［J］．中医研究，1994，7（3）：45

52. 侯树平．儿科哮病肺虚肝旺及肺风论［J］．中医研究，2000，13（4）：7

53. 侯树平．积滞病名源流及学术争鸣［J］．中医药信息，2008，25（3）：82

54. 侯树平．论利法的配伍技巧及应用研究［J］．中医药信息，2008，25（4）：7

55. 侯树平．汗法的配伍技巧及临床应用研究［J］．中国中西医结合儿科学，2011，3（3）：237

56. 侯树平．论祛痰法的配伍方法及应用思路［J］．中医药信息，2011，28（3）：6

57. 侯树平．论汗法在内伤郁热类病证中的配伍思路［J］．中医药信息，2011，28（4）：3